新版 薬効評価

佐久間 昭［著］

五所正彦／酒井弘憲／佐藤泰憲／竹内久朗［編］

東京大学出版会

Biostatistics for Drug Evaluation and Research
(New Edition)
Akira SAKUMA, *et al.*
University of Tokyo Press, 2017
ISBN978-4-13-062416-9

推薦のことば

　医学や薬学のデータについては統計解析が必須である．個体差や環境差がデータに偶然的バラツキとして入り込んでくるからである．

　その統計解析を誤りなく行うには，統計学をある程度のレベルまで学習することが必要となる．ソフトウエアで定型的な場合の数値計算結果を出すだけでは，データから抽出される情報を正確に利用できないからである．

　この必要に迫られて参考になりそうな書物を探すと，現在の統計学が数学を基礎にしている関係で，数学的に書かれているものが目立ち，医学や薬学を学んできた人が統計解析を学ぶのに適切なものがなかなか見つからない．理系に適性を持つ人が実際にどの分野で仕事をするかを決めるとき，どちらかというと数学への親近感の少ない人が，医学や薬学に進む傾向があるからである．

　今から半世紀前のことだが，こういう背景の下で，医学や薬学の実践を行ってきた佐久間先生などの方々は，統計解析の理屈や実際を医学や薬学の素養の下で理解できるように説明している参考書を探し求めた．そしてやがて，他人に頼らないで自分で作るしかない，と考えるようになった．こうして公刊されたのが『薬効評価』という 2 冊の本である．

　この経緯から分かるように，本書には，最低限必要な数学的説明は入れているものの，例題を医学や薬学で登場するものに限定していること，数学的論理の説明よりたとえ話で大体の感じを理解させようとしていること，という特徴がある．いずれも数学にアレルギーを持っている方でも統計解析の神髄が理解できるようにしたい，という配慮の反映である．この指向性に同感する方には本書を一読していただきたいと思う．

　仮に私が本書を読むとしたらどうするだろうか．最初から順に丁寧に読むことはしないと思う．分からないところはそのままにして，先を読むようにするだろう．いかにも佐久間先生らしいたとえ話には，なるほどと思えるもの，「頭をなでてから叩くのと，叩いてからなでるのは違う」というような，よく

分からないものが混在しているからである．

　何人かで独立に読んでから，これを題材にしてディスカッションをしてみるのも面白いかもしれない．準古典という趣のあるものと思っていただきたい．

2017 年 1 月

東京理科大学名誉教授　吉村　功

新版　まえがき

　このたび佐久間昭先生による著書『薬効評価 I・II』(1977年，1981年）の改訂を行うことになった．1970年代，生物・医学研究の学術論文や学会発表には統計的データの扱いに問題が見受けられることが多かった．特に，研究計画を飛び越えて「有意差検定」が多用され，医学的観点は置き去りにされ，「有意・有意でない」という議論が先行する「統計学的有意症」(significantosis) というものが蔓延していた．そのような背景を踏まえて，医学・薬学の教育の中に，統計的な考え方を丹念に織り込んでいかなければならないと考え，佐久間先生が「薬効の評価」(1963年) と題して『薬局』(南山堂) に連載をはじめた．それらの連載原稿を加筆し，特性データの扱いや生物検定法の問題を中心にまとめたものが『薬効評価 I』であり，臨床試験に関連した話題や特殊な問題を中心にまとめたものが『薬効評価 II』である．

　1980年代においても，日本では，まとまった生物統計学の教科書は存在せず，当時，黎明期であった日本の生物統計学分野において，本書は，暗闇に灯りを燈す唯一の教科書として異彩を放っていた．本書の随所に佐久間先生独特の言い回しで，ニヤッとさせられる表現が散りばめられ，その場で佐久間先生の名調子の講義を受けているかのような感銘を受ける教科書である．

　約10年前に，佐久間先生の『医学統計 Q&A』の改訂新版『医薬統計 Q&A』(金原出版) の作成を酒井弘憲，佐藤泰憲でお手伝いさせていただいた．佐久間先生は，改訂内容には何もおっしゃられず，我々2人にすべてをお任せくださったが，唯一，ギリシャ文字のフォントと装幀にラテン方格を取り入れることだけには強いこだわりを持っておられたことが懐かしく思い出される．『医薬統計 Q&A』の改訂作業が終了しホッとしていたところ，佐久間先生から『薬効評価 I』と『薬効評価 II』も大幅に改訂し，1冊にまとめたいと思うがどうだろうかというお話をいただいた．その改訂作業に，酒井弘憲，佐藤泰憲で取り掛かったが作業は遅々として進まず，何度か，東京大学出版会のスタッフを交えた打ち合わせも実施してきたが，数年の時間を費やしてしまった．

とにかく，佐久間先生のお元気なうちに，改訂版を出版することを目標として，新たに，五所正彦，竹内久朗が作業に加わり，4人で分担して本格的な改訂作業に入ることができた．

改訂作業にあたり，旧版『薬効評価』は，IとIIの2冊構成であったが，1冊にまとめた教科書として復刊することとした．具体的に，線形代数，逐次方式，経時データ，最適化問題，薬力学と薬物動態，評価規準，臨床試験の説明は割愛し，他書に譲った．また，『薬効評価』IとIIで説明が重複している箇所を整理し，章立てを組み替えた．旧版の出版当時は，今日のようにコンピュータが普及しておらず，手計算で統計量が計算できるように，近似法の説明が多数盛り込まれていた．教育的には手計算するということも大切だが，いまや，コンピュータで一瞬にして，直接確率法で答えがでる時代なので，該当箇所の説明は必要最低限とするなど，一部，現状に合った内容に改訂した．

ようやく大まかな章立てと必要な図表の絞込みなども終了し，2015年春に佐久間先生に序文の執筆をお願いするまでに至り，東京大学出版会編集部と佐久間先生との間で何度かのやり取りを行った．しかし，佐久間先生の体調が思わしくなくなり，佐久間先生に無理なご負担をお願いするわけにもいかずに我々にできることを少しずつ進めてきた．残念なことに2016年2月，我々の願い虚しく，佐久間先生が85歳の天寿を全うされ，生前に本書の改訂版をお目にかけることができず，悔恨の情に苛まれた．生前の佐久間先生とのお約束を果たすべく，改訂作業を続け，ようやく出版に漕ぎ着けた．

本書を改訂するにあたり，東京大学出版会編集部丹内利香さんには，長い間，編集や校正の労をとっていただいたことに感謝の意を表したい．

最後に，佐久間昭先生の日本の生物統計学の発展に捧げられた偉大な功績に思いを馳せ，名著が再び，世に出るお手伝いができたことを有り難く思う次第である．心より佐久間昭先生のご冥福をお祈りしつつ，患者にとってより良い薬が，より良く用いられることを願う人々，好ましい治療学を目指す人々にとって，本書がいささかなりとも役立てば幸いである．

2016年12月31日

五所正彦，酒井弘憲，佐藤泰憲，竹内久朗

目 次

推薦のことば iii
新版 まえがき v
凡 例 xii

第1章 生体データ　1
1.1 観測値の性質 1
1.2 絶対法と相対法 4
1.3 直接法と間接法 6
1.4 薬効評価 9
1.5 非確定論的な判断 13
1.6 平均と標準偏差，標準誤差 15
1.7 2つの平均値 19
1.8 モデルでの考察 22
1.9 Fisherの3原則 26
1.10 共変量の利用 29

第2章 統計的推論　33
2.1 計数値と計量値 33
2.2 データの種類 35
2.3 母集団と標本 40
2.4 分布関数 41
2.5 期待値と分散 44
2.6 正規分布 46
2.7 検定統計量 50
2.8 検定の手順 55

- 2.9 片側と両側 60
- 2.10 推定 62
- 2.11 対応のない2群の扱い 68
- 2.12 対応のない2群での比 70

第3章 計数データ　　73

- 3.1 二項分布 73
- 3.2 正規近似 76
- 3.3 出現率の推定 79
- 3.4 Poisson 分布 82
- 3.5 低出現率 86
- 3.6 McNemar の検定 89
- 3.7 Fisher の直接確率計算法 93
- 3.8 χ^2 分布 97
- 3.9 2×2 分割表 99
- 3.10 オッズ比とロジット 103
- 3.11 多分類の計数データ 108

第4章 計量データ　　114

- 4.1 平均と分散の推定 114
- 4.2 分散未知の1標本問題 117
- 4.3 頑健性 120
- 4.4 2標本問題 122
- 4.5 不等分散における2標本問題 126
- 4.6 2群の平均値の比 128
- 4.7 多群の比較（1因子） 131
- 4.8 多群の比較（2因子） 139
- 4.9 多重比較法 143
- 4.10 順位の利用 146
- 4.11 順位による検定 148

4.12	クロスオーバーのデータ	156

第5章　線形モデルと分散分析　162

5.1	実験計画法	162
5.2	最小2乗法とBLUE	166
5.3	分散分析	170
5.4	2因子計画	175
5.5	対比	178
5.6	多重比較	182
5.7	ラテン方格法	186
5.8	ブロック計画	192

第6章　2特性データ　202

6.1	回帰と相関	202
6.2	相関係数	209
6.3	用量反応直線	213
6.4	直交多項係数	218
6.5	標準直線の利用と効力比	222
6.6	直接法による効力比	227

第7章　計量的反応　232

7.1	平行線検定法の原理	232
7.2	平行線検定法の計算	238
7.3	対称計画	244
7.4	精度係数と観測例数	249
7.5	変則的な平行線検定法	251
7.6	勾配比検定法の原理	255
7.7	勾配比検定法の計算	263
7.8	直交係数表の利用	266
7.9	変則的な勾配比検定法	274

x 目次

7.10 効力比の合併 277

第 8 章 計数的反応   281

8.1 プロビット変換 281
8.2 プロビット法による D50 の推定 286
8.3 近似的な D50 の推定 290
8.4 計数反応での効力比 296
8.5 近似的な効力比 301
8.6 安全域 303
8.7 ロジスティックモデル 307

第 9 章 重回帰分析   312

9.1 重回帰モデル 312
9.2 相関係数 320
9.3 変数の選択 327
9.4 ダミー変数の利用 332
9.5 共分散分析モデル 338

第 10 章 ノンパラメトリック法   349

10.1 中央値の評価 349
10.2 相対効率 354
10.3 順位データ 356
10.4 Wilcoxon の 2 標本検定 361
10.5 直接計算との比較 366
10.6 Wilcoxon の 1 標本検定 369
10.7 Kruskal-Wallis の検定 373
10.8 Friedman の検定 378
10.9 順序分類データ 385
10.10 順位相関係数 388

参考文献	395
索　引	403

凡　例

- ln は自然対数，log は常用対数を表す．

- 本書では，[例] を用いて計算例を紹介するが，計算過程がわかるように，計算途中の結果を四捨五入して表記した．そのため，数値の丸目の誤差により，計算のつじつまが合わない部分があることを断っておく．本来，計算途中では四捨五入しないのが原則である．また，計算結果の表示桁がまちまちなのは，説明の都合である．

第1章　生体データ

多数の系が複雑に有機的に関連して生体を組立てている．これに化学活性体ないし一般に刺激 x を与えると反応 y を認める．この観点から生体 ϕ を変換器に見立てたうえで $y = \phi(x)$ と書ける．

活性体によって生じた反応を手がかりに，その活性体の質なり量なりを知ることに力点をおくときに生物検定法といい，活性そのものの質的，量的な同定と比較評価に力点をおくときに薬効評価という．この区別は常に明瞭ではないが，いずれにしても生体という名の秤に足場をおいて作業することになる．大まかにいえば，反応を固定して用量を吟味するものが生物検定法，用量を固定して反応を吟味するものが薬効評価と呼ばれているようであるが，いずれも広義の"薬効評価"に含めてよかろう．

この秤の全体的な変換特性は，いわゆる個体差，経時変化，さらに観測者側の要素によって影響をうけ，少なくとも見かけ上は不安定である．観測された見かけの反応 y を確定的な，平均的な部分 $\phi(x)$ と，確率的な，偶然的な部分 ε とに分け，モデルとして $y = \phi(x) + \varepsilon$ を想定したうえデータの扱いを考える．この見かけの反応におけるゆらぎに対処するため，積極的に統計手法を利用する．

1.1　観測値の性質

日常の重量測定では，物質を秤にのせて指針の目盛を読みとり，その物質の重量とする．これと似た原理で，化学活性体を刺激として生体ないし生体の一部に適用し，そこに生じた反応を観測して活性体の質なり量なりについて推論する方法を**生物検定法** (bioassay, biological assay) という．生体としては動

物，植物，微生物が対象になる．

多くの場合，活性の大きさである効力，力価 (potency) を手がかりに，活性体の量的な推論に関心がもたれる．

重量測定と活性測定の作業は似ているが，(i) 同一観測者が異なった秤を用いたとき，(ii) 同一の秤で異なった観測者が測定したときのことを考えると，両者の間には，ばらつきの程度に関しては本質的ともいえる差がある．つまり，"生体という名の秤" では刺激 x を反応 y に変える変換特性の安定性の問題が無視できない．生体は本来的に規格品ではなく，個体が異なればもちろん，同一個体であっても時と場合で変換特性は変化して，$y = \phi(x)$ と確定的な性質は期待しにくい．たとえ反応が y cm といった "硬い結果" であっても観測者側に由来するゆらぎも考慮しなければならないし，まして，主観的な判断を要する "柔らかい結果" を扱うにあたっては，観測したままの y を，ゆるぎない確定的な真の値と受けとめることは失敗のもとであろう．

生物検定法ないし薬効評価の系は，図 1.1 のように示せる．

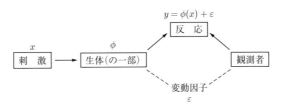

図 1.1 生体という名の秤

観測者側についていえば (i) 同一観測者内でのゆらぎ (intra-rater variation) ならびに (ii) 観測者間のゆらぎ (inter-rater variation) が区別できる．生体標本の作製，刺激の与え方，反応の観測方法などについて，具体的に指摘できるクセやズレといったものは，注意することによって除外できる性質のものであるが，これらの因子を簡単に指摘できないことが多い．

[例 1.1] 機械的な測定では，観測者側のばらつきは少ないと考えてよいが，必ずしも安心はできない．全国にある約 140 の検査施設が参加して同一試料の機器分析を行なった．施設のクセがまぎれ込んでいるのであろうが，たとえば，ナトリウムで，130-150 mEq/L，カリウムで，10-20 mEq/L，ブドウ糖

で 180-380 mg/dL といった結果になっている.

生体という秤と，これまた生体である観測者の双方に由来するゆらぎは，互いに打消すというよりは，プールされた姿で結果をばらつかせる．このような "ゆらぎのある世界" にあっては，入力としての刺激 x と出力としての反応 y とを関連づけるにあたり，(i) 決定論的な確定的過程 $\phi(x)$ と (ii) 確率論的な偶然的過程 ε とを区別して

$$\Omega : y = \phi(x) + \varepsilon \tag{1.1}$$

といったモデルを考えることが現実的な手法の 1 つであろう．この Ω は，モデル式を意味する．偶然的部分 ε を無視した $y = \phi(x)$ を**決定的モデル** (deterministic model) と呼ぶが，偶然的な修飾をうけたものが観測値 y であるとする式 (1.1) を**確率モデル** (probabilistic model) と呼んでおく．工学の領域では，入力に偶然的なゆれがあるものを確率モデルということが多い．

確定的部分 $\phi(x)$ は理論的に構成できることもあるが，操作的にいえば理想的な多数の個体について求めた観測値の平均値を考えて，これを真の効果，真の反応と呼ぶことが普通である．式 (1.1) に基づいて現実の集団，つまり $i = 1, \cdots, n$ の個体での観測を考えるときに，反応 $\{y_1, \cdots, y_i, \cdots, y_n\}$ は

$$\begin{cases} y_1 = \phi(x) + \varepsilon_1 \\ \quad \vdots \\ y_i = \phi(x) + \varepsilon_i \\ \quad \vdots \\ y_n = \phi(x) + \varepsilon_n \end{cases} \tag{1.2}$$

と書ける．$\{\varepsilon_1, \cdots, \varepsilon_i, \cdots, \varepsilon_n\}$ は，中心位置 $\phi(x)$ に対して，さまざまな大きさでプラス，マイナスの値になるであろう．1 つの個体をとりあげてみれば，ε_i，したがって y_i は個体に応じて，さまざまな色あいをもっているが，式 (1.2) の両辺を n 個について加えると，これらが理想集団を代表しているならば $(y_1 + \cdots + y_n) \simeq n\phi(x) + 0$ で，全体的に眺めると $(\varepsilon_1 + \cdots + \varepsilon_n) \simeq 0$ となり，ε_i は白色雑音のような性質をもっている．したがって平均値は

$$\bar{y} = \frac{y_1 + \cdots + y_n}{n} \simeq \phi(x) \tag{1.3}$$

となり，さしあたりは真の反応 $\phi(x)$ を反映するシグナルと考えられる．$\bar{y}$ はワイ・バーと読む．

生体データの特徴でもあり，解析上の困難な点でもあるのは，ノイズがシグナルに重なっており，真の反応について推論を行なうにあたって無視できない大きさをもった存在であるということにある．つまり $\bar{y} = \phi(x)$ ではなくて $\bar{y} \simeq \phi(x)$ として扱わなければならない．

1.2 絶対法と相対法

薬理活性を担った化学物質が物理的，化学的な手法で常に明確にとらえられて，mg とか mL といった物理量単位で示せるならば，化学物質の定量法としての生物検定法の意義は少ない．事実，機器分析の開発によって，生物検定法の重要性が失われたという物質は多い．目的の物質が混合体，希釈体として存在し，分離が困難であったり，含有量が微量であったりという場合には，生物検定法が有力な定性，定量法になることがあるが，応用範囲はそれほど広くないだろう．現在のところ，古典的な意味での，活性体の物理量を知ることから，活性量そのものを同定することに関心が移ってきているが，この辺に重みをかけて，**薬効評価** (pharmacometrics) といい，基本的に古典的生物検定法と同じ系での作業である．

いずれにしても，生物検定法での秤にあたる生体標本としては，(i) 目的の物質に対して感度が高く (sensitive)，(ii) 選択性が高い (selective) という性質が望まれ，(iii) 容易に安価に作製しうる (practicability) という点も問題になろう．当然のことながら (iv) 結果が安定している再現性 (reproducibility) という性質も必要である．選択性が高く，特定の物質のみを敏感に識別するという性質を特異的 (specific) というが，こうした言葉使いは各種の領域で特異的に用いられるので注意を要する．

定型的な生物検定法において目的物質を生体標本に適用するには，生理食塩液などに溶解するといった加工を行なうのが普通である．こうした混合体なり希釈体なりを**未知検体** U(unknown, test preparation) と呼ぶ．この際に共

存物質が生体標本の反応性，目的物質の活性に干渉しないという基本的な前提が要求される．干渉の形式が指摘できるなら，事後に除くことができるかもしれない．将来，薬理活性を問題にするとき目的物質の量を未知検体について mg/L といった物理量で示す代りに，適当な活性単位で示してもよいことがある．さらに特定物質というよりは，混合体 U そのものをとりあげて，1 mL は 5 活性単位であるという表現を用いることもある．

　ある混合体 U をイヌに定速で静脈内注射して，ちょうどイヌが死ぬまでに 10 mL を消費したならば，注射速度や体重などの標準化を必要とするが，U の 1 mL は 0.1 イヌ単位であると約束してもよい．本質的には目的の未知検体 U のみについて，指定した反応標識をみるに必要な**閾用量** (threshold dose) を推定し，これをもとに効力や量を表現する方法を**絶対法** (absolute assay) という．

[**例 1.2**] 「ジギタリス (digitalis) 末の 1 mg はカエル 10 g を殺す効力をもっている」と表現していたこともある．原植物の品種，産地，栽培，製法，保存などによって，ジギタリスの有効成分としてのジギトキシン (digitoxin)，ギトキシン (gitoxin)，ギタリン (gitalin) などの含有量はそれぞれの製品で異なるであろうから，こうしたカエル単位でも医学的な情報になる．しかし絶対法での結果はカエルの種類，性別，産地，時期，飼育，測定法などの影響をうけ，結果の安定性に関する直接の保証は与えられない．

　絶対法においては，生体標本の秤としての安定性を許容しているが，多くの場合には非現実的な前提であろう．このあたりの問題を解決する目的で，すでに素性の知られている**標準検体**，基準品 S(standard, reference preparation) を用意して，U と S とを同時に用いて比較するという方法にうったえることを考えると，**相対法**，**比較法** (comparative assay) になる．ここで同時的 (concurrent) というのは，物理時間というよりは，生体標本，観測条件が類似していることを強調しており，U と S とを平均的にみて同等な，比較可能な (comparable)，公平な (impartial) 条件で観測することを意味している．おそらく U に対して変換特性が変化すれば，S に対しても同様に変化しているであろうという前提のもとに相対法が成立っている．この前提は，変換特性

が安定しているという絶対法の前提よりも現実的であろう.

したがって，理想的な相対法では U の活性体と S の活性体とが同一で，観測に関する条件がすべて共通であることが要求され，U における目的物質の量が未知である点のみが異なる．いま S について活性物質が 10 mg/L で，反応標識としてたとえば，心停止が 3 g/cm^2 発生するとし，これに必要な量が，1 mL，つまり 0.1 mg であったとしよう．次に U は標準の S を非活性，非干渉の溶媒で d 倍に希釈したものとすれば，反応をみるためには d mL を必要とする．同じ反応を生じるのに必要な閾用量の比を**効力比** (potency ratio)，**相対効力**，**相対力価** (relative potency) というが，これを ρ とすれば

$$\rho = \frac{標準検体 S の閾用量}{未知検体 U の閾用量} \tag{1.4}$$

と定められる．1 mL が d mL と等価であるから，$\rho = 1/d$ (mL/mL)，あるいは 0.1 mg が d mL と等価であるから，$\rho = 0.1/d$ (mg/mL) となる．効力比は同じ単位で示すと無名数になり，U は S の $1/d$ 倍の力価であると表現される．U の 1 mL は S の $0.1/d$ mg に相当すると表現してもよい．

標準検体 S を中心に考えて，これを活性，非干渉の希釈剤で調整したものが未知検体の U であるという場合，あるいは U を中心に考えて，これを希釈したものが S に相当するという場合には**希釈検定法** (dilution assay) という．実際の問題では，この形式の理想的な相対法をとれるとは限らないし，目的物質ないし目的の活性に対して理想的な特異性を示す生体標本を得ることも困難で，生体標本の種類を変えると多少とも ρ が変わってくるというのが普通であるから生物，医学的判断が不可欠になる．標準検体の活性物質と薬理学的に類似した物質を含む未知検体の相対効力を知りたい場面や，拮抗物質による反応の修飾を吟味したい場面など，明らかに希釈検定法に該当しない問題は非常に多い．話題がここまでくれば，単純に活性体の物理量を知るだけで目的は果せず，生体という秤の実質科学的な内容がかかわりをもってくる．

1.3 直接法と間接法

指定した反応標識について閾用量を知るにあたり，2つの方法が区別される．**直接法** (direct assay) では，閾用量を直接的に観測する．たとえば，定速

静脈内注射で心停止までの消費量を求める．この際に速度をはじめ，心停止の規定などを約束しておく．適当に小分けした用量系列をつくり，逐次的に追加投与しながら，正向反射の消失までの投与回数をしらべることで，閾用量を知ることもできるが，これらの方法では吸収，分布，代謝，排泄などの因子を考慮しないと，閾用量の生物学的意味が不明瞭になる．

間接法 (indirect assay) では，反応標識を終点として直接に滴定する代りに，用量と反応との間に一定の関数関係を想定したうえ，間接的な推定によって閾用量を検討する．たとえば，1群の動物の半数に死を生じる用量を 50% 致死量 (50% Lethal Dose; LD50) というが，あらかじめ指定した用量系列をつくり，それぞれの用量に複数の動物を割りあてたうえ，死亡数をかぞえて死亡率を求め，用量反応曲線をつくり，50% 死亡率に相当する用量を読みとって LD50 とする．反応として，筋肉の収縮高や血圧下降の大きさなど，測るデータを用いることもあるし，反応時間を利用することもある．相対効力を求めるにあたって，直接法，間接法が利用できるが，基本的な考えは"同じ反応を見るのに必要な用量の比較"であって，同じ用量での反応の比較ではない．

[**例 1.3**] 摘出筋に標準検体 S，未知検体 U を用い，特定の収縮高 y_0 を目標に，S，U の用量を加減して閾用量を求めそれぞれ D_{S0}，D_{U0} となったとき $\rho = D_{S0}/D_{U0}$ を相対効力とするが，これは直接法である．あるいは D_{S0} を指定して y_0 を定めたうえ，U の用量を加減して y_0 をはさみこみながら接近して D_{U0} を求める形式をとることもある．これを**括弧法** (bracketing) という．

直接法では，特定の反応 y_0 の近傍についての効力比 ρ を求めるにとどまり，反応高を別に定めると，異なった結果になるかもしれない．つまり，標準検体と未知検体で，用量反応関係が異なっているかもしれない．もちろん希釈検定法であれば，このようなくいちがいは考えにくい．

[**例 1.4**] 多くの場合には，用量 D を対数値として $x = \log D$ とすれば，ある範囲については用量反応関係を直線として扱える．筋収縮，血圧下降などは多

くの場合にそのままの値で，反応率あるいは死亡率などは若干の変換を行なったうえ反応 y としたときに，標準検体 S，未知検体 U について，平行な用量反応直線

$$\begin{cases} y = \alpha_S + \beta\, x_S + \varepsilon \\ y = \alpha_U + \beta\, x_U + \varepsilon \end{cases} \tag{1.5}$$

をあてはめることができるとしよう．ここで α_S, α_U はそれぞれ標準検体 S，未知検体 U の切片，β は傾き，x_S, x_U はそれぞれ S, U の対数用量である．いま確定的部分だけをとり出して考えると，図 1.2(1) のような関係で，共通の反応高 y_0 に関しては

$$\alpha_S + \beta\, x_{S0} = \alpha_U + \beta\, x_{U0}$$

が成立つから，平行線間の用量方向の距離 M は

$$M = x_{S0} - x_{U0} = \frac{\alpha_U - \alpha_S}{\beta}$$

となる．ここに $M = \log D_{S0} - \log D_{U0} = \log(D_{S0}/D_{U0}) = \log \rho$ であるから，M は**対数効力比**になる．つまり，同じ反応 y_0 を示すのに必要な用量，D_{S0}, D_{U0} の比として定められた効力比は

$$\rho = \mathrm{antilog}\, M = \mathrm{antilog}\, \frac{\alpha_U - \alpha_S}{\beta} \tag{1.6}$$

である．2本の用量反応直線が平行でなければ，y_0 の選び方で M が変わり，ρ も変わってしまうので検定の正当性は失われる．これが**平行線検定法**の原理である．

一方，用量 D をそのまま，$x = D$ としたとき，図 1.2(2) のように原点を通過する用量反応直線が認められることがある．微生物増殖に対する栄養源の影響などにこの関係がみられる．この場合には

$$\begin{cases} y = \beta_S\, x_S + \varepsilon \\ y = \beta_U\, x_U + \varepsilon \end{cases} \tag{1.7}$$

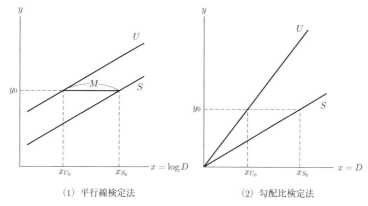

(1) 平行線検定法　　　　(2) 勾配比検定法

図 **1.2**　間接法

で，同一の反応高 y_0 については確定的部分について

$$\beta_S\, x_{S0} = \beta_U\, x_{U0}$$

となるから，相対効力は

$$\rho = \frac{x_{S0}}{x_{U0}} = \frac{D_{S0}}{D_{U0}} = \frac{\beta_U}{\beta_S} \tag{1.8}$$

で与えられる．これが**勾配比検定法**と呼ばれるものである．

1.4　薬効評価

　本来の生物検定法では本質的なねらいが，反応を介して化学活性体の物理量を知るところにある．しかし活性体が薬として問題にされるなら，そのものの性質や大きさが話題の中心になる．臨床の場においては，治療効果，予防効果，診断での識別効果などに関心があり，その使用にあたっての副作用，逆効果といったものもとりあげられるであろうし，使用の容易さ，経済性なども問題になりうる．こうした場面では，物質としての特性もさることながら，物質が担っている機能，一口にいって広い意味での薬効そのものの把握が重視されるし，有用性ということが患者にも医師にも切実な問題になる．

　薬効の把握という観点からは，生物検定法と同じ系を用い，式 (1.1) のモデル $y = \phi(x) + \varepsilon$ を扱うにしても，y の質的，量的な同定と，他の薬における y

との比較といったところに力点がおかれるであろう．(i) 薬理学的なアプローチでは ϕ の内部構造，反応表出の際の機序というものが重視され，(ii) 統計学的なアプローチでは ϕ をブラックボックスとしたまま，入力 x と出力 y との集団的な関連性というものが重視される．この相補的な接近において得られた情報が整合して，はじめて完全な薬効の把握に近づくことができる．生体機能のすべてが物理的，化学的な水準で完全に記述され，生体と薬との相互作用も同じように物理的，化学的水準で完全に解きあかされるならば話しは大分変わってくるが，当分の間は，薬効を知るには生体そのもので吟味を行なうほかはない．医療において，病気の治療，予防，診断，あるいは正常機能の制御などに利用する薬を考えるとき，最終的な対象は人間になる．

　治療薬をとりあげたうえ，実験室レベルでの薬の働きと，臨床レベルでの薬の働きとを比べたとき，両者には従来，楽観的にうけとめられていたほどの確実な対応性はない．実験動物から病気の人間への道筋には数々の断絶があり，実験動物での知見は臨床の場での薬効の期待や予想を与えるという推進力にはなっても，それ自身では臨床の場で期待される薬効像の直接的な証明にはならない．証明ないし証明に近いことは臨床の場で病気の人間について行なわれなければならない．

　一方，人間は治療の目的存在であり，治療効果の吟味や科学的な興味を満足させるための手段に用いるべきではないという厳しい原則が存在する．こうしたきわどい場面が薬をはじめ，すべての治療法，予防法，診断法の開発を待ちうけている．医学研究は科学的な論理性をふまえていなければならないことは当然であるが，同時に，あるいは先行して，倫理性の枠組で支えられていなければならないという要請は，薬効の把握というものを，きわめて複雑な作業にしているが，こうした事情をさけて通ることはできない．生物検定法に対比させて，薬効，薬理活性の把握そのものに重点をおいたとき，これを**薬効評価** (pharmacometrics, drug evaluation) と呼んでいる．薬効評価に関連して，いくつかの問題を考えてみよう．

部分と全体

　カエルから摘出した腹直筋を収縮させるアセチルコリン (acetylcholine) を，

丸ごとのカエルに与えても全身の筋肉や腹直筋が強く収縮することはない．ある薬がその働きを発揮するには，吸収の障壁や代謝の妨害，分布や排泄による除去といった，有形無形の壁をのりこえて，活性をそなえた姿で作用部位に到達しなければならない．もちろん，代謝をうけて活性を帯びるものもある．環境条件がより静的な浴槽内と，代謝や排泄の機能が盛んに働いている動的な生体内とを同一視することはできない．

　丸ごとの生体では，各種の器官が相互に影響しあって全体性ないし恒常性を保つ働きがある．たとえば，アセチルコリンを，摘出した心臓に適用すれば徐拍をみるが，丸ごとの動物に静脈内注射をしたときには降圧作用による反射のために頻拍が目立ってくる．神経節遮断剤で処置をしておけば徐拍が目立ってくる．いずれにしても，制約を加えた生体の一部についての知見と，丸ごとの生体についての知見とが，少なくとも見かけ上でくいちがってくることは，むしろ常識であると考えてもおかしくない．

動物と人間

　薬効には種差，系統差，人種差といったものがあり，たとえば薬の代謝系の質的，量的な差については多くの研究が行なわれ，いくつもの例で，狭義の感受性はそれほど変わらないが，種ないし遺伝に支配され，環境や栄養で修飾される代謝酵素の役割がこうした差や個体差に重要とされている．また性差についても，こうした代謝系での研究から一応の説明がつくことが多い．薬理遺伝学，比較薬理学からの接近がさらに必要とされ，現在のところ，薬の働きに関しては，実験動物の成績からいえば，人間に外挿しなければならないこともからんで，人間での薬効を動物実験から正確に予測することは一般に困難であり，動物種間の薬効の為替レートの問題でさえも未解決である．また人間の高度の精神機能に関係した薬効は，人間でなければ扱えないだろう．

[**例 1.5**]　歯科治療に伴う痛みについて，南欧系の紅彩の暗色の人から，北欧系の紅彩の淡色の人にかけて鈍感になるという．これは痛みの生理的な感受性の人種差というよりは，南欧から北欧にかけての生活態度の差からくる，痛みに対する態度や表現の問題とみた方がよいだろう．紅彩の色についていえば，

エフェドリン (ephedrine) の散瞳効果は，暗色の場合に軽度であるが，ドーパオキシダーゼ (dopaoxidase) など遺伝的支配をうける酵素活性が高いためであろうと説明されている．

種差を検討する場合に，用量を体重あたりで，mg/kg のように表現するが，体表面積あたりとした方がよい場合もある．さまざまな要因について，種間の差をとりはらうための標準化の努力が行なわれている．体重は明らかに体表面積より測定しやすいが，体表面積 S (m^2) は，$71.84 \times$ 身長 (cm)$^{0.725} \times$ 体重 (kg)$^{0.425} \times 10^{-4}$ で近似できる．

常態と病態

丸ごとの1匹の動物は1匹としてのまとまりをもち，各種の機能水準はいわゆる恒常性の枠内にとどまるのが普通である．一般に**初期値の法則** (law of initial value) と呼ばれる性質が認められ，(i) すでに高い機能水準にあるものをさらに高めることは困難で，(ii) すでに低い機能水準にあるものをさらに低めることは困難で，ときには逆方向に水準が動くことがある．その場にふさわしい恒常性の枠組がくずれたときには，雪だるま式の悪循環を認める．初期値と薬効との関係をひろげると，常態と病態とでは薬効の質なり量なりが異なることも考えられる．多くの薬が治療的な目的で病気の人間に利用される．種差の問題についてある程度の見通しがついても，実験動物での病態モデルの忠実性が問題になる．ごく単純な場合，肝，腎の障害があれば薬の代謝や排泄が遅れ，過量になりやすいが，こうしたことも病態モデルでは考慮しなければならない．

実験室レベルの動物実験では，一般に反応を明瞭に観察する目的で，比較的大量を静脈内注射することが少なくない．さらに，予防的に薬を用いて，病態をひきおこすのにどの程度の抵抗を示すかという形式の評価も多い．これを，臨床の場で多くみられる治療的な用法と同一視することは危険である．頭をなでてからぶつのと，ぶってからなでるのでは意味がちがうだろう．

1.5 非確定論的な判断

われわれが扱う生体データには多かれ少なかれ，ばらつきが含まれている．こうしたばらつきのある世界での判断の基準をどのように定めるか，このようにデータに含まれるノイズを取り除いて，データから実質科学的な情報を汲みとるにはどうすればよいか，さらに一歩すすめて，データにノイズがまぎれ込んで解釈を困難にするのをさけるにはどうすればよいかなどを考えるにあたり，1つの指針を与えるものが**統計的推論** (statistical inference) として知られる知識体系である．

日常的な例について，統計的な，非確定論的な判断の方法を考えてみよう．2人の射手AとBが2挺のライフルSとUを用いて射撃を行なう．ライフルは外観，使用感とも区別できない．2人ともS, Uをでたらめな順序で渡され，どちらかわからないままに，3発ずつ撃つが，毎回の弾痕の位置も知らされない．標的から弾痕までのずれを，標的の位置μ_0の左右の水平線上にふりわけて，図1.3のような結果を得た．

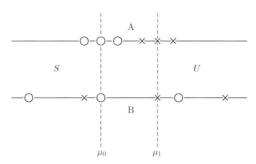

図 1.3 弾痕の分布．○はライフルSの弾痕，×はライフルUの弾痕

標的はμ_0であるが，図1.3の弾痕の分布から次のことがいえるだろう．(i) Aの場合，SとUの弾痕が2群にまとまり，明らかにUは右側に歪んでいる．(ii) Bの場合SとUの弾痕が入りまじり，Uは右側に歪んでいるらしいが，強くは主張しかねる．(iii) 平均的にみれば，AでもBでも，Sの弾痕はμ_0に，Uの弾痕はμ_1に集まっている．(iv) SとUの弾痕6個を一括していえば，AでもBでも，弾痕はばらついているが，上手Aと下手Bに関係して

いる同じライフル内での**ゆらぎ**と，異なったライフル S, U の差を反映する μ_0 と μ_1 の**ずれ**とが区別される．

同じライフルでの3発の弾痕の左端と右端の距離を w で示すと，この w は同じライフルでの偶然的なゆらぎを示す1つの尺度になる．上手であれば w は小さい．異なったライフルの，いわば必然的なずれを $d = \mu_1 - \mu_0$ とすれば，ここでは U の歪みが小さいほど d は小さくなる．

(i) では，U が歪んでいると判断したが，(ii) では U が歪んでいるらしいという弱い主張にとどまった．1つの解釈として，$t_0 = d/w$ という形式の比をつくり，(i) の上手Aの場合には t_0 が大きくなり，(ii) の下手Bの場合には t_0 がそれほど大きくならなかったことに原因しているとみてよかろう．おそらく，(ii) の下手Bの場合でも，ライフル U の歪みが大きくて，d が大きくなれば，強い確信をもって U は歪んでいると判断することになろう．統計的な判断では，必然らしきもの d と偶然らしきもの w をデータから取り出したうえ，(必然)/(偶然) といった比，つまり $t_0 = d/w$ をつくり，この値の大小について考えをめぐらしているのである．必然らしきもの d の大きさだけをとりあげているのではない．

もしも，U は歪んでいるという確信，もっと積極的に考えて，U の銃身をハンマーでたたいて歪めたという"確実な経験"をもっているなら，たとえ下手Bの結果をみて $t_0 = d/w < 1$ であろうと，わずかなずれ d を認めさえすれば，やはり歪んでいると断定するにちがいない．逆に，U が歪んでいると判断した後に何らかの行動をおこすとき，誤った判断が大変な事態を生じるということになれば，$t_0 = d/w > 1$ であっても，軽々しく，U は歪んでいると判断せずに，射撃の結果だけではなくて物理的な銃身の計測など別の面からも検討してみようと慎重になるであろう．

このように，**非確定論的な判断**では，さまざまな要素の影響があり，ぴたりとした決定というよりは，何らかの"ぼやけのある"結論を選ぶことになる．決定的，確定的な議論では $d = 0$ で U に歪みなし，$d > 0$ で U に歪みありと割り切って結論を出す．ぼやけのある結論，といっても程度問題であるが，非確定的な結論は，確定的な結論よりも質が悪い，非科学的であると受けとめられがちであるが，ばらつきのある世界では，無理にぴたりとした結論を導くこ

とがかえって非科学的でさえある.

ところで,標的に当たっているという観点からは,ライフル S は**正確度** (accuracy) が高く,ライフル U には偏り (bias) があるという.また射手 A の結果は**精度** (precision) が高く,射手 B の結果は精度が低い.常に好ましいことは"正確で精度が高い"精確さであるが,偏りの大きさについて推定が可能であるならば,精度が高いことが先行する.2 挺のライフル S,U を識別するという観点からは,射手 A の方が感度 (sensitivity) がよい.

1.6 平均と標準偏差,標準誤差

きわめて安定した射手が,きわめて多数の弾丸を撃ち,その弾痕の分布を整理して,図 1.4 の結果を得た.この形式を度数分布というが,横軸の適当な位置を原点として,弾痕の位置 x をたとえば 1 cm きざみで分類し,それぞれに何個あるかを縦軸にプロットしたヒストグラムである.これを滑らかにしたものが図 1.4 の曲線である.曲線下の面積を 1 に規準化したものを頻度分布と呼ぶことにしよう.弾痕の上下左右の分布を考えると,もう少しややこしい.

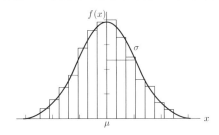

図 1.4 多数の弾痕の度数分布

きわめて多数の弾痕の位置 $\{x_1, \cdots, x_i, \cdots, x_n\}$ について,2 つの重要な値を定義しておく.1 つは**平均値** (mean) であるが,分布の中心位置を示すため,**位置母数** (location parameter) とも呼ばれる.

$$\mu = \frac{1}{n}(x_1 + \cdots + x_i + \cdots + x_n) = \frac{1}{n}\sum_{i=1}^{n} x_i \tag{1.9}$$

右辺の $\sum$(シグマの大文字)は,x_i という値の添字 i を 1 から n まで変えて,次々に加えることを示し,誤解がなければ $\sum_i x_i$,$\sum x_i$,$\sum x$ などと省

略してもよい．積分の記号 $\int$ と親戚筋のもので，$\sum$ は和 (sum) の意味である．x_i の総和をその個数 n で割ったものが平均値である．中心位置を示すには他にも最頻値 (mode) や中央値 (median) などいくつかの方法がある．$x_1 \times \cdots \times x_i \times \cdots \times x_n$ を示すには，積 (product) の意味から Π（パイの大文字）を用いるが

$$\mu^* = (x_1 \times \cdots \times x_i \times \cdots \times x_n)^{1/n} = \left(\prod_{i=1}^{n} x_i\right)^{1/n} \tag{1.10}$$

を幾何平均値 (geometric mean) といい

$$\log \mu^* = \frac{1}{n} \sum_{i=1}^{n} \log x_i \tag{1.11}$$

となり，対数スケールでの平均値にかかわってくる．一方，分布の広がりの目安として**標準偏差** (standard deviation; SD) を用いるが，平均値からの距離を 2 乗の重みづけで加えて平均をとった**分散** (variance)

$$\sigma^2 = \frac{1}{n} \sum_{i=1}^{n} (x_i - \mu)^2 \tag{1.12}$$

を求め，その平方根をとり，正号をもつものを SD $= \sigma$ とする．σ^2 ないし σ は μ の大小に関係なく，ばらつきが大きければ大，小さければ小となる．いま μ，x_i を cm とすれば，σ^2 は cm^2 の単位になり，σ は cm の単位になる．ばらつきは，横軸の目盛りに関係し，σ は**尺度母数** (scale parameter) と呼ばれる．前節の w は範囲 (range) という名のばらつきの目安である．

　以上に求めた平均値 μ と標準偏差 σ ないし分散 σ^2 が具体的な数値として与えられると，弾痕の分布について，かなり具体的な性質がわかったことになる．図 1.4 に示したような，いわば理想的な山なりの度数分布が得られると，およそのところ，(i) $\mu \pm \sigma$ の $[\mu - \sigma, \mu + \sigma]$ の区間をつくると，この間に弾痕の 2/3 が入っているし，(ii) $\mu \pm 2\sigma$ の区間をつくると，この間には弾痕の 95% が入っている見当になる．この場合，度数分布が歪んでいたり，2 峰性になっていると，(i) も (ii) も怪しくなる．次に，きわめて多数の n ではなく

て，少数の m 発を撃ち，m 個の弾痕について，式 (1.9) と同様に

$$\bar{x} = \frac{1}{m}\sum_{j=1}^{m} x_j \tag{1.13}$$

を求めてみる．このことをくり返して，多数の $\bar{x}$ をつくり，x ではなくて $\bar{x}$ の分布をつくってみると，$\bar{x}$ の標準偏差を 2 乗した分散にあたるものは

$$\sigma_{\bar{x}}^2 = \frac{\sigma^2}{m} \tag{1.14}$$

となることが理論的にも経験的にも知られており，$\sigma_{\bar{x}}$ を $\bar{x}$ の**標準誤差** (standard error; SE) と呼ぶ．必要なら SE$\{\bar{x}\} = \sigma_{\bar{x}}$ のように示す．

ここでふりかえると，$\bar{x}$ を求めた m 個の値は，きわめて多数の n 個の値から"でたらめに選んだ" m 個の値と考え，$\bar{x}$ を何回も求めることは，$\bar{x}$ を求めたら m 個をもとに戻し，あらためてでたらめに m 個を選び $\bar{x}$ を求めるという操作に対応させてもよい．ここに $m \ll n$ であると考えておく．

もとのきわめて多数の x_i の集団を**母集団** (population) といい，少数の x_j の集団を**標本** (sample) と呼ぶことにすれば，μ, σ^2 は必要に応じて母平均値，母分散と呼ぶことになり，$\bar{x}$ は標本平均値と呼ぶことになる．母集団がどのような姿であれ，$\{\mu, \sigma^2\}$ の 2 つの母数で特徴づけられているならば，これから抽出した無作為標本，でたらめに選んだ標本での平均値 $\bar{x}$ は，この標本の大きさ m が 10 とか 20 とかよりも大きいならば，母平均値が μ, 母分散が $\sigma_{\bar{x}}^2 = \sigma^2/m$ になり，都合のよいことに，正規分布 (normal distribution) と呼ばれる理論的な分布に近くなる．その姿は，ほぼ図 1.4 と似ている．

せんじつめていえば，x_i の母集団が少しぐらい歪んでいようと，2 峰性であろうと，大きさ m の標本について平均値 $\bar{x}$ を求めると，この $\bar{x}$ は理論的には平均値 μ, 分散 σ^2/m の正規分布をする集団からの無作為な 1 つの実現値とみなせるようになり，(i) $\mu \pm \sigma/\sqrt{m}$ の区間には，理論的な多数の $\bar{x}$ の 2/3 が含まれ，(ii) $\bar{x} \pm 2\sigma/\sqrt{m}$ の区間には，理論的な多数の $\bar{x}$ の 95% が含まれる．少々，飛躍があるが，ある 1 回の射撃で m 発を撃って，それらの弾痕から平均値 $\bar{x}$ を求めたうえ，$\bar{x} \pm 2\sigma/\sqrt{m}$ の区間を考えると，このライフルの真の平均値 μ は，この区間内にあるという宣言は，まず正しいであろう．m 発ずつ

の射撃を 100 回くり返し，そのたびに $\bar{x} \pm 2\sigma/\sqrt{m}$ をつくり，真の平均値 μ はこの区間のどこかにあると宣言すると，95 回は正しい勘定になる．

1 組の標本で $\bar{x}$ を求めたとき，真の μ はどうかと聞かれたら，他に材料がないので，$\bar{x}$ であろうと答えることになる．この方式を**点推定** (point estimation) という．これに対して，母分散がわかっていれば

$$\mu_L = \bar{x} - 2\frac{\sigma}{\sqrt{m}}, \quad \mu_U = \bar{x} + 2\frac{\sigma}{\sqrt{m}} \tag{1.15}$$

と 2 つの**信頼限界** (confidence limits) を用いて，μ のありかを区切ることができるが，この形式を**区間推定** (interval estimation) という．いずれにしても推定においては，具体的な μ の値についての推論を行なう．

つぎに，標的の位置 μ_0 を考えてみる．このライフルが歪んでいれば，μ は μ_0 と離れた位置になり，したがって，$d = |\bar{x} - \mu_0|$ は大きくなるであろう．ここで，このライフルの真の平均値 μ は，母集団に関していえば定数であるのに対して，ある 1 つの $\bar{x}$ は μ に近いであろうが，m 発ずつの毎回の射撃ごとに多少ともゆらいでいる．その程度が $\sigma/\sqrt{m}$ という標準誤差にほかならないから，前節で $t_0 = d/w$ としたように，必然らしき $d = \bar{x} - \mu_0$ を偶然の尺度 $\sigma/\sqrt{m}$ で割ってみると

$$t_0 = \frac{\bar{x} - \mu_0}{\frac{\sigma}{\sqrt{m}}} = \frac{(\bar{x} - \mu_0)\sqrt{m}}{\sigma} \tag{1.16}$$

となる．式 (1.15) と見比べてわかることは，このライフルが歪んでいなければ $|t_0|$ はほとんどの場合に 2 より小さい値になるということであり，もしも $|t_0|$ が 3 とか 4 になれば，ライフルが歪んでいる，あるいは射手に偏りがあると判断してよい．

このように，意味ありげな $(\bar{x} - \mu_0)$ というシグナルを，偶然的な $\sigma/\sqrt{m}$ というノイズに比べて，未知の μ について吟味する形式を**統計的仮説検定** (statistical hypothesis testing) といい，単に**検定**ともいう．$t_0 = (\bar{x} - \mu_0)\sqrt{m}/\sigma$ はシグナルとノイズの比，S/N 比であり，物理量との対応を考えて，t_0^2 としてもよい．式 (1.15) で 2 つの限界値 μ_L, μ_U を求めて，この間に μ_0 が含まれないということと，式 (1.16) で $|t_0|$ が 2 よりも大になることとは裏腹の関係

になっていることに気がつくであろう．定型的な統計的推論は上述のような，推定と検定の2本の柱でできている．

少々気にかかることは，標本の値，実現値 $\{x_1, \cdots, x_j, \cdots, x_m\}$ によって $\bar{x}$ は求められるとして，σ ないし σ^2 が与えられていないときには，式 (1.15), (1.16) などは使えないのではないかという点である．これは後述するように不偏分散と呼ばれる値

$$s^2 = \frac{1}{m-1} \sum_{j=1}^{m} (x_j - \bar{x})^2 \tag{1.17}$$

をつくると，σ^2 の代りに利用できること，ならびに，σ^2 の代りに s^2 を用いることの税金として，式 (1.15) の係数 2 や式 (1.16) で S/N 比が大きいと判断する基準の値 2 の代りに，2 よりも少し大きめの値を用意することで解決できる．さしあたりこうしたことを念頭において，議論のすじをたどるには σ^2 を既知としてもよかろう．

1.7　2つの平均値

ばらつきということに関して知恵がついたところで，2人の射手 A，B と 2 挺のライフル S と U の問題に戻ってみよう．今回は，それぞれのライフルで 100 発ずつ射撃を行なうことにして，標的に当たったかどうかは論じないで，もっぱら，S と U の射撃特性について考えてみる．

S の弾痕の位置を x_i，U の弾痕の位置を y_i で示すことにしておけば，ある 1 回の 100 発ずつの射撃の結果から

$$d = \bar{x} - \bar{y} \tag{1.18}$$

が与えられる．前節の議論で明らかなように，d は，S と U の真の差を反映するシグナルであり，つぎの 100 発ずつの射撃の結果で d を求めると，多少ともくいちがうであろう．この平均値の差 d のゆれは式 (1.14) と似た形式で，一般的に S で m 発，U で n 発のときには

$$\mathrm{SE}\{d\} = \sigma_d = \sqrt{\sigma^2\left(\frac{1}{m}+\frac{1}{n}\right)} = \sigma\sqrt{\frac{m+n}{mn}} \tag{1.19}$$

となり，100発ずつでは $\sigma_d = \sigma/\sqrt{50}$ となる．

S と U の母平均値を μ，η と書くと，$\mu = \eta$ のとき，S/N 比

$$t_0 = \frac{d}{\sigma_0} = \frac{(\bar{x}-\bar{y})}{\sigma}\sqrt{\frac{mn}{m+n}} \tag{1.20}$$

はゼロに近いであろうが，長い目でみて 100 回中 5 回の割合では $[-2, +2]$ の区間外の極端な値になる．そこで，$|t_0|$ が 3 とか 4 とかをこえるようならば，$\mu = \eta$ と考えずに，$\mu \neq \eta$ と判断するであろう．検定の形式では，$|t_0| \geq 2$ となれば，5% 水準で**有意** (significant at 5% level) といい，S と U の特性は異なると判断する．この際，長い目でみて 100 回中 5 回の割合では，誤って言いすぎをしているかもしれないという含みをもっているため，5% の危険率で有意と表現することもある．$|t_0| < 2$ となったときには，積極的に $\mu \neq \eta$，S と U の特性は異なるときめつける強い証拠はないものとして，消極的に，結論を保留する気持で $\mu = \eta$ としておくが，有意ではないということを $\mu = \eta$ の積極的な支持と考えるのは誤りである．

推定の立場からは，前節と順序が逆になったが，真の差 $\delta = \mu - \eta$ を $d = \bar{x} - \bar{y}$ で点推定し，95% の信頼係数をもった信頼限界を

$$\delta_L = (\bar{x}-\bar{y}) - 2\sigma\sqrt{\frac{m+n}{mn}}, \quad \delta_U = (\bar{x}-\bar{y}) + 2\sigma\sqrt{\frac{m+n}{mn}} \tag{1.21}$$

によって与える．

それぞれのライフルで 3 発ずつ射撃をしたとき，下手 B の場合には歯切れの悪い結論にとどまった．これは式 (1.20) についていえば，下手 B のばらつき σ が大きかったことであり，十分に大きな S/N 比にはならなかったためである．上手 A では σ が小さく，$|t_0|$ は大きな値になり"有意"となった．下手 B であっても，3 発ずつではなしに，100 発ずつにすれば，弾痕の 2 つの度数分布は明らかに 2 山に区別され，S と U の特性は異なると判断されるようになろう．つまり式 (1.20) で，σ がある程度大きくても，m と n が大きくなれば，$|t_0|$ は大きな値をとり，有意ということになろう．一般に $m = n$ とす

ると具合がよい．

式 (1.20)，あるいはその原型の式 (1.16) からわかることは，(i) 真実の差が大きいほど，(ii) 射撃の弾丸の数，ないし例数が大きいほど，(iii) 射撃の腕をみがくほど，一般に反応性の揃った材料でばらつきの小さな観測を行ない，σ を小さくするほど，いずれも $|t_0|$ を大きくする．差を固定して考えるならば，数多く，上手な実験をするならばノイズは小さくなり，差を検出して有意という結果を得やすい．推定についても，ノイズは信頼区間の幅に関係しているから，ノイズが小さくなれば，シャープな推定が行なえるようになる．

逆にいえば，少数例を下手に実験するならばノイズは大きくなり，大きな差でも検出しにくく，推定の幅も大きく広がってしまう．例数を増すことには経済的にも時間的にも制限があることが多い．この場合には，腕をみがき，材料を吟味して，小さな σ で実験する以外にはうまい手は考えられない．上手と下手とを比べたとき，"確実に" カモを撃ちおとすか，"平均として" カモを撃ちおとすかということになり，現実問題としては大きなちがいになる．

検定にあたり，勇み足，言いすぎの失敗を 5% よりも低い値にしたいというのであれば，2 の代りに 2.6 とすれば，1% 水準になる．どのような限界値を用いるかは，事前の情報，判断を下した後の結末の重要性などを考慮して定めなければならない．このことは，事前に吟味すべき性質の問題である．結果を手にしてから，事後的に定めて都合のよい結論に導くといったことで，推論に偏りをまぎれこませてはならない．統計的推論は，それ自身で黒白をはっきりさせてしまうというよりも，実質科学的に黒白をつける際の重要な情報を提供するものと考えた方がよい．

"有意" という言葉は，有意義とか顕著という意味を含めて通用しているが，統計的な検定で有意というのは，S/N 比が大であり，ノイズとして片付けられないシグナルが流れている，2 つのライフル S と U は同一の性能とはいえないという定性的な表現であり，現場で役立つほどの大きさのシグナルであるとか，あるいはライオンを撃つときに支障をきたすほどの差であるとかの定量的な具体的な内容を背負っているわけではない．現実的に取るに足りない差であっても，n が大，σ が小ならば，有意になる．したがって，現実的に "有意義" かどうかは，推定をもとに，実質科学的な知識から判断しなければなら

ない.ただし,有意ではないものを漫然と深追いすることは,考えものであろう.

統計的な推論は,上述のように検定と推定を中心に組立てられている.広い意味で統計手法とかデータ解析というときには,集団データからの要約的な記述,データの構造の吟味などを含み,情報の帰納的な整理を意味するのが普通である.一方,これとは逆に,集団で得られた要約的な情報を足場にして,どのようにして個体に演繹的にアプローチするかという大きな問題が,医学,治療学の世界には控えている.薬をとりあげたとき,ある集団としての患者にとって役立つかどうかを有効率なり有用率なりで推論することはそれ自身で十分に意味はもつのであるが,より切実な問題は,"ある特定の個人"の患者に,特定の目的で治療を行なうにあたり,どのような薬を選択し,どのように使用すれば,その患者の利益を最大にすることにつながるのかという点であろう.この辺を意識して統計手法の利用をしない限り,好ましい医療を築きあげることに役立つ情報を手にすることはできないであろう.

1.8 モデルでの考察

薬Aが,ある疾患に有効かどうか知りたい.多数の理想的な観測での平均値 α を操作的に真の効果としておくが,この不明の α が,$\alpha > 0$ と確信できるならば,Aを有効とするものと約束しよう.大きさ m の標本について,見かけの効果 y を観測するが,第 i 例について

$$\Omega_1 : y_i = \alpha + \varepsilon_i \tag{1.22}$$

とする.真の効果から,この患者の観測に特有な大きさだけゆれたものが,観測値 y_i である.この1例で $y_i \gg 0$ となっても,ゆらぎの大きさや方向がわからなければ,$\alpha > 0$ と判断できない.つぎの患者では $y_{i+1} \ll 0$ と逆方向になるかもしれない.つまり,ゆらぎのある世界では,1羽のツバメで夏が来るわけではない.

m 例についての観測 $\{y_1, \cdots, y_i, \cdots, y_m\}$ から,α を反映している平均値 $\bar{y}$ とそのノイズにあたる $\mathrm{SE}\{\bar{y}\}$ を,式 (1.17) を利用して推定すると

$$s_{\bar{y}} = \sqrt{\frac{\sum(y_i - \bar{y})^2}{m-1} \cdot \frac{1}{m}} \tag{1.23}$$

1.8 モデルでの考察

となり，S/N 比 $t_0 = \bar{y}/s_{\bar{y}}$ が計算できる．この t_0 が 2 とか 3 をこえれば，$\alpha > 0$ と判断してよかろう．しばらくは，定性的な結論を与える検定の形式で考えるが，効果ありと判断するならば，α の具体的な大きさを推定し，これが臨床的な立場からみて意味のあるものかどうかの検討をしなければならない．この種の吟味にあたり，病気や薬の種類で規準が変わるであろう．

この Ω_1 での考察から，ばらつきのあるデータを扱うには，くり返しが必要であり，このことでノイズの大きさを知ることができ，さらに式 (1.23) からわかるように，例数を増せば，ノイズが小さくなり，推論の感度がよくなる．$s_{\bar{y}}^2 = s^2/m$ で，s^2 は m と本質的に無関係である．

ところで，薬 A を用いるとき，"患者全般に共通的な"ルーチンの処置，心理効果，季節的影響などが考えられないだろうか．これらの共通的な影響があれば見かけの薬効に含まれるであろうから，共通的な影響を γ でまとめ

$$\Omega_{2\cdot} : y_i = \alpha + \gamma + \varepsilon_i \tag{1.24}$$

とした方がよい．共通因子 γ が一定というのは不自然であるなら，平均的なものを γ と考え，あらためてしわよせしたゆらぎ ε_i を考えればよい．ここで平均値 $\bar{y}$ を求めると，式 (1.24) からわかるように，$\bar{y}$ は $(\alpha + \gamma)$ を反映するシグナルで，S/N 比 $t_0 = \bar{y}/s_{\bar{y}}$ が大きくても，$(\alpha + \gamma) > 0$ の確信にとどまり，γ についての情報をもたなければ，$\alpha > 0$，薬効ありと考えてよいかどうかはわからない．この共通因子 γ は，時間的，空間的にそれほど安定しているとは考えられないため，**既存対照** (historical control)，つまり過去の成績と比べて，今の薬 A の効果を議論することには，きわめて慎重でなければならない．

そこで**同時対照** (concurrent control) を利用することにして，1 群の患者を 2 分割して，一方に A，他方に基準薬 B を用いる．この考え方は，生物検定法における相対法の考えと基本的に同じである．基準薬 B としては既存の標準的な実薬，活性を欠いたプラセボ (placebo)，あるいは A の異なった用量などを用いるが，何を基準薬とするかで，結論の解釈は異なる．同時対照を用いたときには，基準薬 B の真の効果を β として

$$\Omega_2 : \begin{cases} y_i = \alpha + \gamma + \varepsilon_i \cdots \text{A} \\ z_j = \beta + \gamma + \varepsilon_j \cdots \text{B} \end{cases} \quad (1.25)$$

と書ける．それぞれでの平均値 $\bar{y}$ と $\bar{z}$ は $(\alpha+\gamma)$ と $(\beta+\gamma)$ を反映しているから，差をとって比べると $(\bar{y}-\bar{z})$ は $(\alpha-\beta)$ という薬効差を反映し，シグナルを汚染していた γ は消えてしまう．差 $d = \bar{y}-\bar{z}$ のシグナルについてのノイズは式 (1.19) と同様の形式であるが，少し複雑になって

$$s_d = \sqrt{\frac{\sum(y_i-\bar{y})^2 + \sum(z_j-\bar{z})^2}{m+n-2}} \sqrt{\frac{m+n}{mn}} \quad (1.26)$$

と推定され，$t_0 = d/s_d$ の大きさから，薬 A が薬 B に対してどのような位置にあるかがわかり，推定によって，具体的な差がわかる．$|t_0|$ があまり大きくなくて，たとえば 5% 水準で有意ではないときには，ただちに A と B は同等であると積極的に受けとめてはならない．各群内でのばらつきが大きく，m と n が十分に大きくなければ，ノイズの大きな，感度の悪い試験であるから，A と B の差を拾いあげられなくても不思議はない．

このように薬効評価では，いわば A，B の用量を固定して，"反応の大きさ" を比較することが多い．生物検定法では，この逆の形式をとっている．式 (1.25) のモデルから明らかなように，独立な 2 群での平均値の比較の形式をとっているが，対応のない 2 群比較と呼ばれる．これに対して，同一患者で，あるいは反応性についてよく似た 2 例の患者をペアとして，A と B を常に 1 セットとして比べることもあり，これを対応のある 2 群比較という．

式 (1.26) の第 1 の根号内は，m と n に影響をうけない性質であるが，第 2 の根号内は，$m+n=k$ と一定にしたとき，$m=n$ でもっとも小さくなる．つまり，mn は $m=n$ で最大になる．このことから，とくに条件がなければ，$m=n$ としたときにノイズは小さくなるから，等しい大きさの A 群，B 群を構成することがよい．対応のある比較では本来的に $m=n$ である．

Ω_2 では，同時的な対照群を設定し，差をとるという形式で比較すれば，全般的に及ぶ共通因子の偏りを除いて汚染のないシグナルについて議論が可能になることがわかった．見かけの薬効でのばらつきを広い意味で個体差と呼んでいる．薬の種類，疾患の種類で異なるであろうが，この個体差の原因として，

年齢，性別，病期，重篤度，さらに施設，医師，…と，さしあたり指摘できそうなものと，現段階では指摘できそうにないものとがある．Ω_1, Ω_2 では，これらを渾然一体として，ゆらぎないしは誤差といえる ε の中に丸めこんでいる．

いま，性別という系統的な偏りが見かけの効果に影響をもつならば

$$\Omega_3: \begin{cases} y_i = \alpha + \gamma + \phi_i + \varepsilon_i \cdots \mathrm{A} \\ z_j = \beta + \gamma + \phi_j + \varepsilon_j \cdots \mathrm{B} \end{cases} \tag{1.27}$$

として，ϕ_i, ϕ_j を，男で ϕ_M，女で ϕ_F とする．もちろん，指摘しうる他の原因があれば，モデルに含めることができる．試験を実施する手続き上の便宜さから，男に A，女に B を割りつけることにしよう．これによれば，$\bar{y}$ は $(\alpha + \gamma + \phi_\mathrm{M})$, $\bar{z}$ は $(\beta + \gamma + \phi_\mathrm{F})$ を反映し，差をとると $d = \bar{y} - \bar{z}$ は $(\alpha - \beta) + (\phi_\mathrm{M} - \phi_\mathrm{F})$ を反映し，薬効差と性差が交絡，混合したものになる．性差を意識して男女のバランスをとれば，これについては公平な比較になるが，他に見過している原因による偏りがまぎれこんでいるかもしれない．

そこで，A，B の割りつけにあたっては，1群の患者を"よくかきまぜて" $m \simeq n$ の2群に分割し，一方に A を，他方に B を用いる．この**無作為割りつけ** (random allocation) によって，系統的な偏りは偶然的な誤差に変身し，確率的に公平な比較の土俵が設定できるであろう．

Ω_3 での考察から，無作為割りつけの重要性がわかった．これによって，系統的な偏りが偶然的なばらつきに丸めこまれるのであるから，ノイズがふくらむという点はさけられない．このことで推論の感度はおちるが，比較の公平性，汚れのない薬効差というシグナルを取り出すことの重要性が先行するために，感度の低下については別途に考える．無作為割りつけの原理は，対応のある2群比較，さらに一般の多群の比較にも積極的に利用されなければならない．たとえば性差の影響があらかじめ存在していると思われるならば，男女のサブグループをつくり，それぞれについて A，B を無作為に割りつける．

$$\Omega_4 : \begin{cases} \mathrm{M} \begin{cases} y_i = \alpha + \gamma + \phi_\mathrm{M} + \varepsilon_i \cdots \mathrm{A} \\ z_j = \beta + \gamma + \phi_\mathrm{M} + \varepsilon_j \cdots \mathrm{B} \end{cases} \\ \mathrm{F} \begin{cases} y'_i = \alpha + \gamma + \phi_\mathrm{F} + \varepsilon'_i \cdots \mathrm{A}' \\ z'_j = \beta + \gamma + \phi_\mathrm{F} + \varepsilon'_j \cdots \mathrm{B}' \end{cases} \end{cases} \qquad (1.28)$$

Ω_3 での考察では無作為化 (randomization) によって，ϕ_M なり ϕ_F を ε に丸めこむことを考えたが，Ω_4 では，ϕ_M, ϕ_F を ε から回収している．男と女の**層** (stratum, strata) ごとにみると，ϕ_M, ϕ_F は γ と同じ性質になっているから，A と B の比較，A′ と B′ の比較では，それぞれ消えてしまい，$(\alpha - \beta)$ の吟味が可能になり，この際のノイズは小さくなり感度のよい推論が可能になる．男女での $(\alpha - \beta)$ が似ているならば，プールすることも考えられる．また，男女での $(\alpha - \beta)$ が異なるなら，Ω_4 での A′，B′ の式中の α と β を α' と β' に書きなおすこともあり，このときには薬効差が男と女では異なるということになろう．さらに必要ならば，A と A′，B と B′ の比較から，興味のある結論を引き出せるかもしれない．

Ω_4 での手法を**層別** (stratification) というが，特定の層についてみれば，反応性に関して局所的な類似性が認められるということがねらいである．見かけの薬効に影響力の強い層別因子が指摘できるとき，これで層別することにより，比較の公平性がより積極的に確保でき，ノイズが小さくなるから推論の感度はよくなり，さらに，たとえば男についてのみ薬効差が認められるといった指向性のある結論が得られるかもしれない．ただし全例数とにらみあわせて層別因子をとりあげないと空中分解を生じることがある．より探索的になろうが，事後的に層を設定することで有益な情報を得ることもある．このような場合には，あらためて確認的試験を行なうことが手堅い．

1.9　Fisher の 3 原則

前節のモデルによる考察から，いくつかの重要な結論が得られた．モデルは現実ではない，地図は現地ではないとはいっても，モデルなり地図なりを目的に応じて慎重に選んだときには，机上の操作によって，ある程度の見通しをたてて現実についての予想なり解釈なりを用意することができる．あれもこれも

と現実に忠実になるようにモデルに盛りこむと，準備や扱いに手間がかかるので，かえって，ほどほどの忠実性にとどめ，研究目的の大筋をとらえ，若干のあそびを残しておいた方がよいだろう．重要な点について不明な場合には，予備的な探索を行なった方が近道かもしれない．いずれにしても，机上の簡単な操作によって，現実の見通しがつけられるところに，モデルの特長がある．

モデル Ω_2 で示されたように，科学的な推論を行なうには，相対法ないし同時的な基準を設ける比較法が基本になる．そのうえで

(1) 観測の規模の拡大，くり返しということでノイズの大きさを知り，かつノイズを小さくすることで推論の感度がよくなる (Ω_1)．
(2) 無作為化によって，系統的な偏りがあっても偶然的なノイズに変えることができ，比較の公平性を確率的に保証できる (Ω_3)．
(3) 層別ないし局所管理によって偶然的なノイズから系統的な偏りを回収し，しかも目的のシグナルを汚染することなしに，感度のよい，より公平な比較が可能になる．ときには結論に方向性を与えることができる (Ω_4)．

ということが指摘できる．R. A. Fisher 自身がこれらを系統だてて指摘したかどうかは明らかではないが，規模の拡大，無作為化，局所管理を指して，実験計画における **Fisher の 3 原則** と呼んでいる．

臨床における薬効評価において，**比較試験**，比較対照試験 (controlled trial) として知られる方式がある．(i) いわゆる自然治癒や病状の自然変動の存在を意識し，(ii) こうした病状や薬効の個別性，つまり同一個体でも同じ操作，処置が常に同じ反応を生じるとは限らないということを意識し，(iii) 投薬に伴う患者，医師ないし観測者に生じうる心理効果を意識したうえ，倫理性の枠内で行なう薬効評価を指しているとみてよい．図 1.5 に示すように，比較試験の最小限の条件は，基準薬を目的の薬と同時的にとりあげ，無作為割りつけを行なったうえで比較評価をすることである．医師も患者も，いずれの薬であるかを知らないままに評価を行なう **二重盲検法** (double blind technique) が強調されるが，Fisher の 3 原則を臨床の場で実践することが比較試験であるという理解をもってはじめて，二重盲検法で心理的な偏りを除くという意味が明らかになる．患者の反応性や予後を支配する因子を十分に承知していれば，非無作為

28   第1章　生体データ

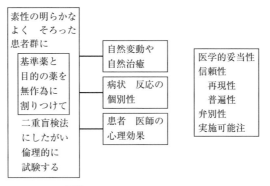

Fisher の 3 原則
a) くり返し repetition
　　誤差の推定・誤差の減少
b) 無作為化 randomization
　　偏りを誤差に転化・確率的な公平性の確保
c) 局所管理 local control, 層別 stratification
　　誤差の減少・公平性の確保・結論の方向づけ

図 1.5　比較試験

化の試験も可能であろうが，われわれはこうした因子に無知であると考えておいた方がよかろう．

　無作為化，無作為割りつけは，比較試験に限らず，すべての統計的なデータの扱いにかかわりをもつ．無作為抽出ということには，母集団をよく代表するということと，統計手法の扱いに必要なデータの独立性，無作為性を与えるという目的がある．すでに $(m+n)$ 例が与えられているとき，これらに無作為性を付与するのが無作為割りつけで，$m \simeq n$ になるように，m 枚のカードに A，n 枚のカードに B と書き，よくまぜたうえ，A，B を見ることなしに 1 列に並べたうえで番号をつけ，患者の参加順，動物の使用順にカードの A，B に応じて群分けをする．対応のある 2 群比較では，A は AB，B は BA のペアを意味することにすればよい．患者の参加不参加，動物の使用不使用をあらかじめ設定した規準で決めたうえは，カードの A，B にしたがう．患者の顔色をうかがい，カードの A，B と見くらべて，参加不参加を決めると，思わぬ偏りが混入する．

[例 1.6] 対応のない 2 群比較で，50 例の参加を予想している．全体を一挙に無作為化しないで，(i) 経時的にみてバランスがとれていること，(ii) 必ずしも 50 例まで終わらなくてもバランスがとれていることという制約つきの割りつけ法を考える．硬貨の表を A，裏を B，サイコロ，乱数表，計算機による乱数列などで偶数を A，奇数を B と約束し，たとえば 1 ブロックを 10 例として，無作為に A，B をつくり出し {B, A, A, B, A, B, B, A, A} と 9 個並んだところで，A が 5 個になるから，残りを自動的に B として，合計 10 例の割りつけ表とする．つぎにあらためて，A が 5 個と B が 5 個の無作為にバランスをとった 10 例の割りつけを考え，5 ブロックをつくる．1 ブロックの大きさを変えて，20, 10, 10, 6, 4 としたりすることもできるし，A, B, C の 3 群にすることも容易であろう．全体の予想例数と考えあわせて，ブロックの大きさを決める．

すでに指摘したように，比較試験では何を基準薬に選ぶかということと，比較の結果が有意であるかどうかということで，現実的な意味あいは変わってくる．まず，有意な差を認めたなら，その大きさが臨床的にどのような意味をもつのかを検討しなければならない．横綱ほどに有名な基準薬 B と比べて目的の薬 A が有意差なしとなっても，ノイズの大きないわば "馴れあいずもう" であれば，水が入ってもおかしくない．ここにプラセボを加えても三すくみで，いずれもぺいぺいであり横綱ということが虚名であったということにもなりかねない．低用量と高用量の比較の形式では，用量反応関係が汲みとれるようならば，さしあたり，その薬に，薬らしい働きがあるとうけとめてよかろう．もちろん，反応として観測したものに医学的妥当性がなければ，比較もヘチマもない．

1.10 共変量の利用

層別因子として性別をとりあげて式 (1.28) のモデル Ω_4 を考えたが，ある範囲について，血圧とか年齢などの連続的な因子が見かけの反応に明らかに影響を及ぼしていることがある．男女は属性的な分類カテゴリーであるが，年齢を若年と老年とすれば似たものになる．ただし年齢では若中老と，分類の数を

増して順序的に並べることができるし,最後は,個人個人の 15, 17, …, 50, 54 歳といったレベルにまで分類できる性質をもっている.

いずれにしても背景因子,初期値 (baseline data) などで反応の大きさが変わることが多い.これは臨床データのみならず,動物実験でのデータについてもいえることである.さらに現実のデータでは,y という 1 種類の観測値に限らず,$y^{(1)}, \cdots, y^{(k)}, \cdots, y^{(p)}$ と,p 種類を観測することもあろう.こうした多種の特性を正攻法に扱うには多変量解析として知られる手法を利用するが,ここでは,何らかの合理的な約束によって,たとえば多特性反応を観測していても,妥当な重み w_k を考え

$$y_i = w_1 y_i^{(1)} + \cdots + w_k y_i^{(k)} + \cdots + w_p y_i^{(p)} \tag{1.29}$$

と"総合的に圧縮"できるものとしておく.

ある連続的な性質の背景因子なり初期値なりがあり,この値 x が効果の大きさに直線的な影響をもっているなら

$$\Omega_5 : \begin{cases} y_i = \alpha + \gamma + \xi x_i + \varepsilon_i \cdots \text{A} \\ z_j = \beta + \gamma + \xi x_j + \varepsilon_j \cdots \text{B} \end{cases} \tag{1.30}$$

と示せる.このようなとき,影響因子 x を**共変量** (covariate) というが,曲線的影響があるなら,$\xi_1 x_i + \xi_2 x_i^2$ の形式でモデルに盛りこんでもよい.本質的には $\xi_1(x_i - \bar{x}) + \xi_2(x_i - \bar{x})^2$ とおいても同じ意味であり,この方が計算上の扱いとして好ましいことが多い.Ω_5 の場合,y_i と z_j を縦軸 r にとって,x との関係をみると図 1.6 のようになる.かりに無作為化が理想的であり,A での $\bar{x}_A$ と B での $\bar{x}_B$ が等しくなれば $d = (\bar{y} - \bar{z})$ は $\delta = (\alpha - \beta)$ を反映し,共変量に由来する不公平は除かれる.しかし,共変量の影響を無視することは,縦軸の左側に示したような分布を考えることで,$(\bar{y} - \bar{z})$ をチェックするノイズは,x が異なるために生じた,y と z の内部でのずれを含むため,必要以上にふくれている.

このモデル Ω_5 の限りにおいては本来の偶然的なばらつきは,直線 A,B のまわりについて考えるべきものであり,図 1.6 の右側に示したような分布についてのゆらぎを誤差とすべきである.これから $(\bar{y} - \bar{z})$ というシグナルを吟味

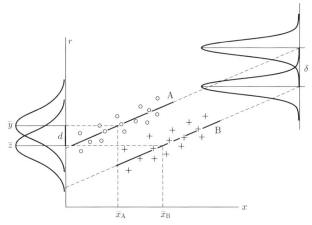

図 1.6 共変量の影響

するノイズを求めると，直線関係を無視したときのノイズよりも明らかに小さくなり，推論の感度は上昇する．この観点から，共変量の利用は，個体レベルまでの徹底した層別に相当することがわかる．x をたとえば小中大の 3 段階に区切って，これらの層ごとに薬 A，B の比較をすれば，通常の層別の意味がはっきりするであろう．

次に，図 1.6 のようにたまたま A 群には x の小さなもの，B 群には x の大きなものが多いとすれば，共変量を無視したときには，$(\bar{y} - \bar{z})$ は δ を反映しないばかりか，見かけ上は $\bar{y} \simeq \bar{z}$ になりかねない．共変量を利用するならば，直線 A に沿って A 群のデータを右上に押しあげ，直線 B に沿って B 群のデータを左下に引きさげたうえ，中央に集約して δ を反映するように，つまり右側の分布で議論できるように "修正" を行なう．公平な割りつけは無作為化によって期待されるが，現実には共変量に関して偏りを生じることがありうる．共変量と反応との関係を利用して事後的な修正をねらう．

プロットをしたときに，Ω_5 のモデルとはくいちがって，平行な 2 直線 A，B とはならずに，つまり，勾配が $\xi_A \neq \xi_B$ と異なることもあろう．このこと自身が A と B の薬効の性質が異なることを示す場合もありうる．直線 A，B が交差する場合には，この点での x を境にして，x の大小に応じて薬 A，B を使いわけることが支持されるであろう．

共変量を考慮した Ω_5 の考察から,共変量と効果の関係を利用して (i) 推論の感度の上昇,(ii) 割りつけの偏りの除去,(iii) 効果の性質の比較などが行なえることがわかる.定式化した方法は共分散分析 (analysis of covariance; ANCOVA) と呼ばれる.

共変量の種類が多くなっても考え方は同じであり,さらに,質的な分類,たとえば男女を 1,0 という**ダミー変数** (dummy variable) と考えたうえ,男ならば $x_i = 1$, 女ならば $x_i = 0$ と約束すれば,式 (1.30) の Ω_5 での勾配 ξ は女を基準としたときの男の平均効果,つまり性差を示す値になる.3 つの分類カテゴリーをもち,これらに大小関係をつけられないとき,たとえば,I, II, III の施設の影響を考えるなら,2 つのダミー変数 x_1, x_2 の組をつくり,$\xi_1 x_1 + \xi_2 x_2$ の形式でモデルに加えたうえ,I を $x_1 = 1$, $x_2 = 0$, II を $x_1 = 0$, $x_2 = 1$, III を $x_1 = 0$, $x_2 = 0$ と定めておくと,III を基準としたときの I の平均効果が ξ_1, II の平均効果が ξ_2, I と II の差は $\xi_1 - \xi_2$ で与えられることになる.こうしたモデルは,一般的な線形モデルの扱いになる.

第 2 章　統計的推論

　定型的な統計的推論は検定と推定から成り立つが，この際に何らかの形式で数として表現されたデータが必要になる．統計手法に対応させてデータの性質をいくつかに分類しておくと見通しがよいが，数えたデータと測ったデータとに大別される．別の観点からは，対応のあり，なしとか，標本ないし処置の数といったことで分類する．検定においては，扱いやすい検定統計量というものをつくり，帰無仮説 H_0 と対立仮説 H_1 を設け，二者択一的な判断を行なうが，この際に 2 種類の失敗を考慮する．検定における推論は定性的なものであるが，推定においては，データをもとに，未知母数の具体的な値を予想する．このとき，点推定というものと，推定の手ごたえを定めたうえでの区間推定とが利用される．

2.1　計数値と計量値

　観測，評価，判定の結果を統計手法にのせるには，結果を"数"にしなければならない．(i) 現実的な意味をもち，(ii) 扱いやすい数を考える．生データを変換した数を**変換値** (metameter) ということがあり，用量 D を $x = \log D$ とすれば，x は用量変換値であり，誤解がなければ x も用量と呼ぶ．反応 R を $y = \sqrt{R}$ として，y を反応，データと呼ぶことも多い．コーディング (coding) により，1-3 日を 1，4-7 日を 2，8-14 日を 3，それ以上を 4 とするなども変換である．

　統計手法にインプットするデータは本質的に (i) 数えたもの (enumerated) と，(ii) 測ったもの (measured) に大別され，これをデータの**尺度** (scale) という．心理学の Stevens の尺度が有名であるが，ここでは少し観点を変えて整

理しておく．より正しくは尺度というより測度といった方がよいかもしれない．

計数データ

How many に答えるデータで，質的，量的な属性を定めて，すべての対象，個体を，いずれか 1 つに分類できるように属性，カテゴリーを定める．属性の設定は現実の目的にふさわしいものであり排反的 (exclusive) かつ網羅的 (exhaustive) でなければならない．

(a) **名義尺度** (categorical, nominal, classificatory scale)

「有・無」，「男・女」，「日・中・米・他」などのほか，血圧変化 mmHg につき 10 未満を L，10-20 を M，それ以上を H として，L・M・H を考えてもよいが，ここの扱いは質的なレベルにとどまる．

(b) **順序分類尺度** (ordered-categorical scale)

著効・有効・無効のような分類であっても，属性に実質的な大小，強弱の関係が認められる．(a) 名義尺度での血圧変化高の分類は，L < M < H と大きさの意味づけを与えることが当面の問題にふさわしいならば，単純な分類ではなくて順序のある分類として扱われる．事故について軽傷・重傷・死亡と順序をつけても，死亡を，軽から重の延長上においてよいかどうかは，現実的な意味あいから検討を要するであろう．2 分類では (a) 名義尺度に戻る．

計量データ

How much に答えるデータであり，すべての対象，個体を 1 本の連続性をもった尺度上に対応させることができたときに，計量データとして扱える．

(c) **順序尺度** (ordinal, ranking scale)

多種の注射剤 A, B, C, ⋯ の痛みの程度を cm や g で表現できないが，弱いものから強いものにかけて A < B < C < ⋯ と並べて，必要なら 1, 2, 3, ⋯ と順序をつけることができる．ある処置を行なってからの生存日数を 10 < 11 < 20 < 21 と並べることはできても，相互の間隔に具体的な意味づけをすることが明瞭ではない．順位 1, 2, 3, 4 をつけ，

1は2よりも，2は3よりも，3は4よりも短いという表現には誤りがない．現実問題として，同位の値 (tied value) が多くなれば，(b) 順序分類尺度の扱いになる．

(d) **計量尺度** (metric scale)

データが具体的な数値で与えられ，大小関係の順序がつけられることはもちろんとして，個体間の距離に現実的な意味を与えられるとき，計量尺度という．絶対 0 がないとき間隔尺度 (interval scale)，絶対 0 があるとき比例尺度 (ratio scale) と区別することもある．温度で 10°C は 1°C の 10 倍ではなくて，°C は間隔的な意味にとどまり，°K とすれば比例尺度になる．変動係数 (coefficient of variation) $CV = \sigma/\mu$ が本質的に意味をもつのは比例尺度のデータである．

以上に述べたデータ尺度は，(a) 名義尺度，(b) 順序分類尺度，(c) 順序尺度，(d) 計量尺度の順に，レベルが高いと表現されるが，同じ観測であっても，同じ例数であるなら，高いレベルのデータの方が，より多くの情報を与えるというのが原則である．また，有効を $x_i = 1$，無効を $x_i = 0$ $(i = 1, \cdots, n)$ とおいて，平均値 $\bar{x} = \sum x_i/n$ を求めると，$p = $ (有効例数)$/n$ の有効率にほかならないという点では，(a) 名義尺度と (d) 計量尺度はまったく別物というわけではない．

なお，データの尺度は 1 次元的なものに限らず，2 次元的，3 次元的に拡張されるため，これらの組合わせで複雑なものになる．

2.2 データの種類

観測や評価の目的や条件に応じてデータ尺度がほぼ定まるが，一般的には，高いレベルでデータを残し，必要に応じ低いレベルの尺度に事後的につぶすことは容易である．この逆は面倒であるし，ときには意味をとりにくい．こうした尺度の変更や変換値の採用にあたり，統計手法上の問題にのみ固執すると実質科学上の意味を見失うことがある．

2種類の麻酔剤 A, B の効果発現時間を比べるにあたり，5分以内に正向反射を失ったとき "+"，失わないとき "−" とすれば数えるデータになる．それぞれでの + または − の出現割合を比べる．効果発現時間は左方の限界が 0 と

いうこともあって，右方に尾を引いた頻度分布になるのが普通であろう．このようなときには発現時間に応じて並べたうえ，各群での中央の値，中央値 (median) を求めた方が平均値よりも中心位置の指標として好ましいだろう．つまり順序データの扱いになる．発現時間の対数値をとったものが，すなおな頻度分布を示すならば，この変換値で平均値をとって比べてもよい．差をとれば，生データのスケールでの比を扱うことになる．

[例 2.1] 2剤A，Bの臨床的な評価にあたり，総合的な要約として，アナログ・スケール (analog scale) を利用できる．図2.1の×は，あまり芳ばしくないことを示す．

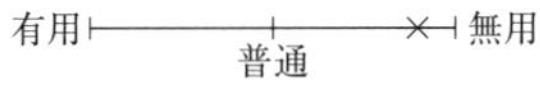

有用├─────┼──────×┤無用
　　　　　　普通

図 2.1 臨床評価におけるアナログ・スケールの例

　有用とは，医師自身がその病気になったとき，すぐにでもその薬を使いたい，今後もぜひ使いたいという理想的な場合で，無用とは，期待した効果がないばかりか，ひどい発疹が現われ，金を払っても返上したい，2度と使いたくない，使用禁止にすべきだという場合である．普通とは，同種の市場品と同程度のイメージで，あれば使ってもよかろうと考える場合などと，具体的な約束をきめたうえ，患者ごとにスケール上に×や↑で評価を与える．約束が不明確であったり，スケールや評価に不馴れであると，×は3本の柱に集中する傾向を示す．イヌも電柱に小便をしたがる．

　A，B各群での×の分布によっては計量尺度のデータとして扱えるし，少なくとも順序尺度のデータになる．スケールを3分割，4分割して順序分類尺度のデータにもできる．有用率といった要約値が欲しければ，有用を100，無用を0として，40以上の数をしらべるといったことにもなる．順序があっても，カテゴリー数が2になると，扱いの上では，分類尺度のデータになる．このように尺度を低いレベルにつぶすとき，A，Bの×の分布を知ってから区切ったりすれば，任意性が大きくなり，結果の正当性，比較の公平性は怪しくなる．事前に臨床的な意味あいをもとに区切りの約束をしておくか，たかだかA，Bをこみにした×の分布をもとに区切りの約束を設けた方がよい．

低いレベルの尺度，たとえば $\{-, \pm, +, ++\}$ の順序尺度について，ある規準を設けて，それぞれの分類に $\{0, x, y, 1\}$ と具体的なスコアを与える数量化 (quantification, scaling) という手法がある．ときに，$x > y$ と逆転を生じたりして，$\{\pm, +\}$ を一括して扱う必要がある．経験的にいえば，対応のない2群比較の検定の場合，等間隔ということで少々気持ちが悪いが $\{0, 1, 2, 3\}$ とスコアをおいたり，++ を重視して $\{0, 1, 2, 4\}$ とおいたりして，やや強引に計量尺度のデータとして扱っても，さらに，各カテゴリーに属する例を同位として，順序分類尺度ないし順序尺度のデータとして扱っても，あるいは計量化を利用して扱っても，相互の結果は大きく異なることはないようである．

　以上は，データの尺度を中心に検討してきたが，つぎに別の観点からデータの種類を眺めてみよう．1群の人々の身長を測定し，平均値についての推論を行ない，より記述的な要約を目的としているとき，**1標本問題**という．この1群の人々を男女の2群に分けて，それぞれでの平均値を求めて，男女の比較をする場合には，**対応のない2群比較**であり，**2標本問題**という．"対応のない" というのは，たまたま男の第 i 番と，たまたま女の第 i 番を比べても，生物学的にも統計学的にも意味をもたないことを指している．しかし，これらの男女が夫婦の集まりであれば，対応を考えることに現実的な意味がでてくるかもしれない．

　同じ1群の人々の身長を測定し，それらの人々を1年後に測定し，この間の変化を吟味するときには2標本問題のようにみえるが，最初の第 i 番と1年後の第 i 番とを対応づけられるので，常識的には，個人内で差をとって，この差について論じることが普通であろう．つまり，この対応のある2群比較では，2つのデータを1つの差に還元して扱うので，1標本問題になる．この対応のあり，なしは多群の比較にもあてはまる．4.12節で後述するクロスオーバー (cross over) 法のデータは，特殊な対応をもっている．

　対応のある2群のデータでは，ペアになった x_i と y_i を比べるところに本質的な意味がある．横軸に x_i，縦軸に y_i をプロットしたうえ，x_i と y_i とのかかわりを扱うときには，**相関** (correlation) の問題になる．このことに関連して，対応のある2群比較の形式では，"いつでも差 $d_i = y_i - x_i$ に還元してよいかどうか" を吟味しなければならない．対応のあるデータではとくにいえる

が"計算を始める前にプロットや表"にして眺めることで，正しいデータの扱いの見当をつけることができることが多く，この段階で結論が出てしまうこともある．まず $\{x_i, y_i\}$ のプロットがほぼ直線的に並ぶなら，本質的には

$$y = \alpha + \beta x$$

の性質があると考えてよい．

(i) 差をとるということは

$$d = y - x = \alpha + (\beta - 1)x \tag{2.1}$$

である．たとえば初期値 x_i がばらばらで，反応 y_i を規準化して，つまり，x_i の影響を除いて議論したいとき，式 (2.1) のように差をとることがあるが，図 2.2(1) のように，$\beta \simeq 1$，つまり直線が 45 度の勾配をもっており，打点がそのまわりにほぼ一様に分布するときには目的は果たせるが，その他の場合には d は x の関数になって，規準化しにくい．

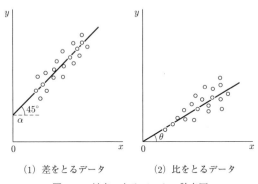

(1) 差をとるデータ　　(2) 比をとるデータ

図 **2.2**　対応のあるデータの散布図

(ii) 比をとることは

$$r = \frac{y}{x} = \frac{\alpha}{x} + \beta \tag{2.2}$$

となるから，$\alpha \simeq 0$，つまり，プロットが原点を通過する直線のまわりに，図 2.2(2) のように扇状に散っているときにのみ，r と x とは切り離せる．$\alpha \neq 0$ のとき比をとって扱うと，現実を大きくゆがめることになりかねない．初期値

表 2.1　データの種類と統計手法

	対応のある		対応のない		相関
	2 標本	多標本	2 標本	多標本	
分類データ	二項分布 符号検定 McNemar 逐次優劣比較	Cochran Q	2×2 分割表 (Fisher) $2 \times c$ 分割表 逐次 PWR	$r \times c$ 分割表	分割表
順序データ	中央値の吟味 Wilcoxon 1 標本 Kolmogorov	Friedman 一対比較法 田口の累積法	Wilcoxon 2 標本 リジット解析 Smirnov 田口の累積法	Kruskal-Wallis リジット解析 田口の累積法	Spearman Kendall
計量データ	レンジの利用 Student t 逐次 t	二元配置 ANOVA （乱塊法）	Student t Aspin-Welch	一元配置 ANOVA	Pearson 回帰分析 ANCOVA

を 100 として経時的なデータをプロットすることも，同じ落とし穴をもつ．

体温とか臨床検査値などには，治療前後の $\{x_i, y_i\}$ について差をとったり，比をとったりするよりも，治療後の y_i が正常域に入ったかどうかを規準にして考えた方が医学的に意味をもつものが多い．対応のある $\{x_i, y_i\}$ のプロットによって，明らかな関係はあるが，上述の (i), (ii) に該当しないときには，値を変換したり，あるいは共変量の扱いとして吟味するなど，別途の工夫が必要になる．

データの尺度と，対応の有無，あるいは群の数などでデータを分類したうえ，統計手法と対応させておよその道しるべとして整理すると表 2.1 のようになる．ここに記したものは，1 観測単位ないし 1 個体で 1 つの特性および特殊な場合の 2 特性をとりあげたものに限るが，1 個体について，多特性をとりあげた場合には，それぞれのデータ尺度がさまざまになり，結びつきも複雑なものになる．データ尺度の (b) 順序分類尺度，(c) 順序尺度は，順序データとしてほぼ一括して扱える．

2.3 母集団と標本

特定の確率的法則にしたがって動く変数 X を**確率変数** (probability variable) という. その具体的な実現値を x で示す習慣がある. この X, x の区別は後の章では繁雑になるので省略する. 明確な外的規準で規定された個体の全体集合について, 1つの特性値 X を考え, この集団の全個体数を n_Π とするとき

$$\mu = \frac{\sum x_i}{n_\Pi}, \quad \sigma^2 = \frac{\sum(x_i - \mu)^2}{n_\Pi} \tag{2.3}$$

が存在するものとして, 中心位置を示す μ を母平均値, ばらつきを示す σ^2 を母分散という. x_i と同じ単位の σ を標準偏差 (SD) という. この全体集合を**母集団** (population) といい, Π で示す. X の分布の様式にとらわれずに, 確率変数 X がある母集団に属することを

$$X \in \Pi\{\mu, \sigma^2\}, \quad X \in \Pi\{X|\mu, \sigma^2\} \tag{2.4}$$

と示し, $\in$ の代りに $\sim$ を用いることもある.

教科書的には多くの場合に $n_\Pi = \infty$ の理想的な定義集団を指して母集団としているが, これから, どの個体も同じ確率で取り出されるように, つまり, 特定の個体が取り出されやすかったり, 特定の個体が取り出されると, つぎには別の個体が取り出されやすかったりといったこと, あるいはその逆がないように, 一部分の n 個体を選ぶことを無作為抽出といい, この部合集合を**無作為標本** (random sample), 単に**標本** (sample) という. 標本の個体数 n を**大きさ** (sample size) といい, 標本の数 (the number of samples) というと, 1セットの標本を何個抽出したかを示す. 無作為抽出を

$$\Pi\{X|\mu, \sigma^2\} = \Pi\{\mu, \sigma^2\} \to O_n\{x_1, \cdots, x_i, \cdots, x_n\} = O_n\{x_i\} \tag{2.5}$$

と書くことにする. O は observed を意味する. ここで個体といっているのは, 1人とか1匹と限らず, 多数のくり返しデータの1個を指すことも含める. 医学の実験では, 独立的, 確率的な性質を実現値 x_i に付加するには, 無作為抽出というよりは, 無作為割りつけなどの無作為化を選ぶことが多く, 標

本から逆に，結論をあてはめたい定義的な集団を考えることも多い．いずれにしても，理論的，数理的な母集団というより，操作的な擬ないし**準母集団** (quasi-population) といったものを考えざるを得ないことが多い．

現実に研究，観測の対象にできるのは標本 $O_n\{x_i\}$ で，ここで得た結論をあてはめたいのは，O_n を抽出した母集団 $\Pi\{\mu, \sigma^2\}$ について，あるいは，この Π と類似の Π' ないしそれらの標本についてであろう．たとえば $O_n\{x_i\}$ について，式 (2.3) と同形式に**標本平均値**

$$\bar{x} = \frac{\sum x_i}{n} \tag{2.6}$$

を計算するが，この点自身についてどうこうする目的よりも，$\bar{x}$ をもとに，母平均値 μ に接近しようというのが**統計的推論** (statistical inference) である．

この推論と逆に，Π の性格が既知であるとき，O_n の代表値である $\bar{x}$ や個々の x_i とかが，どのように振舞うのかに考えをめぐらせるのが**確率論** (probability theory) である．つまり，μ から $\bar{x}$ に目をむけている．統計学と確率論とは同じ道を東と西から歩むような関係で，性格的にはそれぞれ帰納的，演繹的と異なるが，現象の把握という観点からは相補的である．

2.4　分布関数

理想的な硬貨投げでは，表と裏の出る理論的な**確率** (probability) は等しい．表か裏か二者について択一的に決着がつくとすれば，表だけを考えておけばよい．表が出る確率を $P\{\text{表}\}$ と示すが，理想的な硬貨では

$$P\{\text{表}\} = P\{\text{裏}\} = 1 - P\{\text{表}\} = 0.5$$

となる．経験的な確率としては，毎回の硬貨投げが与える表，裏の事象 (event) が互いに影響しないように，独立に n 回投げて，表の数 h，裏の数 t を記し

$$P\{\text{表}\} = \lim_{n \to \infty} \frac{h}{n} = \pi, \quad P\{\text{裏}\} = 1 - \pi, \quad n = h + t$$

と約束するが，最初の式は，硬貨投げを限りなく続けたとき究極的に安定した値 π になることを意味する．

[**例 2.2**]　確率 0.5 とは長い目でみて 100 回中 50 回の割合であるというように，頻度を基盤に考えるとやさしい（frequentist：頻度論者）．定型的な従来の統計学では，頻度確率が中心になっている．表が出ると宣言して当たれば賞，はずれると罰を考える賭にあたり，確率を賭にふみ切る確信の度合としてうけとめることもできる（subjectivist：主観論者）．外科医が過去の成績をまとめて，手術の成功の確率が 90% と発表したとき，その手術をうけたものかどうか，"命がけ" という賭にふみ切る患者にとって，外科医の頻度的解釈が通用するかどうか．頻度的解釈といっても，純粋な頻度や割合ではなくて，"確率，確からしさ" というからには，頻度や割合では物足りない，別の何物かを含んでいるだろう．ときには，頻度確率は社会的，全体的な扱い，主観確率は個人的，個別的な扱いといえる．

独立な n 回の硬貨投げで，ちょうど X 回の表をみる確率を

$$P\{X|n, \pi = 0.5\} \tag{2.7}$$

と書き，縦線の右に条件を記す．明らかに P は $[0, 1]$ の間の数である．同じ理想的な硬貨を互いに影響しないように n 枚投げてもよい．こうしたものを **Bernoulli 試行**といい，後述の**二項分布** (binomial distribution) に関係するが，(i) 事象は 1（表）か 0（裏）で，(ii) それぞれが常に π, $(1-\pi)$ の一定した確率で生起し，(iii) n 回の試行が，(iv) 独立に行なわれるという条件をみたす．この条件をみたす現象は，すべて同じ論法で扱える．

はじめに表が X 回，ついで裏が $(n-X)$ 回続くとき $\pi^X(1-\pi)^{n-X}$ の確率で，表と裏の出る順序を問わなければ n 回が X と $(n-X)$ に分かれる組合わせを考えればよい．この数は

$$_nC_X = \begin{pmatrix} n \\ X \end{pmatrix} = \frac{n!}{X!(n-X)!}, \quad n! = n \times (n-1) \times \cdots \times 2 \times 1, \quad 0! = 1$$

であるから，理想的な硬貨投げで，n 回中 X 回の表をみるのは

$$P\{X|n, \pi = 0.5\} = {}_nC_X\, \pi^X(1-\pi)^{n-X} = \frac{n!}{X!(n-X)!} 0.5^n$$

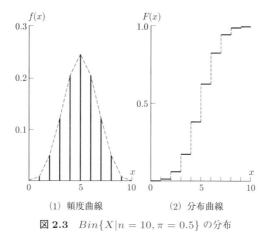

(1) 頻度曲線　　(2) 分布曲線
図 **2.3**　$Bin\{X|n=10,\pi=0.5\}$ の分布

で，このようなとき X は母数が n，$\pi=0.5$ の二項分布にしたがうといい

$$X \in Bin\{X|n,\pi=0.5\} = Bin\{n,\pi\}$$

と書いてもよい．

確率変数 X の行動を確率的に規定する関数を**確率（密度）関数** (probability (density) function) といい，$f(X)$ と書く．X が具体的にとりうる下限 x_L と上限 x_U が考えられ，たとえば硬貨投げでは X が $x_L=0$ から 1 きざみで，$x_U=n$ までの具体的な値をとりうる．このとき，X は**離散的** (discrete) である．つぎに x_L から特定の x までのいずれかが実現される確率は

$$P\{x_L \le X \le x\} = P\{X \le x\}$$

であるが，これを $f(X)$ に対して $F(x)$ で示し，**(累積) 分布関数** ((cumulative) distribution function) という．理想的な硬貨投げでは

$$f(X) = \frac{n!}{X!(n-X)!}\,0.5^n$$
$$F(x) = \sum_{X=0}^{x} f(X) \tag{2.8}$$

となる．図 2.3 には頻度曲線 (1) と分布曲線 (2) を示すが，$\pi=0.5$ では，x が $n\pi=n/2$ を中心に対称的になる．確率変数 X が離散的ではなくて連続

線上のいずれの値をもとりうる**連続的** (continuous) な性質をもつときには，ある X の近傍での確率関数 $f(X)$ につき，$f(X)dX$ を確率素分 (probability element) というが，連続的な X でぴたりと x となる確率は 0 になるので，こうした工夫をする．分布関数は和 $\sum$ の代りに積分を用いて

$$F(x) = \int_{x_L}^{x} f(X)dX \tag{2.9}$$

と示す．頻度曲線や分布曲線は，一般に図 2.3 と似るが，滑らかなものになる．

離散，連続のいずれの分布でも，分布関数 $F(x)$ は (i) 下限 x_L から上限 x_U にかけて，非減少的な，単調増大の性質をもち，(ii) $F(x_L - \varepsilon) = 0$，$x_L - \varepsilon < x_L$，(iii) $F(x_U) = 1$，$F(x_U + \varepsilon) = 1$，$x_U + \varepsilon > x_U$ などの性質をもっている．

特殊な簡単な分布に，一様分布 (uniform distribution) があり，区間 $[x_L, x_U]$ について $f(X) = 1/(x_U - x_L)$，$F(x) = \int_{x_L}^{x}(x_U - x_L)^{-1}dX = (x - x_L)/(x_U - x_L)$ となり，$F(x)$ は，$x = x_L$ で 0 で，$x = x_U$ で 1 となり，この間は直線的である．

2.5 期待値と分散

確率分布のさまざまな性質を導く上で便利な期待値と分散を定義しよう．一般の分布 $X \in \Pi\{\mu, \sigma^2\}$ について，確率変数 X が確率密度関数 $f(X)$ で規定され，R の領域を動くとき，任意の関数 $g(X)$ について

$$E\{g(X)\} = \int_{R} g(X)f(X)dX \tag{2.10}$$

を**期待値** (expected value) と呼ぶ．

普通は平均値を与えるものを $E\{*\}$，分散を与えるものを $V\{*\}$ のように書くが，離散分布と連続分布を並べて示すと

2.5 期待値と分散

$$
離散分布 \begin{cases} E\{g(X)\} = \sum_R Xf(X) & (2.11) \\ V\{X\} = \sum_R [X - E\{X\}]^2 f(X) & (2.12) \end{cases}
$$

$$
連続分布 \begin{cases} E\{g(X)\} = \int_R Xf(X)dx & (2.13) \\ V\{X\} = \int_R [X - E\{X\}]^2 f(X)dx & (2.14) \end{cases}
$$

となる．$V\{X\}$ は $E\{X\}$ のまわりの2次の積率（モーメント）である．

2つの確率変数 X, Y と2種類の定数 a, b について，$E\{X\}$, $V\{X\}$ には，つぎのような重要な性質があることが，式 (2.15), (2.16) からわかる．

$$
\begin{aligned}
E\{aX \pm b\} &= aE\{X\} \pm b \\
V\{aX \pm b\} &= a^2 V\{X\} \\
E\{aX \pm bY\} &= aE\{X\} \pm bE\{Y\} \\
V\{aX \pm bY\} &= a^2 V\{X\} + b^2 E\{Y\} \pm 2ab\,Cov\{X,Y\}
\end{aligned}
\quad (2.15)
$$
$$(2.16)$$

ここに，2つの確率変数 X, Y のかかわりあいが問題になり，離散的に書くと

$$
Cov\{X,Y\} = \sum_R [X - E\{X\}][Y - E\{Y\}]f(X,Y) \quad (2.17)
$$

で示せる**共分散** (covariance) を与える項が式 (2.16) の第2式に現われる．$f(X,Y)$ は，確率変数 X, Y の同時密度関数である．

$Cov\{X,Y\}$ は，確率変数 X, Y が統計的に独立ならば0になり，$X = Y$ と特殊な場合に $Cov\{X,X\} = V\{X\}$ となる．2つの確率変数のかかわり，とくに直線的な関連性を示す尺度として，**相関係数** (correlation coefficient) があり

$$
\rho = \frac{Cov\{X,Y\}}{\sqrt{V\{X\}V\{Y\}}} \quad (2.18)
$$

と書けるが，$X = Y$ で $\rho = 1$，$X = -Y$ で $\rho = -1$，X と Y が独立，ないし"直線的"にまったく対応がなければ $\rho = 0$ となる．

46 第 2 章 統計的推論

[**例 2.3**] 確率変数 X_i は互いに独立に $\Pi\{\mu, \sigma^2\}$ にしたがうとき,平均 $\bar{X} = \sum X_i/m$ はやはり確率変数で,その期待値と分散は式 (2.16) から

$$E\{\bar{X}\} = E\left\{\frac{1}{m}(X_1 + \cdots + X_m)\right\} = \frac{1}{m}\sum_i^m E\{X_i\} = \frac{1}{m} \times m\mu = \mu$$

$$V\{\bar{X}\} = V\left\{\frac{1}{m}(X_1 + \cdots + X_m)\right\} = \frac{1}{m^2}\sum_i^m V\{X_i\} = \frac{1}{m^2} \times m\sigma^2 = \frac{\sigma^2}{m}$$
(2.19)

となる.つぎに 2 標本問題を考える.2 つの独立な確率変数 X_i と Y_i は,それぞれ互いに独立に $\Pi\{\mu_x, \sigma_x^2\}$, $\Pi\{\mu_y, \sigma_y^2\}$ にしたがうとき,標本平均の和と差 $\bar{X} \pm \bar{Y} = \sum X_i/m \pm \sum Y_i/n$ の期待値と分散は式 (2.19) と同じ要領で

$$E\{\bar{X} \pm \bar{Y}\} = \mu_x \pm \mu_y$$

$$V\{\bar{X} \pm \bar{Y}\} = V\{\bar{X}\} + V\{\bar{Y}\} \pm 2Cov\{\bar{X}, \bar{Y}\} \quad (2.20)$$

となり,2 つの確率変数は互いに独立であるから,$Cov\{\bar{X}, \bar{Y}\} = 0$ で

$$V\{\bar{X} \pm \bar{Y}\} = \frac{\sigma_x^2}{m} + \frac{\sigma_y^2}{n} \quad (2.21)$$

となり,分散は常に"和"となる.

2.6 正規分布

離散分布の代表が二項分布であるが,連続分布の代表が**正規分布** (normal distribution) である.1756 年に DeMoivre が二項分布の極限分布として正規分布を考えたといわれ,Gauss の分布,Laplace の分布ということもある.正規分布にしたがう変量 X は $-\infty$ から $+\infty$ にわたり,二項分布に比べると少々ぶっそうな姿をしており,確率素分は

$$f(X)dX = \frac{1}{\sqrt{2\pi\sigma^2}}\exp\left\{-\frac{(X-\mu)^2}{2\sigma^2}\right\}dX, \quad \exp\{k\} = e^k \quad (2.22)$$

として与えられる.2 つの母数,平均値 μ と分散 σ^2 が関係し,正規分布にしたがう確率変数を

$$X \in N\{X|\mu,\sigma^2\} = N\{\mu,\sigma^2\}$$

と書くことにする.

身長や平均血圧値を X, あるいは薬による特定反応の閾用量の対数値を $X = \log D$ として横軸にとり, 2Δ の幅できざんだうえ $(x \pm \Delta)$ の間に含まれる人数を縦軸にプロットすれば経験的な度数曲線ができる. この人数を全体に対する割合で示せば経験的な頻度曲線になり, ほぼ左右対称のベルをふせた型になる. 現実にわれわれが扱う分布が正規分布になることはありえないが, およそ正規分布に近くなるものは多く, こうした事情を承知したうえで身長の分布は**正規性** (normality) をもつという表現をとる. 非正規性がアブノーマルという意味ではない. 正規性の検定というものもあるが, 現実の分布がぴたりと正規分布に一致するかどうかを考えているわけではない. 多数の要因の和として表現される量は多くの場合に正規性をもつ.

[例 2.4] 文部科学省の平成 27 年度学校保健統計調査によると, 17 歳男子の身長はおおよそ正規分布であり, 体重は対数正規性があるといえる.

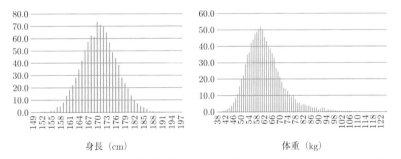

出典：文部科学省. 学校保健統計調査平成 27 年度. http://www.e-stat.go.jp/SG1/estat/List.do?bid=000001070659&cycode=0

正規分布 $N\{X|\mu,\sigma^2\}$ の分布の中心 μ に原点を移し, σ の単位で目盛りをなおすことを**標準化** (standardization) という. これによって新しい確率変数は

$$Z = \frac{X-\mu}{\sigma} \in N\{Z|0, 1^2\}$$

$$f(Z)\,dZ = \frac{1}{\sqrt{2\pi}} \exp\left\{-\frac{Z^2}{2}\right\} dZ \tag{2.23}$$

となり，いかなる正規分布もこの形式におきなおして一律に扱える．式 (2.23) の微分から (i) 頻度曲線のピークは $Z=0$，(ii) 左右対称で $Z\pm 1$ に変曲点があり，$Z^2 = V^2 + W^2$ とおきなおして積分すれば (iii) $-\infty$ から $+\infty$ までの曲線下の面積が 1 となることがわかる．$f(Z)$ の本質的な部分は $\exp\{-Z^2/2\}$ にあり，$1/\sqrt{2\pi}$ は面積を 1 にする細工と考えてよい．

多くの正規分布の数値表や自由度 $[\infty]$ の Student の t 分布（4.2 節参照）の数値表（表 2.2）には

$$1 - \frac{1}{\sqrt{2\pi}} \int_{-t_P}^{+t_P} \exp\left(-\frac{Z^2}{2}\right) dZ = 1 - \int_{-t_P}^{+t_P} f(Z)\,dZ = P \tag{2.24}$$

を満足する $t_P > 0$ と P の値が示されている．なお，

$$\int_{-\infty}^{Z} f(Z)\,dZ = \frac{1}{2} + f(x) \sum_{n=0}^{\infty} \frac{x^{2n+1}}{1\cdot 3\cdot 5\cdots(2n+1)} \tag{2.25}$$

の式を利用すると，数値表を再現できる．

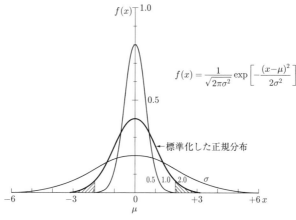

図 **2.4** 正規分布の頻度曲線

2.6 正規分布

表 2.2 $t_{0.05}[\infty]$ と P の関係

$t[\infty]$	片側 P	両側 P	$t[\infty]$	片側 P	両側 P
0.0000	0.500000	1.000000	2.1000	0.017864	0.035729
0.1000	0.460172	0.920344	2.2000	0.013903	0.027807
0.1257	0.450000	0.900000	2.2414	0.012500	0.025000
0.2000	0.420740	0.841481	2.3000	0.010724	0.021448
0.2533	0.400000	0.800000	2.3263	0.010000	0.020000
0.3000	0.382089	0.764177	2.4000	0.008198	0.016395
0.3853	0.350000	0.700000	2.5000	0.006210	0.012419
0.4000	0.344578	0.689157	2.5758	0.005000	0.010000
0.5000	0.308538	0.617075	2.6000	0.004661	0.009322
0.5244	0.300000	0.600000	2.7000	0.003467	0.006934
0.6000	0.274253	0.548506	2.8000	0.002555	0.005110
0.6745	0.250000	0.500000	2.8070	0.002500	0.005000
0.7000	0.241964	0.483927	2.9000	0.001866	0.003732
0.8000	0.211855	0.423711	3.0000	0.001350	0.002700
0.8416	0.200000	0.400000	3.0233	0.001250	0.002500
0.9000	0.184060	0.368120	3.0902	0.001000	0.002000
1.0000	0.158655	0.317311	3.1000	0.000968	0.001935
1.0364	0.150000	0.300000	3.2000	0.000687	0.001374
1.0000	0.135666	0.271332	3.2905	0.000500	0.001000
1.1503	0.125000	0.250000	3.3000	0.000483	0.000967
1.2000	0.115070	0.230139	3.4000	0.000337	0.000674
1.2816	0.100000	0.200000	3.4808	0.000250	0.000500
1.3000	0.096800	0.193601	3.5000	0.000233	0.000465
1.4000	0.080757	0.161513	3.6000	0.000159	0.000318
1.4395	0.075000	0.150000	3.6623	0.000125	0.000250
1.5000	0.066807	0.133614	3.7000	0.000108	0.000216
1.6000	0.054799	0.109599	3.7190	0.000100	0.000200
1.6449	0.050000	0.100000	3.8000	0.000072	0.000145
1.7000	0.044565	0.089131	3.8906	0.000050	0.000100
1.8000	0.035930	0.071861	3.9000	0.000048	0.000096
1.9000	0.028717	0.057433	4.0000	0.000032	0.000063
1.9600	0.025000	0.050000	4.0556	0.000025	0.000050
2.0000	0.022750	0.045500	4.1000	0.000021	0.000041

図 2.4 には，任意の単位で，$\mu = 0$ として，σ を 0.5，1，2 と変えたときの頻度曲線を示してあるが，$\mu = 0$, $\sigma = 1$ が標準化した正規分布であり，$t = 1.960$ として $[-1.960, 1.960]$ の区間の外側の左右両側の面積 P が 0.05，全体の 5% になることを示してある．すでにみたように，$N\{Z|0, 1^2\}$ で ± 1.960，$N\{X|\mu, \sigma^2\}$ で $\mu \pm 1.960\sigma$ の区間に，全体の 95% がおさまることを，俗に "$\mu \pm 2\sigma$" と表現している．つまり $t_{0.05} = 1.960 \simeq 2$ としている．この t_P は $\pm t_P$ とすべきであるが，普通は $+t_P$ として表現していることが多い．t_P が大で P は小，およびその逆の関係があることは図 2.4 から明らかであろう．t_P と，$\pm t_P$ ないし $\mu \pm t_P \sigma$ の区間外の面積 P との関係は正規偏位として $t_P = t_P[\infty] = t[P, \infty] = t_{[\infty]}(P)$ などと，さまざまに表現されているが，ここでは，できるだけ

$$t_{0.05}[\infty] = 1.960, \quad t_{2 \times 0.05}[\infty] = 1.645, \quad t_{2 \times 0.95}[\infty] = -1.645$$

の形式にしたがうようにする．$t_{2 \times 0.05}[\infty]$ は $t_{0.10}[\infty]$ と同じ値であるが，分布の左方または右方へ 1.645 をとると，その "片側" にはずれる面積が 5% であることを強調して，添字に "2×" を用いる．± 1.645 の両側にはずれるものを考えれば 10% ということになる．ここで ± 1.645 をとる，ということは標準型では 0 ± 1.645，一般型では $\mu \pm 1.645\sigma$ ということを意味する．

$X \in N\{X|\mu, \sigma^2\} \to O_1\{x\}$ につき，つまり 1 個体について

$$t_0 = \frac{|x - \mu|}{\sigma} \tag{2.26}$$

と，σ 単位で μ からのゆらぎを測ってみる．$t_0 \geq 1.960$ ならば，その個体は全体で 5% にあたる極端な個体の仲間であり，$t_0 \geq 2.576$ ならば，1% に含まれる，より極端な個体の仲間になる．$t_0 = (x - \mu)/\sigma$ と符号を残したうえ，方向を考えると，$t_0 \leq -1.960$, $t_0 \geq 1.960$ のとき，それぞれ，2.5% にあたる極端に小さな，あるいは極端に大きな個体の 1 つになる．

2.7　検定統計量

確率変数 X として動物の体重増を考え，無処置では実験期間中の体重増が無視できるが，処置 A によっては代謝が変化して "必ず" 体重増が考えられ

るという**作業仮説** (working hypothesis) がある．この作業仮説を妥当なものかどうか，統計的に検討する．

無処置では $X \in \Pi_0\{X|\mu_0 = 0, \sigma^2\}$，処置 A では $X \in \Pi_1\{X|\mu_1 > 0, \sigma^2\}$ という確信をもっている．経験として σ^2 は変わらず，この値は既知であり，分布が右方に移動することが考えられる．現実には無処置という同時対照をおき，A 群と比べることが好ましく，σ^2 は未知で，$\mu_1 < 0$ の可能性もあるといった問題もあるが，しばらくは σ^2 が既知で，A 群のみ実験して $\mu_1 > 0$ かどうかを検討する．ある程度の大きさの，平均値の正規性を考えうる程度の n の実験で体重増の平均値 $\bar{X}$ を考えると $\bar{X} \in N\{\mu, \sigma^2/n\}$ であり，この μ が μ_1 になるかに関心がある．$O_n\{x_i\}$ の実現値 $\bar{x} = \sum x_i/n$ について，$\mu = \mu_0$ が正しければ，式 (1.16) に準じた

$$t_0 = \frac{\bar{x} - \mu_0}{\frac{\sigma}{\sqrt{n}}} = \frac{\bar{x}}{\sigma}\sqrt{n}, \quad \mu_0 = 0 \tag{2.27}$$

の S/N 比は，$T_0 \in N\{T|0, 1^2\}$ の実現値であるから，$t_0 \geq t_{2 \times 0.05}[\infty] = 1.645$ となることは，長い目でみて，たかだか 100 回中 5 回である．この t_0 が 1.645 をこえたとき，片側 5% 水準で結果は有意ということになり，μ は μ_0 よりも $\mu_1 (> \mu_0)$ であろうと考えることになる．

検定の中心になるのは S/N 比 t_0 であり，t_0 より正しくは T_0 を指して**検定統計量** (test statistic) という．平均値の検定では $O_n\{x_i\}$ が決まれば $\sum x_i$，$\bar{x}$，したがって t_0 が決まる．標本の内容はさまざまであっても $\sum x_i$ が等しいものは t_0 が等しく，互いに等価になる．さしあたり必要な概念ではないが，$c = \sum x_i$ になるためには，$\{x_1, \cdots, x_{n-1}\}$ がどのような値になっても，最後の x_n によって $c = \sum x_i$ とつじつまがあえば t_0 は等しいので，不自由な 1 つを除いて，$[n-1]$ を自由度 (degrees of freedom) という．

式 (2.27) の t_0 の大きさによって $\mu > \mu_0$ とみなしてよいか判断するが，この統計的検定には少なくとも 2 つの流れがあり，その思想や用語について画然と区別して扱われているわけではないが，いずれにしても，$\mu > \mu_0$ という作業仮説を単なる心証ではなしに，ある規準に照らして吟味する 1 つの方法が検定であり，判断の誤りについての保証が与えられていることが特徴的といえる．

Fisher 流の扱い

処置 A に効果がなく，$\Pi\{X|\mu,\sigma^2\} \to O_n\{x_i\}$ は，$\Pi_0\{\mu_0,\sigma^2\}$ の標本，つまり $\mu = \mu_0$ と考える．この仮定を**帰無仮説** (null hypothesis) といい，$H_0 : \mu = \mu_0$ と書く．

現実の結果として $O_n\{x_i\}$ での $\bar{x}$ が H_0 を支持するかどうかを知るため，H_0 の条件下に式 (2.27) で検定統計量の実現値 t_0 を計算し，t_0 が 5% 水準での片側の限界値 $1.645 = t_{2\times 0.05}[\infty]$ を上回るようならば，H_0 のもとには珍しい t_0，つまり $\bar{x}$ ひいては $O_n\{x_i\}$ を手にしたと考える．一般に小さな α を用いて，$t_0 \geq t_{2\alpha}[\infty]$ のときに，$100\alpha\%$ の**有意水準**，**危険率** (level of significance) で結果は**有意** (significant) であるという．このことは結果 $\bar{x}$ は H_0 を支持しない，この場合 $\mu > \mu_0$ と考える証拠が強いと判断することである．

検定統計量の大きさからみて，$H_0 : \mu = \mu_0$ を**棄却** (reject)，H_0 を支持しないという判断は，長い目でみて $100\alpha\%$ 程度の割合で誤った判断になる．t_0 の確率値 P，つまり t_0 および，それよりも H_0 に反する値を生じる確率値を実質水準と呼ぶとき，α は額面（名義）水準と呼べる．$t_0 \geq t_{2\alpha}[\infty]$ は，$P \leq \alpha$ と同義であり，H_0 を棄却するとき，長い目でみた実質的な失敗の大きさは $(100 \times P)\%$ である．

有意ではない，つまり $t_0 < t_{2\alpha}[\infty]$ または $P > \alpha$ となったときには，積極的に H_0 にけちをつける強い証拠はなく，H_0 を**採択** (accept) する．これは，H_0 を積極的に支持しているわけではなくて，しぶしぶ消極的に受けいれているのであり，とくに実質科学的に納得しにくいなら，再実験を必要とする．以上の形式が，**有意性検定** (test of significance) で，H_0 を否定して，定性的な結論 $\mu > \mu_0$ を手にするところに力点がある．

Neyman–Pearson 流の扱い

やはり帰無仮説 $H_0 : \mu = \mu_0$ を設定するが，これを単に仮説ということもある．さらに**対立仮説** (alternative hypothesis) と呼ぶものを設定し，$H_1 : \mu = \mu_1 = \mu_0 + \delta, \delta > 0$ のように，作業仮説に対応したものをつくる．後に記すように，δ として具体的な値を操作的に指定するようになるであろう．

滅多にない，珍しいことの目安として 100 回に 5 回（20 回に 1 回）といっ

2.7 検定統計量

た小さな α を指定する．5% の額面水準では $\alpha = 0.05$ である．ついで $O_n\{x_i\}$ から $\bar{x}$ を求め，$H_0 : \mu = \mu_0$ のもとでの t_0，その実質水準 P を求めて，(i) もしも $t_0 \geq t_{2\alpha}[\infty]$ ないし $P \leq \alpha$ ならば有意水準 α で有意とし，H_0 を棄却して H_1 を採用するが，かりに δ を指定したとしても，$\mu > \mu_0$ と考えるにとどまる．(ii) もしも $t_0 < t_{2\alpha}[\infty]$ ないし $P > \alpha$ ならば有意水準 α で結果は有意ではなく，H_0 を採用する．

ここにおいて，(i) では真実が $H_0 : \mu = \mu_0$ であってもこれを否定し，誤った $H_1 : \mu > \mu_0$ を採用する αwate（アワテ）の言いすぎの失敗，**第 1 種の誤り** (type I error) が考えられるが，この大きさは額面上はたかだか 100α% である．一方 (ii) においては，真実が $H_1 : \mu > \mu_0$ でありながら，これを採用せずに，しぶしぶながらも誤った $H_0 : \mu = \mu_0$ を否定しかねているという βonyari（ボンヤリ）の見逃しの失敗，**第 2 種の誤り** (type II error) が考えられる．この失敗の大きさを β と書くが，具体的に δ が指定されると具体的に β が与えられる．そこで，見逃しをしない確率 $(1 - \beta)$ を指して δ の大きさを拾いあげて有意とする，検定の**検出力** (power) と呼ぶ．

以上の形式を**統計的仮説検定**というが，言いすぎのみならず，条件に応じた見逃しの失敗に関する検討も含まれていることが特徴的である．検定の事前に，言いすぎ，見逃しの吟味を行なっておくことが本筋であろう．

好ましい検定とは (i) $H_0 : \mu = \mu_0$ が正しく，現実問題として $\mu \leq \mu_0$ ないしは取るに足りない差 δ をもつ程度ならば，常に有意にはならず，(ii) $H_1 : \mu = \mu_1 > \mu_0$ が正しく，現実的に意味のある差 δ が存在するものなら，常に有意となる方式であるが，実際はこのような理想的な検定はなくて，α, β, δ, σ, n の 5 個の値が相互に関係し，検定の性質は一定の様式にしたがって，さまざまに変化する．

平均値について $\bar{X} \in N\{\bar{X}|\mu_0, \sigma^2/n\}$ で，つまり $H_0 : \mu = \mu_0$ が正しい条件下に検定統計量ないし S/N 比をつくり，

$$T_0 = (\bar{X} - \mu_0)\frac{\sqrt{n}}{\sigma} \in N\{0, 1^2\}$$

その実現値のとりうる全域 Ω，めったにとらない $t_0 \geq t_{2\alpha}[\infty]$ となる領域 ω_α を定め，ω_α を危険域，限界域 (critical region) という．$\alpha \ll 1$ としておけば，

H_0 のもとには常識的に T_0 は $\Omega - \omega_\alpha$ に入る．そこで実現値が $t_0 \in \omega_\alpha$ のとき (i) $H_0 : \mu = \mu_0$ が正しく，なるほど珍しい結果になったと感心してもよいし，(ii) すなおに，ぬかりなく実験したのに，滅多にない結果というのは何かおかしいと疑ってもよい．統計的検定では (ii) の態度をとり，推論の過程を洗いなおしてみる．

$H_0 : \mu = \mu_0$ としたときおかしくなったから，$H_1 : \mu = \mu_1 = \mu_0 + \delta,\ \delta > 0$ を正しいとして考えなおしてみる．つまり $\bar{X} \in N\{\bar{X}|\mu_1 = \mu_0 + \delta, \sigma^2/n\}$ と考える．$\mu = \mu_1$ での S/N 比の形式を求めると

$$T_1 = (\bar{X} - \mu_1)\frac{\sqrt{n}}{\sigma} = [\bar{X} - (\mu_0 + \delta)]\frac{\sqrt{n}}{\sigma} = T_0 - \frac{\delta}{\sigma}\sqrt{n}$$
$$\Leftrightarrow T_0 = T_1 + \frac{\delta}{\sigma}\sqrt{n} \tag{2.28}$$

となる．つまり，$H_0 : \mu = \mu_0$ のもとでの T_0 は $H_1 : \mu = \mu_1$ のもとでの T_1 よりも式 (2.28) の第2項の $\delta\sqrt{n}/\sigma$ だけ大きいのであるから，H_1 が正しいときに $t_0 \geq t_{2\alpha}[\infty]$ となり $t_0 \in \omega_\alpha$ となったことは不思議ではない．増し分である $\delta\sqrt{n}/\sigma$ は，(i) 本来 μ_0 と μ_1 の間に存在する差 δ が大きいほど，(ii) 例数 n が大きいほど，(iii) ばらつき σ が小さいほど，それぞれ大きくなる．つまり，有意となりやすくなる．こうした考察から $t_0 \geq t_{2\alpha}[\infty]$ のとき有意として H_0 を否定し，H_1 を採用することが妥当であり，少なくとも大きな誤りを犯していないことがわかるであろう．

統計的に有意ということは生物学的，医学的に集団としての体重の増分 $\bar{x}$ が有意義であるわけではないし，5% で有意よりも 1% で有意の方が，体重の増分が大きいというわけでもない．たかだか，$\delta > 0$ と判断する手ごたえが，5% より 1% で有意のときに大きいということであり，体重増分の程度は，推定によって検討され，その解釈は実質科学的な知識をもとに行なわれるべきである．有意であることは，作業仮説での体重増加の作用機序の統計的な証明と考えることも危険で，たかだか，データは作用機序と矛盾しないという程度であり，その証明は，統計学ではなしに，医学，生物学の固有の問題である．有意ではないという場合にも，$\mu = \mu_0 = 0$ ないし $\mu \leq \mu_0 = 0$ を積極的に証明したわけではなく，これらとデータは"今のところ"整合している，ないし結

論保留，被告は保釈中と考えた方がよい．この辺の significance of significant の誤解を症状とする病気を"有意症 (significantosis)"という．

$H_0 : \mu = \mu_0$ のもとに有意になるのは $P\{T_0 \in \omega_\alpha | H_0\} = \alpha$ の確率であるが，この場合，σ^2 が既知としての議論では H_0 は分布の母数としての σ と μ を 1 点にしぼっているので，**単純仮説** (simple hypothesis) と呼ばれる．この際に有意となることを"検出"と呼びかえるなら，H_0 のもとでの検出力は α にほかならない．一方，$H_1 : \mu = \mu_1 > \mu_0$ では，$\mu_1 = \mu_0 + \delta$ で具体的な δ を定めない限り，検出力は定まらず，H_1 は**複合仮説** (composite hypothesis) と呼ばれる．式 (2.28) の説明に述べたように，n，σ を固定したとき，定性的にいえば，δ が大で t_0 は大きくなるから検出力 $(1-\beta)$ は大きく，逆に $\delta \simeq 0$ では検出力小さく，α に近い値になる．

2.8 検定の手順

体重増加の実験で，$H_0 : \mu = \mu_0$，$H_1 : \mu = \mu_1 = \mu_0 + \delta$，$\delta > 0$ とおいた．$O_n\{X_i\}$ の平均値が (i) $\bar{X} \in N\{\mu_0, \sigma^2/n\}$ と H_0 のもとに分布するとき，つまり帰無分布にしたがうとき，(ii) δ を指定したうえ $\bar{X} \in N\{\mu_1, \sigma^2/n\}$ と H_1 のもとに分布するときの場合を図 2.5 に示してみよう．

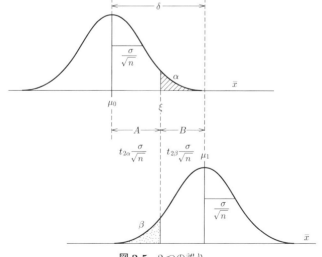

図 **2.5** 2 つの誤り

H_0 のもとに $\bar{X}$ は μ_0 中心の山に属し,水準 α を定めると平均値の有意限界値 ξ は,$\mu_0 + t_{2\alpha}[\infty]\sigma/\sqrt{n}$ の位置になる.つまり $O_n\{x_i\}$ の実現値 $\bar{x}$ が $\bar{x} \geq \xi$ のとき有意,$\bar{x} < \xi$ のとき有意ではない.このことは $t_0 = (\bar{x} - \mu_0)\sqrt{n}/\sigma \geq t_{2\alpha}[\infty]$ のとき有意,$t_0 < t_{2\alpha}[\infty]$ のとき有意ではないとすることと等価である.図 2.5 の α が,第 1 種の誤り,言いすぎの大きさになる.

一方,$H_1 : \mu = \mu_1$ のもとに $\bar{X}$ が分布するなら,μ_1 中心の山に属し,もちろんこの際にも $\bar{x} \geq \xi$ では有意とするが,本来の意に反して $\bar{x} < \xi$ となって有意ではないこともある.この見逃しの可能性は β であるが,μ_1 からみれば,ξ の位置は $\mu_1 - t_{2\beta}[\infty]\sigma/\sqrt{n}$ になる.2 つの山の中心 μ_0 と μ_1 の距離は δ であるが,μ_0 から ξ までの A と,ξ から μ_1 までの B に分解してみると

$$\delta = A + B = t_{2\alpha}[\infty]\frac{\sigma}{\sqrt{n}} + t_{2\beta}[\infty]\frac{\sigma}{\sqrt{n}}$$

これを $\lambda = \delta/\sigma$ として,μ_0 と μ_1 の距離を σ の単位で示すと

$$\lambda = \frac{\delta}{\sigma} = \frac{1}{\sqrt{n}}\{t_{2\alpha}[\infty] + t_{2\beta}[\infty]\} \tag{2.29}$$

と書ける.これが検定の特性を示す式で,δ,σ,n,α,β の 5 個のパラメータを関係づけ,ソクラテス,プラトン,釈迦,孔子の面々がクレオパトラのお酌で四畳半で一杯やっているといった姿になっている.

[**例 2.5**] 標準偏差 σ の 1.5 倍ほどの差を問題にして,片側 5% 水準の検定をしたい.この $\lambda = 1.5$,$\delta = 1.5\sigma$ の差を見逃すことは 10% 程度にとどめたい.基準値 μ_0 は固定してよいという条件で,実験群のみを観測する.検定には何例ぐらい必要か.

式 (2.29) を n について書きなおし

$$n = \left(\frac{\sigma}{\delta}\right)^2 \{t_{2\alpha}[\infty] + t_{2\beta}[\infty]\}^2 \tag{2.30}$$

$\sigma/\delta = 1/1.5$,$t_{2\times 0.05}[\infty] = 1.645$,$t_{2\times 0.1} = 1.282$ を代入し,$n = 3.81$,つまり,4 例について実験すればよい.ただし正規性には問題はないものとする.

実験結果から $t_0 \geq 1.645$ となれば有意として $H_0 : \mu = \mu_0$ を棄却して,$H_1 : \mu > \mu_0$ を採用するが,検出力を定めるのに用いた $\delta = 1.5\sigma$ 程度の差

が認められたというわけではない．現実的に 1.5σ 程度の差があれば意味のあることと考え，これを検出する力 $100(1-\beta) = 90\%$ とした．うらを返せば，1.5σ に足りないような差はさしあたりは無視してもよかろうとしたわけである．この立場から，むやみに n を大きくすれば，現実的に取るに足りないわずかな差でも検出して有意とすることになる．

検出力の考え方を加味して，**平均値の検定**について整理しておくが，(i) 基準値 μ_0 を固定した 1 標本問題で，実験群のみを扱い，(ii) 有意水準 α の片側検定とし，(iii) 分散 σ^2 が既知，(iv) $\bar{X} \in N\{\mu, \sigma^2/n\}$ とみなせる正規検定，つまり $t_{2\alpha}[\infty]$ を有意限界値とする検定を扱う．筋書きは，基準群を用いる 2 標本問題，両側検定，分散未知の場合にも通用する．

(1) 観測すべき特性値ないし変換値を定め，標本抽出，処置の実施について無作為性を確保する手段を具体的に決め，$H_0 : \mu = \mu_0$ を棄却して，$H_1 : \mu = \mu_1 > \mu_0$，ないし $\mu = \mu_1 < \mu_0$ を定める．

(2) 有意水準 α，実質的に問題になりうる差 $\delta = |\mu_1 - \mu_0|$，これを検出する力 $(1-\beta)$ を定め，観測のばらつき σ から式 (2.30) で n を予想する．

(3) 実験によって $O_n\{x_i\}$ を求め，$\bar{x} = \sum x_i/n$ を計算し，検定統計量 $t_0 = |\bar{x} - \mu_0|\sqrt{n}/\sigma$ を計算する．H_1 に応じて $\bar{x}$ と μ_0 の大小関係に注意する．

(4) $t_0 \geq t_{2\alpha}[\infty]$ ならば $H_1 : \mu > \mu_0$ ないし $\mu < \mu_0$ を採用し，$t_0 < t_{2\alpha}[\infty]$ ならば $H_0 : \mu = \mu_0$ を採用する．

現場の都合で，n に制約があるならば，人事をつくして天命を待つというスタイルになるかもしれない．この場合には式 (2.29) を利用して，$t_{2\beta}[\infty]$ を求めて，β が十分に小さくなければ，考えなおした方がよかろう．たとえば $t_{2\beta}[\infty] < 0$ となれば，見逃しは 50% 以上である．

[例 2.6] 健康高齢男子の PSP（フェノールスルホンフタレインという紅い色素を血管内に注射して，それを一定時間内にどれだけ排出できるかを見ることで，腎臓の機能を調べる試験）15 分値（%）は，30 歳前後の $\mu_0 = 35$ に比べて低いらしい．過去の経験から $\sigma^2 = 5^2$ とし，片側 5% 水準の検定を行ない，$\delta = 5$ 程度の差があるならこれを見逃すことは 10% 程度にとどめたい．

$$H_0 : \mu = \mu_0 = 35, \quad H_1 : \mu = \mu_1 < \mu_0$$

と低値に関心がある．$\lambda = 1$ で $n = 8.57$ となるため，$n = 9$ 程度でよい．
実際には $O_{10}\{22, 26, 28, 30, 31, 33, 33, 34, 35, 37\}$ を得て

$$\bar{x} = \frac{1}{10}(22 + \cdots + 37) = 30.9 < \mu_0 = 35$$

$$t_0 = |30.9 - 35.0|\frac{\sqrt{10}}{5} = 2.593$$

この値は $2.593 > t_{2\times 0.05}[\infty] = 1.645$ で有意，H_1 を採用し，高齢者では PSP 値が低いと判断する．これは"集団"として，平均的にみて低いという判断であり，特定の個人については論じていない．

2つの失敗は相互に関連し，言いすぎの可能性 α を小さくするには，よほどのことでなければ有意としなければよいが，見逃しの可能性 β が大きくなる．逆に見逃すまいとすれば，わずかなことでも有意としておけばよいが，言いすぎの失敗を犯しやすい．あちら立てれば，こちらが立たずということになるが，一般に α も β も小さくしたいならば，大きな差を扱い，精度のよい実験を行ない，例数を増すこと以外に手はない．

この2つの失敗の大きさ α，β と，真実と現実の判断との関係は表2.3(1) のようになり，H_0 をボール，H_1 をストライク，あるいは犯罪の白と黒と考えると，正しいのは $(1-\alpha)$ と $(1-\beta)$ の部分である．真実が H_0 であれば H_0 と判断し，真実が H_1 であれば H_1 と判断するのが正しいのは当然であり，それぞれの判断が $(1-\alpha)$，$(1-\beta)$ の確率で行なわれる．

表 2.3　正しい判断

(1) 統計的検定

真実	現実の判断	
	H_0	H_1
H_0	$1-\alpha$	α
H_1	β	$1-\beta$

(2) 診断テスト

疾患	テスト結果	
	$-$	$+$
$-$	$1-\alpha$	α
$+$	β	$1-\beta$

統計的検定に似たものに，**診断テスト**がある．疾患のなし，ありの集団に関して，疾患なしでテストが＋となる確率 α，疾患ありでテストが－となる確率 β が考えられる．表 2.3(2) も，確率値は，横に読むときに意味がある．好ましい診断テストは，α も β も小さいものであることはまちがいない．$(1-\alpha)$ を特異度 (specificity)，$(1-\beta)$ を感度 (sensitivity) と呼ぶことがある．たとえば，$P\{$テスト＋｜疾患＋$\} = 1-\beta$ と書くが，疾患＋の条件下に，テスト＋をみる確率が $(1-\beta)$ である．

[**例 2.7**] 診断テストの場合には，テスト結果が＋であったときに病気である確率や，テスト結果が－であったときに病気である確率などの方が切実な問題であろうから，α や β は，すぐにはテストの特性に結びつかないとする立場がある．この切実な方向からみると，$P\{F+|\pi\} = P\{$疾患－｜テスト＋$\}$ の偽陽性率，$P\{F-|\pi\} = P\{$疾患＋｜テスト－$\}$ の偽陰性率が問題で，これは

$$P\{F+|\pi\} = \frac{\alpha[1-\pi]}{\alpha + \pi[1-\alpha-\beta]}$$
$$P\{F-|\pi\} = \frac{\beta\pi}{(1-\alpha) + \pi[1-\alpha-\beta]} \qquad (2.31)$$

と計算されるが，対象集団における真の有病率 π が関係してくる．この π は一般に不明であるが，π を変えて計算すると，特異度 95%，感度 90% のテストでは次表となる．

有病率	1/5000	1/1000	1/500	1/100
偽陽性率	0.9964	0.9823	0.9652	0.8462
偽陰性率	0.00002	0.0001	0.0002	0.0011

たとえば，1000 人に 1 人程度の有病率の集団では，1 回のテストで＋，つまり有病と診断されても，詳細な検査で，実は無病とわかる人は約 98% であるが，1 回のテストで－，つまり無病と診断されたときには，まず無病と考えてよいだろう (Fleiss, 1975)．

2.9 片側と両側

帰無仮説 $H_0: \mu = \mu_0$ に対して,$H_1: \mu = \mu_1 > \mu_0$ または $\mu = \mu_1 < \mu_0$ の片側の対立仮説が考えられる.これに対して,理論的にも経験的にも $\mu > \mu_0$ か $\mu < \mu_0$ かについての予想が不確実であり,$H_0: \mu = \mu_0$ に対して $H_1: \mu = \mu_1 \neq \mu_0$ と,方向を指示せずに書くことがある.あるいは探索的な意味を含めていることもある.このときは両側の仮説であり,この検定は両側検定である.

片側検定 (one-sided test) は,本来的に,$\mu < \mu_0$ がありえない,または $\mu > \mu_0$ がありえないといったときのものであり,**両側検定** (two-sided test) は,本来的に $\mu \neq \mu_0$ であるが,その方向については自信がもてるほどではないときのものである.$\mu > \mu_0$ であってほしいという"願望"から,両側を片側に変えたりすべきではない.同じ水準 α で検定するとき,求める t_0 は両側でも片側でも同じであるが,両側では $t_\alpha[\infty]$,片側では $t_{2\alpha}[\infty]$ を有意限界値とする.ここに $t_\alpha[\infty] > t_{2\alpha}[\infty]$ の関係がある.$t_0 = 1.700$ となったとき,5% 水準の両側検定では $t_{0.05}[\infty] = 1.960$ を下回るので有意ではないが,5% 水準の片側検定では $t_{2 \times 0.05}[\infty] = 1.645$ をこえるので有意となり,一般に片側検定の方が有意という勲章をとりやすい.そこでハムレットの悩みを生じる.

実験の出発において,片側をとるか両側をとるか,どちらが研究内容にふさわしいかを吟味しておく.同種の実験の報告があればこれも参考にするのがよいが,ICH (International Conference on Harmonisation of Technical Requirements for Registration of Pharmaceuticals for Human Use; 医薬品規制調和国際会議) の統計ガイドライン (ICH E9 Statistical Principles for Clinical Trials; 臨床試験のための統計学原則 (1998 年)) では基本的には検証的試験における有意水準は両側 5% が推奨されているので,特別な理由がない限り,これにしたがうのが筋であろう.片側の $H_0: \mu = \mu_0$ に対して,$H_1: \mu > \mu_0$ で出発し,実際には $\bar{x} > \mu_0$ と予想ないし期待しても $\bar{x} \ll \mu_0$ となれば,わざわざ計算して $|t_0| \gg t_{2\alpha}[\infty]$ を確認することまではしないだろう.両側の $H_1: \mu \neq \mu_0$ では $t_0 > t_\alpha[\infty]$ をみて有意に低いというときに価値

のある結論に達するであろう．

両側で出発して $t_0 = 1.700 < 1.960$，何とか 5% で有意といいたいために，"水に流して" $t_0 = 1.70 > 1.645$ で有意と改宗してしまうと，後知恵を利用し，もはや，水準値 α は額面通りに通用しない．既定の願望に基づく結論にあわせるようにデータを集めたり，検定を変更したりすると，見かけは統計手法で厚化粧をしているものの，明るみに出れば，統計学を用いてウソをつく術を用いていることになりかねない．ICH E9 ガイドラインでは事前宣言主義を掲げ，このような後知恵や誤用を戒めている．

両側検定の場合の式 (2.29) に対応したものは，$t_{2\alpha}[\infty]$ を $t_\alpha[\infty]$ でおきかえただけでよく，$t_{2\beta}[\infty]$ は図 2.5 で考えればわかるようにそのままになり

$$\lambda = \frac{\delta}{\sigma} = \frac{1}{\sqrt{n}}\{t_\alpha[\infty] + t_{2\beta}[\infty]\} \tag{2.32}$$

ここに，$\alpha = 0.05$，$\beta = 0.1$ とおけば，例数については

$$n = \frac{1}{\lambda^2}\{1.960 + 1.282\}^2 \simeq \frac{10}{\lambda^2} \tag{2.33}$$

となる．

実は，もう少ししつこく考えると式 (2.32) は近似である．両側検定では図 2.5 の帰無分布，μ_0 の山について，左右に限界値 ξ_L，ξ_U を設けることになるから，たとえば右の μ_1 の山すそを左に追うとまず ξ_U を切り，見逃しの部分に入るが，さらに左に追えば，ξ_L を切り，きわめてわずかながらも曲線下に面積をもつ．この部分は β から除かなければならない．これを第 3 種の誤りということがある．同じように，左側の μ_1 の山からたどると，ξ_L を切り見逃しの部分があり，ξ_U を切る．これらの第 3 種の誤りは常識的な水準での正規検定では無視してもよい．

両側 α の検定では，左右とも $\alpha/2$ と対称的に扱う習慣があるが，特殊な目的では，不等分に危険域を分割することもある．

$$t_0 = |\bar{x} - \mu_0|\frac{\sqrt{n}}{\sigma} \geq t_\alpha[\infty] \tag{2.34}$$

で有意とするが，$\bar{x}$ と μ_0 を比べたうえ，$\bar{x}$ は有意で，基準値よりも大きいとか小さいとかの方向性を述べるがよい．

多くの場合に 5% 水準で検定を行なう．(i) 近代統計学が育てられた農学の領域では，大学を出て 20 年くらいは現役で実務につく．種子をまき収穫をしらべるという実験は，この領域では 1 年単位である．そこで長い研究生活のうち，1 回くらいの言いすぎは人の常として許してよかろう．20 回に 1 回ということで 5% の線が出たという，ややあてにならない俗説がある．(ii) 八百長賭博の心理学的な研究から，珍しい，そうざらにはないという基準がおよそ 5% になる．あるいは (iii) 統計手法の前提，たとえばデータの正規性などについては，1-5% 水準のあたりで議論するときには，それほどきつくなくてもよいという頑健性 (robustness) の問題など，5% の根拠については，いくつかの説明がある．いずれにしても，有意水準 α の値は，実験の内容，結論のもつ重大性の程度などに応じて定められるべきもので，常に $\alpha = 0.05$，$\beta = 0.1$ に固執すべきものではないだろう．さらに対社会的な問題ともなれば，"誰にとっての重大性"かというあたりにまで考察が及ぶであろう．本書では $\alpha = 0.05$，$\beta = 0.1$ を多く用いるが，説明上の都合であり，これを手本にせよというわけではない．

2.10 推定

平均値 $\bar{X} \in N\{\bar{X}|\mu, \sigma^2/n\}$ について，両側 5% 水準の値 $t_{0.05}[\infty] = 1.960$ を用いて

$$t_0 = \frac{|\bar{x} - \mu|}{\frac{\sigma}{\sqrt{n}}} \geq 1.960$$

となることは，頻度確率的にみて 100 回に 5 回で，100 回に 95 回という大部分の場合は $t_0 < 1.960$ である．ちょうど $t_0 = 1.960$ となる臨界的な $\bar{x} = \xi$ は，μ をはさんで $\xi_L < \xi_U$ と 2 つ存在するから

$$\xi_L - \mu = -1.960 \frac{\sigma}{\sqrt{n}} \Leftrightarrow \xi_L = \mu - 1.960 \frac{\sigma}{\sqrt{n}}$$
$$\xi_U - \mu = +1.960 \frac{\sigma}{\sqrt{n}} \Leftrightarrow \xi_U = \mu + 1.960 \frac{\sigma}{\sqrt{n}} \tag{2.35}$$

ここまでの意味は

$$P\{\xi_L \leq \bar{X} \leq \xi_U\} = 1 - \alpha = 0.95$$

であり,$\bar{X} \in N\{\mu, \sigma^2/n\}$ のとき,$\mu \pm 1.960\sigma/\sqrt{n}$ で与えられる式 (2.35) の $[\xi_L, \xi_U]$ の区間に,$\bar{x}$ の実現値の 95% がたが含まれるということになる.

$\bar{x}$ から μ_L,$\bar{x}$ から μ_U の距離は方向が逆になるが,$\alpha = 0.05$ のとき $1.960\sigma/\sqrt{n}$ の大きさであるから

$$\mu_L = \bar{x} - 1.960\frac{\sigma}{\sqrt{n}}, \quad \mu_U = \bar{x} + 1.960\frac{\sigma}{\sqrt{n}}$$

となる.一般的に両側 α で書けば

$$\mu_L = \bar{x} - t_\alpha[\infty]\frac{\sigma}{\sqrt{n}}, \quad \mu_U = \bar{x} + t_\alpha[\infty]\frac{\sigma}{\sqrt{n}} \tag{2.36}$$

となる.この μ_L, μ_U を,**信頼係数**が $100(1-\alpha)\%$ の平均値 μ の**信頼限界** (confidence limits) といい,同じことを μ の $100(1-\alpha)\%$ の**信頼区間** (confidence interval) は $\mu_L \sim \mu_U$,$[\mu_L, \mu_U]$ であると表現したりする.ときには片側の区間推定も考える.

信頼区間 $[\mu_L, \mu_U]$ が $\bar{x}$ を求めた母集団の μ を覆う確率は $1-\alpha$ であり,頻度的にいえば,μ が μ_L と μ_U の間に存在するという宣言は,100 回中 $100(1-\alpha)$ 回は的中していることを意味する.

$\Pi\{X|\mu, \sigma^2\} \to O_n\{x_i\}$ の標本値をもとにして,母平均値 μ がどのような値かを推定するとき,1 点を指し,$\bar{x}$ であろうとするものを**点推定** (point estimation) というが,いわば銛で一突きの方法である.これに対して式 (2.36) の形式で,μ_L, μ_U を定め,信頼係数という手ごたえをそえて区間を与える方式を**区間推定** (interval estimation) という.いわば投網を打つわけで $t_\alpha[\infty]$ という係数は,ノイズ $\sigma/\sqrt{n}$ と積をつくって投網の大きさを決めている.検定の場合と同じく,ノイズ $\sigma/\sqrt{n}$ が小さければ,推論の切れ味はよくなる.つまり,検定の検出力が高くなり,推定の精度がよくなる.

信頼係数 95% とは,本来は独立に投網を 100 回打てば,95 回は魚を手にすることができるという意味である.1 回だけ投網を打つとき,魚の体の 95% がたが網に入るというのは少々妙な表現になるが,1 回の投網で魚をとらえる確信の手ごたえという立場からの解釈もある.

平均値に関する推論では $H_0 : \mu = \mu_0$, $H_1 : \mu = \mu_1 \neq \mu_0$ の検定で，$t_0 \geq t_\alpha[\infty]$ となることは，$\mu_L = \bar{x} - t_\alpha[\infty]\sigma/\sqrt{n}$, $\mu_U = \bar{x} + t_\alpha[\infty]\sigma/\sqrt{n}$ の区間が μ_0 を含まないということと等価になるが，検定での力点は，μ は μ_0 と同じかどうかにあり，推定では μ は具体的にどのくらいかに力点がある．

区間推定の投網の大きさは $\sigma/\sqrt{n}$ のノイズが基本になる．信頼区間の幅を $w = \mu_U - \mu_L$ とおけば，式 (2.36) から

$$w = 2t_\alpha[\infty]\frac{\sigma}{\sqrt{n}} \tag{2.37}$$

となる．魚を逃すまいとするなら $\sigma/\sqrt{n}$ が一定のとき，α は小で $t_\alpha[\infty]$ が大で w が大となり，扱いにくい大きな網になる．これは，明日は雨またはくもり，ないし晴で，ときに槍ぐらい降ってくるという天気予報に似て，よく的中するであろうが，実際上はほとんど役立たないことになろう．もちろん $\sigma/\sqrt{n}$ が小さければ，$t_\alpha[\infty]$ が大きくても，へこたれないですむだろう．

現実的にまずまずと思われる区間幅を w_0 と指定したとき，式 (2.37) から

$$n = 4\left\{t_\alpha[\infty]\frac{\sigma}{w_0}\right\}^2 \tag{2.38}$$

となる．95% 信頼区間については $n \simeq 16\{\sigma/w_0\}^2$ である．こうした関係から，n の予想が立てられる．

未知の μ を知る目的で $X \in \Pi\{X|\mu, \sigma^2\} \to O_n\{x_i\}$ と標本を抽出し，n が十分に大きいとき $\bar{x}$ を $\bar{X} \in N\{\bar{X}|\mu, \sigma^2/n\}$ の実現値とし，$\bar{x}$ から μ を推論している．1 回の実験で $\bar{x} = 5$ を得たとき，$\bar{x} = 5$ を生んだ母集団について $\mu = 5$ となることは確率的には 0 であるが，もっともらしさ，**尤度** (likelihood) という観点からは，$\mu = 5 + \sigma/\sqrt{n}$ の母集団からも $\bar{x} = 5$ とはなるにしても，やはり $\mu = 5$ と考えることになろう．

横軸に $\bar{X}$ をとり μ を中心にした山なりの $\bar{X}$ の頻度曲線がつくれる．$\bar{X}$ に立てた $f(\bar{X})$ が頻度関数である．もちろん，この分布では μ は定数であり，$\bar{X}$ が変化する量である．Fisher は尤度から推論を導いたが，気持ちとしては $\bar{x} = 5$ を固定して，μ が変数のように横軸を動くことを考える．ここで尤度関数というものを設定するが，$\bar{x} = 5$ にピークをもった山なりの曲線ができ，最大の尤度は $\bar{x} = 5$ のところにあり，$\bar{x} = 5$ の標本からみて，母平均値のもっと

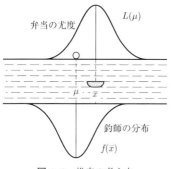

図 2.6 推定の考え方

もらしい値は $\hat{\mu} = 5$ ということになる.

最大尤度の約 15% に相当する値は,ほぼ $\mu_L = \bar{x} - 2\sigma/\sqrt{n}$, $\mu_U = \bar{x} + 2\sigma/\sqrt{n}$ に相当しているが,尤度から出発して**推測区間** (fiducial interval) が設定できる.多くの場合に,この発想法の異なる Fisher の推測区間と,上述の Neyman–Pearson 流の信頼区間とは同じ値になるのでややこしい.一般的には数学的に扱いやすい信頼区間を用いることが多いが,この辺の議論は落着していない.

[**例 2.8**] 吉村功氏のたとえ話だが,釣師が弁当をもって河口に釣に出かけ,舟に乗った.釣果もなく,いつしか居眠りをしてしまったが,舟は潮と河の流れにまかされたまま,ランダムにただよった.目覚めたときに空腹をおぼえ,さて,と気がつくと弁当を積み忘れて,岸辺の葦原のいずこにか,おいたままであった.

Neyman–Pearson 神は,弁当 μ のまわりに釣師 $\bar{X}$ が分布していると遠くから眺めている.釣師 (fisher!) はおのれの位置 $\bar{x}$ を中心に,弁当 μ がゆらいでいると考え,まずはまっすぐに岸にむかい,そこから弁当を探しはじめるという最尤法 (maximum likelihood procedure) の手を考える.

尤度をもう少し説明しよう.母数 θ のもとに $f(X|\theta)$ の頻度関数が与えられる.実現値 $O_n\{x_i\}$ を固定して,むしろ θ を変数と考えたとき

$$L\{x_1, \cdots, x_n | \theta\} = f(x_1|\theta) \cdots f(x_n|\theta) = \Pi_{i=1}^{n} f(x_i|\theta) \tag{2.39}$$

を**尤度**，**尤度関数**という．この尤度を最大にする θ を $\hat{\theta}$ で示し，**最尤推定量** (maximum likelihood estimator) といい，具体的な値を最尤推定値という．$\hat{\theta}$ に関しては少なくとも漸近的（サンプルサイズが無限大のとき）に (i) θ に収束する一致性，(ii) 他の推定量に比べたときに分散が最小になる有効性，(iii) 正規性などの好ましい性質をもち，(iv) 割合に簡単な加工で不偏性 $E\{\hat{\theta}\} = \theta$ を与えることができる．式 (2.39) を用いる代りに $l = \ln L$ とすれば扱いやすくなることが多い．

[**例 2.9**] 独立な理想的な硬貨投げで n 回中 x 回の表をみたとき，$O_n\{r_1, \cdots, r_n\}$ において，$r_i = 0, 1$ とおけば $\sum r_i = x$ である．毎回の結果を $f(r_i = 1|\pi) = \pi$, $f(r_i = 0|\pi) = 1 - \pi$ とすれば，$L = \pi^x(1-\pi)^{(n-x)}$, $l = \ln L = x \ln \pi + (n-x) \ln(1-\pi)$ であるから

$$\frac{dL}{d\pi} = \frac{x}{\pi} - \frac{n-x}{1-\pi} = \frac{x-n\pi}{\pi(1-\pi)}$$

これを 0 とおき，$\pi(1-\pi) \neq 0$ ならば $\hat{\pi} = x/n = p$ が与えられる．

母数が多くなったとき，$l = \ln L(x_1, \cdots, x_i, \cdots, x_n | \theta_1, \cdots, \theta_k, \cdots, \theta_p)$ として，各 θ_k で微分をしたうえ

$$\frac{\partial L}{\partial \theta_k} = 0$$

を連立させて解くが，直接に解きにくいときは反復計算法などを利用する．なお最尤解は正規性のもとに最小 2 乗解と等しくなる．

[**例 2.10**] $X \in N\{X|\mu, \sigma^2\} \to O_n\{x_i\}$ について，$\theta_1 = \mu$, $\theta_2 = \sigma^2$ である．

$$L = \left(\frac{1}{2\pi\sigma^2}\right)^{\frac{n}{2}} \exp\left\{-\frac{1}{2\sigma^2}\sum_{i=1}^n (x_i - \mu)^2\right\}$$

$$l = -\frac{n}{2}\ln 2\pi - \frac{n}{2}\ln \sigma^2 - \frac{1}{2\sigma^2}\sum(x_i - \mu)^2$$

$$\begin{cases} \dfrac{\partial l}{\partial \mu} = \dfrac{1}{\sigma^2}\sum(x_i - \mu) = 0 \\ \dfrac{\partial l}{\partial \sigma^2} = -\dfrac{n}{2\sigma^2} + \dfrac{1}{2\sigma^4}\sum(x_i - \mu)^2 = 0 \end{cases}$$

$\sigma^2 \neq 0$ のとき

$$\begin{cases} \hat{\mu} = \dfrac{\sum x_i}{n} = \bar{x} \\ \hat{\sigma}^2 = \dfrac{\sum(x_i - \mu)^2}{n} = \dfrac{\sum(x_i - \bar{x})^2}{n} \end{cases}$$

である．σ^2 の代りに σ で考えると $(\hat{\sigma})^2 = \hat{\sigma}^2$ となる．この $\hat{\sigma}^2$ は $E\{\hat{\sigma}^2\} \neq \sigma^2$ となり偏りをもつ．$E\{\hat{\sigma}^2 n/(n-1)\} = \sigma^2$ であり，$V = \sum(x_i - \bar{x})^2/(n-1)$ として，n の代りに自由度 $[n-1]$ で割ると $E\{V\} = \sigma^2$ となるから，V を不偏分散 (unbiased estimate of variance) と呼んでいる．しかし $E\{\sqrt{V}\} \neq \sigma$ である．V は s^2 と書いたものである．

ところで，推定に関して Bayes 流と呼ばれる立場もある．$X \in N\{\mu, \sigma^2\}$ について，$O_n\{x_i\}$，$\bar{x}$ を手にする以前に $N\{\mu_0, \sigma_0^2\}$ の情報をもっているとき，標本値 $\bar{x}$ を知ることで，情報は $N\{\mu_1, \sigma_1^2\}$ に変わるであろうとするものである．この情報の内容の変化は

$$\mu_1 = \dfrac{\dfrac{n\bar{x}}{\sigma^2} + \dfrac{\mu_0}{\sigma_0^2}}{\dfrac{n}{\sigma^2} + \dfrac{1}{\sigma_0^2}}, \quad \sigma_1^2 = \dfrac{1}{\dfrac{n}{\sigma^2} + \dfrac{1}{\sigma_0^2}} \tag{2.40}$$

で与えられるが，(i) 事前に μ_0 に関しての情報がないとき $\sigma_0^2 = \infty$ で

$$\mu_1 = \dfrac{n\bar{x}}{\sigma^2} \dfrac{\sigma^2}{n} = \bar{x}, \quad \sigma_1^2 = \dfrac{\sigma^2}{n}$$

となり，これまでにみた結果と等しい．(ii) 事前に μ_0 が絶対的であれば $\sigma_0^2 = 0$ で

$$\mu_1 = \dfrac{\sigma^2 \mu_0}{\sigma^2} = \mu_0, \quad \sigma_1^2 = 0$$

となり，いかなる $\bar{x}$ を得たとしても平均値は μ_0 と変わらない．Bayes 流の考えでは（事前の情報）×（観測）→（事後の情報）という考えに立つが，確率についての解釈も頻度的ではなく主観的である．この解釈を変えたうえで事前情報が漠然としているという条件を入れると，Neyman-Pearson 流の頻度的な立場からの結果と同じくなる．

検定にも推定にも，いくつかの流れ，立場があり，見かけは同じ結果であっ

ても，その発想，経過，解釈などに関しては互いに主張をゆずらないという場面も多い．定型的な統計手法では，観測結果から推論を行なうまでにとどめ，それに基づく行動の決定までを含めていないが，こうした行動や意志の決定までを含めて定式化したものを，**決定理論** (decision theory) と呼んでいる．医学一般に，こうした価値判断までを含めた手法が広く利用できるかどうかには疑問がないわけではない．

2.11 対応のない2群の扱い

2群のデータがあっても，対応のあり，なしでその扱い方は根本的に異なる．この対応のあり，なしの考えは多群の問題にも拡張される．実質的にも統計的にも対応のある2群のデータは多くの場合に，何らかの方法で1標本問題に還元して扱うことができ，これまで扱ってきた1標本の検定，推定の手法が利用できる．

たとえば同一個体についての2つの値 $O_n\{x_i, y_i\}$ を得たとき，これを $d_i = y_i - x_i$ と変えてよいようならば，$H_0 : \mu_x = \mu_y$，$H_1 : \mu_x \neq \mu_y$ は，$\delta = \mu_y - \mu_x$ として $H_0 : \delta = 0$，$H_1 : \delta \neq 0$ におきなおし，1標本問題の検定になるし，δ についての推定もできる．2つの値を $r_i = y_i/x_i$ と変えてよいようならば，$\rho = \mu_y/\mu_x$ として $H_0 : \rho = 1$，$H_1 : \rho \neq 1$ におきなおせる．

独立で対応のない2群のデータでは，$X \in \Pi_A\{\mu_x, \sigma_x^2\} \to O_m\{x_i\}$，$Y \in \Pi_B\{\mu_y, \sigma_y^2\} \to O_n\{y_i\}$ を考え，2つの標本の大きさは $m \neq n$ となるかもしれない．かりに $m = n$ であっても，特殊な場合を除いては，ペアにして差をとったり比をとったりすることは無意味であろう．ここで μ_x と μ_y は等しいだろうか，一定の差 δ_0 をもっているとみなせるだろうか，あるいは $\delta = \mu_x - \mu_y$ はどのくらいの大きさになるかなどの問題を，**2標本問題**という．

2標本問題で，σ_x^2 と σ_y^2 の分散が既知であるとして，各標本内での無作為化，ないし無作為抽出，ならびに標本間の独立性の条件から，

$$E\{\bar{X} \pm \bar{Y}\} = \mu_x \pm \mu_y$$

$$V\{\bar{X} \pm \bar{Y}\} = \frac{\sigma_x^2}{m} + \frac{\sigma_y^2}{n}$$

となり，m と n が十分大きければ，

$$(\bar{X} \pm \bar{Y}) \in N\left\{(\bar{X} \pm \bar{Y})|(\mu_x \pm \mu_y), \left(\frac{\sigma_x^2}{m} + \frac{\sigma_y^2}{n}\right)\right\}$$

と考えられることから，検定，推定の形式が定められる．

検定

差をとりあげてみると，$\delta = \mu_x - \mu_y$ で

$$H_0 : \delta = \delta_0, \quad H_1 : \delta = \delta_1 \neq \delta_0$$

多くの場合に $\mu_x = \mu_y$ に関心があるが，このときには $\delta_0 = 0$ とおく．δ を反映するシグナルは $d = (\bar{x} - \bar{y})$ で，ノイズは $\mathrm{SE}\{\bar{x} - \bar{y}\} = \sigma_d$ であるが，$\sigma_d^2 = \sigma_x^2/m + \sigma_y^2/n$ で与えられ，S/N 比は

$$t_0 = \frac{|(\bar{x} - \bar{y}) - \delta_0|}{\sqrt{\dfrac{\sigma_x^2}{m} + \dfrac{\sigma_y^2}{n}}} \tag{2.41}$$

となり，これは検定統計量

$$T_0 = \frac{E\{\bar{X} - \bar{Y}\} - \delta_0}{\sqrt{V\{\bar{X} - \bar{Y}\}}} \in N\{T_0|0, 1^2\}$$

の実現値の絶対値である．したがって，両側水準 α では $t_0 \geq t_\alpha[\infty]$ のとき有意であり，$\delta_0 = 0$ のときには，俗に"有意差あり"といっている．

等分散の条件 $\sigma_x^2 = \sigma_y^2 = \sigma^2$ とし，また等例数として扱いやすくすれば，検定の特性から，例数設計の式は

$$\lambda = \frac{\delta}{\sigma} = \sqrt{\frac{2}{n}}\{t_\alpha[\infty] + t_{2\beta}[\infty]\}$$

$$n = 2\{t_\alpha[\infty] + t_{2\beta}[\infty]\}^2 \left(\frac{\sigma}{\delta}\right)^2 \tag{2.42}$$

となるが，この n は"各群とも n 例ずつ"を意味する．なお等分散では $\sigma_d^2 = 2\sigma^2/n$ であるため，1 標本の式 (2.29) と比べて $\sqrt{2}$ が加わる．さらに 1 標本の式 (2.30) と比べてわかることは，同じ条件では，必要な全例数は 2 標本問

題では"4倍"になる．一見して無駄にみえるが，同時比較によって数多くのおとし穴をさけて通るための通行税とみればよい．

推定

差 $\delta = (\mu_x - \mu_y)$ を点推定によっては $(\bar{x} - \bar{y})$ とする $100(1-\alpha)\%$ の信頼限界は，やはり1標本の式 (2.36) と似た

$$\delta_L = (\bar{x} - \bar{y}) - t_\alpha[\infty]\sqrt{\frac{\sigma_x^2}{m} + \frac{\sigma_y^2}{n}}, \quad \delta_U = (\bar{x} - \bar{y}) + t_\alpha[\infty]\sqrt{\frac{\sigma_x^2}{m} + \frac{\sigma_y^2}{n}} \tag{2.43}$$

で与えられる．この区間 $[\delta_L, \delta_U]$ が，検定での δ_0 を含まなければ，水準 α で有意となることと同義になる．等分散，等例数とすれば，区間幅に関して

$$w = 2t_\alpha[\infty]\sigma\sqrt{\frac{2}{n}}$$

となるから，区間幅を w_0 と指定すれば，予想される例数は"各群とも"

$$n = 8\left\{t_\alpha[\infty]\frac{\sigma}{w_0}\right\}^2 \tag{2.44}$$

となり，全例数は，1標本の式 (2.38) と比べて"4倍"になる．

2.12 対応のない2群での比

2群のデータでも対応がある場合には $r_i = y_i/x_i$ と比に導くことは容易である．もちろんこの比をとることが，実質的にも統計的にも妥当でなければならない．

対応のない2群のデータでは，$O_m\{x_i\}$，$O_n\{y_i\}$ を $O_m\{\ln x_i\}$，$O_n\{\ln y_i\}$ と対数変換で扱うことが妥当であれば，差をとることで，比の対数を扱う型になるから，この方向で処理できるかもしれない．

一般に Z が X, Y の関数で $Z = f(X, Y)$ のとき，母平均値からのゆれ $dZ = Z - \zeta$, $dX = X - \xi$, $dY = Y - \eta$ を考えてみると

$$dZ \simeq f'_x dX + f'_y dY$$

ここに，$V\{Z\} = E\{(Z - \zeta)^2\} = E\{dZ^2\}$ と書けるから

$$V\{Z\} \simeq E\{f_x'^2 dX^2 + f_y'^2 dY^2 + 2f_x' f_y' dX dY\}$$
$$= f_x'^2 V\{X\} + f_y'^2 V\{Y\} + 2f_x' f_y' E\{X, Y\} \tag{2.45}$$

となり，近似的な $V\{Z\} = \sigma_z^2$ が求められる．たとえば f_x' は，x で微分後に ξ ないし $\bar{x}$ を代入したものと約束する．

$Z = Y/X$ の比については，将来の応用を考えて，$\sigma_x^2 = c_{xx}\sigma^2$, $\sigma_y^2 = c_{yy}\sigma^2$, $\sigma_{xy} = c_{xy}\sigma^2$ と書けるものと約束しておくが，これによれば

$$V\{Z\} \simeq \left(-\frac{Y}{X^2}\right)^2 c_{xx}\sigma^2 + \left(\frac{1}{X}\right)^2 c_{yy}\sigma^2 + 2\left(-\frac{Y}{X^2}\right)\left(\frac{1}{X}\right) c_{xy}\sigma^2$$
$$= \frac{\sigma^2}{X^2}\{Z^2 c_{xx} + c_{yy} - 2Z c_{xy}\} \tag{2.46}$$

となるから，**比 ζ の信頼限界**は近似的に

$$z \pm t_\alpha[\infty]\frac{\sigma}{x}\sqrt{c_{yy} + z^2 c_{xx} - 2z c_{xy}} \tag{2.47}$$

として与えられる．

考え方を変えて，$Z = Y/X$ の母数 ζ を用いると

$$E\{Y - \zeta X\} = 0$$
$$V\{Y - \zeta X\} = c_{yy}\sigma^2 + \zeta^2 c_{xx}\sigma^2 - 2\zeta c_{xy}\sigma^2$$

である．$t = t_\alpha[\infty]$ とおき，臨界的な条件で

$$t^2 = \frac{\{(y - \zeta x) - 0\}^2}{\sigma^2\{c_{yy} + \zeta^2 c_{xx} - 2\zeta c_{xy}\}} \tag{2.48}$$

さらに，整理をするために

$$g = \frac{t^2 \sigma^2}{x^2} c_{xx} \tag{2.49}$$

と約束して，式 (2.48) を変えていくと

$$y^2 - 2\zeta xy + \zeta^2 x^2 = t^2\sigma^2\{c_{yy} + \zeta^2 c_{xx} - 2\zeta c_{xy}\}$$

$$z^2 - 2\zeta z + \zeta^2 = \frac{t^2\sigma^2}{x^2}c_{xx}\left\{\frac{c_{yy}}{c_{xx}} + \zeta^2 - 2\zeta\frac{c_{xy}}{c_{xx}}\right\}$$

$$(1-g)\zeta^2 + 2\left(g\frac{c_{xy}}{c_{xx}} - z\right)\zeta + \left(z^2 - g\frac{c_{yy}}{c_{xx}}\right) = 0$$

これより,Fieller の式として知られる信頼限界は

$$\zeta_L = \frac{1}{1-g}\left[\left(z - g\frac{c_{xy}}{c_{xx}}\right) - \frac{t\sigma}{x}\sqrt{c_{yy} + z^2 c_{xx} - 2z c_{xy} - g\left(c_{yy} - \frac{c_{xy}^2}{c_{xx}}\right)}\right]$$

$$\zeta_U = \frac{1}{1-g}\left[\left(z - g\frac{c_{xy}}{c_{xx}}\right) + \frac{t\sigma}{x}\sqrt{c_{yy} + z^2 c_{xx} - 2z c_{xy} - g\left(c_{yy} - \frac{c_{xy}^2}{c_{xx}}\right)}\right]$$

$$(2.50)$$

となる.式 (2.49) の g が 0.1 程度までは $g=0$ とおいて省略してもよいとされるが,式 (2.50) で $g=0$ とおけば,すでに求めた式 (2.47) と同じになる.

ここで,対応のない等分散の 2 群での平均値の比 $z=\bar{y}/\bar{x}$ を考えると,$c_{xx}=1/m$,$c_{yy}=1/n$,$c_{xy}=0$ となるから,式 (2.50) の Fieller の式では

$$g = \frac{t^2\sigma^2}{\bar{x}^2}\frac{1}{m}, \quad t = t_\alpha[\infty]$$

$$\zeta_L = \frac{1}{1-g}\left[z - \frac{t\sigma}{\bar{x}}\sqrt{\frac{1-g}{n} + \frac{z^2}{m}}\right]$$

$$\zeta_U = \frac{1}{1-g}\left[z + \frac{t\sigma}{\bar{x}}\sqrt{\frac{1-g}{n} + \frac{z^2}{m}}\right]$$

$$V\{z\} \simeq \left(\frac{\sigma}{\bar{x}}\right)^2\left(\frac{1}{n} + \frac{z^2}{m}\right), \quad g=0 \qquad (2.51)$$

となる.$g=0$ のとき,z の分散を用いて $\zeta_L = z - t\sqrt{V(z)}, \zeta_U = z + t\sqrt{V(z)}$ となる.

第3章　計数データ

数えるデータのもっとも基本的なものは二項分布にしたがうもので，このうち，母出現率 $\pi = 0.5$ の分布は応用範囲が広い．符号検定，McNemar 検定などは1標本問題の代表的な扱いである．

二項分布の特殊な拡張として Poisson 分布があるが，これは低出現率の扱いには応用が広く，生物学的，医学的現象のなかには，この分布を利用して解析できるものが少なくない．

計数データの単純な2標本問題はいわゆる 2×2 分割表としてのデータを扱うが，データをどのように集めるかには，いくつかの方法があり，それぞれの場合で解釈が異なるが，形式的にはいずれの場合にも χ^2 検定を利用して検定できる．こうした 0，1 を与える2値カテゴリーのデータに関連して，ロジットについてのあらましを記す．

1標本問題，2標本問題のいずれでも，簡単なデータは形式的に (2×2) の表になるが，これを拡張した $(r \times c)$ の形式のデータの扱いについての見通しをつけておく．

3.1　二項分布

第2章で説明した Bernoulli 試行とみなせる硬貨投げにおいて，1回について表が出る確率を π として，n 回中 X 回の表が出る確率は

$$P\{X|n,\pi\} = f(X) = {}_n\mathrm{C}_X \, \pi^X (1-\pi)^{(n-X)} \tag{3.1}$$

となる．二項式の展開

$$(a+b)^n = {}_nC_0\, a^0 b^n + {}_nC_1\, a^1 b^{n-1} + \cdots + {}_nC_X a^X b^{n-X} + \cdots + {}_nC_n\, a^n b^0$$

において a, b を π, $(1-\pi)$ でおきなおしたとき,各項が上の確率になるため,このような分布を**二項分布** (binomial distribution) という.この際 $(a+b)^n = 1$ で,分布関数について $F(n) = \sum f(X) = 1$ となることがわかる.

二項分布にしたがう確率変数は,n と π を母数としたとき

$$X \in Bin\{X|n, \pi\}$$

と示される.理想的な硬質について $\pi = 1 - \pi = 0.5$ であるから,確率関数と分布関数は

$$f(X) = \frac{n!}{X!(n-X)!} 0.5^n$$
$$F(x) = \sum_{X=0}^{x} f(X) \tag{3.2}$$

となる.

$n = 10$ 回の理想的な硬貨投げでは $x \simeq 5$ と予想されるが $x = 0$ と 1 回も表が出ないこと,あるいは $x = 10$ とすべてが表であることは,式 (3.2) より,$P = F(0) = 0.5^{10} \simeq 0.001$,0.1% ぐらいの確率である.これは,10 回の硬貨投げを 1 セットとして,1000 セットを考えてみたとき,表が 1 つも出ないセットが 1 つは存在する勘定になることを意味する.また $x \leq 2$,つまり表が 2 回かそれ以下ということは,$P = F(2) = f(0) + f(1) + f(2) \simeq 0.0547$ となるから,100 セットのうち 5.47 セット,およそ 5 か 6 セットについて認められることを意味する.$x \leq 2$ ということは,分布の対称性から $(n-x) \leq 2$ ということに等しい.

一般に,二項分布に関連した検定を二項検定というが,$H_0 : \pi = \pi_0 = 0.5$ とおいたときには,**符号検定** (sign test) という.さしあたり,この特殊な,しかし応用の広い二項検定を考えてみよう.

$$H_0 : \pi = \pi_0 = 0.5, \quad H_1 : \pi = \pi_1 < \pi_0 \quad \text{または} \quad H_1 : \pi = \pi_1 > \pi_0$$

の片側検定は簡単に行なえる.$n = 30$ 回の硬貨投げで,ある物理的な理由か

ら，この硬貨は表が出にくいのではないかと疑っている．現実に $x = 10$ 回の表を数えたとき，式 (3.2) より，実質水準 $P = F(10) \simeq 0.0494$ となる．片側 5% 水準，$\alpha = 0.05$ としたとき，ここで観察された結果，および H_0 に反する方向の結果は，H_0 が正しい条件下に 0.0494 の確率で生じる．$P < \alpha$ で，$n = 30$ で $x = 10$ という観測結果は H_0 を支持しない．結果は 5% 水準で有意である．この際に，真実は H_0 が正しいのに，あわてて H_0 を否定する言いすぎの失敗は実質上も額面上も，ほぼ 20 回に 1 回の割合と考えられる．

表が出にくい，あるいは出やすいという方向性を述べずに，この硬貨は歪んでいるのではないかという作業仮説をもつならば，$H_1 : \pi = \pi_1 \neq \pi_0$ となるが，実質水準 P を 2 倍して $2P \leq \alpha$ のとき，または $P \leq \alpha/2$ のときに有意とする．$n = 30$，$x = 10$ では両側 5% で有意ではない．

[例 3.1] 硬貨と医学とかかわりはなさそうにみえるが，数々の問題が硬貨投げと同義になる．2 剤 A，B を 40 匹の動物の左右の眼に，無作為な順序で点眼し，A の方が強い充血を示したものが 28 匹であった．充血の程度が等しく，いわば"硬貨が立った例"があれば，これらを除いて n とする．A と B のどちらが強い刺激をもつかという定性的な問題では，このような扱いをしてもよい．A の方が充血が強い個体の出現率を π として，両側 5% 水準の検定とすれば

$$H_0 : \text{A，B の充血の程度は等しい，} \pi = 0.5$$
$$H_1 : \text{A，B の充血の程度は異なる，} \pi \neq 0.5$$

とおく．見かけは A と B の 2 群比較であるが，対応があり，1 標本問題の硬貨投げとして扱える．$n = 40$，$x = 40 - 28 = 12 (< 28)$ として表と裏を逆に扱い，式 (3.2) より，$P = F(12) = 0.0083$，$2P = 0.0166 < \alpha = 0.05$ で有意となり，A の方が充血が強い（個体が多い）と考えられる．さしあたり点推定として，$\hat{\pi} = p = 28/40 = 0.7$，つまり，A に対してより強い充血を示す動物は，70% である．

左右の腕に A，B の注射をして疼痛を比べるとき，時期や順序の効果が無視できそうな条件で 1 例が A，B を無作為な順でクロスオーバーするとき，

反応性について，あるいは観測の場として類似した2例を，ときにはこうした考慮なしに無作為に2例を1組として，それぞれにA，Bをペアとして用いて比べるときなどは，いずれも対応のある2群比較であり，1標本問題として硬貨投げの方式で扱える．つまり，この種の現実問題は，硬貨投げというモデルに引き戻して，机上で扱える．こうしたモデルを用いて問題の本質をうかがう手法を**模擬実験** (simulation) という．

二項分布の式 (3.2) を知らないとき，出来のよい硬貨で $n = 10$ 回の試行を1セットとして，表の数をセットごとに記録し，根気よく続ければ，経験的な分布を手にすることができる．確率現象ということに着目し，$\{0, 1, \cdots, 8, 9\}$ の整数を無作為に並べた長い乱数列を用意して，$n = 10$ 個ごとのセットをつくり，それぞれでの奇数（表），偶数（裏），あるいは 0-4（表），5-9（裏）を数えても同義である．このように無作為過程を利用して確率的な解答を得る手法を**モンテ・カルロ法** (Monte Carlo method) という．第2次世界大戦中に Los Alamos の研究所で用いられた隠語であるが，コンピュータの発達とともに，各種の分野で利用されている方法である．

3.2　正規近似

1回の硬貨投げの結果が表のとき $r_i = 1$，裏のとき $r_i = 0$ と約束すれば，式 (2.11)，(2.12) によって

$$E\{r_i\} = \pi \times 1 + (1 - \pi) \times 0 = \pi$$
$$V\{r_i\} = \pi \times 1^2 + (1 - \pi) \times 0^2 - \pi^2 = \pi(1 - \pi)$$

となる．本来は $E\{R_i\}$ などと書きわけることで確率変数 R_i と実現値 r_i とを区別した方がよいが，複雑になるため，混同して用いる．

n 回の独立な硬貨投げでは $E\{r_i, r_j\} = 0$ で

$$E\left\{\sum_i^n r_i\right\} = E\{x\} = n\pi \tag{3.3}$$

$$V\left\{\sum_i^n r_i\right\} = V\{x\} = n\pi(1 - \pi) \tag{3.4}$$

平均値の表現 $p = \sum r/n = x/n$ を用いると

$$E\{p\} = \frac{1}{n}n\pi = \pi \tag{3.5}$$

$$V\{p\} = \frac{1}{n^2}n\pi(1-\pi) = \frac{1}{n}\pi(1-\pi) \tag{3.6}$$

となる．平均値 $(*)$ について，S/N 比は

$$\frac{(*) - E\{*\}}{\sqrt{V\{*\}}}$$

であるから，実際に n 回中 x 回の標識をみたときの S/N 比は

$$t_0 = \frac{x - n\pi}{\sqrt{n\pi(1-\pi)}} = \frac{p - \pi}{\sqrt{\frac{\pi(1-\pi)}{n}}} \tag{3.7}$$

となり，漸近的な意味で，t_0 は $N\{0, 1^2\}$ にしたがう統計量 T の実現値と考えてよい．つまり，n が大きいときには $X \in N\{n\pi, n\pi(1-\pi)\}$ とみなしてよく，$\pi \leq 0.5$ として $n\pi \geq 5$ のあたりから，正規近似が利用できるといわれている．

[例 3.2] $\pi = 0.2$ の二項分布について，n を次第に大きくすると頻度曲線は，正規近似として求めたものと図 3.1 のようによく重なり，中心位置がわずかにずれている．

符号検定では $H_0 : \pi = \pi_0 = 0.5$ であるから，式 (3.7) は

$$t_0 = \frac{x - n \times 0.5}{\sqrt{n \times 0.5 \times 0.5}} = \frac{2x - n}{\sqrt{n}} \tag{3.8}$$

となる．$t_0 < 0$ であればその絶対値をとり，t_0 の片側確率値 P_S と，直接計算の P とを比べると，あまりよく合っていない．有限の n の二項分布では x が離散的で，しかも $-\infty$ から $+\infty$ というわけでもない．この辺に関しては，いわゆる**連続修正**とか Yates の修正として知られるものがあり，式 (3.7) の分子に $|t_0|$ が小さくなる方向に ± 0.5 の細工を加える．これによって，x を半分の幅だけずらしたことになり，符号検定の $\pi = 0.5$ の場合，$t_0 > 0$ になるように書けば

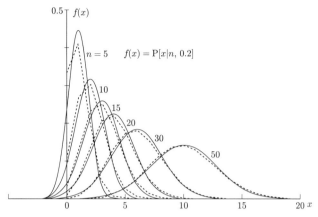

図 3.1 二項分布の正規近似. 実線が近似曲線

$$t_0 = \frac{|x - 0.5n| - 0.5}{\sqrt{0.5 \times 0.5 \times n}} = \frac{|2x - n| - 1}{\sqrt{n}} \tag{3.9}$$

となる. これの片側確率値 P_C を求めてみると表 3.1 に示すように, $n = 10$ でも $P = 0.01$ ないし $P = 0.05$ あたりから, P と P_C はよく似た値になる.

表 3.1 正規近似の修正 P, P_S, P_C

x	$n = 5$			$n = 10$		
	P	P_S	P_C	P	P_S	P_C
0	0.0313	0.0127	0.0368	0.0010	0.0008	0.0022
1	0.1875	0.0899	0.1855	0.0107	0.0057	0.0134
2	0.5000	0.3274	0.5000	0.0547	0.0289	0.0569
3				0.1719	0.1030	0.1714
4				0.3770	0.2635	0.3759
5				0.6230	0.5000	0.6241

片側検定の場合には x と $n\pi_0$ の大小関係に注意したうえ, 連続修正を行なって, また必要ならば $x = n - x$, $\pi_0 = 1 - \pi_0$ などのおきかえをして

$$t_0 = \frac{|x - n\pi_0| - 0.5}{\sqrt{n\pi_0(1 - \pi_0)}} = \frac{|p - \pi_0| - \frac{0.5}{n}}{\sqrt{\frac{\pi_0(1 - \pi_0)}{n}}} \tag{3.10}$$

を計算し, 片側検定では $t_0 \geq t_{2\alpha}[\infty]$ のとき, 両側検定では $t_0 \geq t_\alpha[\infty]$ のと

き，水準 α で有意として $H_0 : \pi = \pi_0$ を棄却するというのが，**二項検定，出現率の 1 標本検定**についての正規近似である．

[**例 3.3**] $n = 40$, $x = 28$ の観測結果につき，両側 5% 水準の符号検定（連続修正）を行なうと

$$t_0 = \frac{|2 \times 28 - 40| - 1}{\sqrt{40}} = 2.372 > t_{0.05}[\infty] = 1.960$$

で有意である．$t_P[\infty] = 2.372$ から実質水準は $P \simeq 0.018$ となり例 3.1 での結果 $P = 0.0166$ とよく合っていることがわかる．

3.3 出現率の推定

大きさ n の無作為標本につき，特定の標識，たとえば硬貨投げの表ないし裏，反応の + ないし − をもったものが x 個のとき，母出現率 π の点推定は

$$p = \frac{x}{n} \tag{3.11}$$

である．母出現率が不明であるが，この p を代用して

$$V\{p\} \simeq \frac{p(1-p)}{n}$$

とおき，検定の式 (3.10) から誘導して，π の $100(1-\alpha)\%$ の信頼限界を近似的に

$$p \pm \left\{ t_\alpha[\infty]\sqrt{\frac{p(1-p)}{n}} + \frac{0.5}{n} \right\} \tag{3.12}$$

と示すことができる．n が大きくなり，$P \simeq 0.5$ となれば，十分に良い結果を与える．$\pi_L < 0$, $\pi_U > 1$ のときには，それぞれを 0, 1 とする．

もう少し良い近似を求めるには，第 2 章で説明した Fieller の式と似た手法で

$$t^2 = \{t_\infty[\infty]\}^2 = \frac{(p-\pi)^2}{\frac{\pi(1-\pi)}{n}} = \frac{(x-n\pi)^2}{n\pi(1-\pi)}$$

から出発して π について解いたうえ，0.5 の修正を加えて

$$\frac{1}{n+t^2}\left\{(x\pm 0.5)+\frac{t^2}{2}\pm t\sqrt{(x\pm 0.5)\left(1-\frac{x\pm 0.5}{n}\right)+\frac{t^2}{4}}\right\} \tag{3.13}$$

とする．$n \gg t^2 \simeq 4$，$n+t^2 \simeq n$，$t^2/n \simeq 0$ などとしたうえ，根号内の 0.5 を省略すると，単純な正規近似からの式 (3.12) の形式になる．

n 中 x の観測から，出現率 π の信頼限界を正確に求めるには，

$$\sum_{X=x}^{n}{}_n\mathrm{C}_X\,\pi_L^X(1-\pi_L)^{n-X}=\frac{\alpha}{2},\quad \sum_{X=0}^{x-1}{}_n\mathrm{C}_X\,\pi_L^X(1-\pi_L)^{n-X}=1-\frac{\alpha}{2} \tag{3.14}$$

$$\sum_{X=0}^{n}{}_n\mathrm{C}_X\,\pi_U^X(1-\pi_U)^{n-X}=\frac{\alpha}{2},\quad \sum_{X=x+1}^{n}{}_n\mathrm{C}_X\,\pi_U^X(1-\pi_U)^{n-X}=1-\frac{\alpha}{2} \tag{3.15}$$

を満足する π_L，π_U を試行錯誤的に求める．$x=0$ のときは π_U のみを考え，$\pi_L=0$ とすれば，式 (3.15) から

$$(1-\pi_U)^n=\frac{\alpha}{2},\quad n\ln(1-\pi_U)=\ln\frac{\alpha}{2},\quad \pi_U=1-\ln^{-1}\left\{\frac{1}{n}\ln\frac{\alpha}{2}\right\} \tag{3.16}$$

となる．一方，$x=n$ のときの π_L は，式 (3.14) から

$$\pi_L^n=\frac{\alpha}{2},\quad n\ln\pi_L=\ln\frac{\alpha}{2},\quad \pi_L=\ln^{-1}\left\{\frac{1}{n}\ln\frac{\alpha}{2}\right\} \tag{3.17}$$

となる．

後述する（4.7 節）$F[\nu_1,\nu_2]$ 分布を利用すれば

$$F_Q[2(x+1),2(n-x)]=\frac{n-x}{x+1}\frac{\pi}{1-\pi},\quad Q=\sum_{X=0}^{x}f(X)$$

$$F_P[2(n-x+1),2x]=\frac{x}{n-x+1}\frac{1-\pi}{\pi},\quad P=\sum_{X=x}^{n}f(X)$$

という性質があることから，手間をかけて誘導すれば，π_L,π_U については

$$\pi_L = \frac{\nu_2}{\nu_2 + \nu_1 F_{\alpha/2}[\nu_1, \nu_2]}, \quad \nu_1 = 2(n-x+1), \quad \nu_2 = 2x \tag{3.18}$$

$$\pi_U = \frac{\nu_1 F_{\alpha/2}[\nu_1, \nu_2]}{\nu_2 + \nu_1 F_{\alpha/2}[\nu_1, \nu_2]}, \quad \nu_1 = 2(x+1), \quad \nu_2 = 2(n-x) \tag{3.19}$$

として計算できる．ν_1, ν_2 はそれぞれ，F 分布の第 1，第 2 自由度という．

[例 3.4] 50 例の患者でプラセボによる鎮咳効果が 16 例に認められた．点推定は，$p = 16/50 = 0.320$，プラセボ効果は 32.0% である．

(i) 式 (3.12) での 95% 信頼限界は

$$0.320 \pm \left\{ 1.960 \sqrt{\frac{0.320 \times (1 - 0.320)}{50}} + \frac{0.5}{50} \right\} = [0.181, 0.459]$$

(ii) 次に式 (3.13) では

$$\frac{1}{50 + 1.960^2} \left\{ (16 \pm 0.5) + \frac{1.960^2}{2} \right.$$

$$\left. \pm 1.960 \sqrt{(16 \pm 0.5)\left(1 - \frac{16 \pm 0.5}{50}\right) + \frac{1.960^2}{4}} \right\} = [0.199, 0.468]$$

(iii) F 分布の利用では式 (3.18) について，$\nu_1 = 2(50 - 16 + 1) = 70$，$\nu_2 = 32$ のため，$F_{0.025}[70, 32] = 1.885$ となり

$$\pi_L = \frac{32}{32 + 70 \times 1.885} = 0.195$$

ついで，式 (3.19) では $\nu_1 = 2 \times 17 = 34$，$\nu_2 = 2 \times (50 - 16) = 68$ から，$F_{0.025}[34, 68] = 1.752$ となり

$$\pi_U = \frac{34 \times 1.752}{68 + 34 \times 1.752} = 0.467$$

単純な式 (3.12) では，信頼限界が 50% から少し離れた方向に偏っているが，実用上は十分に利用できるであろう．

正規近似の扱いで水準 α の検定を行なって有意となり，$H_0 : \pi = \pi_0$ を否定できたことと，信頼係数 $(1 - \alpha)$ での信頼区間 $[\pi_L, \pi_U]$ が π_0 を含まないとい

うことが，正規分布での場合のように，正確に裏腹の関係にはならない．

3.4 Poisson 分布

二項分布で，$n\pi = \mu$ を一定にしたまま $n \to \infty$ としたとき，**Poisson 分布**ができる．数式上は，二項分布の確率関数について

$$f(X|n,\pi) = {}_n\mathrm{C}_X \, \pi^X (1-\pi)^{n-X}$$
$$= \frac{n(n-1)\cdots(n-X+1)}{n^X} \frac{\mu^X}{X!} \left[1-\frac{\mu}{n}\right]^n \left[1-\frac{\mu}{n}\right]^{-X}$$
$$= \left[1\left(1-\frac{1}{n}\right)\cdots\left(1-\frac{X-1}{n}\right)\right] \frac{\mu^X}{X!} \left[1-\frac{\mu}{n}\right]^n \left[1-\frac{\mu}{n}\right]^{-X}$$

と変形したうえ，$n \to \infty$ とすれば右辺の第 1 の [　] は 1 となり，最後の [　] も 1 となる．さらに

$$\lim_{n \to \infty} \left[1-\frac{\mu}{n}\right]^n = e^{-\mu}$$

であるから

$$\lim_{n \to \infty} f(X|n,\pi) = f(X|\mu) = \frac{\mu^X}{X!} e^{-\mu}, \quad X = 0, 1, 2, \cdots$$

が Poisson 分布の確率関数になる．

$$E\{X\} = \sum_{X=0}^{\infty} X e^{-\mu} \frac{\mu^X}{X!} = e^{-\mu} \left[0\frac{\mu^0}{0!} + 1\frac{\mu^1}{1!} + 2\frac{\mu^2}{2!} + \cdots\right]$$
$$= e^{-\mu} \left[\mu\left(1 + \frac{\mu}{1!} + \frac{\mu^2}{2!} + \frac{\mu^3}{3!} + \cdots\right)\right] = e^{-\mu} \cdot \mu \cdot e^{\mu} = \mu$$

ここで

$$e^{\mu} = 1 + \frac{\mu^1}{1!} + \frac{\mu^2}{2!} + \cdots = \sum_{k=0}^{\infty} \frac{\mu^k}{k!}$$

の性質を用いている．$V\{X\}$ はやや面倒な手続きで，$V\{X\} = \mu$ となる．Poisson 分布の確率関数は，1 個の母数 μ を含み

$$f(X|\mu) = e^{-\mu}\frac{\mu^X}{X!}$$
$$E\{X\} = V\{X\} = \mu \tag{3.20}$$

となる．一定時間（一定範囲）に生じる現象の数 X について，(i) 1 回の現象が生じる確率は，時間間隔に比例し，(ii) 現象は互いに独立で，(iii) 短時間内には複数の現象は生じないといったときに，Poisson 分布が認められる．犯罪の確率的研究において，1837 年に Poisson がこの分布を考えたといわれている．

現象が $[t, t+dt]$ 内に 1 回生じる確率を μdt，$[0, t]$ 内の現象の数と無関係に現象が生じ，短い dt 内ではたかだか 1 回の現象にとどまるとき，一定時間 c の間に生じる現象の数 X をみる確率は，

$$P\{X\} = \frac{(\mu c)^X}{X!}e^{-\mu c} \tag{3.21}$$

と示される．この μc を母数とみなせば，式 (3.20) と同じことになる．

[例 3.5] Boyd と Martin の神経刺激のデータから，Katz は単一の終板に単一の神経末端から遊離されるアセチルコリン量子数 x を調べ，198 回の観測を整理した．原データの平均終板電位 0.933 mV を平均微小終板電位 0.4 mV で割った $m = 2.33$ を μ の推定値として計算した期待度数を求めている．これを 3 列目 $m = 2.33$ の列に示す．ここでは

$$\bar{x} = (0 \times 18 + 1 \times 44 + \cdots + 10 \times 0)/198 = 2.3939$$

を用いて，期待度数を

$$198 \times e^{-x}\frac{\bar{x}^x}{x!}$$

として計算した（4 列目）．いずれも観測度数とよく合っている．

最小単位 x	観測度数	期待度数	
		$m = 2.33$	$\bar{x} = 2.3939$
0	18	19	18.1
1	44	44	43.3
2	55	52	51.8
3	36	40	41.3
4	25	24	24.7
5	12	11	11.8
6	5	5	4.7
7	2	2	1.6
8	1	1	0.5
9	0	0	0.1
10	0	0	0.0

Poisson 分布では $V\{X\} = \mu$ であるから，漸近的に

$$T = \frac{X - \mu}{\sqrt{\mu}} \in N\{T|0, 1^2\}, \quad X \in N\{X|\mu, \mu\}$$

の性質があり，図 3.2 のように，μ がある程度大きく，10 あたりをこえると，十分に正規分布に近くなる.

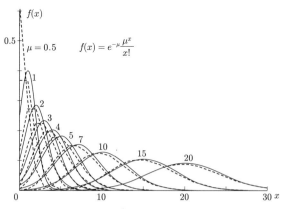

図 3.2 Poisson 分布の正規近似．実線が近似曲線

Poisson 分布に従う確率変数について，正規近似を用いたとき

$$H_0 : \mu = \mu_0, \quad H_1 : \mu = \mu_1 \neq \mu_0$$

の検定にあたり，いわゆる連続修正を用いて

$$t_0 = \frac{|(x+0.5) - \mu_0|}{\sqrt{\mu_0}} \geq t_\alpha[\infty] \tag{3.22}$$

のときに有意とする．

正確な検定を行なうときには，$F(x) = P$ のとき $\chi_P^2[2(x+1)] = 2\mu$ の関係があることから，両側検定について

$$\text{左方} \quad (x < \mu_0) \text{ について} \quad 2\mu_0 \geq \chi_{\alpha/2}^2[2x+2]$$
$$\text{右方} \quad (\mu_0 < x) \text{ について} \quad 2\mu_0 \leq \chi_{1-\alpha/2}^2[2x] \tag{3.23}$$

のときに有意とする．ここに，$\chi_P^2[\nu]$ は，自由度 ν の，確率値 P のカイ 2 乗分布（chi-square distribution, 3.8 節参照）の限界値である．$\chi_P^2[1] = \{t_P[\infty]\}^2$ であり，正規分布の親戚筋の分布である．

[例 3.6] 従来の経験から，動物舎での月間自然死は $\mu_0 = 8$ 匹と考えられている．今月は $x = 13$ 匹が死んだ．異常に多いとみられるか．片側 5% 水準で式 (3.22) の近似法によれば

$$t_0 = \frac{|(13+0.5) - 8|}{\sqrt{8}} = 1.945$$

で $t_{2\times 0.05}[\infty] = 1.645$ より大きく有意である．$\mu_0 < x$ で，片側右方について $\chi_{1-0.05}^2[26] = 15.379$ を用い，式 (3.23) から $2 \times 8 > 15.379$ と有意ではない．このように，近似法では有意，正確な方法では有意ではないという結論であったが，正確な方法での実質水準は 5% に近いため，異常の有無を点検した方がよい．検定で二者択一的な結果を得るが，実質的な内容に応じて，具体的な手を打つ．

母数 μ を推定するには，観測値 x を用いる．観測値の度数分布が利用できるなら，例 3.5 のように $\bar{x}$ を求めて点推定値とする．近似的な信頼限界は式 (3.22) から

$$x + 0.5 \pm t_\alpha[\infty]\sqrt{x} \tag{3.24}$$

とする．正確には χ^2 分布を利用し

$$\mu_L = \frac{1}{2}\chi^2_{1-\alpha/2}[2x], \quad \mu_U = \frac{1}{2}\chi^2_{\alpha/2}[2x+2] \tag{3.25}$$

とする．

[例 3.7] 前出の例 3.6 の動物舎での死亡数 $x = 13$ から母数 μ を推定してみる．比較のために両側 90% 信頼区間は式 (3.24), (3.25) から

$$近似： 13 + 0.5 \pm 1.645\sqrt{13} = [7.57, 19.43]$$

$$正確： [7.69, 20.67]$$

いずれも 8 を含んでいるが，二項分布の場合と同じく，有意水準 α で有意ということと，信頼係数 $100(1-\alpha)$% での信頼区間に μ_0 を含まないということは，正確には一致しない．

3.5 低出現率

二項分布 $Bin\{X|n,\pi\}$ について，$n\pi = \mu$ のもとに $n \to \infty$ の極限として Poisson 分布を得る．母出現率 π が小さいときには，その現象を検討するにあたり，標本の大きさ n を十分に大きくしておかなければならないことは，常識的にもわかる．π が大きいときには $1 - \pi$ を π とあらため，逆の現象を考える．

Poisson 分布では観測値 x から μ を推定した．たとえば $n = 200$ 例を十分に大きいとみて，これらで使用した薬剤の逆効果，いわゆる好ましくない副作用が 0 であったとしよう．両側 95% の μ の信頼上限は，式 (3.25) より 3.69 であるから，こうした $n = 200$ の観測を 100 セットもくり返すと，3 例をこえる逆効果は，5 セットくらいで認められるだろう．$\pi_U = 3.69/200 = 0.0185$，つまり，出現率としての 95% 信頼上限は 1.85% である．二項分布から直接に求めると，式 (3.16) を用いて

$$\pi_U = 1 - \ln^{-1}\left\{\frac{1}{n}\ln\frac{\alpha}{2}\right\} = 1 - \ln^{-1}\left\{\frac{1}{200}\ln 0.025\right\} = 0.0183$$

つまり，1.83% となり，$n \to \infty$ として考えた場合とよく一致している．

逆効果，毒性データなどで，"1 例もなかった"とか，"わずかに1例であった"という表現は，かなり強い安心感を与えるようであるが，実は50例について"わずか1例"であり，$p = 1/50 = 0.02$，"2% にすぎない"としても，95% 信頼上限 $100\pi_U$% は 10.7% ほどになる．これは，けっして少ないという印象にはならないだろう．逆効果の場合，出現率のみならず，その内容，重篤性，可逆性，対策，先駆症状等々の検討がさらに重要であり，逆効果の発現した例の特殊性の追求といったことが不可欠である．

小さな π の扱いは，伝統的に**抜取検査** (sampling inspection) の領域で関心をもたれてきた．たとえばアンプル製造にあたり，作業単位として，大きさ t のロット，仕切りを設ける．ここに不良品が d 個含まれるとき $\pi = d/t$ をロット不良率 (fraction defective) という．このロットから大きさ n の無作為標本をとり，不良品が x であるなら，あらかじめ指定した c に比べ，$x > c$ のときにそのロットを不合格とする．

ロットを合格とする確率は，n と c を決めると，π の関数であり，抽出比 n/t が小さいならば，二項分布や Poisson 分布で扱えるものとして，合格とする確率を

$$A(\pi) \simeq \sum_{x=0}^{c} {}_n\mathrm{C}_x\,\pi^x(1-\pi)^{n-x} \quad \text{あるいは} \quad A(\pi) \simeq \sum_{x=0}^{c} \frac{(n\pi)^x}{x!}e^{-(n\pi)} \quad (3.26)$$

とするが，すでに式 (3.23) で利用したように，Poisson 分布では，分布関数が $P = F(x)$ のとき $\chi_P^2[2x+2] = 2n\pi$ となるから

$$A(\pi) = P\{\chi^2[2(c+1)] < 2n\pi\}$$
$$\chi^2_{A(\pi)}[2(c+1)] = 2n\pi \quad (3.27)$$

ここで，アンプルの売手と買手の関心から眺めてみよう．売手は，そのロットが良いものなら合格としたいが，不良率について $\pi = \pi_0$ とおき，π_0 を売手の合格水準 (acceptance quality level) と呼び，$\pi = \pi_0$ ならば，このロットを

不良とする確率を $\alpha \ll 1$ としたい．良いロットを誤って悪いとしてしまう失敗を**売手の危険**（producer's risk：生産者リスク）というが，その大きさが α であり，$A(\pi_0) = 1 - \alpha$ と示せる．

一方，買手は比較的不良なロットを考え $\pi = \pi_1$ とおき，買手の合格水準 (lot tolerance defective fraction) とする．そのロットが本来は好ましくないのに受けいれてしまう確率 $\beta \ll 1$ を考え，$A(\pi_1) = \beta$ とし，この際の失敗を**買手の危険**（consumer's risk：消費者リスク）という．ここに $\pi_0 < \pi_1$ である．

こうして，売手と買手の要求が妥協点を見出すなら，式 (3.27) から

$$\begin{cases} 2n\pi_0 = \chi^2_{1-\alpha}[2(c+1)] \\ 2n\pi_1 = \chi^2_{\beta}[2(c+1)] \end{cases} \tag{3.28}$$

によって抜取検査の骨格が定まり，$c = 1, \ldots$ として最初に

$$\frac{\chi^2_{\beta}[2(c+1)]}{\chi^2_{1-\alpha}[2(c+1)]} \leq \frac{\pi_1}{\pi_0} \tag{3.29}$$

を満足する χ^2 分布の最大の自由度を知り，c を求める．標本の大きさ n は式 (3.27) から計算する．

抜取検査は仮説検定と対応しており，次表の関係がある．抜取検査の性質からして片側の検定を考える．

抜取検査		仮説検定
売手合格水準	π_0	$H_0 : \pi = \pi_0$
買手合格水準	π_1	$H_1 : \pi = \pi_1 > \pi_0$
合　　　格	−	H_0 採用
合　格　数	c, x^*	採用の限界値
売手危険率	α	あわての言いすぎの大きさ，有意水準
買手危険率	β	ぼんやりの見逃しの大きさ

抜取検査では，多段に検査をしたり，つぎつぎ (item by item) に検査をしたりということがある．標本の大きさを定めて扱う仮説検定を固定型 (fixed) というのに対して，つぎに標本を抽出する逐次型 (sequential) という検定方式もある．また逐次型にもさまざまな様式がある．

[**例 3.8**]　ある軟膏基剤の湿疹の発現率は約 3%, $\pi_0 = 0.03$ とされている. これに主薬を加えると, 湿疹の発現率は大きくなるらしいが, 8%, $\pi_1 = 0.08$ をこえるようならば, 製剤化を考えなおしたい. 片側 $\alpha = 0.05$, $\beta = 0.10$ の検定を行なう.

式 (3.29) から

$$\frac{\chi^2_{0.10}[2c+2]}{\chi^2_{1-0.05}[2c+2]} = \frac{0.08}{0.03} = 2.667$$

とおいて, c について解くと, およそ $c = 9$ となる. 式 (3.27) より, $n = \chi^2_{0.10}[2(9+1)]/(2 \times 0.08) = 177.58$ を計算し, 約 180 例を用いる. ここで, 湿疹の発生数が $c = 9$ をこえるようならば, この製剤化は考えなおすことにする. この判断の失敗は 5% 以下にとどまり, また, うっかりして製剤化に進む失敗は 10% 以下にとどまる. 両側検定を考えるなら, $\chi^2_{1-\alpha}$ を $\chi^2_{1-\alpha/2}$ とおきかえる.

3.6　McNemar の検定

2 種類の処置 A, B を比べるとき, A, B を同一個体に, あるいは似たもの同士の対 (matched pair), 無作為な対 (random pair) に, いずれも {A, B} のペアとして用いて観測すると, 対応のある 2 群比較で, 1 標本問題になる. {A, B} の割りつけは無作為に行なう. 全体で $2g$ 個の観測を行なうが, ペアでは g 対に圧縮される. それぞれの対で, A が優れる (A≻B), B が優れる (B≻A) という, 勝負ありの対のみに着目し, 優劣 (preference) の検討を行なうと符号検定になる.

たとえば, 有効と無効を + と −, あるいは注射局所の発赤のありとなしとを + と − に約束する. もちろん, 有効なり発赤なりを, あらかじめ医学的な立場から定義をしておく. $2g$ 個の + と − のデータを, ペアにして次表のようにまとめてみる.

	A+	A−	
B+	c	b	$c+b$
B−	a	d	$a+d$
	$c+a$	$b+d$	g

全体の g 対の内容は $\{A+, B+\}$ が c 対, $\{A-, B-\}$ が d 対, $\{A+, B-\}$ が a 対, $\{A-, B+\}$ が b 対であり, $(c+d)$ 対は勝負なし (tied), $(a+b)$ 対は勝負あり (untied) の度数を与えている. ここで, 勝負ありの $n = a + b$ のみをとりあげて, 正規近似によって優劣の検定を行なう方法を **McNemar の検定** と呼ぶ. 全体の g の中 n で勝負ありとなった条件下には, A≻B の母出現率を π, A≺B の母出現率を $(1-\pi)$ として, $H_0 : \pi = \pi_0 = 0.5$ の検定を行なうことになるから, 符号検定ないし $\pi_0 = 0.5$ の二項検定に帰着する.

$n \geq 10$ の見当では

$$t_0 = \frac{|a-b|-1}{\sqrt{n}} \geq t_\alpha[\infty] \tag{3.30}$$

のときに, 両側水準 α で有意とする. 2 乗の形式で計算して, $t_0^2 = \chi_0^2 \geq \chi_\alpha^2[1]$ をみても同じである.

A と B とが質的に類似しているときには, $\{A+, B+\}\{A-, B-\}$ の勝負なしの対が多くなり, $(c+d)$ は大きくなろう. 逆に, A と B が質的に異なれば $(c+d)$ は小さくなろう. そこで (i) 符号検定で有意となったときには

$$p_A = \frac{a+c}{g}, \quad p_B = \frac{b+c}{g}, \quad p = p_A p_B + (1-p_A)(1-p_B) \tag{3.31}$$

(ii) 符号検定で有意とならないときには

$$p_c = \frac{a+b+2c}{2g}, \quad p = p_c^2 + (1-p_c)^2 \tag{3.32}$$

を求める. この p は, 結果 +, − が A と B で独立であるという条件での, 勝負なしの対の出現率を推定している. つまり, gp は, A と B の効果が独立という条件下に予想される勝負なしの対の数であるから, 式 (3.10) をみて

$$t_0 = \frac{|(c+d) - gp| - 0.5}{\sqrt{gp(1-p)}} \tag{3.33}$$

を計算する. (i) $t_0 \geq t_\alpha[\infty]$ ならば A と B の性質に関連性があり, $(c+d) > gp$ のとき A, B は類似し, $(c+d) < gp$ のとき A, B は逆の性質と考えられる. (ii) $t_0 < t_\alpha[\infty]$ ならば, A, B の相互に特別な関連はなく, それぞれの $+$, $-$ の結果は独立的に生じていると判断できる.

優劣判定によって, A≻B, A≺B, あるいは同等 A∼B と考えられても, A と B の関連性が負で, $(c+d)$ の数が少ないときには, A と B の守備範囲が異なるとみられるから, データをよく洗いなおしてみる必要があろう.

[例 3.9] 軟膏 A, B を左右, または上下に無作為に割りつけ, 80 例について, 患者内比較を行なったところ, 以下の表の結果を得た. 両側 5% 有意水準の検定では, (i) 表より $n = 9 + 23 = 32$, $x = 9(<23)$ なので, 式 (3.2) を用いて, 符号検定より実質水準 $P = 0.010$ となる. これは $\alpha/2 = 0.025$ より小さく, 有意であり, A≻B と考えられる. (ii) 正規近似では式 (3.30) から

$$t_0 = \frac{|23-9|-1}{\sqrt{23+9}} = 2.298 > t_{0.05} = 1.960$$

で有意. これの実質水準は 0.021 で, (i) の読み $2P = 2 \times 0.010$ とよく一致している.

	A+	A−	
B+	29	9	38
B−	23	19	42
	52	28	80

つぎに A≻B と考えられるので, 式 (3.31) で

$$p_A = \frac{52}{80} = 0.650, \quad p_B = \frac{38}{80} = 0.475$$

$$p = 0.650 \times 0.475 + 0.350 \times 0.525 = 0.4925$$

つまり, A, B の効果が独立ならば, 勝負なしの対は $gp = 80 \times 0.4925 = 39.4$ と予想されるであろう. この成績では式 (3.33) から

$$t_0 = \frac{|(29+19) - 39.4| - 0.5}{\sqrt{80 \times 0.4925(1-0.4925)}} = 1.811 < t_{0.05}[\infty] = 1.960$$

となり有意ではないが，正の関連性がかなり強く，しかも A≻B であるから，平均的にみれば，どのみち，B の出る幕はないとみてよかろう．

つぎに有効率，出現率の**差を推定**してみよう．A と B の ＋ の出現率の差は

$$d = p_A - p_B = \frac{1}{g}\{(a+c) - (b+c)\} = \frac{a-b}{g} \tag{3.34}$$

として推定される．ここに p_A, p_B は，A と B で，それぞれ ＋ となった例数に関係するが，差をとれば，勝負ありの対だけが問題になる．つまり $\{A+, B-\}$ の a 対，$\{A-, B+\}$ の b 対が問題になり，g 対のいずれもが，$\{A+, B-\}$ と $\{A-, B+\}$ を同時にとることができない．後述する多項分布（3.9 節）を利用し

$$V\{d\} = V\left\{\frac{a}{g}\right\} + V\left\{\frac{b}{g}\right\} - 2Cov\left\{\frac{a}{g}, \frac{b}{g}\right\}$$

$$V\left\{\frac{a}{g}\right\} \simeq \frac{1}{g^2}\left\{g\frac{a}{g} \cdot \frac{(g-a)}{g}\right\} = \frac{1}{g^3}(ag - a^2)$$

$$V\left\{\frac{b}{g}\right\} \simeq \frac{1}{g^3}(bg - b^2)$$

$$Cov\left\{\frac{a}{g}, \frac{b}{g}\right\} \simeq -\frac{1}{g}\left\{\frac{a}{g} \cdot \frac{b}{g}\right\} = -\frac{ab}{g^3}$$

を用いて

$$V\{d\} \simeq \frac{1}{g^3}(ag - a^2 + bg - b^2 + 2ab) = \frac{1}{g^2}\left\{a + b - \frac{(a-b)^2}{g}\right\}$$

出現率の差の $100(1-\alpha)\%$ の近似的な信頼限界は

$$\frac{a-b}{g} \pm \frac{t_\alpha[\infty]}{g}\sqrt{a + b - \frac{(a-b)^2}{g}} \tag{3.35}$$

として与えられる．根号部分を $\sqrt{a+b}$ とする保守的な考えもある．

[**例 3.10**] 例 3.9 では，式 (3.35) に $t_{0.05}[\infty] = 1.960$ を用いて

$$d = \frac{23-9}{80} = 0.1750$$

$$\delta_L = 0.1750 - \frac{1.960}{80}\sqrt{23+9-\frac{(23-9)^2}{80}} = 0.042$$

$$\delta_U = 0.1750 + \frac{1.960}{80}\sqrt{23+9-\frac{(23-9)^2}{80}} = 0.308$$

A，Bの有効率の差は17.5% [4.2, 30.8] となる．つぎに，$a=23$, $b=9$で，$c=5$, $d=3$と勝負なしが少ない例を考えてみる．この例では，$g=40$となり，大きさが先の半分のデータになる．このデータにおける有効率の差は

$$d = \frac{23-9}{40} = 0.3500$$

$$\delta_L = 0.3500 - \frac{1.960}{40}\sqrt{23+9-\frac{(23-9)^2}{40}} = 0.095$$

$$\delta_U = 0.3500 + \frac{1.960}{40}\sqrt{23+9-\frac{(23-9)^2}{40}} = 0.605$$

となり，差は35.0% [9.5, 60.5] となる．

以上の2つの例では，$a=23$, $b=9$は共通であるから，式(3.30)の検定の結果は"等しい"．つまり，検定には，a, bの勝負ありの対のみが関係しており，$(c+d)$の大きさ，ひいてはgが関係していない．一方，出現率の差の推定値は，$(c+d)$が影響していることがわかる．

3.7 Fisherの直接確率計算法

前節では，2剤A，Bをペアとして扱ったが，Aをm例，Bをn例に無作為に割りつけて，対応のない2群をつくると，2標本問題となる．1標本問題では，本来的に$m \neq n$はありえなかった．

あらかじめ，特定の標識のあり・なし，あるいは有効・無効の2分類を約束し，A，Bにおける観測結果を分類する．結果を知る前に分類の基準を定めておかないと，任意性が入るおそれがある．全体で$g = m + n$個の観測結果を，AとBおよび+と−でクロス分類して，**2 × 2分割表** (contingency table) にまとめる．表内，周辺，総数の値は，数えた出現度数である．これはMcNemarの検定のときに用いたものと意味はまったく異なる．

	$+$	$-$	
A	a	c	m
B	b	d	n
	s	f	g

原表 T_0

　この形式のデータは，いくつかの方法で求められる．(i) **断面研究**，横断研究 (cross-sectional study)：A, B を一括した集団として，総例数 g のみを指定して無作為抽出を行ない，ついで個体を A と B, $+$ と $-$ でクロス分類する．出現度数を g で割れば，いずれも，あるがままの割合の推定値になる．(ii) **後向き研究** (retrospective study)：$+$ から s 例，$-$ から f 例を無作為抽出して，A と B の分類を行なう．s と f は任意に定めてよいが，一般に $s \simeq f$ が好ましい．(iii) **前向き研究** (prospective study)：A から m 例，B から n 例を無作為抽出して，$+$ と $-$ の分類を行なう．m と n は任意に定めてよいが，一般に $m \simeq n$ が好ましい．(iv) **比較研究** (controlled study)：前向き研究に似るが，まず g を指定し，これを無作為に2分割して m, n とし，A, B をそれぞれに割りつけて，その結果 $+$ か $-$ かを，時間的に前向きに追う．

　これらは，いずれにしても，g 例が，結論をあてはめたい集団を代表していなければならないが，さらに，(i), (ii), (iii) では，たとえば，A は男に多く，B は女に多く集まるといった偏りが介入し，比較の公平性を根本からくつがえすことが多いため，マッチングといった特別な工夫を必要とすることが多い．この点は，無作為化によって群形成を行なう (iv) の比較研究，比較試験の形式が無難である．なお，前向き，後向きは，ここでは，常識的な因果の方向性を示しているが，これらを時間的な流れを指して用いることもある．したがって，(ii) を後向きと言わずに，履歴，病歴 (case-history)，患者対照 (case-control), また (iii) をコホート (cohort)，前進 (forward-going)，追跡 (follow-up) などと呼ぶことも多い．

　データの集め方によって，この表の扱いは微妙に変わるし，確率の考え方によっても変わってくるが，ここでは，一般的な方法にしたがっておく．**Fisher の直接計算法** (exact method) では，周辺度数が与えられた条件下に議論を行なうが，この扱いに対して，やや保守的になるという異論もある．

3.7 Fisher の直接確率計算法

2群 A，B での + の出現率は，ともに等しく π であるとしよう．まず，g が s と f に分かれる（事象 W）ことは

$$P\{W\} = \frac{g!}{s!f!}\pi^s(1-\pi)^f$$

である．このことと同時に，s が a と b，f が c と d に分かれる（事象 V）のは

$$P\{VW\} = \frac{m!}{a!c!}\frac{n!}{b!d!}\pi^s(1-\pi)^f$$

である．原表 T_0 を得るのは，W の条件下の V の確率で

$$P\{T_0\} = P\{V|W\} = \frac{P\{VW\}}{P\{W\}} = \frac{m!n!s!f!}{a!b!c!d!g!} = p_0 \tag{3.36}$$

となる．超幾何分布 (hypergeometric distribution) として知られるものからは，$g = s+f$ を固定し，これから m 例をとり + が a 例となることは，周辺度数を固定した M の状態での a を得る確率になり

$$P\{a|M\} = \frac{{}_sC_a\,{}_fC_c}{{}_gC_m} = \frac{s!}{b!a!}\frac{f!}{d!c!}\frac{m!n!}{g!} = p_0$$

と式 (3.36) と同じ結果になる．

帰無仮説として，A，B での + の出現率は，π_A, π_B が共通

$$H_0 : \pi_A = \pi_B = \pi$$

とおいて，この条件下で原表 T_0 を得る確率が p_0 である．対立仮説

$$H_1 : \pi_A \neq \pi_B$$

が正しいならば，A，B での + の出現度数は，原表 T_0 よりもずれた方向になるはずであるから，T_0 よりもさらに A，B の出現率に差がつく方向の結果について吟味をする必要がある．周辺度数，総度数を固定し，表内度数を，差のつく方向に 1 だけずらして，表 T_1 をつくる．この T_1 の表内度数をあらためて，a, b, c, d と呼ぶ．つまり

$$a = a \pm 1, \quad d = d \pm 1$$
$$b = b \mp 1, \quad c = c \mp 1$$

と，対角線同士は同じ扱いで，1 だけ加減する．ついで表 T_1 について，さらに A, B に差がつく方向に，表内度数に ± 1 の加減を行ない，表 T_2 を得る．同じことをくり返し，いずれかの表内度数が 0 になったとき，最後の表を T_t とする．

$T_0, T_1, \cdots, T_t$ の表につき，式 (3.36) で確率値を $p_0, p_1, \cdots, p_t$ と求め

$$p = p_0 + p_1 + \cdots + p_t$$

の和をとる．片側水準 α の検定では，$p \leq \alpha$ のときに有意とする．このとき，p は実質水準である．両側水準 α の検定では，出現率がひどく偏って，0 か 1 かに近いときには特別な工夫が必要とされているが，普通は $2p \leq \alpha$ または $p \leq \alpha/2$ のとき有意とすることでよかろう．有意になれば $H_0 : \pi_A = \pi_B$ を否定して，$H_1 : \pi_A \neq \pi_B$ を採用するが，a/m, b/n の大小に注意する．一方，問題の設定によっては，+ の出現率の差の検定とうけとめるよりも，A と B の分類と + と − の分類の間の関連性の検定とした方がよい．有意ではないとき，無関連であり，両分類は独立であるとする．つまり両分類の従属性の証拠は薄いと考える．

[**例 3.11**] 表の結果が片側 5% 水準で有意かどうかをみたい．式 (3.36) を用いて，各表の確率値を求める．

	+	−	
A	4	1	5
B	1	3	4
	5	4	9

T_0

| 4 | 1 |
| 1 | 3 |

T_1

| 5 | 0 |
| 0 | 4 |

$$p_0 = \frac{5!4!5!4!}{9!} \frac{1}{4!1!1!3!} = 0.1587$$
$$p_1 = \frac{5!4!5!4!}{9!} \frac{1}{5!0!0!4!} = 0.0079$$
$$p = p_0 + p_1 = 0.1666 > \alpha = 0.05$$

p_0 を求めた段階で $p > p_0 > \alpha = 0.05$ となり，有意でないことはわかる．

本来は必要ないが，T_0 から逆方向に表内度数を動かすと

$T_{1'}$　　　　　　$T_{2'}$　　　　　　$T_{3'}$

3	2
2	2

2	3
3	1

1	4
4	0

$p_{1'} = 0.4762$　　$p_{2'} = 0.3175$　　$p_{3'} = 0.0397$

となり，$p_0 + p_1 + p_{1'} + p_{2'} + p_{3'} = 1.0000$ となる．つまり，周辺度数を固定したとき，5枚の表が可能であるが，T_1 を x_1，T_0 を x_2，$T_{1'}$ を x_3，$T_{2'}$ を x_4，$T_{3'}$ を x_5 の変数で示したとき，$p = f(x_1) + f(x_2)$ になる．なお，各表の確率値を求めるには，簡単な場合は分子と分母を消しながら計算する．また，表の順序を考慮すると，計算式の構造は規則的に変わるから，表内度数に着目して，簡単に計算できる．

3.8　χ^2 分布

正規変量 $X \in N\{X|\mu, \sigma^2\}$ から得た無作為標本 $O_n\{X_i\}$ について

$$Z_i = \frac{X_i - \mu}{\sigma} \in N\{Z|0, 1^2\}$$

と標準化した Z_i を正規偏位 (normal deviate) という．これの2乗和を χ^2，$\chi^2[n]$ で示し，その分布を**カイ 2 乗 (χ^2) 分布** (chi-square distribution) というが

$$\chi^2[n] = \sum_{i=1}^{n} Z_i^2$$

であり，互いに独立な Z_i の数 n を自由度 (degrees of freedom) という．

$$E\{\chi^2[n]\} = n, \quad V\{\chi^2[n]\} = 2n$$

であり，n が大きいならば，漸近的に

$$\frac{\chi^2[n] - n}{\sqrt{2n}} = t[\infty] \in N\{0, 1^2\}$$

となる．つまり，水準値 P について

$$\chi_P^2[n] \simeq n + t_2 P[\infty]\sqrt{2n} \tag{3.37}$$

であり，よりよい近似は

$$\chi_P^2[n] \simeq (\sqrt{2n-1} + t_{2P}[\infty])^2/2 \tag{3.38}$$

である．またガンマ関数

$$\Gamma\left(\frac{n}{2} + 1\right) = \begin{cases} \frac{n}{2} \times \left(\frac{n}{2} - 1\right) \times \left(\frac{n}{2} - 2\right) \times \cdots \times 1 & n \text{ が偶数} \\ \frac{n}{2} \times \left(\frac{n}{2} - 1\right) \times \cdots \times 0.5 \times \sqrt{\pi} & n \text{ が奇数} \end{cases} \tag{3.39}$$

を利用して，$\chi^2[n] = \chi^2$ の P 値を求めるには

$$P = 1 - \left(\frac{1}{2}\chi^2\right)^{n/2} \frac{e^{-\chi^2/2}}{\Gamma\left(\frac{n}{2} + 1\right)} \left\{ 1 + \sum_{r=1}^{\infty} \frac{\chi^{2r}}{(n+2)(n+4)\cdots(n+2r)} \right\} \tag{3.40}$$

を用いる．

自由度 1 のときには，$\chi^2[1] = \{t[\infty]\}^2$ である．また母平均値 μ を $\bar{X}$ で推定したときには

$$\chi^2 = \frac{\sum_{i=1}^{n}(X_i - \overline{X})^2}{\sigma^2}$$

は，自由度 $[n-1]$ で $\chi^2[n-1]$ にしたがう．

$\chi^2[n]$ の確率素分は

$$f(x)dx = \frac{1}{2\Gamma\left(\frac{n}{2}\right)} \left(\frac{x}{2}\right)^{n/2-1} e^{-x/2} dx \tag{3.41}$$

となり，$P\{\chi_P^2[n] \leq \chi^2[n]\} = P$ となる限界値 $\chi_P^2[n]$ と P がわかる．

3.9 2×2 分割表

1回の試行の結果が R_1（表）か R_2（裏）のどちらかで，これらは π_1, π_2 ($\pi_1+\pi_2=1$) の確率で生じ，独立な n 回の試行によって，それぞれの結果 x_1, $x_2(x_1+x_2=n)$ がどうなるかが二項分布であった．これを (i) $R_1, \cdots, R_i, \cdots, R_k$ のいずれかが，(ii) それぞれ $\pi_1, \cdots, \pi_i, \cdots, \pi_k$ の確率で，(iii) 独立に現われるとき，(iv) n 回の試行でどうなるかと拡張すると，**多項分布** (multinomial distribution) の問題になる．ここで $\sum \pi_i = 1$, $\sum x_i = n$ である．

最初の x_1 が R_1，つぎの x_2 が R_2，$\cdots$，最後の x_k が R_k と続く確率は，$\pi_1^{x_1}, \cdots, \pi_k^{x_k}$ の積であるが，順序にこだわらなければ

$$P\{x_1, \cdots, x_k\} = \frac{n!}{x_1! \cdots x_k!} \pi_1^{x_1} \cdots \pi_k^{x_k} = P \tag{3.42}$$

となり，$k=2$ とおけば，二項分布である．

全体で g 個の断面的な観測結果を 2×2 分割表に並べ，度数と，確率値とを比べながら，この原表 T_0 を得る確率を考えてみる．式 (3.42) をそのまま用いて

	+	−	
A	a	c	m
B	b	d	n
	s	f	g

	+	−	
A	π_{11}	π_{12}	$\pi_{1\cdot}$
B	π_{21}	π_{22}	$\pi_{2\cdot}$
	$\pi_{\cdot 1}$	$\pi_{\cdot 2}$	1

$$P\{T_0\} = \frac{g!}{a!b!c!d!} \pi_{11}^a \pi_{12}^c \pi_{21}^b \pi_{22}^d$$

となる．ここで，$\pi_{1\cdot} = \pi_{11} + \pi_{12}$, $\pi_{2\cdot} = \pi_{21} + \pi_{22}$, $\pi_{\cdot 1} = \pi_{11} + \pi_{21}$, $\pi_{\cdot 2} = \pi_{12} + \pi_{22}$ である．たとえば A+ となるには，分類間の独立性を考えたとき

$$P\{A+\} = \pi_{11} = P\{A\} \cdot P\{+\} = \pi_{1\cdot} \pi_{\cdot 1}$$

で，$\pi_{1\cdot} + \pi_{2\cdot} = 1$, $\pi_{\cdot 1} + \pi_{\cdot 2} = 1$, $\sum \pi_{ij} = 1$ $(i, j = 1, 2)$ の制約がある．これらのもっともらしい推定値，最尤推定値は，直観的にもわかるように

$$\hat{\pi}_{1\cdot} = \frac{m}{g}, \quad \hat{\pi}_{2\cdot} = \frac{n}{g}, \quad \hat{\pi}_{\cdot 1} = \frac{s}{g}, \quad \hat{\pi}_{\cdot 2} = \frac{f}{g}$$

であり，また，たとえばA+のセルについて

$$\hat{\pi}_{11} = \frac{sm}{g^2}, \quad \hat{a} = \frac{sm}{g}$$

のように示せる．$\hat{a}$ はエイ・ハットと読む．山をかけた推定値と覚えるとよいだろう．

$$V\{a\} = g\,\pi_{11}(1-\pi_{11}), \quad V\left\{\frac{a}{g}\right\} = \frac{1}{g}\pi_{11}(1-\pi_{11})$$

$$Cov\{a,b\} = -g\,\pi_{11}\pi_{21}, \quad Cov\left\{\frac{a}{g},\frac{b}{g}\right\} = -\frac{1}{g}\pi_{11}\pi_{21} \tag{3.43}$$

などの性質もある．

A，Bの分類と+，−の分類とが関連性をもたないとき，正規近似として

$$t_0 = \frac{a - g\,\pi_{11}}{\sqrt{g\,\pi_{11}(1-\pi_{11})}}, \quad t_0^2 = \frac{(a - g\,\pi_{11})^2}{g\,\pi_{11}(1-\pi_{11})}$$

を考え，表内の4つの度数について t_0^2 を求めて加えたもの

$$\chi_*^2 = \sum_{i,j} \frac{(x_{ij} - g\,\pi_{ij})^2}{g\pi_{ij}(1-\pi_{ij})} \quad (i,j=1,2)$$

は，すなおな分布にならないが，t_0^2 をそれぞれでの $(1-\pi_{ij})$ で重みづけをして加えたもの

$$\chi^2 = \sum_{i,j} \frac{(x_{ij} - g\,\pi_{ij})^2}{g\,\pi_{ij}(1-\pi_{ij})}(1-\pi_{ij}) = \sum_{i,j} \frac{(x_{ij} - g\,\pi_{ij})^2}{g\,\pi_{ij}}$$

は，近似的に $\chi^2[4-1]$ にしたがうことが知られている．

2×2 分割表では π_{ij} が未知というのが普通であるから，推定値を用い

$$\chi^2 = \sum_{i,j} \frac{(x_{ij} - \hat{x}_{ij})^2}{\hat{x}_{ij}} \tag{3.44}$$

とする．この際，$\pi_{1\cdot} + \pi_{2\cdot} = 1$，$\pi_{\cdot 1} + \pi_{\cdot 2} = 1$ の制約を用いるから自由度は

3.9 2×2 分割表

$[4-1]-1-1=[1]$ となり,式 (3.44) の χ^2 は $\chi^2[1]$ にしたがう.

2×2 分割表の場合,表内の出現度数の予測値を

$$\hat{a}=\frac{sm}{g},\quad \hat{b}=\frac{sn}{g},\quad \hat{c}=\frac{fm}{g},\quad \hat{d}=\frac{fn}{g} \tag{3.45}$$

として,これらが 5 以上であるならば,式 (3.44) が利用できるとされている. 普通は連続修正を加え,計算しやすい姿にかえて

$$\chi_0^2 = \frac{g\{|ad-bc|-0.5g\}^2}{mnsf} \tag{3.46}$$

を求め, $\chi_0^2 \geq \chi_\alpha^2[1] = \{t_\alpha[\infty]\}^2$ のときに有意とし, H_0 : A,B の分類と +,− の分類の間に関連性はない,という帰無仮説を否定する.分子の $0.5g$ が修正項であるが,修正によって,やや保守的になるとする見解もある.

一方,p.99 の 2×2 分割表を m, n を定めた A,B での + の出現率の比較のデータとみなすと

$$H_0 : \pi_A = \pi_B = \pi,\quad H_1 : \pi_A \neq \pi_B$$

とおいて, π_A, π_B を比べることになる. + と − を交換しても意味は等しい. 観測された出現率 p_A, p_B の差とその分散は,2 群が独立であるから $Cov\{p_A, p_B\}=0$ で

$$\delta = p_A - p_B = \frac{a}{m} - \frac{b}{n}$$
$$V\{\delta\} = V\{p_A\} + V\{p_B\} = \left(\frac{1}{m}+\frac{1}{n}\right)\pi(1-\pi) \simeq \left(\frac{1}{m}+\frac{1}{n}\right)\frac{s}{g}\cdot\frac{f}{g} = \frac{sf}{gmn}$$

連続修正を用いて正規近似によって S/N 比の姿にすれば

$$t_0 = \frac{\left|\frac{a}{m}-\frac{b}{n}\right| - \left(\frac{0.5}{m}+\frac{0.5}{n}\right)}{\sqrt{\frac{sf}{gmn}}} \tag{3.47}$$

となる. $t_0 \geq t_\alpha[\infty]$ のとき有意水準 α で有意とする.式 (3.47) を 2 乗して変形すると, χ_0^2 の式 (3.46) になり, $\{t_\alpha[\infty]\}^2 = \chi^2[1]$ を思い出せば,関連性の検定としても,出現率の差の検定としても,"形式上は同じ"検定結果になる. 3.7 節に述べた,各種のデータの収集法のいずれにも,少なくとも漸近的には

式 (3.46), 式 (3.47) が利用できる.

具体的な差の大きさを問題にするとき, H_0 で共通の π を指定したことを改めて, 差の分散を

$$V\{\delta\} \simeq \frac{1}{m}\frac{a}{m}\frac{c}{m} + \frac{1}{n}\frac{b}{n}\frac{d}{n} = \frac{ac}{m^3} + \frac{bd}{n^3}$$

と推定し

$$\delta_L = \left(\frac{a}{m} - \frac{b}{n}\right) - \left\{t_\alpha[\infty]\sqrt{\frac{ac}{m^3} + \frac{bd}{n^3}} + \left(\frac{0.5}{m} + \frac{0.5}{n}\right)\right\}$$

$$\delta_U = \left(\frac{a}{m} - \frac{b}{n}\right) + \left\{t_\alpha[\infty]\sqrt{\frac{ac}{m^3} + \frac{bd}{n^3}} + \left(\frac{0.5}{m} + \frac{0.5}{n}\right)\right\} \quad (3.48)$$

によって, $100(1-\alpha)\%$ の区間推定を行なう. $[\delta_L, \delta_U]$ が 0 を含まないことと, 水準 α の検定で有意になることとは, およそ対応しているが常に一致はしない. 式 (3.47) と式 (3.48) では分散の推定が異なる.

[**例 3.12**] 表のような結果が得られ, A 群は 30 例, B 群は 29 例, それぞれの反応 + は 17, 11 例であった. 式 (3.46), 式 (3.47) で

	+	−	
A	17	13	30
B	11	18	29
	28	31	59

$$\chi_0^2 = \frac{59\{|17 \times 18 - 11 \times 13| - 0.5 \times 59\}^2}{30 \times 29 \times 28 \times 31} = 1.392$$

$$t_0 = \frac{\left|\frac{17}{30} - \frac{11}{29}\right| - \left(\frac{0.5}{30} + \frac{0.5}{29}\right)}{\sqrt{\frac{28 \times 31}{59 \times 30 \times 29}}} = 1.180 = \sqrt{1.392}$$

$t_0 < t_{0.05}[\infty] = 1.960$ で, 5% 水準で有意ではない. つぎに両側 95% 信頼限界は, 式 (3.48) より

$$\left(\frac{17}{30} - \frac{11}{29}\right) \pm \left\{1.960\sqrt{\frac{17 \times 13}{30^3} + \frac{11 \times 18}{29^3}} + \left(\frac{0.5}{30} + \frac{0.5}{29}\right)\right\}$$

$$= 0.187 \pm 0.284 = [-0.097, 0.472]$$

反応率は A 群で高く，差は 18.7%，95% 信頼限界は −9.7%，47.2% である．

いま，A 群に 90 例，B 群に 87 例，それぞれの反応 ＋ が 51, 33 例であったとしよう．

$$\chi^2 = \frac{177\{|51 \times 54 - 33 \times 39| - 0.5 \times 177\}^2}{90 \times 87 \times 84 \times 93} = 5.499 > 1.960^2$$

$$\delta_L = \left(\frac{51}{90} - \frac{33}{87}\right) - \left\{1.960\sqrt{\frac{51 \times 39}{90^3} + \frac{33 \times 54}{87^3}} + \left(\frac{0.5}{90} + \frac{0.5}{87}\right)\right\} = 0.032,$$

$$\delta_U = \left(\frac{51}{90} - \frac{33}{87}\right) + \left\{1.960\sqrt{\frac{51 \times 39}{90^3} + \frac{33 \times 54}{87^3}} + \left(\frac{0.5}{90} + \frac{0.5}{87}\right)\right\} = 0.343$$

つまり，大きさを 3 倍にした観測では，両群での出現率は同じでも，有意になり，差は 18.7% [3.2, 34.3] となり，信頼区間の幅は狭くなった．これらのことから，χ_0^2 は，差の大きさに直接の関係をもつものではなく，定性的に差があるかどうかを判断するときの規準になっていることがわかる．関連性の議論の場合についていえば，χ_0^2 は "関連性の程度" の直接の指標ではない．

3.10 オッズ比とロジット

疫学的な断面データにつき，疾患のあり ＋，なし −，およびその疾患の先行因子として重要なリスク因子のあり A，なし B によって g 例をクロス分類してみる．A 群と B 群の差は，リスク因子の有無だけで，年齢，性別，生活環境などがよくマッチしていないと，妥当な議論はできないかもしれない．

	＋	−				
A	a	c	m	π_{11}	π_{12}	$\pi_{1.}$
B	b	d	n	π_{21}	π_{22}	$\pi_{2.}$
	s	f	g	$\pi_{.1}$	$\pi_{.2}$	1

断面データでは，すべてのセル，カテゴリーの出現率の推定が現実的な意味をもつが，他のデータ収集法では，意味をもつ出現率は限られる．A 群での疾患の出現率と B 群での疾患の出現率の比を，相対リスク (relative risk) といい

$$\rho = \frac{P\{+|A\}}{P\{+|B\}} = \frac{\pi_{11}}{\pi_{1\cdot}} \cdot \frac{\pi_{2\cdot}}{\pi_{21}} = \frac{\pi_{11}}{\pi_{21}} \cdot \frac{\pi_{21} + \pi_{22}}{\pi_{11} + \pi_{12}} \tag{3.49}$$

とするが，これを実現値で示すと

$$\hat{\rho} = \frac{a}{g} \cdot \frac{g}{b} \cdot \frac{b+d}{g} \cdot \frac{g}{a+c} = \frac{ab+ad}{ab+bc} \tag{3.50}$$

となるが，疾患発症が少ないというのが普通であり，$ab \ll ad, bc$ とみると

$$\hat{\phi} = \frac{ad}{bc} \simeq \rho \tag{3.51}$$

がよい近似を与え，これを**オッズ比** (odds ratio) という．

一方，A 群，B 群での疾患の見込 (odds) としては

$$\Omega_A = \frac{P\{+|A\}}{P\{-|A\}} = \frac{\pi_{11}}{\pi_{1\cdot}} \cdot \frac{\pi_{1\cdot}}{\pi_{12}} = \frac{\pi_{11}}{\pi_{12}}$$

$$\Omega_B = \frac{\pi_{21}}{\pi_{22}} \tag{3.52}$$

が定義されているが，これらの実現値は $\hat{\Omega}_A = a/c, \hat{\Omega}_B = b/d$ であるから，$\hat{\phi} = \hat{\Omega}_A / \hat{\Omega}_B = ad/bc$ になっている．

平均値の付近でのゆれを示すのに，d がまぎらわしいので Δ で示すと

$$\Delta\hat{\phi} \simeq \frac{d}{bc}\Delta a + \frac{a}{bc}\Delta d + \frac{ad}{b^2 c}(-\Delta b) + \frac{ad}{bc^2}(-\Delta c)$$

$$= \hat{\phi}\left\{\frac{\Delta a}{a} + \frac{\Delta d}{d} - \frac{\Delta b}{b} - \frac{\Delta c}{c}\right\}$$

となる．$V\{\hat{\phi}\} = E\{(\Delta\hat{\phi})^2\}$ であるから，上式について

$$V\{\hat{\phi}\} \simeq \hat{\phi}^2 \left\{\sum_u \frac{1}{u^2} V\{u\} + 2\sum_{u,v} \frac{1}{uv} Cov\{u,v\}\right\}$$

となる．ただし，u, v は a, b, c, d であり，$V\{u\}$ は 4 個，$Cov\{u,v\}$ は ${}_4C_2 =$

6 個ある．多項分布での $V\{u\}$, $Cov\{u,v\}$ を式 (3.43) からみて整理すると

$$V\{u\} \simeq \frac{1}{g}u(g-u), \quad Cov\{u,v\} \simeq -\frac{1}{g}uv$$

$$\begin{aligned}V\{\hat{\phi}\} &\simeq \hat{\phi}^2 \left\{ \sum_u \left[\frac{1}{u} - \frac{1}{g}\right] + 2\sum_{u,v} \mp \frac{1}{g} \right\} \\ &= \hat{\phi}^2 \left\{ \frac{1}{a} + \frac{1}{b} + \frac{1}{c} + \frac{1}{d} - \frac{4}{g} + 2\left[\frac{4}{g} - \frac{2}{g}\right] \right\} \\ &= \hat{\phi}^2 \left\{ \frac{1}{a} + \frac{1}{b} + \frac{1}{c} + \frac{1}{d} \right\} = \hat{\phi}^2 \left\{ \frac{1}{w} \right\} \end{aligned} \quad (3.53)$$

ここで $\hat{\phi}$ の対数について考えると

$$\ln\hat{\phi} = \ln a + \ln d - \ln b - \ln c$$

$$\Delta(\ln\hat{\phi}) \simeq \frac{\Delta a}{a} + \frac{\Delta d}{d} - \frac{\Delta b}{b} - \frac{\Delta c}{c}$$

$$V\{\ln\hat{\phi}\} \simeq \sum_u \frac{1}{u^2}V\{u\} + 2\sum_{u,v}\frac{1}{uv}Cov\{u,v\}$$

となるが，式 (3.53) と同じ算法で

$$V\{\ln\hat{\phi}\} \simeq \frac{1}{a} + \frac{1}{b} + \frac{1}{c} + \frac{1}{d} = \frac{1}{w} \quad (3.54)$$

と簡単になる．

これらの式からわかるように，セル度数が 0 になると支障をきたすので，オッズ比，対数オッズ比については，すべてのセル度数に 0.5 を加えたうえ

$$\hat{\phi}' = \frac{(a+0.5)(d+0.5)}{(b+0.5)(c+0.5)}$$
$$\ln\hat{\phi}' = \ln(a+0.5) + \ln(d+0.5) - \ln(b+0.5) - \ln(c+0.5) \quad (3.55)$$

と再定義し，分散については

$$V\{\hat{\phi}'\} \simeq \hat{\phi}'^2 \left\{ \frac{1}{a+0.5} + \frac{1}{b+0.5} + \frac{1}{c+0.5} + \frac{1}{d+0.5} \right\} = \hat{\phi}'^2 \left\{ \frac{1}{w'} \right\}$$
$$V\{\ln\hat{\phi}'\} \simeq \frac{1}{w'} \quad (3.56)$$

を用いる方がよいとされている．

2×2 分割表のいわゆる χ^2 検定では式 (3.46) で χ_0^2 を求め

$$\chi_0^2 = \frac{g\{|ad-bc|-0.5g\}^2}{mnsf}$$

$\chi_0^2 \geq \chi_\alpha^2[1]$ のとき，水準 α で有意とし，帰無仮説 H_0 : A，B の分類と $+$，$-$ の分類とに関連性がない，を棄却した．この独立性の帰無仮説は，H_0 : $\pi_{11}\pi_{22} = \pi_{12}\pi_{21}$ と書けるから，$\hat{\phi} = \pi_{11}\pi_{22}/\pi_{12}\pi_{21} = 1$，つまり $\ln\hat{\phi} = 0$ とおいても等価である．そこで正規近似によって

$$\chi_0^2 = w'(\ln\hat{\phi}')^2, \quad t_0 = \sqrt{w'}\ln\hat{\phi}' \tag{3.57}$$

を求めて H_0 を検定してもよさそうである．

[**例 3.13**] 下のような構造をもったデータについて，総例数 $g = 840$ として，3 種類の場合を考えてみよう．ここで構造といっているのは，周辺や表内の度数の出現率の組合わせを指している．(i) では 840 を，また (ii)，(iii) ではそれぞれ 420 を指定した．

	+	−	
A	0.2	0.4	0.6
B	0.1	0.3	0.4
	0.3	0.7	1

(i) 断面データ

	+	−	
A	168	336	504
B	84	252	336
	252	588	**840**

(ii) 後向きデータ

	+	−	
A	280	240	520
B	140	180	320
	420	**420**	840

(iii) 前向きデータ

	+	−	
A	140	280	**420**
B	105	315	**420**
	245	595	840

これらについて，式 (3.46) の χ_0^2（関連性の検定統計量），式 (3.51) の $\hat{\phi}$，式 (3.53) から $\mathrm{SE}\{\hat{\phi}\} = \hat{\phi}\{1/\sqrt{w}\}$，式 (3.55) の $\hat{\phi}'$，式 (3.56) から $\mathrm{SE}\{\hat{\phi}'\} = \hat{\phi}'\{1/\sqrt{w'}\}$，および式 (3.57) の χ_0^2 を求めてみる．

	(i)	(ii)	(iii)
χ_0^2（関連性）	6.276	7.678	6.661
$\hat{\phi}$	1.500	1.500	1.500
$SE\{\hat{\phi}\}$	0.236	0.214	0.230
$\hat{\phi}'$	1.496	1.498	1.498
$SE\{\hat{\phi}'\}$	0.235	0.214	0.229
χ_0^2	6.575	8.023	6.998

$\hat{\phi}$ の不変性，$\hat{\phi}'$ の準不変性は明らかであろう．χ_0^2（関連性），χ_0^2 は $s = f = 420$，$m = n = 420$ と指定したとき大，つまり検出力が大になる．このことは $SE\{\hat{\phi}\}$，$SE\{\hat{\phi}'\}$ が小となることに対応し，(i) では推論の感度が悪い．副作用調査などでは，普通は (ii) の感度がよい．χ_0^2（関連性）の修正を省くと，6.667，8.077，7.059 となる．

一般に $+$，$-$ ないし 1，0 の二値データ (binary, dichotomous data) について，π，$(1-\pi)$ の出現率を考えるとき

$$\eta = \ln \frac{\pi}{1-\pi} \tag{3.58}$$

を**ロジット** (logistic unit, logit) という．

$$e^\eta = \frac{\pi}{1-\pi}, \quad e^{-\eta} = \frac{1}{\pi} - 1$$

であるから

$$\pi = \frac{1}{1+e^{-\eta}} = \frac{e^\eta}{1+e^\eta} \tag{3.59}$$

と書ける．たとえば，η が $\alpha + \xi x$ と書けるとき，出現率 π はロジスティックモデル (logistic model) と呼ばれるもので表現できる．

2 群 A，B の例数を m，n と指定し，それぞれでの $+$，$-$ が a，c と b，d であるとき，$+$ についての A，B での出現率についてのロジットの実現値は

$$y_A = \ln \frac{a}{m} \cdot \frac{m}{c} = \ln \frac{a}{c}, \quad y_B = \ln \frac{b}{d} \tag{3.60}$$

であり，たとえば，$\eta_A = \alpha + \xi x$，$\eta_B = \beta + \xi x$ と書けるとき，ロジットの差

は

$$y_A - y_B = \ln \frac{a}{c} \cdot \frac{d}{b} = \ln \hat{\phi}$$

となり，オッズ比の対数値になり，$(\alpha - \beta)$ を反映する．A，B での + の出現率が等しいことは，$H_0 : \alpha = \beta$ を意味している．

たとえば y_A について，平均値の付近でのゆらぎをとると

$$\Delta y_A = \frac{\Delta a}{a} - \frac{\Delta c}{c}$$
$$V\{y_A\} \simeq \frac{1}{a^2}\frac{1}{m}ac + \frac{1}{c^2}\frac{1}{m}ac - 2\frac{1}{ac}\frac{-1}{m}ac$$
$$= \frac{1}{m}\left(\frac{a^2}{ac} + \frac{c^2}{ac} + \frac{2ac}{ac}\right) = \frac{1}{m}\frac{1}{ac}(a+c)^2 = \frac{m}{ac} \tag{3.61}$$

ここに $a + c = m$ である．ロジットの差の分散をみると 2 群は独立で

$$V\{y_A - y_B\} \simeq \frac{(a+c)}{ac} + \frac{(b+d)}{bd} = \frac{1}{abcd}(abd + bcd + abc + acd)$$
$$= \frac{1}{a} + \frac{1}{b} + \frac{1}{c} + \frac{1}{d} = \frac{1}{w}$$

となり，$V\{y_A - y_B\} = V\{\ln \hat{\phi}\}$ で，式 (3.54) と等しくなる．

ロジットの場合も，a，c あるいは b，d などの出現度数が 0 となったときを考え，式 (3.55) のような理由で，修正を加えることがよいとされている．たとえば，重みづけを用いない解析では

$$y'_A = \ln \frac{a+0.5}{c+0.5}, \quad V\{y'_A\} \simeq \frac{(m+1)(m+2)}{m(a+1)(c+1)} \tag{3.62}$$

とすることがよいといわれる．解析の目的に応じて別の定義も考えられ

$$y^*_A = \ln \frac{a-0.5}{c-0.5}, \quad V\{y^*_A\} \simeq \frac{m-1}{ac} \tag{3.63}$$

の表現は，最小 2 乗法を利用した重みづけ解析に都合がよいとされる．最小 2 乗法は後述する（5.2 節）．

3.11 多分類の計数データ

これまでは，対応のあり，なしの計数データを扱ったが，2 分類のものであ

った. この分類の数を増すとさまざまな形式のものが考えられる.

対応のあるデータ

McNemar の検定の形式にまとめた,対応のある 2 群のデータは + と − で分類されているが,+,±,− の 3 分類を考えたとき次表のようになる.

	B				
A		+	±	−	
	+	n_{11}	n_{12}	n_{13}	$n_{1\cdot}$
	±	n_{21}	n_{22}	n_{23}	$n_{2\cdot}$
	−	n_{31}	n_{32}	n_{33}	$n_{3\cdot}$
		$n_{\cdot 1}$	$n_{\cdot 2}$	$n_{\cdot 3}$	$n_{\cdot\cdot}$

$d_1 = n_{1\cdot} - n_{\cdot 1},\quad s_1 = n_{12} + n_{21}$
$d_2 = n_{2\cdot} - n_{\cdot 2},\quad s_2 = n_{13} + n_{31}$
$d_3 = n_{3\cdot} - n_{\cdot 3},\quad s_3 = n_{23} + n_{32}$

+,±,− に関する A と B での分布の差は,$\{d_1, d_2, d_3\}$ に反映されているとみたとき,Stuart-Maxwell の統計量は

$$\chi_0^2 = \frac{s_3 d_1^2 + s_2 d_2^2 + s_1 d_3^2}{s_1 s_2 + s_1 s_3 + s_2 s_3} \tag{3.64}$$

となり,$\chi_0^2 \geq \chi_\alpha^2[2]$ のときに有意で,A と B の +,±,− の分布は異なると判断することになる.どこに A,B のくいちがいがあるかをみるには,分類を,+ とそれ以外,± とそれ以外,− とそれ以外ときめなおして,3 種類の McNemar 型の表をつくり,それぞれを McNemar の検定の式 (3.30) によって,$\chi_0^2 = (|n_{12} - n_{21}| - 1)^2 / (n_{12} + n_{21})$ と計算し,$\chi_\alpha^2[1]$ ではなしに $\chi_\alpha^2[2]$ をこえたときに有意とすることでチェックする方法が考えられる.ここの n_{ij} は 2 分類につぶした表での値を意味する.

この検定方式は,(3×3) をこえる場合には複雑になるが,考え方を変えて,A,B での出現度数が n_{11}, n_{22}, n_{33},あるいは一般に n_{11} から n_{rr} にかけての主対角線に対して対称的かどうかを吟味することができる.つまり $(r \times r)$ の表について,r^2 のセルがあり,n_{ij},$i, j = 1, \cdots, r$ の度数がうめてあるが,主対角線上の n_{ii} は r 個あり,右上と左下には,それぞれ

$$\frac{r^2 - r}{2} = \frac{1}{2}r(r-1) = k$$

だけの度数 $n_{ij}, i \neq j$ がある.対称性の検定には,主対角線について対称な

n_{ij} と n_{ji} に着目して

$$\chi_0^2 = \sum^k \frac{(n_{ij} - n_{ji})^2}{n_{ij} + n_{ji}} \tag{3.65}$$

を計算し，$\chi_0^2 \geq \chi_\alpha^2[k]$ のときに有意とする．

χ_0^2 の式 (3.65) は連続修正を必要としないが，それぞれ McNemar の検定の式 (3.30) の拡張であることが見通せるであろう．

[例 3.14] 胃十二指腸癌の診断のための X 線フィルム 100 枚を 2 施設 A, B に無作為な順に渡して，その出来具合の上中下を分類してもらった．

	B 上	中	下	
A 上	19	17	7	43
中	7	26	5	38
下	3	12	4	19
	29	55	16	100

$d_1 = 14, \quad s_1 = 24$
$d_2 = -17, \quad s_2 = 10$
$d_3 = 3, \quad s_3 = 17$

(i) Stuart-Maxwell の方法では

$$\chi_0 = \frac{17 \times 14^2 + 10 \times (-17)^2 + 24 \times 3^2}{24 \times 10 + 24 \times 17 + 10 \times 17} = \frac{6438}{818} = 7.870 > \chi_{0.05}^2[2] = 5.991$$

3 種類の表をつくると

	上	他
上	19	24
他	10	47

$\chi_0^2 = \dfrac{(24 - 10 - 1)^2}{34} = 4.971$

	中	他
中	26	12
他	29	33

$\chi_0^2 = \dfrac{(29 - 12 - 1)^2}{41} = 6.244$

	下	他
下	4	15
他	12	69

$\chi_0^2 = \dfrac{(15 - 12 - 1)^2}{27} = 0.148$

5.991 と比べ，中等の出来具合という判定について，A, B の施設の評価がくいちがうと思われる．A では上に多く，B では中に多く集まったようである．

(ii) 対称性の吟味では式 (3.65) で，$k = 3(3-1)/2 = 3$ であり

$$\chi_0^2 = \frac{(17-7)^2}{17+7} + \frac{(7-3)^2}{7+3} + \frac{(5-12)^2}{5+12} = 4.1667 + 1.600 + 2.8824 = 8.649$$

第 1 項の 17 と 7 のくいちがいが大きい．

こうしたデータの扱いとして，順位相関係数 r_s (6.2 節) や一致係数 κ を求めることも考えられるが，それぞれのもっている意味は異なる．ここに一致性をみる κ **統計量**は

$$p_0 = \frac{\sum n_{ii}}{n_{..}}, \quad p_c = \frac{\sum n_{i.} n_{.i}}{n_{..}^2} \sum \frac{n_{i.}}{n_{..}} \frac{n_{.i}}{n_{..}} = \sum p_{i.} p_{.i}$$

としたときに

$$\kappa = \frac{p_0 - p_c}{1 - p_c} \tag{3.66}$$

と定義されるもので，その分散は

$$V\{\kappa\} \simeq \frac{1}{n_{..}(1-p_c)^2}[p_c + p_c^2 - \sum p_{i.} p_{.i}(p_{i.} + p_{.i})] \tag{3.67}$$

で与えられる．κ は偶然程度に A, B の評価が一致するとき 0，これを上回ると $\kappa > 0$，さらにすべてが主対角線上に集まるような完全な一致では $\kappa = 1$ となる．この例では $r_s = 0.215$ ($t_0 = 2.181, Df = 98$)，$\kappa = 0.198$，$V\{\kappa\} = 0.07066^2$ ($t_0 = 2.802$) となり，いずれも"有意"ではあるが，具体的に問題となるほどの値ではないだろう．

McNemar 検定も － を 0，＋ を 1 としたとき，2 つの処置を乱塊法によって比べている形式になり，処置の数を増したときには，Friedman の検定ないしは Cochran の Q 検定によって扱われる（4.11 節）．

対応のないデータ

対応のない 2 群比較の計数データは，もっとも単純な場合に 2 × 2 分割表の

形式で扱われるが，一般に $r \times c$ 分割表に拡張される．

	B_1	$\cdots$	B_j	$\cdots$	B_c	
A_1	n_{11}	$\cdots$	n_{1j}	$\cdots$	n_{1c}	$n_{1\cdot}$
$\vdots$	$\vdots$		$\vdots$		$\vdots$	$\vdots$
A_i	n_{i1}	$\cdots$	n_{ij}	$\cdots$	n_{ic}	$n_{i\cdot}$
$\vdots$	$\vdots$		$\vdots$		$\vdots$	$\vdots$
A_r	n_{r1}	$\cdots$	n_{rj}	$\cdots$	n_{rc}	$n_{r\cdot}$
	$n_{\cdot 1}$	$\cdots$	$n_{\cdot j}$	$\cdots$	$n_{\cdot c}$	$n_{\cdot\cdot}$

データの集め方は，3.7節に記したように，いくつかの方法がある．各セルの度数 n_{ij}, $i=1,\cdots,r$, $j=1,\cdots,c$ について，0, 1, 2, 3 などの小さなものがあれば，漸近的な扱いはむずかしく，実質的な意味を考えながら，分類を併合するか，直接的な面倒な計算を要する．度数に対応した確率を考えるとき

$$H_0 : \pi_{ij} = \pi_{i\cdot}\pi_{\cdot j} \text{ がすべてに成立する}$$

$$H_1 : \pi_{ij} \neq \pi_{i\cdot}\pi_{\cdot j} \text{ がどこかに存在する}$$

という仮説を考えるのが定型的で，A，B の分類間に**関連性** (association) があるかどうかを吟味する．帰無分布においてのセル度数の予測値は

$$\hat{n}_{ij} = \frac{n_{i\cdot}n_{\cdot j}}{n_{\cdot\cdot}} \tag{3.68}$$

であり，適合度の検定と呼ばれる手法で (→式 (3.44))

$$\chi_0^2 = \sum_{i=1}^{r}\sum_{j=1}^{c}\frac{(n_{ij}-\hat{n}_{ij})^2}{\hat{n}_{ij}} \geq \chi_\alpha^2[(r-1)(c-1)] \tag{3.69}$$

のときに有意として，A と B の分類に関連性ありとする．実際の計算には

$$\chi_0^2 = n_{\cdot\cdot}\left\{\sum_i\sum_j\frac{n_{ij}^2}{n_{i\cdot}n_{\cdot j}} - 1\right\} \tag{3.70}$$

を用いる．

[**例 3.15**]　A，B，Cの3剤を90例に無作為割りつけをして，鎮痛効果をしらべた．

	−	±	+	++	
A	9	12	6	3	30
B	4	9	11	5	29
C	10	4	5	12	31
	23	25	22	20	90

式 (3.70) から

$$\chi_0^2 = 90\left\{\frac{9^2}{23 \times 30} + \cdots + \frac{12^2}{20 \times 30} - 1\right\} = 90 \times 0.1772 = 15.948$$

$\chi_{0.05}[2 \times 3] = 12.592$ より大で，A，B，Cによって，−，$\cdots$，++ の現われ方が異なる．これは鎮痛の"良さ"には直接には関係はなく，良さをみるには別途の手法が必要である．たとえば，著効 ++ と無効 − の度数を入れかえてしまうと A，B，C の良さの感じは変わるが χ_0^2 は変わらないので，上述の方法では，良さの識別はしていない．

また，2値カテゴリーの有効率，死亡率などに要約しうるデータについて，いくつかの分類が重なりあうときには，ロジスティックモデルの利用によって処理できることが多い．

第4章　計量データ

本質的には連続変量についての多くの解析手法は，正規分布を基本にして誘導されている．現実の観測値は，たかだか分布の中央付近について近似的に正規性をもっているか，明らかに正規性をもたない．しかも分散 σ^2 が未知というのが普通である．正規性を前提とした t 分布を利用して検定や推定をするが，たとえば，平均値についての推論では，よほど歪んだ分布ではない限り，こうした前提は心配しなくてもよい．ときには変換を利用して，分布のくせをとることも可能である．

1標本問題，2標本問題について t 分布を利用して推論を行なう手法を多標本に拡張すれば，分散分析として知られる F 分布を利用した手法になる．これでも，バランスのとれた，無作為化を意識した配置を用いる限り，分布の前提はかなりゆるく，手法は頑健である．基本的な，いわゆる一元配置，二元配置を中心に，F 検定について述べ，多重比較の問題，やや複雑な F 検定にふれ，最後に，範囲 R や順位を利用した手法を簡単に述べ，特殊な対応をもったデータとしてのクロスオーバー法について記す．

4.1　平均と分散の推定

本質的に連続性をもった確率変数 $X \in \Pi\{X|\mu,\sigma^2\}$ について無作為標本 $O_n\{x_i\}$ を得たとき，これら n 個の実現値のみを用いて μ，σ^2 を最尤法で推定すると，正規分布では

4.1 平均と分散の推定

$$\hat{\mu} = \frac{\sum x_i}{n} = \bar{x} \tag{4.1}$$

$$\hat{\sigma}^2 = \frac{\sum (x_i - \bar{x})^2}{n} \tag{4.2}$$

となるが，これらは類似の分布にもほぼ通用する．

$$E\{\hat{\mu}\} = E\left\{\frac{\sum x_i}{n}\right\} = \frac{1}{n} \cdot n E\{x_i\} = \mu$$

であり，不偏性をもっている．真差 $(x_i - \mu)$ と偏差 $(x_i - \bar{x})$ とを区別したうえ（X_i と書くべきところを x_i で書くと）

$$\begin{aligned}
(x_i - \mu) &= (x_i - \bar{x}) + (\bar{x} - \mu) \\
(x_i - \mu)^2 &= (x_i - \bar{x})^2 + (\bar{x} - \mu)^2 + 2(x_i - \bar{x})(\bar{x} - \mu) \\
\sum (x_i - \mu)^2 &= \sum (x_i - \bar{x})^2 + n(\bar{x} - \mu)^2 + 2(\bar{x} - \mu)\sum (x_i - \bar{x})
\end{aligned} \tag{4.3}$$

と 2 乗和をとると，式 (4.3) の最後の式の右辺第 3 項は，$2(\bar{x} - \mu)[n\bar{x} - n\bar{x}] = 0$ となる．この両辺の期待値をとると

$$E\{\sum (x_i - \mu)^2\} = E\{\sum (x_i - \bar{x})^2\} + nE\{(\bar{x} - \mu)^2\}$$
$$nV\{x_i\} = E\{\sum (x_i - \bar{x})^2\} + n \cdot \frac{1}{n} V\{x_i\}$$

母分散を σ^2 で示すと

$$E\{\sum (x_i - \bar{x})^2\} = n\sigma^2 - \sigma^2 = (n-1)\sigma^2$$

したがって，式 (4.2) から $\sum (x_i - \bar{x})^2 = n\hat{\sigma}^2$ と変形して比べると

$$E\{\sum (x_i - \bar{x})^2\} = nE\{\hat{\sigma}^2\} = (n-1)\sigma^2$$
$$E\{\hat{\sigma}^2\} = \sigma^2 - \frac{1}{n}\sigma^2$$

となり，式 (4.2) の $\hat{\sigma}^2$ は，真の分散よりも σ^2/n だけ小さい方に偏っている．

そこで，不偏な推定値としては，$\hat{\sigma}^2$ に $n/(n-1)$ を乗じたもの，つまり，偏差平方和 $S_{xx} = \sum (x_i - \bar{x})^2$ を n ではなくて $(n-1)$ で割ったものをとれば

$$E\left\{\frac{\sum (x_i - \bar{x})^2}{n-1}\right\} = \sigma^2$$

となる．

偏差平方和 (sum of squares; SS)，は単に**平方和**と呼ぶことが多く，計量データでは基本的な統計量である．標本の大きさ n を指定したときには，その限定内ではばらつきの目安となるから，**変動** (variation) ともいう．実際の計算は，展開して整理するとわかるが

$$S_{xx} = \sum_{i=1}^{n}(x_i - \bar{x})^2 = \sum_{i=1}^{n} x_i^2 - n\bar{x}^2 = \sum_{i=1}^{n} x_i^2 - \frac{(\sum_{i=1}^{n} x_i)^2}{n} \quad (4.4)$$

として計算する方が無難である．S_{xx} の添字 xx は x の偏差の2乗を示す．さしあたり，$\sum x_i^2$ から，平均値に関連した**修正項** (correction factor) を引いたものと覚えておくとよい．修正項 (CF) は，総和を T_G として

$$\text{CF} = n\bar{x}^2 = \frac{(\sum x_i)^2}{n} = \frac{T_G^2}{n} \quad (4.5)$$

と書ける．S_{xx} は，見方によっては，より一般的な**偏差積和** (sum of products)，**共変動** (covariation) として定義される．1対の $O_n\{x_i, y_i\}$ について求めた

$$S_{xy} = \sum_{i=1}^{n}(x_i - \bar{x})(y_i - \bar{y}) = \sum_{i=1}^{n} x_i y_i - n\bar{x}\bar{y}$$
$$= \sum_{i=1}^{n} x_i y_i - \frac{(\sum x_i)(\sum y_i)}{n} \quad (4.6)$$

という統計量の $x = y$ の場合と考えられる．

S_{xx} を $(n-1)$ で割るが，この $(n-1)$ の値を**自由度** (degrees of freedom) といい，Df, df, ν, ϕ などと書くことが多く，1は平均値の修正に関係している．平方和を自由度で割ったものを，単に**分散** (variance) と呼ぶが，必要ならば分散の不偏推定量，不偏分散（推定量）(unbiased estimator of variance) の実現値という．つまり

$$V = s^2 = \frac{S_{xx}}{n-1} = \frac{1}{n-1}\{\sum x_i^2 - n\bar{x}^2\}, \quad E\{V\} = \sigma^2 \quad (4.7)$$

である．変量としての関数 V を指して推定量 (estimator)，具体的な実現値 V

を指して推定値 (estimate) と区別することが正しいが，区別して呼んでいないこともある．

[例 4.1] $O_4\{5,7,10,14\}$ につき，$\bar{x}=9.00$，$\sum x_i = 36$，$\sum x_i^2 = 370$ で

$$S_{xx} = 370 - 4 \times 9.00^2 = 370 - \frac{36^2}{4} = 46$$

$$V = \frac{46}{4-1} = 15.33$$

この場合，$\bar{x} = 9.00$ と割りきれている．$x_i^* = x_i - 9.00$ とすれば $O_4^*\{-4, -2, 1, 5\}$ で CF = 0，$S_{xx} = \sum x_i^{*2} = 46$ と直ちに求められる．$x_i^* = x_i \pm a$ と定数を加減しても S_{xx} は変わらない．$x^* = bx$ と定数倍すれば S_{xx} は b^2 倍になる．

なお，分散の $100(1-\alpha)$% 信頼限界は，下限 $\sigma_L^2 = S_{xx}/\chi_{\alpha/2}^2[\nu]$，上限 $S_{xx}/\chi_{1-\alpha/2}^2[\nu]$ で与えられる．この例では，95% 信頼限界は，2つの χ^2 値，9.348 と 0.216 から，$\sigma_L^2 = 4.92$，$\sigma_U^2 = 212.96$ となる．

4.2　分散未知の 1 標本問題

正規変量における無作為標本 $X \in N\{X|\mu, \sigma^2\} \to O_n\{x_i\}$ について，σ^2 が既知で，μ が未知のとき，$H_0 : \mu = \mu_0$，$H_1 : \mu = \mu_1 \neq \mu_0$ の検定では

$$t_0 = \frac{|\bar{x} - \mu|}{\sigma}\sqrt{n} \geq t_\alpha[\infty] \tag{4.8}$$

であれば，両側水準 α で有意とし，また $100(1-\alpha)$% の信頼限界を

$$\mu_L = \bar{x} - t_\alpha[\infty]\frac{\sigma}{\sqrt{n}}, \quad \mu_U = x + t_\alpha[\infty]\frac{\sigma}{\sqrt{n}} \tag{4.9}$$

と推定する．現実問題では (i) σ^2 が未知で，(ii) 厳密な正規性はない，というのが普通であるが，正規性については，通常の目的で平均値を扱う限りは，手法の頑健性に頼るとして，分散 σ^2 が未知の場合を考えてみよう．いま

$$t = \frac{\bar{x} - \mu_0}{\sqrt{\frac{S_{xx}}{n-1}\frac{1}{n}}} = \frac{\bar{x} - \mu_0}{\sqrt{\frac{V}{n}}} \tag{4.10}$$

を考える．式 (4.10) には不偏分散 V が含まれるが，これについてもう少しみてみよう．式 (4.3) を用いて

$$\frac{\sum(x_i-\mu)^2}{\sigma^2} = \frac{\sum(x-\bar{x})^2}{\sigma^2} + \frac{n(\bar{x}-\mu)^2}{\sigma^2} \tag{4.11}$$

であるが，$z_i = (x_i - \mu)/\sigma$，$x_i = z_i\sigma + \mu$ を利用し

$$\frac{x-\bar{x}}{\sigma} = \frac{1}{\sigma}\{z_i\sigma + \mu - (\bar{z}\sigma + \mu)\} = z_i - \bar{z}$$

$$\frac{\bar{x}-\mu}{\sigma\frac{1}{\sqrt{n}}} = \frac{\bar{z}\sigma + \mu - \mu}{\sigma}\sqrt{n} = \sqrt{n}\bar{z}$$

となるから，式 (4.11) は

$$\sum z_i^2 = \sum(z_i - \bar{z})^2 + n\bar{z}^2$$

すでに 3.9 節でみたように $\sum z_i^2$ は $\chi^2[n]$ にしたがい，$n\bar{z}^2$ は $\chi^2[1]$ にしたがうから，$\sum(z_i - \bar{z})^2$ は $\chi^2[n-1]$ にしたがう．

$$V = \frac{\sum(x_i - \bar{x})^2}{n-1} = \sum(z_i - \bar{z})^2 \cdot \frac{\sigma^2}{n-1}$$

で，V は $\{\sigma^2/(n-1)\}\chi^2[n-1]$ にしたがう．

式 (4.10) に戻り

$$t = \frac{\frac{\bar{x}-\mu_0}{\sigma/\sqrt{n}}}{\frac{\sqrt{V/n}}{\sigma/\sqrt{n}}} = \frac{z}{\sqrt{\frac{V}{\sigma^2}}}$$

と書きなおすと，$z \in t[\infty]$，$V/\sigma^2 \in \chi^2[n-1]/(n-1)$ になる．この形式のとき t は自由度 $\nu = [n-1]$ の t 分布にしたがう変量である．t 分布の確率素分は

$$f(t)dt = \frac{1}{\sqrt{\nu}B\left(\frac{\nu}{2},\frac{1}{2}\right)}\left(1 + \frac{t^2}{\nu}\right)^{-\frac{\nu+1}{2}}dt \tag{4.12}$$

であるが，t の実現値 t_0 と水準 α，自由度 $[n-1]$ の限界値 $t_\alpha[n-1]$ と比べ

$$t_0 = \frac{|\bar{x}-\mu_0|}{\sqrt{\frac{V}{n}}} \geq t_\alpha[n-1] \tag{4.13}$$

のとき有意で，$H_0: \mu = \mu_0$ は棄却される．ここで，$B\left(\frac{\nu}{2}, \frac{1}{2}\right)$ はベータ関数である（式 (4.41)）．

"形式的には"，分散 σ^2 が未知のときには，(i) σ^2 の代りに $V = S_{xx}/(n-1)$ を用い，(ii) $t_\alpha[\infty]$ の代りに $t_\alpha[n-1]$ を用いれば，分散 σ^2 が既知のときの検定と推定の手法が，そのまま通用する．$100(1-\alpha)\%$ の信頼限界は

$$\bar{x} \pm t_\alpha[n-1]\sqrt{\frac{V}{n}} \tag{4.14}$$

となる．ノイズに相当するものが $\sigma/\sqrt{n}$ から $\sqrt{V/n}$ に変わり，$t_\alpha[\infty]$ が，これよりも一般にやや大きな $t_\alpha[n-1]$ に変わってくる．$t_\alpha[\infty] < t_\alpha[n-1]$ であることは，σ^2 を V で代用するための，安全側によった対策と理解しておけばよかろう．

[**例 4.2**] 前出の例 2.6 の PSP15 分値のデータを再録すると

$$\{22, 26, 28, 30, 31, 33, 33, 34, 35, 37\}$$

である．これが $\mu_0 = 35.0$ の標本とみてよいか．

$$\bar{x} = \frac{1}{10}(22 + \cdots + 37) = \frac{309}{10} = 30.9$$
$$S_{xx} = 22^2 + \cdots + 37^2 - \frac{309^2}{10} = 184.9$$
$$V = \frac{184.9}{10-1} = 20.54$$
$$t_0 = \frac{|30.9 - 35.0|}{\sqrt{\frac{20.54}{10}}} = \frac{4.100}{1.433} = 2.861 > t_{0.05}[10-1] = 2.262$$

で有意．この集団の平均値 μ は $\mu_0 = 35.0$ と異なるらしい．μ の信頼限界は t_0 の分母 $\sqrt{V/n}$ を用い

$$30.9 \pm 2.262 \times 1.433 = [27.66, 34.14]$$

となり，平均値は 30.9 [27.7, 34.1] となる．この区間は 35 を含まない．

分散未知の 1 標本 t 検定の場合，例数の設定には非心 t 分布を必要とするが，$\alpha = 0.05$ の付近では

$$\lambda = \frac{|\mu_1 - \mu_0|}{\sigma} \simeq \frac{1}{\sqrt{n-2}} \{t_\alpha[\infty] + t_{2\beta}[\infty]\}$$

$$n \simeq \left\{ \frac{\sigma}{|\mu_1 - \mu_0|} (t_\alpha[\infty] + t_{2\beta}[\infty]) \right\}^2 + 2 = n_0 + 2 \tag{4.15}$$

が利用できる．つまり，分散既知として求めた n_0 に 2 だけ加えればよい．より正確には，この n_0 を求めたうえ

$$n \simeq n_0 + \frac{1}{2} t_\alpha^2[\infty] + \frac{1}{2n_0} t_\alpha^2[\infty] \left\{ 1 - \frac{1}{8} t_\alpha^2[\infty] \right\}$$

となるが，$t_{0.05}[\infty] \simeq 2$ を用い，右辺第 3 項を省略すると式 (4.15) になる．

平均値の推定における両側信頼区間幅を w_0 とおくと，必要な例数は

$$n \simeq 4 \left\{ \frac{\sigma}{w_0} t[\infty] \right\}^2 + 2 \tag{4.16}$$

となる．検定でも推定でも σ^2 についての情報がはっきりしないときには，$\delta = |\mu_0 - \mu_1|$ として，$\delta/\sigma = \lambda$ なり，w_0/σ なりを目安に考える．

[例 4.3] 標準偏差 σ の 60% 程度の差を問題にしたい．両側水準 5%，検出力 90% で 1 標本問題の t 検定を行なうには

$$n \simeq \left\{ \frac{1}{0.6} (1.960 + 1.282) \right\}^2 + 2 = 31.2$$

32 例を要する．

また 1.5σ 程度の信頼区間幅で 95% 信頼区間を求めたいとき

$$n \simeq 4 \left\{ \frac{1}{1.5} \times 1.960 \right\}^2 + 2 = 8.8$$

9 例を用意する．

4.3 頑健性

前節の t 分布の利用にあたっては，$X \in N\{\mu, \sigma^2\}$ の前提を必要としている．この正規性の前提が強ければ，現実には t 分布の利用をあきらめなければならないだろう．この前提が守れないときに，有意水準や信頼係数などの額面が大きく狂ってくると困るが，実際には，$O_n\{x_i\}$ が，ほぼ左右対称の分布か

らの無作為標本であれば，普通の目的には t 分布を利用しても，ほとんど支障がないことがわかっている．幸いなことに，5% 水準の平均値の検定や，95%の平均値の信頼限界の推定にあたっては，n が大きくなるにつれて，正規性の前提をあまり気にしなくてもよい．つまり t 分布を利用する推論の手法は，分布の前提に対して**頑健** (robust) である．

　仮説検定について，いくつかの手法があるとき，水準 α と指定し，特定の対立仮説についての検出力が大きいものを選ぶことがよい．これを強力であるというが，頑健で強力な手法が好ましい．多くの場合に，t 検定はこの 2 つの条件を満足するが，$O_n\{x_i\}$ がひどく歪んでいたりすると強力な t 検定をあきらめて，頑健性の大きな手法を採用した方が無難である．こうした手法を，ノンパラメトリック (nonparametric) とか，分布によらない (distribution-free) 手法と呼んでいる．t 検定はパラメトリックな手法である．

　1 標本 t 検定がどのくらいの頑健性をもっているかを吟味する 1 つの方法に，モンテ・カルロ法がある．ほぼ正規分布にしたがう乱数を n 個つくる．これらについて

$$t_0 = \frac{\bar{x} - \mu}{\sqrt{\frac{V}{n}}} \qquad (4.17)$$

を計算する．このような t_0 を多数求めて，経験的な分布曲線をつくると，$t[n-1]$ の理論的な分布曲線とよく似たものになる．t 分布は左右対称であり，普通の数値表には $t[n-1] > 0$ が与えられているが，式 (4.17) の t_0 は負の値もとる．つぎに別型の分布を指定し，これからの無作為標本につき，くりかえし t_0 を求めて，理論分布と重ねてみると，少しくいちがってくる．こうした比較を，n を変え，分布を変えて行なうと，半定量的に，頑健性の程度がわかる．

[**例 4.4**] いくつかの理論分布を土台に，モンテ・カルロ法で吟味をすると，図 4.1 のような分布について，実際上，t 検定を利用してよさそうな最小の標本の大きさ $n*$ は，かなり異なる．

　片側 2.5% 前後でかなり安全側に立っていえば，(i) 対称的な C では $n* \geq$

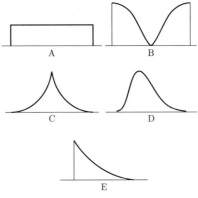

図 4.1 Ratcliffe の図

3, 平坦な A では, $n^* \geq 15$, 凹な B では $n^* \geq 30$, (ii) 非対称的な D では $n^* \geq 50$, 極端な E では $n^* \geq 80$ の見当になる. A, C の場合, $-t_0$, $+t_0$ いずれでも n が小さいと, 額面より言いすぎが大きくなる. 左に片寄った D, E では額面に対して $-t_0$ は言いすぎになり, $+t_0$ では保守的になる.

あらかじめ分布の型を知らなくても, 標本値のプロットで, 大まかな検討はできるであろう. 左右が対称で, 削ぎ山なりの頻度曲線になれば, $n \geq 10$ でも安心できるだろう. 一方, $\sqrt{x}$, $\log x$ などの変換を行なった変換値が, より好ましい分布をつくることも少なくない. こうした変換値を利用したときの区間推定では, 変換値のまま信頼限界を計算し, 最後にもとの x にもどす. その具体的な意味については, あらためて考えてみる.

2群比較にみえても, 対応がある場合には, $O_n\{x_i, y_i\}$ のプロットからみて, $O_n\{d_i = x_i - y_i\}, O_n\{r_i = y_i/x_i\}$ のように, 1標本問題に帰着してもよいことがある. この際に, プロットによる吟味なしに, いきなり差や比をつくって解析したりすると失敗することがある.

4.4 2標本問題

処置 A, B がそれぞれ, m 例, n 例の対応のない別群に用いられているときには 2 標本問題になるが, A, B の群形成にあたっては, 十分に注意しなけ

ればならない．B群を対照とするときにも，B群の個体は，何もしない，偽処理 (sham)，プラセボを用いるなどで，意味づけは大きく変わってくる．

2群のデータ $O_m\{x_i\}, O_n\{y_i\}$ それぞれについて

$$V_x = \frac{S_{xx}}{m-1}, \quad V_y = \frac{S_{yy}}{n-1} \tag{4.18}$$

を求めたうえ，V_x と V_y を比べる．$V_x \geq V_y$ であったとするが，$V_x < V_y$ では，x と y を交換して考える．まず F 分布を利用して

$$F_0 = \frac{V_x}{V_y} < F_{0.025}[m-1, n-1] \tag{4.19}$$

を確認する．F 分布については後述するが，分子，分母の分散の自由度を，第1，第2自由度として，2.5% の F の限界値を求め，F_0 がこれよりも小さいことをみる．これを**等分散の検定**というが，F_0 が限界値 $F_{0.025}[m-1, n-1]$ をこえなければ，とくに $m \simeq n$ においては A，B の母分散を操作的に同一視してもよいと考えられる．積極的に等分散を支持しているのではないが，このときには，共通の不偏分散を

$$V = \frac{S_{xx} + S_{yy}}{m+n-2} \tag{4.20}$$

と推定し，この自由度を $[m+n-2]$ とする．F_0 が大きくて，不等分散と判断されたならば，次節の方法にしたがう．なお，m, n に制約がなければ，普通は $m \simeq n$ が好ましい．

不等分散のとき，μ_x と σ_x^2，μ_y と σ_y^2 の間に特定の関係がうかがえるなら，変換を考える．

共通の分散 V は，2群それぞれでの平方和と自由度をプールして求めたもので，$\bar{x}$ と $\bar{y}$ とを重ねたうえでのゆらぎを求めた姿になっている．独立な2群の平均値については，等分散であれば

$$V\{\bar{x} \pm \bar{y}\} = \frac{\sigma_x^2}{m} + \frac{\sigma_y^2}{n} = \sigma^2 \left(\frac{1}{m} + \frac{1}{n}\right)$$

であるから，形式的に σ^2 の代りに V を用い，正規検定と同型の S/N 比をつくると，t 分布にしたがう検定統計量の実現値を得る．すなわち

$$t_0 = \frac{|\bar{x} - \bar{y} - \delta_0|}{\sqrt{V\left(\frac{1}{m} + \frac{1}{n}\right)}}, \quad V = \frac{S_{xx} + S_{yy}}{m + n - 2} \qquad (4.21)$$

となる．$H_0 : \delta = \mu_x - \mu_y = \delta_0$, $H_1 : \delta = \delta_1 \neq \delta_0$ につき，$t_0 \geq t_\alpha[m+n-2]$ のとき有意で H_0 を棄却する．両群の平均値に差がないという帰無仮説では $\delta_0 = 0$ であり，$H_0 : \mu_x = \mu_y$ と書いてもよい．

平均値の差 δ の $100(1-\alpha)\%$ の信頼限界は

$$(\bar{x} - \bar{y}) \pm t_\alpha[m+n-2]\sqrt{V\left(\frac{1}{m} + \frac{1}{n}\right)}, \quad V = \frac{S_{xx} + S_{yy}}{m + n - 2} \qquad (4.22)$$

で与えられ，信頼区間 $[\delta_L, \delta_U]$ が 0 を含まなければ，水準 α で，$H_0 : \mu_x = \mu_y, \delta = 0$ を棄却することに等しい．

[**例 4.5**] 2種類のアミノ酸製剤の点滴注入を行ない，一定時間後の血中アミノ酸の増加率をしらべた．

A	29	36	38	41	46	52		242
B	40	44	47	52	57	60	62	65	427

$$\bar{x} = \frac{242}{6} = 40.33, \qquad \bar{y} = \frac{427}{8} = 53.37$$
$$V_x = 64.26, \qquad V_y = 82.26$$

等分散の検定は，式 (4.19) で x, y を交換し，自由度の順序もかえて

$$F = \frac{V_y}{V_x} = \frac{82.26}{64.26} < F_{0.025}[7, 5] = 6.85$$

となるから

$$V = \frac{321.33 + 575.87}{7 + 5} = 74.76$$
$$t_0 = \frac{|40.33 - 53.37|}{\sqrt{74.76\left(\frac{1}{6} + \frac{1}{8}\right)}} = 2.793 > t_{0.05}[12] = 2.179$$

で有意となり，Bの方が増加率が大きいので利用が悪いらしい．平均値の差

の両側 95% 信頼限界は

$$13.04 \pm 2.179 \times 4.669 = [2.866, 23.21]$$

平均値の差は B が大きく，13.0% [2.9, 23.2] である．

分散 σ^2 が既知の場合の 2 群正規検定の各群の標本の大きさ n_0 は

$$n_0 \simeq 2\left\{\frac{\sigma}{\delta}(t_\alpha[\infty] + t_{2\beta}[\infty])\right\}^2$$

であるが，分散未知で，t 検定を用いるとき，"各群"の大きさ n は

$$n \simeq n_0 + \frac{1}{4}t_\alpha^2[\infty] + \frac{t_\alpha^2[\infty]}{4n_0}\left\{1 - \frac{t_\alpha^2[\infty]}{16}\right\} \tag{4.23}$$

と示せる．$\alpha \simeq 0.05$ では $n \simeq n_0 + 1$ である．このことから，$m \neq n$ としたときの検定の特性は

$$\lambda = \frac{\delta}{\sigma} \simeq \sqrt{\frac{m+n-2}{(m-1)(n-1)}}\{t_\alpha[\infty] + t_{2\beta}[\infty]\} \tag{4.24}$$

としてよかろう．n が大きなところでは，1 標本問題として一方の平均値を固定してしまうと，総例数でいえば 2 標本問題の約 1/4 になる．

推定の場合，区間幅を w_0 としたとき，各群に

$$n \simeq 8\left\{\frac{\sigma t_\alpha[\infty]}{w_0}\right\}^2 + 1 \tag{4.25}$$

を用いればよかろう．

[例 4.6] 前出の 1 標本問題の例 4.3 と同じく，標準偏差の 60% 程度の差を，両側 5% 水準，検出力 90% の 2 群比較として t 検定で吟味するとき

$$n \simeq 2\left\{\frac{1}{0.6}(1.960 + 1.282)\right\}^2 + 1 = 59.4$$

だから，$n = 60$ となる．全体で 120 例であるが，1 標本問題では 32 例であった．

95% 信頼区間の幅を 1.50σ にしたいとき

$$n \simeq 8\left\{\frac{1}{1.5} \times 1.960\right\}^2 + 1 = 14.7$$

各群15例，全体で30例を見込んでおく．1標本問題では9例であった．

1標本問題でも2標本問題でも $\alpha \simeq 0.05$ の推論では，分散既知の正規分布を利用する場合の予測全例数に，2を加えたものを分散未知の t 分布を利用する場合の総例数とすればよさそうである．この2を，分散を知らないことの税金と考えておけばよい．

4.5 不等分散における2標本問題

対応のない2群A，Bの母分散が異なるとする実質的な根拠があるとき，あるいは等分散の検定で $F_0 = V_x/V_y > 1$ が大きくなったときには，$\sigma_x^2 \neq \sigma_y^2$ と考えて，分散を別個に推定する．

たとえばAが正常で，Bが異常といったとき，Bでの分散が大きくなって，不等分散となることが少なくない．対数変換によって等分散に近づくとすれば，対数値を変換値とする．この際に，差は比に変わる．

2標本問題として扱うとき，$m \simeq n$ の条件がくずれるほど，t 検定は不等分散性に敏感に反応し，結果の保証は怪しくなる．Behrens-Fisherの方法は，推測分布を利用し

$$t_0 = \frac{\bar{x} - \bar{y}}{\sqrt{\frac{V_x}{m} + \frac{V_y}{n}}} \tag{4.26}$$

を検定統計量とし

$$\theta = \tan^{-1}\sqrt{\frac{V_x}{V_y}}\sqrt{\frac{n}{m}}, \quad m-1, \quad n-1, \quad \alpha \tag{4.27}$$

によって定まるBehrens分布の限界値と比べる（例4.9を参照のこと）．

Aspinの t_0 の分布の研究からWelchが近似的に扱った方法はAspin-Welchの方法として知られ

4.5 不等分散における 2 標本問題

$$c = \frac{\frac{V_x^2}{m}}{\frac{V_x^2}{m} + \frac{V_y^2}{n}}, \quad \nu = \frac{1}{\frac{c^2}{m-1} + \frac{(1-c)^2}{n-1}} \quad (4.28)$$

を求め，t_0 と $t_\alpha[\nu]$ と比べる．自由度 ν は必ずしも整数にならない．

Cochran は，式 (4.26) の統計量 t_0 に対する Behrens 分布の近似的な限界値として

$$t_\alpha^* = \frac{\frac{V_x}{m} t_\alpha[m-1] + \frac{V_y}{n} t_\alpha[n-1]}{\frac{V_x}{m} + \frac{V_y}{n}} \quad (4.29)$$

を提唱している．一般に，両側 1-5% 水準では，Aspin-Welch，Behrens，Cochran の手法の順で保守的な検定結果を得るが，実用上では問題になるほどの差ではないだろう．

こうしたことから，不等分散の場合の独立な 2 群の平均値の差の検定は，以下の手順にしたがうがよかろう．

(1) $m = n$ のとき，共通の分散 V を形式的に式 (4.20) で求め，通常の式 (4.21) の t_0 を求める．これと $t_\alpha[n-1]$ と比べて検定する．

(2) $m < n$ のとき，分散を別個に求めて式 (4.26) の t_0 を計算する．

 (i) $t_0 < t_\alpha[m+n-2]$ ならば有意ではない．

 (ii) $t_0 \geq t_\alpha[m-1]$ ならば有意である．

 (iii) 以上で未決定であるとき，$t_\alpha[m+n-2] < t_\alpha^* < t_\alpha[m-1]$ である式 (4.29) の重みづけ t_α^* を求め，$t_0 \geq t_\alpha^*$ ならば有意である．$t_0 < t_\alpha^*$ ならば有意でない．

[例 4.7] 軽症群 A と重症群 B で検査 T を実施した．$H_0 : \mu_x = \mu_y$，$H_1 : \mu_x \neq \mu_y$ として，平均値の差を検定する．

A	42	43	43	44	44	44	45	46	48	50	449
B	42	43	48	49	51	55	59	63			410

$$\bar{x} = 44.90, \qquad \bar{y} = 51.25$$
$$V_x = 6.10, \qquad V_y = 54.50$$
$$F_0 = \frac{V_y}{V_x} = 8.93 > F_{0.025}[7,9] = 4.91$$

不等分散として式 (4.26) から，まず (i)
$$t_0 = \frac{|44.90 - 51.25|}{\sqrt{\frac{6.10}{10} + \frac{54.5}{8}}} = 2.331 > t_{0.05}[16] = 2.12$$

で有意ではないと断定できないし，(ii) $t_0 < t_{0.05}[7] = 2.365$ のため有意であるともいえない．そこで (iii) $t_{0.05}[9] = 2.262$ を用いて，式 (4.29) から
$$t_{0.05}^* = \frac{\frac{6.1}{10} \times 2.262 + \frac{54.5}{8} \times 2.365}{\frac{6.1}{10} + \frac{54.5}{8}} = 2.357$$

$t_0 = 2.331 < t_{0.05}^* = 2.357$ であるから，5% 水準で差ありとはいえない．両群のばらつきは B 群で大きいらしいが，中心位置としては，ずれていると言いきれるまでの証拠はない．

不等分散であるのに，通常の等分散の扱いをすれば，m, n の大小と σ_x^2, σ_y^2 の大小関係から，言いすぎが額面水準より大きくなったり，小さくなったりする．逆に，等分散であるのに不等分散の扱いをすれば，一般に言いすぎについてわずかに保守的になり，検出力はおちるが，$m : n$ の比が $1 : 2$ から $1 : 3$ 程度におさまっていれば，実際上はそれほどひどいことにはならない．

4.6　2 群の平均値の比

比の扱いは 2.12 節に述べたが，$\zeta = \mu_y/\mu_x$ の比について，分散未知の独立な 2 群で等分散のときには，共通の分散を $V = (S_{xx} + S_{yy})/(m+n-2)$ と型のごとく求め
$$g = \left(\frac{t_\alpha[m+m-2]}{\bar{x}}\right)^2 \frac{V}{m}$$

として，式 (2.50) と同型の Fieller の式

$$\begin{aligned}\zeta_L &= \frac{1}{1-g}\left\{\left(\frac{\bar{y}}{\bar{x}}\right) - \frac{t_\alpha[m+n-2]}{\bar{x}}\sqrt{\left\{\frac{(1-g)}{n} + \left(\frac{y}{\bar{x}}\right)^2 \frac{1}{m}\right\}V}\right\} \\ \zeta_U &= \frac{1}{1-g}\left\{\left(\frac{\bar{y}}{\bar{x}}\right) + \frac{t_\alpha[m+n-2]}{\bar{x}}\sqrt{\left\{\frac{(1-g)}{n} + \left(\frac{y}{\bar{x}}\right)^2 \frac{1}{m}\right\}V}\right\}\end{aligned} \quad (4.30)$$

によって $100(1-\alpha)\%$ の比の信頼限界が求められる.

一般に $g < 0.1$ では $g = 0$ と無視して

$$\begin{aligned}\zeta_L &= \left(\frac{\bar{y}}{\bar{x}}\right) - \frac{t_\alpha[m+n-2]}{\bar{x}}\sqrt{\left\{\frac{1}{n} + \left(\frac{\bar{y}}{\bar{x}}\right)^2 \frac{1}{m}\right\}V} \\ \zeta_U &= \left(\frac{\bar{y}}{\bar{x}}\right) + \frac{t_\alpha[m+n-2]}{\bar{x}}\sqrt{\left\{\frac{1}{n} + \left(\frac{\bar{y}}{\bar{x}}\right)^2 \frac{1}{m}\right\}V}\end{aligned} \quad (4.31)$$

を用いてもよいとされる.

[例 4.8] アミノ酸製剤の例 4.5 について, $t_{0.05}[8+6-2] = 2.179$ を用い, A/B の形式で

$$g = \left(\frac{2.179}{53.37}\right)^2 \frac{74.76}{8} = 0.0156 < 0.1$$

したがって式 (4.31) から, 95% 比の信頼限界は

$$\begin{aligned}\zeta_L &= \frac{40.33}{53.37} - \frac{2.179}{53.37}\sqrt{\left\{\frac{1}{6} + \left(\frac{40.33}{53.37}\right)^2 \frac{1}{8}\right\}74.76} \\ \zeta_U &= \frac{40.33}{53.37} + \frac{2.179}{53.37}\sqrt{\left\{\frac{1}{6} + \left(\frac{40.33}{53.37}\right)^2 \frac{1}{8}\right\}74.76} \\ &= 0.756 \pm 0.172 = [0.584, 0.928]\end{aligned}$$

となる. 信頼限界 $[0.584, 0.928]$ は, 平均値の比 0.756 について対称であるが, g を生かして求めなおすと, 0.594 と 0.942 となり, 少しずれてくる. いずれも 1 を含まない.

観測値 $O_m\{x_i\}$, $O_n\{y_i\}$ の双方を $O_m\{\ln x_i\}$, $O_n\{\ln y_i\}$ と変換した方が都

合がよいならば，この変換値で計算し差をとれば $\ln \mu_y - \ln \mu_x = \ln(\mu_y/\mu_x)$ であるから，最後に逆変換して比を推定できる．

不等分散のときにはやや面倒になり，Behrens 分布を利用するが

$$g = \left(\frac{t_\alpha^*}{\bar{x}}\right)^2 \frac{V_x}{m}$$

としたうえ

$$\begin{aligned}\zeta_L &= \frac{1}{1-g}\left\{\left(\frac{\bar{y}}{\bar{x}}\right) - \frac{t_\alpha^*}{\bar{x}}\sqrt{\frac{V_y}{n}(1-g) + \left(\frac{\bar{y}}{\bar{x}}\right)^2\frac{V_x}{m}}\right\} \\ \zeta_U &= \frac{1}{1-g}\left\{\left(\frac{\bar{y}}{\bar{x}}\right) + \frac{t_\alpha^*}{\bar{x}}\sqrt{\frac{V_y}{n}(1-g) + \left(\frac{\bar{y}}{\bar{x}}\right)^2\frac{V_x}{m}}\right\}\end{aligned} \quad (4.32)$$

とすることが伝統的な方法であるが，t_α^* には Cochran の式 (4.29) が用いられるだろう．推測限界をより正しく求めるには，式 (4.27) の限界値である，Sukhatme の d と呼ばれる統計量を利用する．$m = n$ のとき $d_\alpha \simeq t_\alpha[n-1]$ であるが，$m \simeq n$ のときには特殊な数表を必要とする．

[例 4.9] d 統計量は $\theta = \tan^{-1}\sqrt{V_x/V_y}\sqrt{n/m}$ の関数になるが，$\alpha = 0.05$ では

$n-1$	θ	$m-1$			t
		6	8	12	
6	15	2.440	2.430	2.423	$t[6]$
	30	2.435	2.398	2.367	2.447
	45	2.435	2.364	2.301	
	60	2.435	2.331	2.239	
8	15	2.310	2.300	2.292	$t[8]$
	30	2.331	2.294	2.262	2.306
	45	2.364	2.292	2.229	
	60	2.398	2.294	2.201	
12	15	2.193	2.183	2.175	$t[12]$
	30	2.239	2.201	2.169	2.179
	45	2.301	2.229	2.167	
	60	2.367	2.262	2.169	

となる.

(i) $\theta = 0°$ のとき $d = t[n-1]$. (ii) $\theta = 90°$ のとき $d = t[m-1]$. (iii) 多くの場合には d は $t[m-1]$ と $t[n-1]$ の中間になるが, (iv) $m = n$ では $d \simeq t_\alpha[n-1]$ で d がわずかに小さい. x, y を交換するときには, 自由度も交換する.

4.7 多群の比較（1因子）

独立に形成された第 1, $\cdots$, 第 i, $\cdots$, 第 a 群があり, いずれも r 例から成り, それぞれに処置 A_1, $\cdots$, A_i, $\cdots$, A_a が与えてある. 処置 A_i は質的に異なったものであったり, 用量のように量的なものであったりするが, こうした $n = ar$ 個のデータを, 水準 (level) が a の処理因子 (factor) A についての一元配置のデータという. データは, 最初に A_1 の r 個, ついで A_2 の r 個, $\cdots$ と規則的な順序で得た方が実際上の手ちがいは少ないが, 統計的には, 各水準とも r になるようにバランスをとりながら A_i を n 例に無作為に割りつけ, 無作為に求められたものであることを必要とする.

具体的には, n 枚のカードを a 組 r 枚に分け, 各組に $A_1, \cdots, A_i, \cdots, A_a$ を記し, 全体をよく混ぜて 1 列に並べ, その順序に観測するという, **完全無作為化法** (completely randomized method) を原則とする. 俗に**一元配置法** (one-way layout) と呼んでいるが, 1 因子完全無作為化法の配置といった方がはっきりするという意見もある. 各水準 A_i 内のデータのばらつきはノイズになり, 異なった水準間では平均値の差を反映するシグナルを取りだせるような工夫が仕組まれていなければならない.

これは, 等分散の 2 標本の比較の拡張とみられるものであるが, 多群の処理効果を比べるにあたり, 分散ないし分散相当の統計量を利用するので, こうした解析法を**分散分析** (analysis of variance; ANOVA) と呼んでいる. 分散分析一般については, 次章であらためて述べる.

無作為な手順で求めた $n = ar$ 個のデータを整理して表に並べるが, 本質からみて, 同じ水準内での値を並べかえても意味は変わらない. x_{ij} は, 第 i 群の A_i の処理をうけた, たまたまその群での第 j 番目の個体のデータを示す.

各水準ごとに和 T_i を求め，総和 T_G を求めておく．

A_1	$\cdots$	A_i	$\cdots$	A_a	
x_{11}	$\cdots$	x_{i1}	$\cdots$	x_{a1}	
$\vdots$		$\vdots$		$\vdots$	
x_{1j}	$\cdots$	x_{ij}	$\cdots$	x_{aj}	
$\vdots$		$\vdots$		$\vdots$	
x_{1r}	$\cdots$	x_{ir}	$\cdots$	x_{ar}	
T_1	$\cdots$	T_i	$\cdots$	T_a	T_G

$$T_i = \sum_{j=1}^{r} x_{ij}$$
$$T_G = \sum_{i=1}^{a} T_i = \sum_{i=1}^{a}\sum_{j=1}^{r} x_{ij} = \sum_{i,j} x_{ij}$$

かりに，初期のデータが小さく，後期のデータが大きくなるような傾向があれば，無作為化によって，群間の比較には偏りは入らないとしても，群内のノイズを大きくして，推論の感度を悪くする．こうした傾向があれば，別途の工夫を要するが，ここではこの種の傾向はないものとする．各群に固有な効果 α_i があるならば，データについて

$$x_{ij} = \alpha_i + \varepsilon_{ij}$$

のモデルが考えられ，すべての群について $\varepsilon_{ij} \in N\{0, \sigma^2\}$ という誤差を考えるのが正式であるが，くり返し数が一定で r のときには，少なくとも正規性の前提は甘くてもよいとされる．手堅く扱うには等分散の吟味をする．

まず，全体を通じての平均値を $\bar{x} = T_G/n$ として，全体のばらつきを平方和，つまり全変動で示すと

$$S_{AR} = \sum_i \sum_j (x_{ij} - \bar{\bar{x}})^2 = \sum_{i,j}(x_{ij} - \bar{\bar{x}})^2 \quad [ar-1] \qquad (4.33)$$

第 i 水準の A_i 群のデータにつき，$\bar{x}_i = T_i/r$ を用いて

$$S_i = \sum_j (x_{ij} - \bar{x}_i)^2 \quad [r-1]$$

とすればノイズの目安になるから，これを a 個集めて

$$S_{R(A)} = \sum_i S_i = \sum_{i,j}(x_{ij} - \bar{x}_i)^2 \quad [a(r-1)] \qquad (4.34)$$

とする．各 A_i でのゆらぎをプールしたものであるから $R(A)$ と書いておく．
つぎに，$\bar{x}_i$ 間のばらつきは，処理効果のばらつきを反映しており

$$S_A = r \sum_i (\bar{x}_i - \bar{\bar{x}})^2 \quad [a-1] \tag{4.35}$$

と書ける．$S_{AR}, S_{R(A)}$ が x_{ij} の 1 実験単位の和になっているので，S_A では r 倍してある．

式 (4.33) の S_{AR} に細工をして展開すると

$$\begin{aligned} S_{AR} &= \sum\sum\{(x_{ij}-\bar{x}_i) + (\bar{x}_i - \bar{\bar{x}})\}^2 \\ &= \sum\sum\{(x_{ij}-\bar{x}_i)^2 + (\bar{x}_i - \bar{\bar{x}})^2 + 2(x_{ij}-\bar{x}_i)(\bar{x}_i - \bar{\bar{x}})\} \\ &= \sum_i\sum_j(x_{ij}-\bar{x}_i)^2 + r\sum_i(\bar{x}_i - \bar{\bar{x}})^2 + 2\sum_i\{(\bar{x}_i - \bar{\bar{x}})\sum_j(x_{ij}-\bar{x}_i)\} \end{aligned}$$

となるが，第 1 項は $S_{R(A)}$，第 2 項は S_A，第 3 項は $\sum(x_{ij}-\bar{x}_i) = r\bar{x}_i - r\bar{x}_i = 0$ であるから，結局は，平方和についても，自由度についても**相加性**(additivity) が認められるという，重要な性質があり，全平方和は

$$S_{AR} = S_A + S_{R(A)}$$
$$[ar-1] = [a-1] + [a(r-1)] \tag{4.36}$$

と行儀よく分割されることになる．

実際の計算では，群間平方和については

$$\begin{aligned} S_A &= r\sum(\bar{x}_i - \bar{\bar{x}})^2 = r\sum(\bar{x}_i^2 - 2\bar{x}_i\bar{\bar{x}} + \bar{\bar{x}}^2) \\ &= r\sum\left(\frac{T_i}{r}\right)^2 - 2r\frac{T_G}{ar}\sum\left(\frac{T_i}{r}\right) + ar\left(\frac{T_G}{ar}\right)^2 \\ &= \frac{1}{r}\sum T_i^2 - \frac{1}{ar}T_G^2 \\ &= \frac{1}{r}\sum T_i^2 - \mathrm{CF} \end{aligned}$$

となることから，計算手順としては，まず

$$\mathrm{CF} = \frac{T_G^2}{ar}$$

$$S_{AR} = \sum_i \sum_j x_{ij}^2 - \mathrm{CF}$$

$$S_A = \frac{1}{r} \sum_i T_i^2 - \mathrm{CF}$$

$$S_{R(A)} = S_{AR} - S_A$$

として，3つの平方和を求める．いずれも"平方"の和であるから，負にはならない．

これらを**分散分析表**の形式に整理する．

要因	SS	Df	Ms	$E\{V\}$
A：処理効果	S_A	$a-1$	$V_A = S_A/(a-1)$	$r\sigma_{A^2} + \sigma^2$
$R(A)$：残差	$S_{R(A)}$	$a(r-1)$	$V_{R(A)} = S_{R(A)}/a(r-1)$	σ^2
AR：全体	S_{AR}	$ar-1$	-	-

ここで SS/Df を平均平方 (mean squares; MS) と呼ぶが，形式上は分散である．もしも処理効果が各群で等しく，たかだか偶然的なくいちがいであれば V_A は $V_{R(A)}$ と同じ程度になり，また処理効果が互いに異なるなら，V_A はこれを反映するシグナルになり，S/N 比を 2 乗の姿でみると

$$F_0 = \frac{V_A}{V_{R(A)}} \gg 1$$

となるであろう．$R(A)$ の欄は誤差と呼んでもよいものであるが，分散分析の考え方からは，**残差** (residual) としておいた方がよかろう．

もう一度，一元配置のモデルに戻ると

$$x_{ij} = \alpha_i + \varepsilon_{ij} = \mu + \delta_i + \varepsilon_{ij} \tag{4.37}$$

で，水準 A_i に固有な α_i のまわりに σ^2 の分散で分布する変量の実現値が x_{ij} である．

S/N 比の F_0 を本格的に吟味するには正規性の前提を必要とするが，バランスのとれた無作為な配置で求めたデータでは，この前提は少なくとも処理効果

の一様性の吟味にあたっては甘い．

残差平方和について

$$S_i = \sum_j (x_{ij} - \bar{x}_i)^2 = \sum_j \left\{ (\alpha_i + \varepsilon_{ij}) - \frac{\sum_j (\alpha_i + \varepsilon_{ij})}{r} \right\}^2$$

$$= \sum_j \{(\alpha_i + \varepsilon_{ij}) - (\alpha_i + \bar{\varepsilon}_{ij})\}^2$$

$$S_{R(A)} = \sum_i S_i = \sum_i \sum_j (\varepsilon_{ij} - \bar{\varepsilon}_i)^2 = \sum_i \left\{ \sum_j \varepsilon_{ij}^2 - 2\bar{\varepsilon}_i \sum_j \varepsilon_{ij} + r\bar{\varepsilon}_i^2 \right\}$$

$$= \sum_i \left\{ \sum_j \varepsilon_{ij}^2 - r\bar{\varepsilon}_i^2 \right\}$$

となる．ここに $\bar{\varepsilon}_{ij} = \sum_j \varepsilon_{ij}/r$ である．両辺の期待値をとると $E\{\varepsilon_{ij}\} = 0$ であり

$$E\{S_{R(A)}\} = \sum_i \left\{ r \cdot \sigma^2 - r \cdot \frac{1}{r}\sigma^2 \right\} = \sum_i (r-1)\sigma^2 = a(r-1)\sigma^2$$

$$E\{V_{R(A)}\} = E\{S_{R(A)}\} \frac{1}{a(r-1)} = \sigma^2 \tag{4.38}$$

一方，群間の変動について

$$S_A = r \sum_i (\bar{x}_i - \bar{\bar{x}})^2 = r \sum_i \{(\alpha_i + \bar{\varepsilon}_i) - (\bar{\alpha} + \bar{\bar{\varepsilon}})\}^2$$

$$= r \sum_i \{(\alpha_i - \bar{\alpha}) + (\bar{\varepsilon}_i - \bar{\bar{\varepsilon}})\}^2$$

$$= r \sum_i \{(\alpha_i - \bar{\alpha})^2 + (\bar{\varepsilon}_i - \bar{\bar{\varepsilon}})^2 + 2(\alpha_i - \bar{\alpha})(\bar{\varepsilon}_i - \bar{\bar{\varepsilon}})\}$$

ここで，第 3 項は 0 であるから

$$S_A = r\sum_i (\alpha_i - \bar{\alpha})^2 + r\sum_i (\bar{\varepsilon}_i^2 + \bar{\bar{\varepsilon}}^2 - 2\bar{\varepsilon}_i\bar{\bar{\varepsilon}})$$

$$= r\sum_i (\alpha_i - \bar{\alpha})^2 + r\sum_i \bar{\varepsilon}_i^2 - r\sum_i \bar{\bar{\varepsilon}}^2$$

$$E\{S_A\} = rE\left\{\sum_i (\alpha_i - \bar{\alpha})^2\right\} + ra \cdot \frac{1}{r}\sigma^2 - ra \cdot \frac{1}{ar}\sigma^2$$

$$= rE\left\{\sum_i (\alpha_i - \bar{\alpha})^2\right\} + (a-1)\sigma^2$$

ここで

$$\sigma_A^2 = \frac{E\{\sum_i (\alpha_i - \bar{\alpha})^2\}}{a-1}$$

とおけば，形式的には水準間の平均値の分散になり

$$E\{S_A\} = r\sigma_A^2(a-1) + (a-1)\sigma^2$$

$$E\{V_A\} = E\left\{\frac{S_A}{a-1}\right\} = r\sigma_A^2 + \sigma^2 \quad (4.39)$$

となる．したがって，式 (4.38)，(4.39) からみて，σ_A^2 が大きく，処理効果 α_i にばらつきがあれば，$F_0 = V_A/V_{R(A)}$ は大きくなる．

[**例 4.10**] 4種類の飼料に 5 匹のマウスを無作為に割りつけ，体重増をしらべた．

A	1	2	3	4	
	4	8	5	6	
	5	7	4	8	
	5	9	5	7	
	3	6	6	8	
	6	7	7	9	
	23	37	27	38	125

$$\mathrm{CF} = \frac{125^2}{4 \times 5} = 781.25$$

$$S_{AR} = 4^2 + \cdots + 9^2 - \mathrm{CF} = 835 - \mathrm{CF} = 53.75$$

$$S_A = \frac{1}{5}(23^2 + \cdots + 38^2) - \mathrm{CF} = \frac{1}{5} \times 4701 - \mathrm{CF} = 32.95$$

$$S_{R(A)} = 53.75 - 32.95 = 20.80$$

要因	SS	Df	Ms
A：飼料	32.95	3	10.98
$R(A)$：残差	20.80	16	1.30
AR：全体	53.75	19	-

$$F_0 = \frac{10.98}{1.30} = 8.45 \gg 1$$

ここでみる限り,飼料の体重増加に及ぼす影響は均一ではないらしい.

多数の処置があり,これから無作為に a 種類を選んで実験をするとき,α_i は変量の実現値となり,上述の σ_A^2 は分散である.こうした場合,**変量模型** (random model) であるという.これに対して,たまたま興味のある a 種類を指定したときには,α_i に無作為性はなく,σ_A^2 は α_i 間のばらつきを示すものの,真の分散ではなく,擬分散 (pseudo variance) といい,σ_A^{*2} のように書いた方が正しい.こうした場合,因子は**母数模型** (fixed model) であるという.このことは,σ_A^2 の推定,あるいはより複雑な分散分析の手法において問題になるであろう.

一元配置での帰無仮説は $H_0 : \sigma_A^2 = 0$,処置効果は一様,とおくが,対立仮説は,(i) 変量模型では $H_1 : \sigma_A^2 \neq 0$,処置効果は多様,(ii) 母数模型では $H_1 : \alpha_i \neq \alpha_k (i \neq k, i, k = 1, \cdots, a)$ となるような他と異なった効果を示すものが 1 つはある,と表現した方が現実的かもしれない.

式 (4.38), (4.39) について,$H_0 : \sigma_A^2 = 0$ が正しいとき,V_A も $V_{R(A)}$ も異なった計算法ではあるが,同じ σ^2 を推定しているから,直観的には $F_0 = V_A/V_{R(A)}$ が 1 に近くなると思われる.$E\{V_A\}/E\{V_{R(A)}\} = 1$ ではあっても

$E\{V_A/V_{R(A)}\} = 1$ とはならないが,ここでは S/N 比の F_0 が "1 に近い" と表現しておく.

互いに独立な方向から同じ σ^2 を推定している V_A と $V_{R(A)}$ の比 F_0 は,データに正規性があるとき,F 分布にしたがう変量の実現値となる.F 分布は,ν_1 と ν_2 の 2 つの自由度を母数としており,その確率素分は

$$f(F)dF = \left(\frac{\nu_1}{\nu_2}\right)^{\nu_1/2} \frac{F^{(\nu_1-2)/2}}{B\left(\frac{\nu_1}{2},\frac{\nu_2}{2}\right)} \left(1 + \frac{\nu_1}{\nu_2}F\right)^{-(\nu_1+\nu_2)/2} dF \qquad (4.40)$$

であるが,$B(\nu_1/2, \nu_2/2)$ はベータ関数で

$$B(a,b) = \frac{\Gamma(a)\Gamma(b)}{\Gamma(a+b)} = \int_0^1 x^{a-1}(1-x)^{b-1}dx \qquad (4.41)$$

である.

独立にカイ 2 乗分布にしたがう変量が 2 つあるとき

$$F[\nu_1, \nu_2] = \frac{\chi^2[\nu_1]}{\chi^2[\nu_2]}\frac{\nu_2}{\nu_1}$$

は,第 1 自由度 ν_1,第 2 自由度 ν_2 の F 分布にしたがう.第 1 自由度が 1 のとき,$F_\alpha[1, \nu_2] = \{t_\alpha[\nu_2]\}^2$,第 2 自由度が ∞ のとき $\nu_1 F_\alpha[\nu_1, \infty] = \chi_\alpha[\nu_1]$,また $F_\alpha[\nu_1, \nu_2] = 1/F_{1-\alpha}[\nu_2, \nu_1]$ などの性質がある.

F 分布の頻度曲線は図 4.2 のようになる.$H_0 : \sigma_A^2 = 0$ のもとに,F_0 を求めると,100 回中 100α 回は $F_\alpha[\nu_1, \nu_2]$ をこえるという限界値を使い,$F_0 \geq F_\alpha[\nu_1, \nu_2]$ のとき有意として,$H_1 : \sigma_A^2 \neq 0$ を採用する.この方式を ***F* 検定**と呼ぶ.

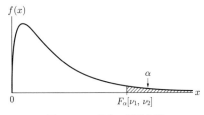

図 4.2 F 分布の頻度曲線

[**例 4.11**] 前出の例 4.10 では $\nu_1 = 3$,$\nu_2 = 16$,$F_0 = 8.45$ であった.$F_0 =$

$V_A/V_{R(A)}$ の分子の自由度を第 1，分母の自由度を第 2 と呼ぶ．5% 水準の限界値は $F_{0.05}[3,16] = 3.24$ で $F_0 = 8.45$ が大きいから，有意である．H_0：$\alpha_i = \alpha_k$（i, k すべて），処置効果は等しい，という帰無仮説を棄却して，H_1：$\alpha_i \neq \alpha_k$（i, k の少なくとも 1 つ），少なくとも 1 つの処置効果は他と異なる，という対立仮説を採用する．この段階では，どれが異なるかはわからない．

ときに $F_0 = V_A/V_{R(A)} < 1$ となるが，普通はこのままで $H_0 : \sigma_A^2 = 0$ を採用する．$F_0 \ll 1$ ならば，分子と分母を交換し $1/F_0$ と $F_\alpha[a(r-1), a-1]$ とを比べる必要があるかもしれない．これで有意のときには，何らかの異常や模型の思いちがいがあるであろう．

なお，くり返し数 r_i が不揃いのときには，S_A と各自由度に注意し

$$S_A = \sum_i \frac{T_i^2}{r_i} - \mathrm{CF}, \quad \nu_{R(A)} = [n - a] \tag{4.42}$$

などと変更する．ただし $n = \sum_i r_i$ である．$S_{R(A)}$ は残差として求める．

4.8 多群の比較（2 因子）

一元配置のモデルでは，群内，水準内のばらつきを偶然的なものとして，残差ないし誤差に丸めこんだ．初期データよりも後期データの方が大きくなるとか，ある種のくせが予想されるときには，積極的に，データ収集の時期を $B_1, \cdots, B_j, \cdots, B_b$ と分けることを考える．因子 B としては，反応に関して似たものを考え，互いに体重の似た a 個体，同じケージの a 個体などを考えてもよい．つまり，局所管理，層別の操作であり，このように似通った実験単位の集まりを**ブロック** (block) という．ブロック間の差を比べることもできるが，本来的には，ノイズを小さくする目的でブロック因子を設定する．

データは，2 方向で分類されるので，**二元配置** (two-way layout) というが，実は，(i) 因子 B としてブロック因子を選び，a 種類の処置 A_i を，それぞれのブロックごとの実験単位に無作為に割りつける方法と，(ii) B として，別の処置を b 種類だけ選んで，2 つの処置の組合わせ $A_1B_1, A_1B_2, \cdots, A_aB_b$ をつくり，この $n = ab$ 種類を実験単位の全体に無作為割りつけする方法とがあ

る．そこで二元配置という名称があいまいであるから，(i) を**乱塊法** (randomized block design)，(ii) を **2 因子完全無作為化法**と呼んで区別しているが，本書では，便宜上，二元配置という用語を使うこともある．

$B_1, \cdots, B_b$ を動物，患者の個体として，経時的に $A_1, \cdots, A_a$ の時点で観測を行なうことが多い．これは一見して二元配置にみえるが，問題の本質上 A_1 のつぎに A_2，A_2 のつぎに A_3，$\cdots$ と"規則的な順序"をふみ，無作為化は行なえない．こうしたデータも，やや強引に二元配置の解析手法で扱うこともあるが，B_j それぞれでの経時変化をみること，多変量解析を利用することなども考えなければならない．

二元配置では，x_{ij} が A_i と B_j の格子で押さえられ

$$x_{ij} = \alpha_i + \beta_i + \varepsilon_{ij} \tag{4.43}$$

と示される．特定の A_i と B_j の出会いによっては，$(\alpha_i + \beta_j)$ と効果が単純に和とならず，**交互作用** (interaction) として $(\alpha\beta)_{ij}$ といったものが重なるかもしれない．形式的に横軸に $B_1, \cdots, B_b$ をとり，A_1 のデータを縦にプロットし，ついで $A_2, \cdots, A_a$ とプロットしたとき，全体がおよそ平行的になっていることが，交互作用がないことを示す．A, B を交換してプロットしても同じことである．いずれにしても，プロットが交差したり，ばらばらな方向になっているときには，交互作用が大きく，二元配置の解析では，これが残差に丸めこまれて，推論の感度は悪くなる．A_iB_j の格子点で，$x_{ij}(k > 1)$ と，くり返しを行なうことで，交互作用の意味がはっきりする場合がある．

	A_1	$\cdots$	A_i	$\cdots$	A_a	
B_1	x_{11}	$\cdots$	x_{i1}	$\cdots$	x_{a1}	T_{B1}
$\vdots$	$\vdots$		$\vdots$		$\vdots$	$\vdots$
B_j	x_{1j}	$\cdots$	x_{ij}	$\cdots$	x_{aj}	T_{Bj}
$\vdots$	$\vdots$		$\vdots$		$\vdots$	$\vdots$
B_b	x_{1b}	$\cdots$	x_{ib}	$\cdots$	x_{ab}	T_{Bb}
	T_{A1}	$\cdots$	T_{Ai}	$\cdots$	T_{Ab}	T_G

$$T_{Ai} = \sum_{j=1}^{b} x_{ij}$$
$$T_{Bj} = \sum_{i=1}^{a} x_{ij}$$
$$T_G = \sum_{i,j} x_{ij}$$

データは，$n = ab$ 個あるが，各水準の和を A, B について求める．全体 AB の平方和を A, B および残差 A × B に分けるが，計算方法は一元配置の場合

と類似している．A×B は，本来は交互作用を示す約束であるが，各種の分散分析の手法との関連で，二元配置では残差項に流用している．

$$\mathrm{CF} = \frac{1}{ab}T_G^2 \qquad [1]$$

$$S_{AB} = \sum_{i,j} x_{ij}^2 - \mathrm{CF} \qquad [ab-1]$$

$$S_A = \frac{1}{b}\sum_i T_{Ai}^2 - \mathrm{CF} \qquad [a-1] \qquad (4.44)$$

$$S_B = \frac{1}{a}\sum_j T_{Bj}^2 - \mathrm{CF} \qquad [b-1]$$

$$S_{A\times B} = S_{AB} - S_A - S_B \qquad [(a-1)(b-1)]$$

S_A, S_B の $1/b$, $1/a$ の係数は，和を 1 単位に戻すものと形式的に憶えておく．分散分析表はつぎのようになる．ここでは，B をブロック因子としている．

要因	SS	Df	Ms	$E\{V\}$
A：処理	S_A	$a-1$	$V_A = S_A/(a-1)$	$b\sigma_{A^2} + \sigma^2$
B：ブロック	S_B	$b-1$	$V_B = S_B/(b-1)$	$a\sigma_{B^2} + \sigma$
A×B：残差	$S_{A\times B}$	$(a-1)(b-1)$	$V_{A\times B} = S_{A\times B}/(a-1)(b-1)$	σ^2
AB：全体	S_{AB}	$ab-1$	—	—

処理効果の一様性をみるには $H_0 : \sigma_A^2 = 0$, $H_1 : \sigma_A^2 \neq 0$ とおき，ややゆるい正規性の前提のもとに，$E\{V\}$ を参考にして

$$F_0 = \frac{V_A}{V_{A\times B}} \geq F_\alpha[a-1, (a-1)(b-1)]$$

のとき有意として，$H_1 : \sigma_A^2 \neq 0$ を採用し，処理効果は一様でないと考える．必要ならば，$V_B/V_{A\times B}$ と $F_a[b-1, (a-1)(b-1)]$ を比べ B の一様性をみる．

[**例 4.12**] 3 種類の中枢興奮剤 (A) をペントバルビタール (pentobarbital) で麻酔した 1 匹のイヌに反復投与して換気量の増加を測定した．本来 2 桁ほど残した方がよかろう．まず，第 1 回のシリーズとして無作為な順 $\{A_2, A_3, A_1\}$ にしたがって観測し，この後にペントバルビタール 5 mg/kg を追加し，第 2

回のシリーズを無作為な順 $\{A_1, A_3, A_2\}$ と観測し，またペントバルビタールを追加し，第 4 回のシリーズまで続けた．配置からみて乱塊法になる．

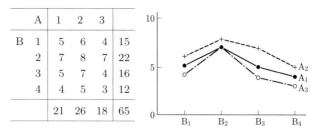

A	1	2	3	
B 1	5	6	4	15
2	7	8	7	22
3	5	7	4	16
4	4	5	3	12
	21	26	18	65

$$\mathrm{CF} = \frac{65^2}{12} = 352.08$$

$$S_{AB} = 379 - \mathrm{CF} = 26.92$$

$$S_A = \frac{1441}{4} - \mathrm{CF} = 8.17$$

$$S_B = \frac{1109}{3} - \mathrm{CF} = 17.58$$

$$S_{A\times B} = 26.92 - 8.17 - 17.58 = 1.17$$

要因	SS	Df	Ms	F_0	
A：薬剤	8.17	2	4.08*	21.00	$> F_{0.05}[2,6] = 5.14$
B：シリーズ	17.58	3	5.86*	30.14	$> F_{0.05}[3,6] = 4.76$
A × B：残差	1.17	6	0.19		
AB	26.92	11			

$*: p < 0.05$

もしも，シリーズを無視して，一元配置にしてしまうと

$$S_{R(A)} = S_{AB} - S_A = S_B + S_{A\times B} = 18.75$$

となり，$V_{R(A)} = 18.75/9 = 2.08$ は，二元配置でのノイズ $V_{A\times B} = 0.194$ のおよそ 10 倍になってしまう．S/N 比としては

$$F_0 = \frac{4.08}{2.08} = 1.96 < F_{0.05}[2,9] = 4.26$$

で有意ではなく，薬剤間の差を検出できない．

このように，誤差の中にブロック効果を丸めこむと，ノイズが不当に大きくなり，処置の差を反映するはずのシグナルを検出できない．一方，$V_B \simeq V_{A \times B}$ のとき，しかも残差自由度 $\nu_{A \times B}$ が 10 未満のような場合には，モデルの設定からも，検出力の点からも，一元配置に戻して解析した方がよいとされる．

4.9 多重比較法

分散分析において，たとえば処理 A の項が有意となったなら，具体的に，どれとどれとが異なるかをみたい．いま，統計的に独立なステートメントが $\Psi_1, \cdots, \Psi_m$ とあり，実質科学的な意味で 1 つのセット，"ファミリー $F\{\Psi_1, \cdots, \Psi_m\}$ を構成している．ステートメントあたりの言いすぎが α であるとき，すべてのステートメントが同時に正しい，"ファミリー F として"正しいことは $(1-\alpha)^m$ であるから，F としての言いすぎを α_F とおけば，$\alpha \ll 1$ のとき

$$\alpha_F = 1 - (1-\alpha)^m \simeq m\alpha, \quad \alpha \simeq \alpha_F/m \tag{4.45}$$

つまり，ファミリー F としての言いすぎを α_F におさえるには，ステートメントあたりに α_F/m の言いすぎを割りふる．この方針を Bonferroni の不等式の利用といっているが，ときに Dunn の方法と呼ぶ．ステートメントが必ずしも独立ではない場合も含め，やや保守的な判断様式を与える．

一元配置では $R(A)$，二元配置では $A \times B$ が残差項であったが，いずれにも共通して，これらを E で示すことにしよう．つまり $E\{V_E\} = \sigma^2$ で，自由度を ν_E とする．いま因子水準 A_i 相互の比較に興味をもち，水準 A_i の和を T_i，くり返し数を r_i とする．二元配置ではすべて $r_i = b$ と一定である．

2 つの水準 A_i, A_k を比べるとき，独立な 2 群の t 検定では，式 (4.21) で

$$t_0 = \frac{|\bar{x}_i - \bar{x}_k|}{\sqrt{V\left(\frac{1}{r_i} + \frac{1}{r_k}\right)}} \geq t_\alpha[r_i + r_k - 2]$$

のとき有意とした．分散分析で，A_i, A_k のデータだけを取り出して t_0 を求め

てもよいが，たとえば A_1, A_2, A_3 では $_3C_2 = 3$ 通りの比較があり，上述の理由から，およそ，$\alpha_F = (1-\alpha)^3 \simeq 3\alpha$ となり，5% 水準の t の限界値で 3 回検定すると，ファミリーとしての言いすぎは 15% 程度になってしまう．

せっかく分散分析で V_E が求めてあるからこれを用い，言いすぎの歯止めとして，m 個の比較があるなら，式 (4.45) からステートメントあたりの α を求めたうえ

$$t_0 = \frac{|\bar{x}_i - \bar{x}_k|}{\sqrt{V_E\left(\frac{1}{r_i} + \frac{1}{r_k}\right)}} \geq t_{\alpha F/m}[\nu_E] = t \tag{4.46}$$

のとき有意と判断した方がよいだろう．変形すれば，区間推定もできる．$r_i = r$ と一定のとき，式 (4.46) から

$$|\bar{x}_i - \bar{x}_k| \geq t\sqrt{V_E \frac{2}{r}}, \quad |T_i - T_k| \geq t\sqrt{2rV_E} = {}_B\Delta_{\alpha F/m} \tag{4.47}$$

つまり，$t\sqrt{2rV_E} = {}_B\Delta_{\alpha F/m}$ を求めたうえ，$|T_i - T_k|$ がこれをこえるとき，有意として，A_i と A_k に差ありと考えるならば，手堅い．

[**例 4.13**] 一元配置の例 4.10 の T_i についての差を整理する．この際，T_i の大きさの順に並べておくと便利であろう．たとえば $T_4 - T_2 = 38 - 37 = 1$ を，T_4 と T_2 の交差点に書き込む．

15*	14*	4	$T_1 = 23$
11*	10	$T_3 = 27$	
1	$T_2 = 37$		
$T_4 = 38$			

$\alpha_F = 0.05$ として，$m = 6$ から

$$\alpha = \frac{0.05}{6} \simeq 0.01$$

とみて，$t_{0.01}[16] = 2.92$ または $F_{0.01}[1, 16] = 8.53 = 2.92^2$ を用い，式 (4.47) の ${}_B\Delta_{0.01} = \sqrt{2 \times 5 \times 1.30 \times 8.53} = 10.53$ から，11 かそれ以上の差に * をつける．T_i の大きさで隣りあうもの同士以外はすべて異なるとしてよかろう．

こうした方法を**多重比較** (multiple comparison) というが，対ごとで考えると，T_2 と T_3 に差があり，A_2 と A_3 の効果は異なるという結論も加わるであろうが，この実験結果全体としての言いすぎの歯止めをかけておけば，この比較によって A_2 と A_3 に差ありとする証拠は不十分であろう．式 (4.47) から $|T_i - T_k| \pm t\sqrt{2rV_E}$ とすれば，推定が行なえるが，t として，α_F を考慮した水準を用いているので，**同時推定** (simultaneous estimation) という．

あらかじめ，A_2 と A_3 の比較のみに関心があり，他の比較をしないというのであれば，$t_{0.05}[16] = 2.120$ で，$\Delta_{0.05} = 7.644$ が有意限界値となる．あらかじめ指定したものに差がなくて，それでは水に流して，… とキョロキョロ探しまわることは感心できない．

対ごとの比較を拡張して，A_1 と A_2, A_3 の平均値，A_1, A_2 の平均値と A_3, A_4 の平均値，…，とさまざまな比較を同時にしたいこともある．この際には Scheffé の手法というものが知られており，たとえば $(\bar{x}_1 + \bar{x}_2)/2 - (\bar{x}_3 + \bar{x}_4 + \bar{x}_5)/3$ の比較では $3 \times T_1/r_1 + 3 \times T_2/r_2 - 2 \times T_3/r_3 - 2 \times T_4/r_4 - 2 \times T_5/r_5$ と書きなおしても意味は同じであるから，一般には 0 を含む整数 c_i を用いて

$$d = \sum_{i=1}^{a} c_i \bar{x}_i = \sum_{i=1}^{a} c_i \frac{T_i}{r_i} \quad \text{ただし} \quad \sum_{i=1}^{a} c_i = 0 \tag{4.48}$$

の**対比** (contrast) と呼ばれるものをつくり

$$|d| \geq \sqrt{\left(\sum_{i=1}^{a} \frac{c_i^2}{r_i}\right) V_E(a-1) F_\alpha[a-1, \nu_E]} = {}_S\delta_\alpha \tag{4.49}$$

のとき，水準 α で対比を有意とする．$r_i = r$ と一定ならば，$D = \sum c_i T_i$ として

$$|D| \geq \sqrt{\left(\sum c_i^2\right) rV_E(a-1) F_\alpha[a-1, \nu_\alpha]} = {}_S\Delta_\alpha \tag{4.50}$$

のとき有意とする．

この方法は，あらゆる対比を同時的に検定しても，全体として歯止めが α になる．

このことは，2，3の対比を吟味するだけのときに Scheffé の方法を用いると保守的になりすぎる，つまり検出力がおちることを意味する．

[例 4.14]　前出の例 4.13 で，対にした比較の場合の有意限界値は $(+1, -1, 0, 0)$ の形式の c_i を用い，式 (4.50) から

$$_S\Delta_{0.05} = \sqrt{2 \times 5 \times 1.300 \times 3 \times 3.239} = 11.239$$

となる．式 (4.47) の Bonferroni の不等式の利用では係数 $\sqrt{F_{0.01}[1, 16]} = t_{0.01}[16]$ を用い，Scheffé の手法では $\sqrt{3 \times F_{0.05}[3, 16]} = \sqrt{3 \times 3.239} = 3.117$ を用いている．より正しく $t_{0.05/6}[16] = 3.008$ と比べると，Scheffé の係数が大きく，この意味で 5% 水準で有意になりにくく，保守的である．

4.10　順位の利用

具体的な計量値のデータ $O_n\{x_1, \cdots, x_i, \cdots, x_n\}$ を小さなものから大きなものに並べかえて $\{x_{(1)} \leq x_{(2)} \leq \cdots \leq x_{(n)}\}$，第 i 番の値を $x_{(i)}$ とし，添字 (i) を**順位** (rank) という．具体的な値が示されていなくても，順位づけが可能であろう．本質的に連続な分布を考えれば $x_{(i)} < x_{(i+1)}$ となるが，現実的には $x_{(i)} = x_{(i+1)}$ と**同位の値** (tied value) が生じうるから，ここでは，これらに平均順位を与えることにする．第 i 番目から始まり，t 個が同位のとき

$$r = (i-1) + (t+1)/2 \tag{4.51}$$

の順位を，これらの t 個に与える．

ある分布 $X \in \Pi\{\mu, \sigma^2\}$ について順位づけをしたとき，ちょうど中央にあるものを μ' で示し，これを**中央値** (median) と呼ぶが，X の下限を x_L として

$$\int_{x_L}^{\mu'} f(X)dX = 0.5$$

となる値で，分布が対称的であれば，$\mu = \mu'$ となる．

$\Pi\{\mu, \sigma^2\} \to O_n\{x_i\}$ の標本については

$$r_m = (n+1)/2 \tag{4.52}$$

となる順位をもった値 $x_{(r_m)}$ を中央値 $\bar{x}'$ とする. n が偶数ならば $r_m \pm 0.5$ の順位をもった2つの値 $x_{(r_m-0.5)}$ と $x_{(r_m+0.5)}$ の平均値をもって中央値とする. 歪んだ分布では中央値の方が平均値よりも現実的な意味をもつだろう.

母中央値が μ' の母集団から得た無作為標本では, $P\{\mu' < x_i\} = 0.5$ である. 最小の値 $x_{(1)}$ が $\mu' < x_{(1)}$ となることは, すべての x_i が $\mu' < x_i$ となることであるから, $P\{\mu' < x_{(1)}\} = 0.5^n$ である. 一般に小さな方から s 番目, 大きな方から s 番目つまり, $x_{(s)}$ と $x_{(n+1-s)}$ を考えたとき, 分布は対称であるから

$$P\{x_{(s)} < \mu'\} = P\{\mu' < x_{(n+1-s)}\} = \sum_{i=0}^{s-1} {}_nC_i \, 0.5^n \tag{4.53}$$

となり, この確率値は二項分布 $Bin\{i|n, \pi=0.5\}$ で与えられる.

十分に小さな確率値 α をとり

$$P\{x_{(s)} < \mu'\} \leq \alpha/2 \tag{4.54}$$

となる最大の s を選ぶと, $r = s+1$ としたときに

$$P\{x_{(r)} \leq \mu' \leq x_{(n+1-r)}\} \geq 1-\alpha \tag{4.55}$$

であるから, 式 (4.55) を満足する $\mu'_L = x_{(r)}$, $\mu'_U = x_{(n+1-r)}$ が**中央値 μ' の信頼限界**を与える. 式 (4.55) が 0.025 をこえない, もっとも大きな値 s を求め, これに1を加えた値 r について, 小さい方から r 番目の $x_{(r)}$, 大きい方から r 番目の $x_{(n+1-r)}$ をもって μ'_L, μ'_U とすれば, 実質的に $100(1-2P)\%$ の中央値の信頼限界となる. 正規近似を利用すれば式 (3.9) を変形して

$$r = \left\lfloor \frac{n+1}{2} - \frac{1}{2}t_\alpha[\infty]\sqrt{n} \right\rfloor, \quad r \simeq \left\lfloor \frac{n+1}{2} - \sqrt{n} \right\rfloor, \quad \text{信頼係数 } 95\% \tag{4.56}$$

となる. $\lfloor * \rfloor$ は Gauss 記号で整数部分のみを用いる約束である.

[**例 4.15**] 前出の例 4.2 の問題で, $n=10$, $r_m = (10+1)/2 = 5.5$ であるか

ら中央値の点推定は $\bar{x}' = (31 + 33)/2 = 32$ となる．95% 信頼限界を求めるため，0.025 をこえない，つまり，式 (4.55) が 0.025 以下となるような s は，$s = 1$ で，そのとき $p = 0.0107$ となり，$r = s + 1 = 2$ としたとき，実質的には $2P \simeq 0.02$ で，信頼係数はおよそ 98% になるが，両側から 2 番目の 26 と 35 を信頼限界とする．式 (4.56) では $r \simeq \lfloor 11/2 - \sqrt{10} \rfloor = \lfloor 2.34 \rfloor = 2$ である．

分布が対称であるとみなせるなら，例 4.2 の 30.9 [27.7, 34.1] と比べて，32 [26, 35] は少し甘いが，1 つにはぴたりと $\alpha/2 = 0.025$ となる値がないことによる．

母集団が正規分布であるとき，もっともふさわしい区間推定は t 分布を利用したものであるが，これに比べて，中央値として扱う方法は効率が悪い．ちょうど t 検定と符号検定との関係に対応しており，n がほどほどに小さいときにはともかく，n が大きいと，二項分布の利用では 100 例が必要なとき，t 分布の利用では約 64 例でよい．しかし，二項分布の利用では母集団の分布に制約されない，いわゆる**ノンパラ手法** (nonparametric) としての特徴をもつ．

平均値や中央値の推定にあたり，信頼限界を用いて区間推定を行なったが，これは中心位置に関しての議論である．分布の個体を考えて，その $100P\%$ を含むような区間を与える限界値を考えるとき，これを**許容限界** (tolerance limits) と呼ぶ．いくつもの方法が案出されているが，中央値の信頼限界を求めた方法に関係の深い，ノンパラ手法について記す．$O_n\{x_i\}$ の小さな方から第 l 番目，大きな方から第 u 番目の値 $x_{(l)}$ と $x_{(n+1-u)}$ の 2 つをとり，許容区間 $[x_{(l)}, x_{(n+1-u)}]$ を定める．この閉区間に母集団の個体の $100P\%$ が含まれているという宣言が，少なくとも $100(1-\alpha)\%$ の信頼係数で正しいときには，その標本の例数 n と l, u などは

$$n \simeq \frac{1}{4}\left\{\frac{1+P}{1-P}\chi_\alpha^2[2l+2u] + 2(l+u-1)\right\} \qquad (4.57)$$

の関係で結びつけられる．

4.11 順位による検定

標本の大きさ n がほどほどであれば，直線上にデータをプロットして，順

位をつけたり，同位のグループを記したりすることは容易である．n が大きくなると，かなり手間がかかる．

いずれにしても，$x_{(1)}, x_{(2)}, \cdots, x_{(n)}$ と順位づけをしたうえ，同位があれば，式 (4.51) によって平均順位をつける．あちら，こちらに同位のグループがあったとしても，こうした平均順位を含めた順位和は

$$T = \frac{1}{2}n(n+1) \tag{4.58}$$

となるはずであり，とくに手作業での順位づけではこの検算を習慣的に実施した方がよい．

このような順位を利用した検定法がいくつか知られているが，アナログ・スケールで与えられたようなデータや，順序分類尺度のデータにも利用できるうえ，一般に分布の制約がゆるく，効率も比較的よいという特長をもっている．

Wilcoxon の 1 標本検定

これは符号つき順位検定とも呼ばれ，対応のある 2 標本の検定である．たとえば $O_n\{x_i, y_i\}$ について，差をとることが意味をもつとき $d_i = x_i - y_i$ として，$d_i = 0$ のものを除いたうえ，あらためて $O_n\{d_i\}$ とする．差の絶対値 $|d_i|$ の大きさについて順位づけをしたうえ，$d_i > 0$，$d_i < 0$ に応じて順位を加えて T_+，T_- とするが，$T_+ + T_- = n(n+1)/2$ である．同位の数を t として

$$\begin{aligned}
A &= \frac{1}{4}n(n+1) \\
K &= 2n(n+1)(2n+1) \\
\kappa &= 1 - \frac{\sum(t^3 - t)}{K} \\
t_0 &= \frac{|T - A| - 0.5}{\sqrt{\frac{\kappa}{48}K}} \quad (T \text{ は } T_+, T_- \text{ のどちらでもよい})
\end{aligned} \tag{4.59}$$

を計算する．κ の式の $\sum$ はそれぞれの同位のグループについての和を意味する．この κ は同位があることによって，順位での分散が小さくなるための修正で，同位なしでは明らかに $\kappa = 1$ である．検定統計量の分母は分散に基づくノイズであるが，$O_n\{d_i\}$ が無作為であっても，順位づけをすることで相

互が独立ではなくなるので，少々面倒な計算によって求めたものであるが，$n \geq 10$ のあたりでは t_0 は正規分布にしたがう変量の実現値とみてよく，$t_0 \geq t_\alpha[\infty]$ のとき有意で，$H_0:$ 2つの群の中心位置は等しい，という仮説は棄却される．5% 水準の検定ではこのままでよいが，$t_0 > 2$ になったときには，分子の 0.5 のいわゆる連続修正を省略して t_0 を計算しなおした方がよい．この方法の効率はよい．

[**例 4.16**] 前出例 4.2 の PSP 値 $O_{10}\{22, 26, 28, 30, 31, 33, 33, 34, 35, 37\}$ について，中央値 $\mu_0 = 35$ と考えてよいかどうかをみるため，それぞれから 35 を引いた値を d_i とすれば $O_9\{-13, -9, -7, -5, -4, -2, -2, -1, +2\}$ となり，もとの値で 35 は除かれる．負が 8 個，正が 1 個であるから，この段階で符号検定を行なうと，両側での実質水準が約 4% になり，正規近似では式 (3.9) から $t_0 = (2 \times 8 - 9 - 1)/\sqrt{9} = 2.000$ で両側約 4.6% である．$|d_i| = 2$ の 3 個同位があり，これらには順位 3 が与えられ，負については 1, 3, 3, 5, 6, 7, 8, 9，正については 3 の順位となるから，$T_+ = 3$, $T_- = 42$, $T_+ + T_- = 45 = 9 \times 10/2$ である．$A = 9 \times 10/4 = 22.5$, $K = 2 \times 9 \times 10 \times 19 = 3420$, 同位は $t = 3$ が 1 組のみで，$\kappa = 1 - 2 \times 3 \times 4/K = 0.993$, T_- を用いると

$$t_0 = \frac{|42 - 22.5| - 0.5}{\sqrt{\frac{0.993}{48} \times 3420}} = \frac{19}{8.411} = 2.259 > 2$$

となる．5% 水準の検定では $t_0 > 1.960$ で有意であるが，0.5 を省略して計算しなおすと $t_0 = 2.318$ となり，実質水準は約 2% である．

Wilcoxon の 2 標本検定

対応のない 2 標本の中心位置の検定で，順位和検定とも呼ばれ，Mann-Whitney の U 検定として知られるものと本質的に等しい．$O_m\{x_i\}$, $O_n\{y_i\}$ の 2 群のデータをこみにして $1, \cdots, m+n$ の順位をつける．同位のグループには平均順位を与える．各群ごとに順位和をつくると

$$T_m + T_n = \frac{(m+n)(m+n+1)}{2}$$

となる．

$$
\begin{aligned}
A &= \frac{m(m+n+1)}{2} = (T_m + T_n)\frac{m}{(m+n)} \\
B &= (m+n)^3 - (m+n) \\
\kappa &= 1 - \frac{\sum(t^3-t)}{B} \\
t_0 &= \frac{|T_m - A| - 0.5}{\sqrt{\frac{\kappa}{6}nA}}
\end{aligned}
\quad (4.60)
$$

と計算する．必要なら，m と n を交換して計算してもよい．$t_0 \geq t_\alpha[\infty]$ のときに有意で，H_0：2群の中心位置は等しい，という仮説を棄却する．$t_0 > 2$ のときには分子の 0.5 を省略した方がよい．H_0 をもう少しゆるくいえば，無作為に各群から1個の値を選んだとき $P\{X > Y\} = 0.5$ となり，これに対して H_1 は $P\{X > Y\} \neq 0.5$ となる．この方法も効率がよい．

Friedman の検定

対応のある多群のデータで，処理効果 A が一様かどうかをみるものである．定型的には乱塊法にしたがうデータを扱う．各ブロック B_j，$j = 1, \cdots, b$ について，a 個の処置に $1, \cdots, a$ の順位づけを行なう．すべての処置が同位になるブロックはこれを除外したうえでブロック数を b とあらためるか，同位の扱いをして修正しても同じ結果になる．

ブロックごとの順位づけをしてから，処置ごとに順位和をつくれば，$T_G = T_1 + \cdots + T_a = a(a+1)b/2$ となる．同位のあるブロックに注意して

$$
\begin{aligned}
\kappa &= 1 - \frac{\sum(t^3 - t)}{b(a^3 - a)} \\
\chi_0^2 &= \frac{6}{\kappa}\left\{\frac{1}{T_G}\sum T_i^2 - \frac{1}{a}T_G\right\}
\end{aligned}
\quad (4.61)
$$

と計算し，$\chi_0^2 \geq \chi_\alpha^2[a-1]$ のときに，H_0：処置の一様性，の仮説を棄却する．この順位を利用した検定は，a が小さいと効率はあまりよくない．多重比較を行なうときには，順位和 T_i について考えた対比の絶対値の限界値を

$$\Delta_\alpha = m_\alpha \sqrt{\frac{\kappa}{6} T_G (\sum c_i^2)}, \quad \sum c_i = 0 \tag{4.62}$$

とするが，m_α は目的に応じて表 4.1 から探す．$D = \sum c_i T_i$ を求め，$|D| \geq \Delta_\alpha$ のとき c_i でつくった対比を有意とする．

データが，無効，有効のように，二値データであれば，McNemar の検定における処置数を増した形式になる．これらのデータを 0，1 と書いたうえ，上述の手法にしたがえば，**Cochran の Q 検定**と同じことになる．つまり，0，1 のデータにつき処置和 T_i，ブロック和 T_j を求め

$$\chi_0^2 = \frac{(a-1)\{a\sum T_i^2 - (\sum T_i)^2\}}{a \sum T_i - \sum T_j^2} \geq \chi_\alpha^2[a-1] \tag{4.63}$$

のとき有意とする検定が Q 検定であるが，この χ_0^2 は式 (4.61) と等しくなる．

[例 4.17] 10 例について，3 用量 $A_1 < A_2 < A_3$ の吸入によって，肺機能検査で効果あり 1，効果なし 0 をみた．この乱塊法のデータを並べかえてみると

B_j	1	2	3	4	5	6	7	8	9	10	
A_1	0	0	0	0	0	0	0	0	0	1	1
A_2	0	0	0	1	1	1	1	1	1	1	7
A_3	1	1	1	0	0	1	1	1	1	1	8
	1	1	1	1	1	2	2	2	2	3	16

(i) 本来の Friedman の検定では，個体 B_1，B_2，B_3 では，A_1，A_2，A_3 は，いずれも順位づけでは 1.5，1.5，3 となる．同様に，個体 B_4，B_5 は，1.5，3，1.5 となり，個体 B_6，$\cdots$，B_9 は 1，2.5，2.5 となり，B_{10} は除外してよい．これらから処置，つまり用量の順位和は $T_1 = 11.5$，$T_2 = 20.5$，$T_3 = 22.0$ で総和は $T_G = 54 = 3 \times 4 \times 9/2$ である．B_{10} は除いてあるから，2 個同位が 9 組で，式 (4.61) から

$$\kappa = 1 - \frac{9 \times (2^3 - 2)}{9 \times (3^3 - 3)} = 1 - \frac{9 \times 1 \times 2 \times 3}{9 \times 2 \times 3 \times 4} = 0.75$$

$$\chi_0^2 = \frac{6}{0.75} \left\{ \frac{1}{54}(11.5^2 + 20.5^2 + 22.0^2) - \frac{54}{3} \right\} = 9.56$$

4.11 順位による検定

表 4.1 多重比較の係数 m_α の値

	$\alpha\backslash a$	2	3	4	5	6	7	8	
B	片 {0.05	1.96	2.13	2.24	2.33	2.39	2.45	2.50	$\dfrac{t[\infty]^*}{a}$
	0.01	2.58	2.71	2.81	2.88	2.94	2.98	3.02	
	両 {0.05	2.24	2.39	2.50	2.58	2.64	2.69	2.73	
	0.01	2.81	2.94	3.02	3.09	3.14	3.19	3.23	
D	片 {0.05	1.64	1.92	2.06	2.16	2.23	2.29	2.34	$d[a-1,\infty]$
	0.01	2.33	2.56	2.68	2.77	2.84	2.89	2.93	
	両 {0.05	1.96	2.21	2.35	2.44	2.51	2.57	2.61	
	0.01	2.58	2.79	2.92	3.00	3.06	3.11	3.15	
T	両 {0.05	1.96	2.34	2.57	2.73	2.85	2.95	3.03	$\dfrac{q[a,\infty]}{\sqrt{2}}$
	0.01	2.58	2.91	3.11	3.26	3.36	3.45	3.53	
S	片 {0.05	1.64	2.15	2.50	2.79	3.04	3.26	3.47	$\sqrt{\chi^2[a-1]}$
	0.01	2.33	2.80	3.14	3.42	3.66	3.88	4.08	
	両 {0.05	1.96	2.45	2.80	3.08	3.33	3.55	3.75	
	0.01	2.58	3.03	3.37	3.64	3.88	4.10	4.30	

*Bonferroni の不等式を利用した比較では a は同時的なステートメントの数. Dunnett 型, Tukey 型, Scheffé 型の比較では, a は比較すべき処理の水準数.

(ii) Cochran の Q 検定の形式では式 (4.63) から,B_{10} も含めて

$$\chi_0^2 = \frac{2\{3 \times (1^2 + 7^2 + 8^2) - 16^2\}}{3 \times 16 - (1^2 + \cdots + 3^2)} = \frac{172}{18} = 9.56$$

となり等しい χ_0^2 となる.これは $\chi_{0.05}^2[3-1] = 5.99$ より大で有意となる.

ここで,用量と反応の関係をみるため,直線性を示す $\{-1, 0, +1\}$ と 2 次曲線性を示す $\{+1, -2, +1\}$ の係数を用いて吟味をすると,直線性では

$$D_L = -T_1 + 0 + T_3 = 22.0 - 11.5 = 8.5 \tag{4.64}$$

曲線性では

$$D_Q = T_1 - 2T_2 + T_3 = 11.5 + 22.0 - 2 \times 20.5 = -7.5 \tag{4.65}$$

となる.2 つの対比を同時に考えるとし,Bonferroni 式の $m_{0.05} = t_{0.05/2}[\infty]$ = 2.24 を選び,式 (4.62) で

154　第4章　計量データ

$$\Delta_L = 2.24\sqrt{\frac{0.75}{6} \times 54 \times 2} = 8.23$$

$$\Delta_Q = 2.24\sqrt{\frac{0.75}{6} \times 54 \times 6} = 14.26$$

となるから $D_L > \Delta_L$，$|D_Q| < \Delta_Q$ で，さしあたり，用量反応関係は直線的なトレンドをもっていると考える．

Kruskal-Wallis の検定

いわゆる一元配置のデータについて，処置の効果の一様性を検定する方法であるが，Wilcoxon の2標本検定の拡張とみられ，効率は非常によい．各処置 $A_i, i = 1, \cdots, a$ にそれぞれ r_i 回のくり返しがあるが，データの総数は $n = \sum r_i$ である．n 個の全データをこみにして順位づけを行ない，処置ごとの順位和を求めると $T_1 + \cdots + T_a = T_G = n(n+1)/2$ となる．

$$\begin{aligned}\kappa &= 1 - \frac{\sum(t^3 - t)}{n^3 - n} \\ \chi_0^2 &= \frac{6}{\kappa}\left\{\frac{1}{T_G}\sum\left(\frac{T_i^2}{r_i}\right) - \frac{1}{n}T_G\right\} \geq \chi_\alpha^2[a-1]\end{aligned} \quad (4.66)$$

となれば有意として，処置の少なくとも1つは他とは異なるとする．

処置ごとの平均値 $\bar{x} = T_i/r_i$ についての対比を考えたとき，その絶対値の有意限界は

$$\delta_\alpha = m_\alpha\sqrt{\frac{\kappa}{6}T_G\left(\sum\frac{c_i^2}{r_i}\right)}, \quad \sum c_i = 0 \quad (4.67)$$

で与えられる．目的に応じて m_α を選ぶが，r_i が不揃いのときは注意する．

以上に扱った検定手法は，順序データ，計量データに利用しうるものであるが，**順序分類データ**についての利用を考えてみる．

$A_1, \cdots, A_i, \cdots, A_a$ の対応のない a 群のデータが，順序をもった分類カテゴリー $C_1, \cdots, C_k, \cdots, C_c$ で表現され，"数えた"データになっているとき，$(a \times c)$ 表の形式に整理され，たとえば $C_1, \cdots, C_c$ は無効，やや有効，有効，著効といったカテゴリーである．

4.11 順位による検定

	C_1	$\cdots$	C_k	$\cdots$	C_c	
A_1	n_{11}	$\cdots$	n_{1k}	$\cdots$	n_{1c}	n_1
$\vdots$	$\vdots$		$\vdots$		$\vdots$	$\vdots$
A_i	n_{i1}	$\cdots$	n_{ik}	$\cdots$	n_{ic}	n_i
$\vdots$	$\vdots$		$\vdots$		$\vdots$	$\vdots$
A_a	n_{a1}	$\cdots$	n_{ak}	$\cdots$	n_{ac}	n_a
	g_1	$\cdots$	g_k	$\cdots$	g_c	g

類似の形式の，いわゆる $(r \times c)$ 分割表の扱いは 3.11 節に記したが，この場合には，A の分類と C の分類に関連性があるかどうか，各 A_i での C_k に対する度数の並び方が似ているかどうかに関心があり，この扱いでは C_1 の g_1 個の度数と C_c の g_c 個の度数とを交換しても，"同じ結果"を与えるが，無効，$\cdots$，著効ということから，どの処置が優れているかという"良さ"を比べたいときに別途の方法が必要になる．こうした方法には，単純な点づけ法，田口の累積法，リジット解析，Snell の尺度法，一般的な尺度法などの工夫があるが，Kruskal-Wallis の検定も利用できる．

C_1 の g_1 例は同位であると考えれば，$n_{11}, \cdots, n_{a1}$ のすべてに対しては平均順位 $r_1 = (g_1 + 1)/2$ を与えることができる．同様に C_2 については $r_2 = (g_1) + (g_2 + 1)/2$，$C_3$ については $r_3 = (g_1 + g_2) + (g_3 + 1)/2, \cdots$ の平均順位を考えたうえ，$g_1, \cdots, g_c$ の同位があったとして，式 (4.66)，(4.67) を利用することができる．

[**例 4.18**] 薬剤 A，B について，つぎの結果を得た．

効果	$-$	$\pm$	$+$	$++$	計
A	2	6	10	4	22
B	6	12	5	1	24
計	8	18	15	5	46
r_i	4.5	17.5	34	44	$-$

たとえば $\pm$ では $r_2 = 8 + (18 + 1)/2 = 17.5$ の平均順位を用い，A，B での順位和を求めると

$$T_A = 2 \times 4.5 + \cdots + 4 \times 44 = 630$$
$$T_B = 6 \times 4.5 + \cdots + 1 \times 44 = 451$$

$T_G = 630 + 451 = 1081 = 46 \times 47/2$ である．式 (4.66) で

$$\kappa = 1 - \frac{1}{46^3 - 46}\{(8^3 - 8) + \cdots + (5^3 - 5)\} = 0.899$$

$$\chi_0^2 = \frac{6}{0.899}\left\{\frac{1}{1081}\left(\frac{630^2}{22} + \frac{451^2}{24}\right) - \frac{1081}{46}\right\} = 6.86 > \chi_{0.05}^2[1] = 1.96^2$$

であるから，A と B の効果は異なり，A では ++ 方向，B では − 方向に集まっていると考えられる．ここで 2 群比較であるから Wilcoxon の 2 標本検定として式 (4.60) を用いると

$$A = \frac{22(22 + 24 + 1)}{2} = 517 = \frac{T_G}{(m+n)}m$$
$$B = 46^3 - 46 = 45 \times 46 \times 47 = 97290$$
$$k = 1 - \frac{1}{B}\{(8^3 - 8) + \cdots + (5^3 - 5)\} = 0.899$$
$$t_0 = \frac{|630 - 517| - 0.5}{\sqrt{\frac{0.899}{6} \times 24 \times 517}} = \frac{113 - 0.5}{43.12} = 2.61 > t_{0.05}[\infty] = 1.96$$

で，5% 水準で有意となる．ここで 0.5 を省略して t_0 を求めなおすと，$t_0 = 2.62$ となり，これの 2 乗をみると $2.62^2 = 6.86$ となり，上に求めた $\chi_0^2 = 6.86$ と等しい．つまり $a = 2$ とした特殊な Kruskal-Wallis 検定が Wilcoxon の 2 標本検定であることがわかる．ただし，2 標本 $a = 2$ のときには，連続修正を用いた式 (4.60) の t_0 を利用した方が無難であり，必要ならば $t_0 > 2$ のときに修正を省いて計算しなおすがよかろう．

4.12 クロスオーバーのデータ

同じ個体について 2 つの処置 A，B を"時期を変えて"使用したときには，対応のあるデータになるが，単純に A のデータから B のデータを個体内で引いて 1 標本にしたうえ，処置の比較を行なえるとは限らない．こうした形式を**クロスオーバー** (cross over) というが，A，B 2 剤を左右の腕に"同時期に"

4.12 クロスオーバーのデータ

注射して発赤の大きさを比べるという形式と区別され，単純な対応のある2群比較の1標本問題として扱えないことが多い．比較する処置を多くしたり，あるいは，くり返したりしてもよいが，複雑なクロスオーバーでは，さまざまな不都合をきたすことが多いと考えておく方がよい．

個体間に比べて個体内の反応が安定しており，個体内でA，Bの反応を比べることが容易であり，反応が時期によってあまり変化しないか，変化をしてもほぼ一定の傾向をもっているときにクロスオーバーが利用でき，効率がよい．例数を節約するだけの目的でクロスオーバーを用い，反応の形式，性質を吟味しないと，結果としては第1期のデータきり解析できないこともありうる．たとえばインフルエンザに対する解熱剤A，Bの効果を比較するにあたってクロスオーバーを用いると，おそらく第2期の薬剤の効果は認められないであろう．つまり，第1期の薬剤が有効であれば，第2期の薬剤の出る幕はないし，また自然治癒の傾向も無視できないため，第2期の薬剤が解熱すべき余地はなくなるであろう．

もっとも単純な2剤A，Bを第1期P_1，第2期P_2に用いるクロスオーバーでは，A→Bの順序とする第1群G_1，B→Aの順序とする第2群G_2を定めたうえ，対象を無作為に2分割してG_1，G_2とするが，例数を$m \simeq n$としておくと一般に都合がよい．投与形式とデータは次表のようになるが，反応yとして何を用いるかについては，十分に吟味しなければならない．

	G_1	G_2		G_1	G_2
P_1	A	B	P_1	y_{11i}	$y_{21i'}$
	↓	↓			
P_2	B	A	P_2	y_{12i}	$y_{22i'}$
例数	m	n	$i=1,\cdots,m,\ i'=1,\cdots,n$		

2剤の効果の差をδ，2時期に特有な影響の差をπ，そしてG_1，G_2の2群に特有な影響があったとして，その差をγとする．また第i個体には特有なレベルβ_iがあったとすれば，データのモデルは

$$G_1 : \begin{cases} y_{11i} = +\frac{\delta}{2} + \frac{\pi}{2} + \frac{\gamma}{2} + \beta_i + \varepsilon_{11i} \\ y_{12i} = -\frac{\delta}{2} - \frac{\pi}{2} + \frac{\gamma}{2} + \beta_i + \varepsilon_{12i} \end{cases}$$

$$G_2 : \begin{cases} y_{21i'} = -\frac{\delta}{2} + \frac{\pi}{2} - \frac{\gamma}{2} + \beta_{i'} + \varepsilon_{21i'} \\ y_{22i'} = +\frac{\delta}{2} - \frac{\pi}{2} - \frac{\gamma}{2} + \beta_{i'} + \varepsilon_{22i'} \end{cases} \tag{4.68}$$

と書ける.$\delta/2$ の $+$,$-$ は A,B に,$\pi/2$ の $+$,$-$ は P_1,P_2 に,$\gamma/2$ の $+$,$-$ は G_1,G_2 に対応している.同一式について,$\delta/2$ と $\pi/2$ の符号をみたとき,同符号では $\gamma/2$ が $+$,異符号では $\gamma/2$ が $-$ となっている.γ は G_1,G_2 の差とみたが,薬効差と時期差の交互作用にもなっている.群間差と,薬効時期の交互作用は別名 (alias) の関係にあり,互いに**交絡** (confound) しているため,それぞれの内容を分離できない構造をもっている.同様な事情は薬効差,時期差という主効果についても認められており,こうした理由から,クロスオーバーでの結果の解釈は厄介になってくる.γ が無視できるとき,さらに π も無視できるときには,比較的安全に δ についての推論をもって薬効差と考えることができる.A が B に続くときには,たとえば薬物代謝酵素の阻害や誘起があるために A の効果が修飾されるといった場合には γ が無視できなくなり,δ の解釈が単純ではなく,第 1 期のデータのみについて,対応のない 2 群比較としなければならないだろう.薬ないし効果の持ちこしには正負がある.

　クロスオーバーのデータを分散分析で扱うのはやや複雑になるので,さしあたり,(i) 個体間の情報から γ を吟味し,(ii) 個体内の情報から π,そして (iii) δ を吟味する方針をとってみる.

　まず式 (4.68) をみながら,各個体の 2 つのデータを加えると

$$G_1 : s_{1i} = \gamma + 2\beta_i + \varepsilon_{s1i}$$
$$G_2 : s_{2i'} = -\gamma + 2\beta_{i'} + \varepsilon_{s2i'} \tag{4.69}$$

となり,薬効差と時期差が消える.個体差と誤差項をこみにして考えるとき,群間差ないし薬効と時期の交互作用の吟味には $O_m\{s_{1i}\}$ と $O_n\{s_{2i'}\}$ の平均値を比べればよさそうである.式 (4.69) から $(\bar{s}_1 - \bar{s}_2)$ は 2γ を反映することがわかる.なお群間差は,順序効果とも呼べる内容であるが,"order effect" と

いう表現で，ここでいう時期効果，P_1 と P_2 の差を意味していることが多い．

つぎに各個体内で P_1 のデータから P_2 のデータを引くと

$$G_1 : d_{1i} = \delta + \pi + \varepsilon_{d1i}$$
$$G_2 : d_{2i'} = -\delta + \pi + \varepsilon_{d2i'} \tag{4.70}$$

となり，群間差と個体差は消える．こうして加工した $O_m\{d_{1i}\}$ と $O_n\{d_{2i'}\}$ を比べるとき，$(d_1 + d_2)$ は 2π を，$(d_1 - d_2)$ は 2δ を反映している．

いま G_1 はそのまま d_{1i} を用い，G_2 では逆に引いて $d_{2i'}^* = -d_{2i'}$ を求めると，いずれも A, B の差をとったことになり，$(d_1 \mp d_{2i'}^*)$ が 2π, 2δ を反映する．$m = n$ あるいは $\pi = 0$ のときに，$O_{m+n}\{d_{11}, \cdots, d_{2n}^*\}$ と一括したうえ 1 標本問題として $H_0 : \delta = 0$ をしらべてもよいが，一般には上述のように加工した $O_m\{d_{1i}\}$ と $O_n\{d_{2i'}\}$ とを 2 標本問題として比べた方が無難である．

[**例 4.19**] 一定規準の肺機能をもった気管支喘息患者にサルブタモール (salbutamol) (A) とイソプロテレノール (isoproterenol) (B) を吸入させたうえ，FVC の変化を観測した (信太他, 1972)．日を変えて第 1 回，第 2 回の観測を行なったが，対照値と 2 時間値の差をデータとした．対照時の値とこの差には特別な関係はないと思われる，計算のために 15 例のデータを示すが，10 mL 単位にしてある．A→B の G_1 は $m = 7$, B→A の G_2 は $n = 8$ である．

G_1	第1回 (A)	第2回 (B)	和	差	G_2	第1回 (B)	第2回 (A)	和	差
1	25	−30	−5	55	1	−12	20	8	−32
2	5	0	5	5	2	−3	10	7	−13
3	5	3	8	2	3	20	10	30	10
4	110	10	120	100	4	0	10	10	−10
5	52	−10	42	62	5	60	15	75	45
6	45	−70	−25	115	6	0	25	25	−25
7	25	25	50	0	7	0	40	40	−40
					8	15	0	15	15
計	267	−72	195	339		80	130	210	−50

(i) 和について

$$\bar{s}_1 = 27.85, \qquad \bar{s}_2 = 26.25$$

$$V_{s1} = 2328.4, \qquad V_{s2} = 525.1$$

$$S_{ss1} = 13970.8, \qquad S_{ss2} = 3675.5$$

ここで $F_0 = V_{s1}/V_{s2} = 4.43 < F_{0.025}[6,7] = 5.11$ となり，少し怪しいが等分散として扱うと

$$t_{\gamma 0} = \frac{|27.85 - 26.25|}{\sqrt{1357.4 \times \frac{15}{7 \times 8}}} = \frac{1.60}{19.06} = 0.084 < t_{0.05}[13] = 2.16$$

となり，群間差ないし薬効と時期の交互作用，順序効果は無視できそうである．

(ii) 差について

$$\bar{d}_1 = 48.42, \qquad \bar{d}_2 = -6.25$$

$$V_{d1} = 2284.2, \qquad V_{d2} = 793.6$$

$$S_{dd1} = 13705.7, \qquad S_{dd2} = 5555.5$$

$F_0 = V_{d1}/V_{d2} = 2.87 < 5.11$ であり

$$t_{\pi 0} = \frac{|48.42 + (-6.25)|}{\sqrt{1481.6 \times \frac{15}{7 \times 8}}} = \frac{42.17}{19.92} = 2.11 < t_{0.05}[13] = 2.16$$

時期効果は5%水準で有意ではないが，考慮する余地はかなりある．これは，薬効と時間の交互作用をも意味しているので，G_1 と G_2 とで A, B に対する反応性が異なっているのかもしれない．A→A, B→B という別解についての観測を行なっていないと，この辺の解釈は甘くなる．

(iii) つぎに薬効差をみるにあたり，S_{dd1}, S_{dd2} は同じであるから

$$t_{\delta 0} = \frac{|48.42 - (-6.25)|}{19.92} = \frac{54.67}{19.92} = 2.74 > 2.16$$

となり有意である．つぎに区間推定を考える．平均値の差の標準誤差 19.92 を用い

$$54.67 \pm 2.16 \times 19.92 = [11.64, 97.70] \tag{4.71}$$

つまり，A と B の差は平均的にみて 27.3 [5.8, 48.9]，273 mL である．

なお，和および差について，分布が少しおかしいので，Wilcoxon の 2 標本検定を行なうと，いずれも分子の修正のないままの値では (i) $t_{\gamma 0}[\infty] = 0.521$，(ii) G_2 の差の正負を逆にして差の検定として $t_{\pi 0}[\infty] = 1.504$，(iii) $t_{\delta 0}[\infty] = 2.199$ となり，薬効差が $t_{0.05}[\infty] = 1.960$ をこえる．

反応ないし効果として，有効 +，無効 − の二値応答が与えられるとき，1 つの方法としてつぎの手順にしたがって吟味できる．なお，++，+，±，− のような多値応答では，Wilcoxon の 2 標本検定を利用することも考えられる．

有効 +，無効 − を第 1 期，第 2 期についてみると $\{+,+\}$，$\{-,-\}$，$\{+,-\}$，$\{-,+\}$ があるはずで (i) 群間差をみるには，G_1 と G_2 でこれらの組合わせのパターンが似ているかどうかを検討すればよい．少し手荒になるが，G_1，G_2 と勝負あり U，勝負なし T によって 2 × 2 分割表をつくり，G_1，G_2 の差を検定する．これが有意ならば，第 1 期データのみで比較をした方がよい．

つぎに勝負ありのデータのみについて，(ii) G_1，G_2 と A 勝ち，B 勝ちによる分割表をつくり，2 × 2 分割表として検定し，有意であれば時期効果ありとする．(iii) つぎに 2 × 2 分割表で G_2 についての値を交換すると，第 1 期勝ち，第 2 期勝ちによる分類ができる．これについての検定が薬効の比較になる．もしも (i)，(ii) で，群間差ないし順序効果，および時期効果が完全に無視できるようならば，(iii)′ 全データを McNemar の検定の方式にしたがって，1 標本の扱いとしてもよいかもしれない．検出力はよくなるであろう．

第5章　線形モデルと分散分析

　積極的に現場に働きかけて，効率よく正しいデータを手にして解析し，情報を汲みとるという態度が近代統計学の大きな特徴である．その具体的な実践の足場の1つが線形モデルであり，分散分析の手法と結びついて実験計画法という領域を形成している．

　ここでは線形モデルと最小2乗法の観点から，すでに記した簡単な分散分析法をあらためて見なおしてみる．実験計画法についてはこれを主題にとりあげた成書も数多く存在するが，生物検定法や薬効評価に関係が深いと思われるものをいくつかとりあげて記すことにする．

　対比の扱いを理解すれば，分散分析の手法の利用範囲はきわめて広くなる．さしあたり多重比較や同時推定を解説したが，将来，実験計画法においても，こうした対比の考えは役立つであろう．

　やや複雑なブロック計画について，その解析の考え方を記したが，特殊な場合である BIB (balanced incomplete block) 計画の解析は，手計算でもそれほど面倒ではないだろう．

5.1　実験計画法

　現実の観測値 y は，いくつかの原因系によって左右され，これに確率的な誤差が重なったものであるとうけとめると，少なくとも実用的な近似として観測値は

$$y = \beta_0 + \beta_1 x_1 + \cdots + \beta_j x_j + \cdots + \beta_p x_p + \varepsilon \tag{5.1}$$

と書ける．β_0 は定数ないし平均値，$\beta_j (j = 1, \cdots, p)$ は第 j の原因系の効果

を示す．独立な 2 群比較のデータで，第 1 群 n_1，第 2 群 n_2 例とすれば，それぞれの観測値は

$$y_i = \beta_0 + \beta_1 x_1 + \beta_2 x_2 + \varepsilon, \quad i = 1, \cdots, n, \quad n = n_1 + n_2$$

と書けるが，第 1 群では $x_1 = 1, x_2 = 0$，第 2 群では $x_1 = 0, x_2 = 1$ と約束する．β_0 は全例に共通，β_1 は第 1 群，β_2 は第 2 群に固有の効果であり，第 1，第 2 群での平均値 $\bar{y}$ は，それぞれ $(\beta_0 + \beta_1), (\beta_0 + \beta_2)$ を反映し，差をとれば $(\beta_1 - \beta_2)$ が反映される．

式 (5.1) で示されるモデルを**線形モデル** (linear model) といい

$$y = \beta_0 + \beta_1 x_1 + \beta_2 x_1^2 + \beta_3 \sin x_1 + \varepsilon$$

なども線形モデルの枠組みに含めてもよいが，$y = \beta_0 + x_1 \sin(\beta_1 x) + \varepsilon$ などは本質的に非線形である．

線形モデルのデータ $\{y_1, \cdots, y_n\}$ をまとめて記せば，式 (5.1) に添字をつけて

$$\begin{aligned}
y_i &= \beta_0 + \beta_1 x_{i1} + \cdots + \beta_j x_{ij} + \cdots + \beta_p x_{ip} + \varepsilon_i \\
\boldsymbol{y} &= \beta_0 \boldsymbol{j} + \beta_1 \boldsymbol{x}_1 + \cdots + \beta_j \boldsymbol{x}_j + \cdots + \beta_p \boldsymbol{x}_p + \boldsymbol{\varepsilon} \\
\boldsymbol{y} &= \boldsymbol{X}\boldsymbol{\beta} + \boldsymbol{\varepsilon}
\end{aligned} \quad (5.2)$$

となる．ここに，$\boldsymbol{y} = [y_1 \cdots y_n]'$, $\boldsymbol{x}_j = [x_{1j} \cdots x_{nj}]'$, $\boldsymbol{\varepsilon} = [\varepsilon_1 \cdots \varepsilon_n]'$, $\boldsymbol{X} = [\boldsymbol{j}\ \boldsymbol{x}_1 \cdots \boldsymbol{x}_p]$, $\boldsymbol{\beta} = [\beta_0\ \beta_1\ \cdots\ \beta_p]'$ などであり，$\boldsymbol{j} = [1 \cdots 1]'$ は $\boldsymbol{x}_0$ と書いてもよい定数 β_0 の項で，原因系は p 種類である．$'$ は転置を表す．こうした線形モデルは便宜的に 3 種類に分けられることがある．モデル式 (5.2) の $j = 1, \cdots, p$ について

(1) **分散分析** (ANOVA) では，x_j の要素が 1 か 0 をとるのが本質で，β_j の有無を示す指標となっている．第 j の原因系の効果 β_j の有無はデザインで定まるため，$\boldsymbol{X}$ をデザイン行列という．

(2) **回帰分析** (regression analysis) では，x_j の要素は目的変数 y を説明する独立変数的な働きをもち，説明変数 (explanatory, regressor variable) と呼ばれる．本来，確率的に変動する量であっても，一般には変数的に扱

う．

(3) **共分散分析** (analysis of covariance; ANCOVA) では，x_j の要素の一部が因子的，一部が説明変数的になっており，説明変数的なものは共変量 (covariate) と呼ばれ，単純な分散分析を行なう代りに，感度をあげたり，群形成の偏りを除いたり，あるいは共変量の性質を比べたりする目的に共分散分析が利用される．

以上の手法は，多特性データに関係し，誤差項を y についてのみ考える 1 変量の扱いであるが，ゆるい言葉使いでとくに回帰分析は多変量解析の 1 つとして扱われることがある．

受動的な観測から"計画された観測"にという考えを推進したのが R. A. Fisher の統計学であるが，この考えの基盤にあったものは観測値の構造模型である．現在，**実験計画法** (experimental design) として知られる一群の手法は，多くのものが，上述の線形モデルに基盤をおいて，研究対象に積極的に働きかけて，原因系と観測される特性値との関係を実施可能な範囲で，経済的に正しく，感度よくとらえることをねらっている．こうして，原因系としてとりあげる因子の段階わけ，区分けした因子水準の相互の比較，異なった因子の相互関連性，特性値に対する原因系の最適条件の吟味などを検討する．

実験や試験一般にも通用することであるが，積極的な観測にはつぎの**一般的な手順**が重要である．

(1) 標的の特性値，必要ならば共変量を明確にして，実質科学的な妥当性を十分に加味して，観測条件，観測方法を規定する．

(2) 観測を行なう実験単位 (plot, experimental unit) を定め，必要に応じて，何らかの共通性をもった単位の集合であるブロック (block) を規定する．

(3) 原因系としてとりあげる具体的な因子を定め，必要に応じて定性的，半定量的，ときに定量的な因子水準 (level) の具体的な内容や数を規定する．

(4) 因子水準のそれぞれ，および異なった因子の水準の組合わせを処理 (treatment) といい，処理の実験単位の割りつけ法 (allocation) を決める．

(5) こうしたうえで，正当な推論を行なうにふさわしい実験の大きさ，実施可能性，解析法などを吟味する．見通しが悪ければ探索実験を行なうこと

も考える．

複数の因子が考えられるが，研究の直接の目的とする因子，推論の感度を上昇させる因子，偏りの介入を防止する因子，形式的にとりあげる因子などに区別される．特定の因子の水準を変えたことによる影響を**主効果** (main effect)，異なった因子のからみあいの影響を**交互作用** (interaction)，これらをまとめて**要因効果**と呼んだりするが，とくに分散分析の場合にはすべての因子の主効果，すべての因子間の交互作用の情報を取りつくせるように，因子相互のあらゆる水準の組合わせをすべて実験するとき，要因実験 (factorial design) という．

いわゆる分散分析に関連していえば，**完備型計画** (complete design) では全処理を1種類のブロック内におさめるが，規則的な割りつけは一般に好ましくないので，いくつかの工夫がある．

(1) 完全無作為化法 (completely randomized design) では，全実験単位を1ブロックとみて，全単位に対して全処理を無作為に割りつける．
(2) 乱塊法 (randomized block design) では，複数のブロックを用意して，各ブロックに全処理を無作為化する．
(3) 直交方格法 (orthogonal square design) では，2系統以上の多ブロックを設定し，それぞれの系統のブロックに関して全処理を無作為化する．もっとも普通のものがラテン方格 (Latin square design) である．

[例 5.1] 因子 A の A_1, A_2, A_3 の3水準について，9個の実験単位を用いるとき

(0) 規則的配置	(1) 完全無作為化法	(2) 乱塊法	(3) ラテン方格法
A_1 A_2 A_3	A_1 A_2 A_3	A_1 A_2 A_3	A_1 A_2 A_3
① ② △③	② ① △③	B_1 ② ① △③	B_1 △③ ① ②
④ ⑤ △⑥	⑦ ⑤ ④	B_2 ⑤ ⑥ ④	B_2 ④ ⑤ △⑥
⑦ ⑧ △⑨	⑧ ① △⑥	B_3 △⑨ ⑧ ⑦	B_3 ⑧ △⑨ ⑦

となるが，$1, 2, \cdots, 9$ の手順でデータを求めるものとする．○，□，△は実験者を示す．

不完備型計画 (incomplete design) は，1つのブロックの大きさよりも処理数が大きいときに利用されるものであり，特定の因子水準をしばしば変更しない方が現実的であるとき，各種の要因の情報に重要度の差がつけられるときなど，積極的に一部の処理を省略することをねらう．

(1) 不完備ブロック法 (incomplete block design) では，乱塊法の配置から一部の処理を除いた姿になる．全体的にバランスがとれていれば BIB 計画 (balanced incomplete block design) という．方格法から間引いて Youden 格子法などができる．

(2) 一部実施要因計画法 (fractional factorial design) では，高次の多因子交互作用の現実的な意味が不明瞭という経験から，これらを合理的にしわよせする．ブロックにしわよせすれば交絡法 (confounding design) という．直交表と線点図の利用で多彩な計画が考案できる．

(3) 分割法 (split plot design) では因子の特定水準をブロックないし実験の場に無作為化したものを1次単位とし，さらに分割して2次単位として，これに他の因子の水準を割りつける．さらに多段，多方向に分割できる．多段に分割し，必ずしも因子を割りつけないとき，枝分かれ法 (nested design) ということがある．

(4) 複合計画 (composite design) では，特性値の変化を応答曲面 (response surface) としてとらえ，停留点の吟味を行なう．完備，不完備の多因子計画と星型計画を組合わせたうえ，たとえば山登り法 (steepest ascent method) につないで，最適条件の探索に利用する．

以上のように，多種多様の計画ないし配置が用意され，ころがりこんでくる情報を待つよりは，効率よく正しい情報を取りにいくという態度がつらぬかれている．ここでは，系統的に立ちいった考察を行なわないが，Fisher の3原則，(i) くり返し，(ii) 無作為化，(iii) 局所管理，の上に立っての実践が実験計画法である．

5.2 最小2乗法と BLUE

式 (5.2) のモデル $y = X\beta + \varepsilon$ の未知パラメータ β にどのような値 $\hat{\beta}$ をあてるかにあたっては，Gauss によってとりあげられ，Markov によって完成さ

5.2 最小2乗法とBLUE

れたといわれる**最小2乗法** (least squares method) の手法を利用することが普通である．ここで前提になることは，(i) $E\{\varepsilon\} = \mathbf{0}$ の不偏性，(ii) $V\{\varepsilon\} = \sigma^2 I$ の等分散性，(iii) 独立性ないし無作為性であり，常法の検定，推定になると (iv) $\varepsilon_i \in N\{\varepsilon|0, \sigma^2\}$ ないし $\varepsilon \sim N\{\mathbf{0}, \sigma^2 I\}$ の正規性が必要になる．パラメータ $\boldsymbol{\beta}$ についての最小2乗推定値 $\hat{\boldsymbol{\beta}}$ は正規性のもとに最尤推定値と一致する．

実際上の経験や理論的考察によれば，n が大きく，対称的なバランスのとれた計画にしたがうときには，データの無作為性の保証があれば，一般に前提は甘くてよいとされるので，この方法の応用範囲は広い．

もっとも単純な $\boldsymbol{y} = \beta_0 \boldsymbol{j} + \boldsymbol{\varepsilon}$ では，$\hat{\beta}_0 = \bar{y}$ である．式 (5.2) のモデル $\boldsymbol{y} = X\boldsymbol{\beta} + \boldsymbol{\varepsilon}$ については，$X'X$ が正則として

$$X'X\hat{\boldsymbol{\beta}} = X'\boldsymbol{y}, \qquad \hat{\boldsymbol{\beta}} = [X'X]^{-1}X'\boldsymbol{y} \tag{5.3}$$

となる．$X'X$ が正則でない場合も，若干の加工で $\hat{\boldsymbol{\beta}}$ が求められることがある．

式 (5.3) から $\hat{\boldsymbol{\beta}} = [X'X]^{-1}X'[X\boldsymbol{\beta} + \boldsymbol{\varepsilon}] = \boldsymbol{\beta} + [X'X]^{-1}X'\boldsymbol{\varepsilon}$ となるが，$E\{\boldsymbol{\varepsilon}\} = \mathbf{0}$ の前提で

$$E\{\hat{\boldsymbol{\beta}}\} = \boldsymbol{\beta} \tag{5.4}$$

であり，$\hat{\boldsymbol{\beta}}$ は不偏推定量の性質をもつ．$\hat{\boldsymbol{\beta}}$ の分散は $E\{[\hat{\boldsymbol{\beta}} - \boldsymbol{\beta}][\hat{\boldsymbol{\beta}} - \boldsymbol{\beta}]'\}$ であるが，ここに

$$\hat{\boldsymbol{\beta}} = \boldsymbol{\beta} + [X'X]^{-1}X'\boldsymbol{\varepsilon}$$

と書けたから，$[\hat{\boldsymbol{\beta}} - \boldsymbol{\beta}] = [X'X]^{-1}X'\boldsymbol{\varepsilon}$ となり，

$$\begin{aligned} V\{\hat{\boldsymbol{\beta}}\} &= E\{[\hat{\boldsymbol{\beta}} - \boldsymbol{\beta}][\hat{\boldsymbol{\beta}} - \boldsymbol{\beta}]'\} \\ &= E\{[X'X]^{-1}X'\boldsymbol{\varepsilon}\boldsymbol{\varepsilon}'X[X'X]^{-1}\} \end{aligned}$$

$E\{\boldsymbol{\varepsilon}\boldsymbol{\varepsilon}'\} = \sigma I$ の前提によって，$\hat{\boldsymbol{\beta}}$ の分散は

$$V\{\hat{\boldsymbol{\beta}}\} = E\{\boldsymbol{\varepsilon}\boldsymbol{\varepsilon}'\}[X'X]^{-1} = \sigma^2[X'X]^{-1} \tag{5.5}$$

となるが，X によって，$Cov\{\hat{\beta}_j, \hat{\beta}_{j'}\} \neq 0$ が現われる．

つぎに射影子を用いると，$P = X[X'X]^{-1}X'$ と $Q = I - P$ に伴う部分空間 $R_X, R_{X^\perp}$ はそれぞれ，推定空間，誤差空間になり，互いに直交補空間となる．$\hat{y} = X\hat{\beta} = Py \in R_X$, $e = y - \hat{y} = Qy \in R_{X^\perp}$, $y \in R^n = R_X \oplus R_{X^\perp}$ である．$\hat{\beta}$ と限らず，$\beta^* = Ay$ が不偏推定量とすれば，$E\{A[X\beta + \varepsilon]\} = AX\beta = \beta$ で，$AX = I$ である．これだけの用意をして，β^* の分散は

$$V\{\beta^*\} = AV\{y\}A' = APV\{y\}PA' + AQV\{y\}QA'$$
$$(y = Py + Qy)$$

射影子の性質，$P' = P$, $P^2 = P$ などを用いて，また $V\{y\} = \sigma^2 I$ から

$$V\{\beta^*\} = \sigma^2 APA' + \sigma^2 AQA'$$

第1項は，$AX[X'X]^{-1}X'X[X'X]^{-1}X'A' = [X'X]^{-1}$ であるから，$V\{\hat{\beta}\}$ となる．第2項は射影子の性質から，半正定値行列で，対角要素は非負である．これから $j = 0, 1, \cdots, p$ の主対角要素について

$$V\{\beta^*_{jj}\} = V\{\hat{\beta}_{jj}\} + d_{jj}$$
$$V\{\beta^*_{jj}\} - V\{\hat{\beta}_{jj}\} = d_{jj} \geq 0 \tag{5.6}$$

となり，最小2乗推定量の分散 $V\{\hat{\beta}_{jj}\}$ は，任意の不偏推定量の分散 $V\{\beta^*_{jj}\}$ よりも大きくはならない．この性質を最良という．

最小2乗推定量 $\hat{\beta} = [X'X]^{-1}X'y$ は β に関する最良線形不偏推定量 (best linear unbiased estimator, BLUE) であるということは，上述の諸性質を指している（Gauss-Markov の定理）．この段階では y ないし ε の正規性を問わない．

モデル式 (5.2) と，推定値を用いた式を並べてみると

$$\begin{aligned} y &= X\beta + \varepsilon \\ y &= X\hat{\beta} + e \end{aligned} \tag{5.7}$$

となり，真の誤差 ε に対して，$e(\perp X\hat{\beta})$ も誤差と呼ぶこともあるが，手続き

上は**残差** (residual) と呼んだ方がよかろう．残差平方和 $S_R = \sum e_i^2$ は

$$\begin{aligned}
S_R &= e'e = [Qy]'[Qy] = y'Q'Qy = y'Qy \\
&= y'[I-P]y = y'y - y'Py \\
&= y'y - y'[X\hat{\beta}] \\
&= y'y - \hat{\beta}'X'y
\end{aligned} \tag{5.8}$$

一方，$y'Qy = [X\beta+\varepsilon]'Q[X\beta+\varepsilon] = \varepsilon'Q\varepsilon + \varepsilon'QX\beta + [X\beta']Q[X\beta+\varepsilon]$ であるが，$X\beta \in R_X \perp R_{X^\perp}$ であり，$Q[X\beta] = 0$ のため

$$S_R = y'Qy = \varepsilon'Q\varepsilon$$

と書ける．$Q = [q_{ii}]$ と示せば

$$S_R = e'Qe$$

ここで，$E\{\varepsilon_i\varepsilon_k\} = \sigma^2, i=k; E\{\varepsilon_i\varepsilon_k\} = 0, i \neq k$ の前提を用いて

$$E\{S_R\} = E\{\sum_i \varepsilon_i^2 q_{ii}\} = \sigma^2 \text{tr}\{Q\}$$

ここで，$\text{tr}(X)$ は行列 X のトレース（対角和）を示す．射影行列 P について $\text{tr}\{P\} = \sum \lambda_i = 1 + \cdots + 1 + 0 + \cdots + 0 = \text{rank}\{P\} = p+1$，また $\text{tr}\{Q\} = \text{rank}\{Q\} = n - (p+1) = n-p-1$ であるから

$$E\{S_R\} = \sigma^2(n-p-1)$$

正規性 $\varepsilon \sim N\{0, \sigma^2 I\}$ の前提のもとには

$$\frac{S_R}{\sigma^2} \in \chi^2[n-p-1]$$

また

$$\hat{\sigma}^2 = \frac{S_R}{n-p-1} = V_R \tag{5.9}$$

残差分散 V_R は残差平方和 S_R を自由度 $[n-p-1]$ で割ったものとなり，$E\{V_R\} = \sigma^2$ である．

5.3 分散分析

観測の構造について，$(1+p)$ 個のパラメータを 2 群にわけて，2 つのモデル

$$\Omega : y = X\beta + \varepsilon = \begin{bmatrix} X_0 | X_1 \end{bmatrix} \begin{bmatrix} \beta_0 \\ - \\ \beta_1 \end{bmatrix} + \varepsilon \quad (5.10)$$

$$\omega : y = X_0 \beta_0 + \varepsilon$$

をつくる．$\mathrm{rank}\{X\} = 1+p, \mathrm{rank}\{X_0\} = 1+p_0, \mathrm{rank}\{X_1\} = p_1 = p - p_0$ とする．

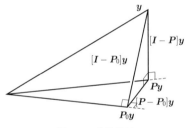

図 5.1 分散分析

図 5.1 を見ながら，$y \in R^n$, $[P - P_0]y \in R^{p_1}$, $[I - P_0]y \in R^{n-(p_0+1)}$, $[I - P]y \in R^{n-(p+1)}$ などがたどれる．Ω について

$$R^n = R^{p_0+1} \oplus R^{p_1} \oplus R^{n-(p+1)}$$

$$y = P_0 y + [P - P_0]y + [I - P]y$$

ω について

$$R^n = R^{p_0+1} \oplus R^{n-(p+1)}$$

$$y = P_0 y + [I - P_0]y$$

となる．同じ β_0 や ε を用いたが，Ω, ω で等しいとは限らない．

たとえば，式 (5.8) に利用したように，$\| Py \|^2 = y'P'Py = y'Py$ とな

5.3 分散分析

るから，各種の平方和は

$$S_0 = \boldsymbol{y}'\boldsymbol{P}_0\boldsymbol{y} = \boldsymbol{y}'\boldsymbol{X}_0\hat{\boldsymbol{\beta}}_0 = \hat{\boldsymbol{\beta}}_0'\boldsymbol{X}_0'\boldsymbol{y}$$
$$S_1 = \boldsymbol{y}'[\boldsymbol{P} - \boldsymbol{P}_0]\boldsymbol{y} = \hat{\boldsymbol{\beta}}'\boldsymbol{X}'\boldsymbol{y} - \hat{\boldsymbol{\beta}}_0'\boldsymbol{X}_0'\boldsymbol{y} \qquad (5.11)$$
$$S_R = \boldsymbol{y}'[\boldsymbol{I} - \boldsymbol{P}]\boldsymbol{y} = \boldsymbol{y}'\boldsymbol{y} - \hat{\boldsymbol{\beta}}'\boldsymbol{X}'\boldsymbol{y}$$

となる．ここに S_1 は，ω での残差平方和

$$S_{0R} = \boldsymbol{y}'[\boldsymbol{I} - \boldsymbol{P}_0]\boldsymbol{y} = \boldsymbol{y}'\boldsymbol{y} - \hat{\boldsymbol{\beta}}_0'\boldsymbol{X}_0'\boldsymbol{y}$$

を考えると，$S_1 = S_{0R} - S_R$ と書ける．すなわち "ω での残差平方和と Ω での残差平方和の差額" が S_1 である．Ω で $(1 + p_0 + p_1)$ 個のパラメータがあり，これから p_1 個を落として ω での $(1 + p_0)$ 個のパラメータになった．この p_1 個が Ω において担っていたものが平方和 S_1 であり，図 5.1 の $[\boldsymbol{P} - \boldsymbol{P}_0]\boldsymbol{y}$ の大きさに関係している．

これらの平方和については明らかに和が成立し

$$\sum_i y_i^2 = S_0 + S_1 + S_R \qquad (5.12)$$

となると同時に，直和分解に相当するので，それぞれが属する次元についても

$$[n] = [1 + p_0] + [p_1] + [n - (1 + p_0 + p_1)]$$

で，これらが自由度にほかならない．以上を分散分析表にまとめると

要因	SS	Df		Ms
$\boldsymbol{\beta}_0 : \omega$	S_0	$1 + p_0$	$\Big\}1+p$	$V_0 = S_0/(1 + p_0)$
$\boldsymbol{\beta}_1 : \Omega - \omega$	S_1	p_1		$V_1 = S_1/p_1$
R : 残差	S_R	$n - 1 - p$		$V_R = S_R/(n - 1 - p)$
Y : 全体	$\sum y_i^2$	n		

ここで，Ω から省略したパラメータ p_1 個をまとめて，その存在意義を吟味する．$H_0 : \boldsymbol{\beta}_1 = \boldsymbol{0}$ はモデル ω を意味し，$H_1 : \boldsymbol{\beta}_1 \neq \boldsymbol{0}$，$p_1$ 個のうち少なくとも 1 つの β_k につき，$\beta_k \neq 0$ という仮説が Ω に対応する．

非心母数を $\delta_m = \sigma^{-2} E\{\boldsymbol{y}_m'\} \boldsymbol{P}_m E\{\boldsymbol{y}_m\} = \sigma^{-2} \boldsymbol{\beta}_m' \boldsymbol{X}_m' \boldsymbol{P}_m \boldsymbol{X}_m \boldsymbol{\beta}_m$ として

おくが，H_0 のもとには

$$\frac{S_1}{\sigma^2} \in \chi^2[p_1]$$

$$\frac{S_R}{\sigma^2} \in \chi^2[n-1-p]$$

$$F_0 = \frac{S_1}{S_R}\frac{n-1-p}{p_1} = \frac{V_1}{V_R} \in F[p_1, n-1-p]$$

であるが，H_1 のもとには S_1/σ^2 は非心 χ^2 分布にしたがい，

$$\frac{S_1}{\sigma^2} \in \chi'^2[p_1, \delta_1]$$

となる．H_1 のもとには，F_0 は非心 F 分布 $F'[p_1, n-1-p, \delta_1]$ にしたがい，$E\{V_1\} > E\{V_R\} = \sigma^2$ となる．そこで，水準 α では

$$F_0 \geq F_\alpha[p_1, n-1-p] \tag{5.13}$$

のとき有意とし，H_0 を棄却して H_1 を採用する．直観的に図 5.1 で，ベクトル $[\boldsymbol{P} - \boldsymbol{P}_0]\boldsymbol{y} = \boldsymbol{X}\hat{\boldsymbol{\beta}} - \boldsymbol{X}_0\hat{\boldsymbol{\beta}}_0$ が無視できないことになる．

Ω でのパラメータが $(1+p)$，ω で $(1+p_0)$ と，それぞれ1つのおまけがついているが，これはモデルでの定数項 $\beta_0\boldsymbol{x}_0 = \beta_0\boldsymbol{j}$，ないし全平均値に対応するものであり，前出の分散分析表では $\boldsymbol{\beta}_0$ の項に押しこんである．

[例 5.2] 水準数 a の因子 A のそれぞれに r_i 回のくり返しがあり，$n = \sum r_i$ の全実験単位の完全無作為化法のいわゆる一元配置のデータについて，第 i 水準のたまたま第 j 番目のデータは $y_{ij} = \alpha_i + \varepsilon_{ij}$ である．これは，第 i 水準特有のずれを，全平均値から測って $y_{ij} = \eta + \alpha_i + \varepsilon_{ij}$ と書きなおし，つまり

$$\Omega : \boldsymbol{y} = \boldsymbol{X}\boldsymbol{\theta} + \boldsymbol{\varepsilon} \tag{5.14}$$

と書き，デザイン行列を

$$X = \begin{bmatrix} 1 & 1 & \vdots & 0 & \vdots & 0 \\ \vdots & \vdots & \vdots & \vdots & \vdots & \vdots \\ \vdots & 1 & \vdots & 0 & \vdots & \vdots \\ \vdots & 0 & \vdots & 1 & \vdots & \vdots \\ \vdots & \vdots & \vdots & \vdots & \vdots & \vdots \\ \vdots & \vdots & \vdots & 1 & \vdots & 0 \\ \vdots & \vdots & \vdots & 0 & \vdots & 1 \\ \vdots & \vdots & \vdots & \vdots & \vdots & \vdots \\ 1 & 0 & \vdots & 0 & \vdots & 1 \end{bmatrix} = \begin{bmatrix} \boldsymbol{j}_1 & \boldsymbol{j}_1 & \vdots & \boldsymbol{0}_1 & \vdots & \boldsymbol{0}_1 \\ \boldsymbol{j}_2 & \boldsymbol{0}_2 & \vdots & \vdots & \vdots & \vdots \\ \vdots & \vdots & \vdots & \vdots & \vdots & \vdots \\ \vdots & \vdots & & \boldsymbol{j}_i & \vdots & \vdots \\ \vdots & \vdots & \vdots & \vdots & \vdots & \vdots \\ \boldsymbol{j}_a & \boldsymbol{0}_a & \vdots & \boldsymbol{0}_a & \vdots & \boldsymbol{j}_a \end{bmatrix}$$

$$= \begin{bmatrix} \boldsymbol{j} & \boldsymbol{x}_1 & \cdots & \boldsymbol{x}_i & \cdots & \boldsymbol{x}_a \end{bmatrix}$$

とすることに同義である．ここに $\boldsymbol{j}_i, \boldsymbol{0}_i$ は，第 i 水準に関係し，1あるいは0が r_i 個並んだものであり，α_i のあり，なしの指標となる．正規方程式 $\boldsymbol{X}'\boldsymbol{X}\hat{\boldsymbol{\theta}} = \boldsymbol{X}'\boldsymbol{y}$ は

$$\boldsymbol{X}'\boldsymbol{X} = \begin{bmatrix} \boldsymbol{j}'\boldsymbol{j} & \boldsymbol{j}'\boldsymbol{x}_1 & \cdots & \boldsymbol{j}'\boldsymbol{x}_a \\ \boldsymbol{x}_1'\boldsymbol{j} & \boldsymbol{x}_1'\boldsymbol{x}_1 & \cdots & \boldsymbol{x}_1'\boldsymbol{x}_a \\ \vdots & & & \vdots \\ \vdots & & \cdots & \vdots \\ \vdots & & & \vdots \\ \boldsymbol{x}_a'\boldsymbol{j} & \boldsymbol{x}_a'\boldsymbol{x}_1 & \cdots & \boldsymbol{x}_a'\boldsymbol{x}_a \end{bmatrix} = \begin{bmatrix} n & r_1 & \cdots & \cdots & \cdots & r_a \\ r_1 & r_1 & \cdots & 0 & \cdots & 0 \\ \vdots & \vdots & \ddots & & & \vdots \\ \vdots & 0 & & r_i & & \vdots \\ \vdots & \vdots & & & \ddots & \vdots \\ r_a & 0 & \cdots & \cdots & \cdots & r_a \end{bmatrix}$$

$$\boldsymbol{X}'\boldsymbol{y} = \begin{bmatrix} \boldsymbol{j}' \\ \boldsymbol{x}_1' \\ \vdots \\ \boldsymbol{x}_a' \end{bmatrix} \begin{bmatrix} y_{11} \\ \vdots \\ y_{ij} \\ \vdots \\ y_{ar_a} \end{bmatrix} = \begin{bmatrix} T_G \\ T_1 \\ \vdots \\ T_i \\ \vdots \\ T_a \end{bmatrix}$$

などから求められるが，$X'X$ について，第 1 行は，第 2 行から第 a 行までの和，つまり，$X'X$ は $(a+1) \times (a+1)$ 行列であるが，$\text{rank}\{X'X\} = a$ であるから $|X'X| = 0$ である．したがって方程式

$$\begin{cases} n\hat{\eta} + r_1\hat{\alpha}_1 + \cdots + r_a\hat{\alpha}_a = T_G \\ r_1\hat{\eta} + r_1\hat{\alpha}_1 \phantom{+ r_a\hat{\alpha}_a} = T_1 \\ \vdots \phantom{+ r_1\hat{\alpha}_1 + r_a\hat{\alpha}_a =} \vdots \\ r_1\hat{\eta} \phantom{+ r_1\hat{\alpha}_1} + r_i\hat{\alpha}_i = T_i \\ \vdots \phantom{+ r_1\hat{\alpha}_1 + r_a\hat{\alpha}_a =} \vdots \\ r_a\hat{\eta} \phantom{+ r_1\hat{\alpha}_1} + r_a\hat{\alpha}_a = T_a \end{cases} \quad (5.15)$$

は，このままでは解けない．そこで $\sum r_i\hat{\alpha}_i = 0$ の制約を設けて $X'X$ の下に $[0 \ r_1 \cdots r_a]$，$X'y$ の下に $[0]$ をそえた方程式の形式にし

$$\begin{aligned} \hat{\eta} &= \frac{T_G}{n} = \hat{y}_G \\ \hat{\alpha}_i &= \frac{1}{r_i}[T_i - r_i\bar{y}_G] = \bar{y}_i - \bar{y}_G \end{aligned} \quad (5.16)$$

一方，処理効果を無視した $\omega : \eta\boldsymbol{j} + \boldsymbol{\varepsilon}$ では，すでに何回もみたように

$$\boldsymbol{j}'\boldsymbol{j}\hat{\eta} = \boldsymbol{j}'\boldsymbol{y}$$

$$\hat{\eta} = \frac{T_G}{n} = \bar{y}_G$$

ω での残差平方和 S_{0R} は

$$S_{0R} = \boldsymbol{y}'\boldsymbol{y} - [\hat{\eta}]\boldsymbol{j}'\boldsymbol{y} = \sum_{i,j} y_{ij}^2 - n\bar{y}_G^2 = S_{yy} = S_{AR} \qquad [n-1]$$

Ω での残差平方和 S_R は $S_{R(A)}$ で

$$\begin{aligned} S_{R(A)} &= \boldsymbol{y}'\boldsymbol{y} - [\hat{\eta}\hat{\alpha}_1\cdots\hat{\alpha}_a]\boldsymbol{X}'\boldsymbol{y} \\ &= \sum_{i,j} y_{ij}^2 - \{\bar{y}_G T_G + \sum_i (\bar{y}_i - \bar{y}_G)T_i\} \\ &= \sum_{i,j} y_{ij}^2 - \text{CF} - \left\{\sum_i \frac{T_i^2}{r_i} - \text{CF}\right\} = S_{AR} - S_A \end{aligned}$$

この $S_{R(A)}$ の自由度は，観測総数 $[n]$ からパラメータ数 $[1+a]$ を引き，制約式の数 $[1]$ を加えて，$\nu_{R(A)} = n - (1+a) + 1 = n - a$ で与えられる．そこで，Ω から ω に書きかえたときに省略したパラメータないしは，おとしたパラメータ $\{\alpha_1, \cdots, \alpha_a\}$ について

$$S_1 = S_A = S_{0R} - S_R = S_{AR} - S_{R(A)} \quad [n - 1 - (n - a)] = [a - 1]$$

となる．

一般には $r_i = r$ と揃えた方がよいが，たとえば A_1 を対照として他の $(a-1)$ 個の A_i を比べる目的があるならば $n = r_1 + r(a - 1)$ を一定にして

$$\phi = \frac{1}{r_1} + \frac{1}{r} + \lambda(r_1 + (a-1)r - n)$$

を最小にすれば，比較のノイズが最小になるから

$$\begin{cases} \dfrac{\partial \phi}{\partial r_1} = \dfrac{-1}{r_1^2} + \lambda \\ \dfrac{\partial \phi}{\partial r} = \dfrac{-1}{r^2} + (a-1)\lambda \end{cases}$$

これらを 0 とおいて解けば

$$\frac{1}{r_1^2} = \frac{1}{(a-1)} \frac{1}{r^2}$$

$$\frac{r_1^2}{r^2} = (a-1)$$

すなわち，対照群 A_1 には，他の A_i 群のくり返し数 r よりも多く，$r_1 = r\sqrt{a-1}$ と割りつけておく方がよい（Dunnett, 1964 参照）．

5.4 2 因子計画

因子 A, B があり，それぞれ a, b の水準数をもつとき，因子の組合わせは $n = ab$ 通りになる．(i) $n = ab$ を全実験単位に無作為化すると，$A_1 B_1, \cdots, A_a B_b$ を $C_1, \cdots, C_n$ と読みかえたとき，くり返し数が $r = 1$ の 1 因子の完全無作為化法とみられる．(ii) B をブロック因子とすれば，それぞれの B_j について $A_1, \cdots, A_a$ を無作為化するとき，**乱塊法**になる．実験の目的，条件でど

ちらを採用し，どのように解釈するかがきまる．乱塊法では，B は変量型である．

$B_1, \cdots, B_b$ の動物につき，特定物質の血中濃度を $A_1, \cdots, A_a$ と経時的に測定するとき，二元表に整理すれば，一見して二元配置にみえるが，本来の二元配置のモデルでは適合しない．(i) B_j ごとの経時変化を吟味するか，(ii) 多変量解析の手法を利用するのが本筋であるが，二元配置として扱っても，しばしば実際的な情報は汲みとれる．

二元配置では，$A_i B_j$ の処理で $y_{ij} = \alpha_i + \beta_j + \varepsilon_{ij}$ の形式のデータを得るが

$$y_{ij} = \eta + \alpha_i + \beta_j + \varepsilon_{ij}$$
$$\Omega : \boldsymbol{y} = \boldsymbol{X\theta} + \boldsymbol{\varepsilon} \tag{5.17}$$

と書いてもよい．パラメータが 3 種類あるので，θ を用いることにする．$\boldsymbol{X}_A = [\boldsymbol{x}_{A1} \cdots \boldsymbol{x}_{Aa}]$, $\boldsymbol{X}_B = [\boldsymbol{x}_{B1} \cdots \boldsymbol{x}_{Bb}]$ を用いれば，デザイン行列は

$$\boldsymbol{X} = [\boldsymbol{j} \ \boldsymbol{X}_A \ \boldsymbol{X}_B]$$

となる．$\boldsymbol{x}_{Ai}$ は 1 を b 個，$\boldsymbol{x}_{Bj}$ は 1 を a 個含み，他は 0 の要素から成る．

正規方程式 $\boldsymbol{X'X\hat{\theta}} = \boldsymbol{X'y}$ についても，$\hat{\boldsymbol{\theta}} = [\hat{\eta} \ \hat{\alpha}_1 \cdots \hat{\alpha}_a \ \hat{\beta}_1 \cdots \hat{\beta}_b]'$ と分けてみたうえ，(i) $\sum \hat{\alpha}_i = 0$, (ii) $\sum \hat{\beta}_j = 0$ の制約を加えて解くと

$$\begin{cases} n\hat{\eta} = n\,\bar{y}_G \\ b\hat{\eta} + b\hat{\alpha}_i = b\,\bar{y}_{Ai} \\ a\hat{\eta} + a\hat{\beta}_j = a\,\bar{y}_{Bj} \end{cases} \tag{5.18}$$

となるから

$$\begin{cases} \hat{\eta} = \bar{y}_G \\ \hat{\alpha}_i = \bar{y}_{Ai} - \bar{y}_G \\ \hat{\beta}_j = \bar{y}_{Bj} - \bar{y}_G \end{cases} \tag{5.19}$$

となる．残差平方和 $S_R = S_{A \times B}$ は

5.4 2因子計画

$$S_{A \times B} = \sum_{i,j} y_{ij}^2 - \bar{y}_G\, T_G - \sum_i (\bar{y}_{Ai} - \bar{y}_G) T_{Ai} - \sum_j (\bar{y}_{Bj} - \bar{y}_G) T_{Bj}$$

$$= S_{AB} - S_A - S_B \quad [n - a - b - 1 + 2] = [n - a - b + 1] \quad (5.20)$$

Ω で,パラメータ $\boldsymbol{\theta} = [\eta\ \boldsymbol{\alpha}'\ \boldsymbol{\beta}']'$ のうち $\boldsymbol{\alpha}'$ をおとしたとき

$$\boldsymbol{y} = \eta \boldsymbol{j} + \boldsymbol{X}_B\, \boldsymbol{\beta} + \boldsymbol{\varepsilon}$$

となる.正規方程式は $\sum \hat{\beta}_j = 0$ の制約を加えると

$$\begin{cases} n\hat{\eta} = n\,\bar{y}_G \\ a\hat{\eta} + a\hat{\beta}_j = a\,\bar{y}_{Bj} \end{cases} \qquad \begin{cases} \hat{\eta} = \bar{y}_G \\ \hat{\beta}_j = \bar{y}_{Bj} - \bar{y}_G \end{cases}$$

となる.この際の残差平方和は

$$S_{\beta R} = \sum_{i,j} y_{ij}^2 - \mathrm{CF} - \left\{ \frac{1}{a} \sum T_{Bj}^2 - \mathrm{CF} \right\} = S_{AB} - S_B \quad (5.21)$$

$$[n - b - 1 + 1] = [n - b]$$

同様に,Ω から $\boldsymbol{\beta}$ をおとしたとき,$\sum \hat{\alpha}_i = 0$ の制約を加えると

$$\begin{cases} n\hat{\eta} = n\,\bar{y}_G \\ b\hat{\eta} + b\hat{\alpha}_i = b\,\bar{y}_{Ai} \end{cases} \qquad \begin{cases} \hat{\eta} = \bar{y}_G \\ \hat{\alpha}_i = \bar{y}_{Ai} - \bar{y}_G \end{cases}$$

$$S_{\alpha R} = S_{AB} - S_A \quad (5.22)$$

$$[n - a - 1 + 1] = [n - a]$$

となる.

Ω から α を省略したとき,式 (5.21) と式 (5.20) の差から

$$S_{\beta R} - S_{A \times B} = S_{AB} - S_B - \{S_{AB} - S_A - S_B\} = S_A$$

$$[n - b] - [n - a - b + 1] = [a - 1]$$

また Ω から β を省略したとき,式 (5.22) と式 (5.20) の差から

$$S_{\alpha R} - S_{A \times B} = S_{AB} - S_A - \{S_{AB} - S_A - S_B\} = S_B$$
$$[n-a] - [n-a-b+1] = [b-1]$$

となる．x_{Ai} や x_{Bj} が直交しているので，すっきりしている．

以上を整理すると，$V_{A \times B} = S_{A \times B}/(n-a-b+1) = S_{A \times B}/\{(a-1)(b-1)\}$ が残差分散であり，$H_0 : \alpha_i = 0, i = 1, \cdots, a$ のすべてについては $V_A = S_A/(a-1)$，$H_0 : \beta_j = 0, j = 1, \cdots, b$ のすべてについては $V_B = S_B/(b-1)$ をそれぞれ計算して，$F_{0A} = V_A/V_{A \times B}$ と $F_\alpha[a-1,(a-1)(b-1)]$，$F_{0B} = V_B/V_{A \times B}$ と $F_\alpha[b-1,(a-1)(b-1)]$ を比べて検定することになる．

5.5 対比

モデルのパラメータ $\boldsymbol{\theta}$ についての線形式

$$\phi = \boldsymbol{c}'\boldsymbol{\theta}, \quad \text{ただし } \boldsymbol{c}'\boldsymbol{j} = \sum_i c_i = 0 \tag{5.23}$$

を**対比** (contrast) というが，しばらく，くり返し数 r が一定の，水準数 a の一元配置について扱ってみる．もちろん，若干の変更を加えれば，他のモデルにもあてはまる議論である．

例 5.2 では，モデルを $\boldsymbol{y} = \eta \boldsymbol{j} + \boldsymbol{x}_1 \alpha_1 + \cdots + \boldsymbol{x}_a \alpha_a + \boldsymbol{\varepsilon}$ としたが，パラメータをつけかえて

$$\boldsymbol{y} = \begin{bmatrix} \boldsymbol{x}_1 & \cdots & \boldsymbol{x}_a \end{bmatrix} \begin{bmatrix} \theta_1 \\ \vdots \\ \theta_a \end{bmatrix} + \boldsymbol{\varepsilon}$$

としても意味は変わらない．これによるとデザイン行列の直交性で

$$[\boldsymbol{X}'\boldsymbol{X}] = \begin{bmatrix} r_1 & & & & 0 \\ & \ddots & & & \\ & & r_i & & \\ & & & \ddots & \\ 0 & & & & r_a \end{bmatrix}, \quad \boldsymbol{X}'\boldsymbol{y} = \begin{bmatrix} T_1 \\ \vdots \\ T_i \\ \vdots \\ T_a \end{bmatrix}$$

5.5 対比

$$\hat{\theta}_i = \frac{T_i}{r_i} = \bar{y}_i, \qquad V\{\hat{\theta}_i\} = \frac{1}{r_i}\sigma^2, \qquad E\{\hat{\theta}_i, \hat{\theta}_k\} = 0, \qquad i \neq k$$

と簡単に示せる．もとの α_i では

$$\hat{\alpha}_i = \bar{y}_i - \bar{y}_G, \quad \hat{\phi} = \sum c_i \hat{\alpha}_i = \sum c_i(\bar{y}_i - \bar{y}_G) = \sum c_i \bar{y}_i - 0$$

となる．

そこで，$\phi = \boldsymbol{c}'\boldsymbol{\theta} = \sum c_i \theta_i$ の対比を考えると

$$E\{\hat{\phi}\} = E\left\{\sum c_i \hat{\theta}_i\right\} = \boldsymbol{c}' E\{\hat{\boldsymbol{\theta}}\} = \boldsymbol{c}'\boldsymbol{\theta} = \phi$$

$$V\{\hat{\phi}\} = \sum c_i^2 V\{\hat{\theta}_i\} + 2\sum_{i\neq k} c_i c_k Cov\{\hat{\theta}_i, \hat{\theta}_k\} = \sum c_i^2 \frac{1}{r}\sigma^2$$

ここに $V\{\hat{\boldsymbol{\theta}}\} = \sigma^2[\boldsymbol{X}'\boldsymbol{X}]^{-1} = \sigma^2 \boldsymbol{I}(1/r)$（ただし $r_i = r$，$\boldsymbol{I}$ は単位行列）．

$$t_0^2 = \frac{(\sum c_i \bar{y}_i)^2}{\sum \frac{1}{r}c_i^2 V_{R(A)}} = \frac{(\sum c_i T_i)^2}{r\sum c_i^2 V_{R(A)}} \in F[1, \nu_{R(A)}] \tag{5.24}$$

となることが知られている．つまり，$t_0^2 \geq \{t_\alpha[\nu_{R(A)}]\}^2 = F_\alpha[1, \nu_{R(A)}]$ のとき，水準 α で有意となり，H_0 は棄却される．また $100(1-\alpha)\%$ の信頼限界は

$$\sum c_i \bar{y}_i \pm t_\alpha[\nu_{R(A)}]\sqrt{\sum \frac{1}{r}c_i^2 V_{R(A)}} \tag{5.25}$$

となる．A$_1$ と A$_2$ の平均値の比較については $c_1 = 1, c_2 = -1, c_3 = 0, \cdots, c_a = 0$ から $\boldsymbol{c} = [+1\ -1\ 0\cdots 0]'$ の係数を用いる．

一般に $\sum c_i = 0$，$\boldsymbol{c}'\boldsymbol{j} = 0$ の制約だけでは，無数の対比が考えられるだろうが，現実的に意味をもつ対比の数は限られる．さらに，これらのうち $\boldsymbol{c}'_u \boldsymbol{c}_v = 0$ の制約を付加したとき，$\phi_u = \boldsymbol{c}'_u \boldsymbol{\theta}$, $\phi_v = \boldsymbol{c}'_v \boldsymbol{\theta}$ を互いに直交対比であるという．すべてが互いに直交する対比からできている組 $\{\phi_1, \cdots, \phi_{a-1}\}$ で，まず $\boldsymbol{R}^a \ni \boldsymbol{j}$ を考え，$\boldsymbol{j} \perp \boldsymbol{c}_1$ と直交しかつ $\boldsymbol{R}^a \in \boldsymbol{c}_1$ となる $\boldsymbol{c}_1$ をとり，ついで $\boldsymbol{j} \perp \boldsymbol{c}_2, \boldsymbol{c}_1 \perp \boldsymbol{c}_2, \boldsymbol{R}^2 \in \boldsymbol{c}_2$ と続けると，$\boldsymbol{c}_{a-1}$ で終わり，$\boldsymbol{j}$ のほかに $(a-1)$ 個のベクトルが定まる．形式的に $\boldsymbol{c}_0 = \boldsymbol{j}$ とおけば $\boldsymbol{C} = [\boldsymbol{c}_0\ \boldsymbol{c}_1 \cdots \boldsymbol{c}_{a-1}]$ は $\boldsymbol{R}^a$ を張る直交基底で，a 個のベクトルを成分としている．

この $\boldsymbol{C} = [\boldsymbol{c}_0\ \boldsymbol{c}_1 \cdots \boldsymbol{c}_u \cdots \boldsymbol{c}_{a-1}]$ と $\bar{\boldsymbol{y}} = [\bar{y}_1 \cdots \bar{y}_i \cdots \bar{y}_a]'$ を $\boldsymbol{R}^2$ にプロットすると図 5.2 のようになる．

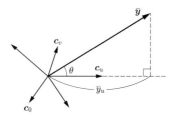

図 5.2 直交成分，自由度 [1] への分解

$\bar{y}$ を c_u 上に正射影した大きさは $\bar{y}_u = \|\bar{y}\| \cdot \cos\theta$ であるが，$\cos 0 = 1$ を意識して，$\bar{y}_u$ を変形すれば

$$\bar{y}_u = \|\bar{y}\| \cdot \cos\theta \frac{\|c_u\|}{\sqrt{\|c_u\| \cdot \|c_u\| \cos\theta}}$$
$$= \frac{\bar{y}'c_u}{\sqrt{c_u'c_u}} = \frac{\sum_{i=1}^a \bar{y}_i c_{ui}}{\sqrt{\sum_{i=1}^a c_{ui}^2}}$$

とくに，$c_0 = j$ 上におろしたとき

$$\bar{y}_0 = \frac{\sum_i \bar{y}_i}{\sqrt{a}}$$

である．ついで，$\|\bar{y}\|^2 = \sum \bar{y}_i^2$ を考えると，ピタゴラスの定理で

$$\sum_{i=1}^a \bar{y}_i^2 = \frac{(\sum_i \bar{y}_i)^2}{a} + \sum_{u=1}^{a-1} \frac{(\sum_{i=1}^a \bar{y}_i c_{ui})^2}{\sum_{i=1}^a c_{ui}^2}$$

両辺にまず r^2 を乗じて

$$\sum_{i=1}^a T_i^2 = \frac{T_G^2}{a} + \sum_{u=1}^{a-1} \frac{(\sum_{i=1}^a c_{ui}T_i)^2}{\sum_{i=1}^a c_{ui}^2}$$

ついで，r で割り，右辺第 1 項 $T_G^2/ar = \text{CF}$ を移項すれば

$$S_A = \frac{1}{r} \sum T_i^2 - \text{CF} = \sum_{u=1}^{a-1} \frac{(\sum_{i=1}^a c_{ui}T_i)^2}{r\sum_{i=1}^a c_{ui}^2} = \sum_{u=1}^{a-1} S_u \quad (5.26)$$

となり，水準 $A_1, \cdots, A_a$ 間の変動 S_A は，$u = 1, \cdots, a-1$ の独立な成分に分割された姿になる．この分割は，R^a において $c_0 = j$ を指定し，残りの

$(a-1)$ 個の直交基底には直交条件 $\mathbf{c}_0 \perp \mathbf{c}_u, \mathbf{c}_u \perp \mathbf{c}_v$ を設ける以外には制約なしに行なえる. S_A の自由度 $[a-1]$ は,この自由な基底の数であり,自由度 $[1]$ の成分については $Sp_u = (\sum c_{ui}T_i)$ を積和 (sum of products, Sp), $Div_u = r(\sum c_{ui}^2)$ を割り手 (divisor, Div) と呼び, $S_u = Sp_u^2/Div_u$ の形式で示すことが多い. 不自由な $[1]$ は c_0 に預けたわけで, c_0 は平均値を表現し, $S_0 = Sp_0^2/Div_0 = (\sum T_i)^2/(ar) = $ CF と修正項に化けている. これらは直交変換の利用とみてよい.

[例 5.3] 一元配置の例 4.10 の 4 種類の飼料の比較については

A	1	2	3	4
T_i	23	37	27	38

$T_G = 125, \text{CF} = 781.25, S_A = 32.95$

であった.

(i) 現実問題として,つまり,飼料の比較という意味で価値のある情報かどうかはわからないが,A_1 と A_2,(A_1, A_2) と A_3,(A_1, A_2, A_3) と A_4 の比較を行なってみよう. 係数 $\mathbf{c}_1, \mathbf{c}_2, \mathbf{c}_3$ を表にうめ,機械的に $Div, Sp, Sp^2, Sp^2/Div$ を求める. くり返しが $r = 5$ であったから,これを Div にとりこむ. つぎの直交係数表につき

A	1	2	3	4	Div	Sp	Sp^2	Sp^2/Div
$\mathbf{c}_1'$	+1	−1	0	0	5×2	−14	196	19.6
$\mathbf{c}_2'$	+1	+1	−2	0	5×6	6	36	1.2
$\mathbf{c}_3'$	+1	+1	+1	−3	5×12	−27	729	12.15
T_i	23	37	27	38	−	−		32.95

たとえば,$\mathbf{c}_3$ について,(A_1, A_2, A_3) での平均値と A_4 の比較になっているが,$\mathbf{c}_3$ と水準の和 $\mathbf{t} = [23\ 37\ 27\ 38]'$ のベクトルが近いほど,つまり,方向が似ているほど Sp_3 は大きくなり,Sp_2/Div は自由度 $[1]$ の平方和 S_3,ないし分散 $V_s = S_3/1$ でもある. $S_1 + S_2 + S_3 = 32.95$ は,理論通りに,すでに求めた S_A と等しい.

(ii) つぎに,(A_1, A_2) と (A_3, A_4) は 2 種類の飼料 P と Q であり,それぞれ

がある栄養剤について，低用量 L, 高用量 H であったとすれば，つぎのような比較が現実的に興味をひくであろう．くり返し 5 の二元配置として分析してみるがよい．

A	PL	PH	QL	QH	Div	Sp	Sp^2/Div
P − Q	+1	+1	−1	−1	5×4	−5	1.25
L − H	−1	+1	−1	+1	5×4	25	31.25
X	−1	+1	+1	−1	5×4	3	0.45
T_i	23	37	27	38	-	-	32.95

ここに P − Q は 2 種類の飼料の比較，L − H は 2 種類の飼料をこみにした L と H の比較である．X はいわゆる交互作用で，(PH − PL) + (QL − QH) である．つまり，P での低用量と高用量の差と，Q での低用量と高用量の差とを比べており，データ t の値に，2 つの飼料での用量反応関係のくいちがいが含まれていれば，Sp_3 は大きくなる．係数を縦にみて，P − Q のものと L − H のものを乗じると X のものになる．ここでは，平均的にみて，P と Q は似ており ($Sp_1^2/Div = 1.25$), 両者の用量反応関係も類似で ($Sp_3^2/Div_3 = 0.45$), $S_A = 32.95$ のほとんどは，低用量と高用量の差 ($Sp_2^2/Div_2 = 31.25$) に帰着されるようである．

もしも，交互作用 X の項の Sp_3^2/Div_3 が大きいときには，P と Q をこみにして用量反応関係を論じたり，ときには，L と H をこみにして飼料 P と Q とを総括的に比べることには無理を生じるであろう．一般的な習慣としては，こうした直交成分の吟味には，たとえば式 (5.24), 式 (5.25) で検定，推定を行なうが，これには多重比較ないし同時推定の問題がからんでくる．

5.6 多重比較

各水準とも r 回のくり返しのある一元配置で，F 検定では，A_i の効果の一様性の吟味にとどまるが $y_{ij} = \eta + \alpha_i + \varepsilon_{ij}$ ないし $y_{ij} = \theta_i + \varepsilon_{ij}$ のモデルについて不偏性，独立性，等分散性，さらにゆるい正規性の前提のもとに

$$V\{\bar{y}_i\} = \frac{\sigma^2}{r}, \qquad V\{\bar{y}_i - \bar{y}_k\} = \frac{2}{r}\sigma^2$$

などを用いて，対比についての検定や推定が可能になる．処理効果の一様性をみるときよりもこうした対比の吟味では前提が少しきつくなる．たとえば差の推定について

$$(\bar{y}_i - \bar{y}_k) \pm t_\alpha[\nu_{R(A)}]\sqrt{\frac{2}{r}V_{R(A)}} \tag{5.27}$$

$$(T_i - T_k) \pm t_\alpha[\nu_{R(A)}]\sqrt{2r\,V_{R(A)}}$$

となるから，任意の A_i, A_k に関して，有意水準 α では

$$_L\Delta_\alpha = t_\alpha[\nu_{R(A)}]\sqrt{2r\,V_{R(A)}} \leq |T_i - T_k|$$

のとき，A_i, A_k の平均値の差は有意としてよい．つまり，任意の $|T_i - T_k|$ の有意の限界値 (allowance) が $_L\Delta_a$ である．

限界値は，$\boldsymbol{c} = [0 \cdots 0\ +1\ 0 \cdots 0\ -1\ 0 \cdots 0]$ の対比ベクトルを用いたものとして，式 (5.24)，式 (5.25) からも誘導できるが，この形式は，事前に i と k を指定したときは無難であっても，${}_aC_2 = a(a-1)/2$ 通りのペアにした水準の差という対比を同時的に扱うと，4.9 節で記したステートメントあたりの α と，ファミリーとしての α_F の問題が絡んでくる．$t_\alpha[\nu_{R(A)}]$ の利用は，**比較あたり** (per comparison) についてはよいが，**全実験ごと** (per experiment) については，少々言いすぎが大きくなる．これの対策として，Bonferroni の不等式の利用，Scheffé の方法についてふれたが，**多重比較**についてもう少し整理してみよう．

(1) Fisher の最小有意差限界法 (least significance difference; LSD) では，F 検定で要因 A が有意であることを前提として，比較の有意限界値を求め

$$_L\Delta_\alpha = t_\alpha[\nu_{R(A)}]\sqrt{2r\,V_{R(A)}} \tag{5.28}$$

$|T_i - T_k|$ がこれをこえるとき水準 α で有意とするが，あらかじめ指定した A_i と A_k の比較に限ることが好ましい．

(2) Dunnett の手法では，多変量 t 分布を利用し，あらかじめ指定した対照ないし基準 A_1 と他の $(a-1)$ 個の A_i との比較の限界値を

$$_C\Delta_\alpha = d_\alpha[a-1, \nu_{R(A)}]\sqrt{2r\,V_{R(A)}} \tag{5.29}$$

とする.

(3) Tukey の限界値 (wholly significance difference; WSD) では Student 化範囲の分布を利用し，あらゆる A_i と A_k の対をつくり比較することを目的としているが，Tukey の T 法ということもあり，限界値は

$$_W\Delta_\alpha = \frac{q_\alpha[a, \nu_{R(A)}]}{\sqrt{2}}\sqrt{2r\,V_{R(A)}} \tag{5.30}$$

になる.

(4) Scheffé の S 法では，データをみてからの後知恵を含め，また，あらゆる対比を同時的に扱ってもよいが，限界値は

$$_S\Delta_\alpha = \sqrt{(a-1)F_\alpha[a-1, \nu_{R(A)}]}\sqrt{r\sum c_i^2\,V_{R(A)}}, \qquad \sum c_i = 0 \tag{5.31}$$

になる．以上はすべて，"各水準でのくり返し数が r と等しいことを前提" とした表現であるが，いわゆる二元配置で A_i, A_k を比べるときなどは，T_{Ai}, T_{Ak} の単位数 b を用い，残差を $V_{A\times B}$，自由度を $\nu_{A\times B}$ と変更すればよい．$|T_{Ai} - T_{Ak}|$ の比較についていえば，(1) から (4) にかけて，限界値は大きくなるが，その内容からみて当然であろう．比較の数が少ないときには，Bonferroni の不等式を利用して水準 α を変えて (1) に準じた Dunn の手法をとってもよい.

[例 5.4] 4 水準，$r = 5$ の一元配置では $\nu_{R(A)} = 4(5-1) = 16$ である．5% 水準では

$$t = 2.12 < d = 2.59 < \frac{q}{\sqrt{2}} = 2.86 < \sqrt{3F} = 3.12$$

Bonferroni の不等式の利用では，対ごとの比較が 6 通りあるから $\alpha = 0.05/6$ として $t_{0.0083}[16] = 3.01$ となる.

各水準でのくり返し，**単位数が不揃い**で $r_i \neq r_k$ のときには，(4) の方法にしたがい，平均値についての対比を計算し，たとえば $|\bar{y}_i - \bar{y}_k|$ についての限界値を

$$_S\delta_\alpha = \sqrt{(a-1)F_\alpha[a-1,\nu_{R(A)}]}\sqrt{\left(\frac{1}{r_i}+\frac{1}{r_k}\right)V_{R(A)}} \quad (5.32)$$

と比べる．また，対照 A_1 との比較では，r_1 のみ，他の水準の r より多くして，例 5.2 のように $r_1 = r\sqrt{a-1}$ と割りつけ，$d_\alpha[a-1,\nu_{R(A)}]$ の値を修正する工夫もある．

このように，"同時的に"検定を行なうことを意識的に扱うものが**多重比較** (multiple comparison) であるが，区間推定については信頼係数を比較ごと (per comparison) の値よりも大きくして同時的に扱うことになり，**同時推定** (simultaneous estimation) という．式 (5.28) から式 (5.31) までを書きかえれば，それぞれでの信頼区間が求められる．

多重比較，同時推定の立場を徹底すると，ファミリーとしての言いすぎ α_F について，必要以上に保守的になり，石橋をたたいて，かつ渡らないということになりかねないし，逆に，まったく無視すると，明日は明日の風が吹くということで，かなり無責任な結論を出しがちになる．こうした統計的な立場からの考察と，実質科学の立場からの考察をあわせ，妥当な線をひくことが必要であろうが，この判断はなかなかむずかしく，現実はなまぐさい．

あらゆる 2 水準の対をつくり，対ごとの比較を行なう WSD 法，Tukey の T 法にしても，$q_\alpha[a,\nu_{R(A)}]$ をいきなり用いずに，T_i を大きさの順 $T_{(1)} \le \cdots \le T_{(a)}$ に並べ，$T_{(a)} - T_{(1)}$ には $q_\alpha[a,\nu_{R(A)}]$ を用い，有意であれば $T_{(a-1)} - T_{(1)}$ と $T_{(a)} - T_{(2)}$ をとりあげ $q_\alpha[a-1,\nu_{R(A)}]$ を用い，逐次的に検定を行ない，検出力を正当な範囲で高める工夫も行なわれる．

[**例 5.5**] 一元配置の飼料の比較につき，例 4.13 で，T_i を大きさの順に並べて差をとった．これについて，逐次的な WSD 法の 1% 水準の検定を行なう．

$r = 5$	15^{**}	14^{**}	4	$T_{(1)} = 23$
	11	10	$T_{(2)} = 27$	
	1	$T_{(3)} = 37$		
$T_{(4)} = 38$				

$V_{R(A)} = 1.30[16]$
$q_{0.01}[4, 16] = 5.19$
$q_{0.01}[3, 16] = 4.78$
$q_{0.01}[2, 16] = \sqrt{2}t_{0.01}[16]$
$\phantom{q_{0.01}[2, 16]} = 4.13$
$\sqrt{5 \times 1.3} = 2.54$

(i) まず $15(T_{(4)} - T_{(1)})$ については $_W\Delta_{0.01} = 5.19 \times 2.54 = 13.24$ で有意であるから右と下に進み,(ii) 14,11 について $_W\Delta_{0.01} = 4.78 \times 2.54 = 12.20$ と比べ,14 のみ有意である.** は有意水準 1% で有意であることを示す.$11(= T_{(4)} - T_{(2)})$ は有意ではないため,これの右と下には進まない.この打切りで $\alpha_F \simeq 0.01$ が保証される.(iii) 14 について右と下に進むが,すでに 10 は有意としない約束であるから,右の 4 のみについて $_W\Delta_{0.01} = 4.13 \times 2.54 = 10.53$ と比べ,有意ではない.

$T_{(1)}$ と $T_{(4)}$ の差についての 99% 同時信頼限界は

$$15 \pm 5.19\sqrt{5 \times 1.3} = 15 \pm 13.23 = [1.76, 28.23]$$

平均値の差に戻すため,$r = 5$ で割り,上限と下限はそれぞれ 0.353,5.647 となる.

5.7 ラテン方格法

大きさ $(a \times a)$ の正方行列に,$\{1, 2, \cdots, a\}$ の要素を a 回ずつ用いたうえ,どの行,どの列にも,これらの要素が 1 回だけ,しかも必ず 1 回は現われるように並べたものは直交性をもち,**ラテン方格** (Latin square) という.そのうち,第 1 行,第 1 列に,$\{1, 2, \cdots, a\}$ と要素が正順に並んでいるとき,**標準型** (standard square) という.

[**例 5.6**] これは (4×4) の標準型である．ラテン方格を積極的に実験計画に取
りこまなくても，バランスのとれた実験を行なう場合に活
用できる．たとえば，4種類の薬液の平滑筋収縮作用をみる
とき，標本が安定してから，まず栄養液を交換し10分間待
ち，1, 2, 3, 4 の順序で5分間隔で収縮をみる．ついで10分間
待って，2, 4, 1, 3 の順序で5分間隔で収縮をみる．つまり，第1行，第2行，
… と規則的にくり返す．1, 2, 3, 4 にどの薬液をあてるかは，無作為に定めて
おく．どの数字の直前をみても，この方格ではバランスがとれ，若干の持越し
効果はあっても均等にばらまかれている．

```
1 2 3 4
2 4 1 3
3 1 4 2
4 3 2 1
```

　1つの方格について，行と行，列と列を交換して，つぎつぎと別型の方格が
できるが，その数は，次表のようになることが知られている．

	標準型	総数
2×2	1	2
3×3	1	12
4×4	4	576
5×5	56	161280
6×6	9408	812851200

[**例 5.7**] 3剤 A, B, C についての比較試験を行なう際の割りつけ表をつく
るとき，たとえば3施設について，6例ごとのバランスをとるものとする．ま
ず，(3×3) の方格を2枚つくり，縦に並べて，このまま列に施設を割りつけ
てもよいが，6例ごとのバランスという点から，行ごとに切り離して，よく混
ぜて並べかえた方がよい．各列に無作為に施設を割りあてる．こうしてあら
ためて並べかえをした (6×3) の表をつくり，割りつけ表とする．必要に応
じて，この (6×3) の形式のものを独立につくり，つなげる．たとえば，第1
施設では，患者を臨床試験に参加させると決めたならば，C, A, A, B, C,
B, … と薬剤を用いる．患者の顔色と割りつけ表を見くらべて，参加，不参
加を決めると，偏りが混入しやすい．この割りつけ表では，中途で試験を終わ
っても，A, B, C について，ほぼバランスがとれている．

```
A B C        C A B
C A B        A C B
B C A    →   A B C
A C B        B C A
B A C        C B A
C B A        B A C
```

ラテン方格の特性を積極的に計画に折りこんだとき，**ラテン方格法**という．行と列と文字（要素）の3つを，3種類の因子に対応させるが，そのうちの2つをブロック因子とすることが多いようである．いま，説明のため，$A_1, \cdots, A_i, \cdots, A_a$ を列にあてはめ，第1のブロック因子の水準 $B_1, \cdots, B_i, \cdots, B_a$ を行に，第2のブロック因子の水準 $C_1, \cdots, C_k, \cdots, C_a$ を文字に対応させたとき，いずれの A_i も，1回ずつ B, C の各水準と出会う．A_i, B_j, C_k での観測値が

$$y_{ijk} = \eta + \alpha_i + \beta_j + \gamma_k + \varepsilon_{ijk} \tag{5.33}$$

と示され，交互作用が誤差程度という前提に立っている．(3×3) の方格と，デザイン行列の対応は，つぎのようになる．

$$
\begin{array}{c|ccc}
 & A_1 & A_2 & A_3 \\
\hline
B_1 & C_1\ 1 & C_2\ 2 & C_3\ 3 \\
B_2 & C_3\ 4 & C_1\ 5 & C_2\ 6 \\
B_3 & C_2\ 7 & C_3\ 8 & C_1\ 9 \\
\end{array}
, \quad
X = \begin{bmatrix}
 & \eta & \alpha_1 & \alpha_2 & \alpha_3 & \beta_1 & \beta_2 & \beta_3 & \gamma_1 & \gamma_2 & \gamma_3 \\
1 & 1 & 1 & 0 & 0 & 1 & 0 & 0 & 1 & 0 & 0 \\
2 & 1 & 0 & 1 & 0 & 1 & 0 & 0 & 0 & 1 & 0 \\
3 & 1 & 0 & 0 & 1 & 1 & 0 & 0 & 0 & 0 & 1 \\
4 & 1 & 1 & 0 & 0 & 0 & 1 & 0 & 0 & 0 & 1 \\
5 & 1 & 0 & 1 & 0 & 0 & 1 & 0 & 1 & 0 & 0 \\
6 & 1 & 0 & 0 & 1 & 0 & 1 & 0 & 0 & 1 & 0 \\
7 & 1 & 1 & 0 & 0 & 0 & 0 & 1 & 0 & 1 & 0 \\
8 & 1 & 0 & 1 & 0 & 0 & 0 & 1 & 0 & 0 & 1 \\
9 & 1 & 0 & 0 & 1 & 0 & 0 & 1 & 1 & 0 & 0 \\
\end{bmatrix}
$$

$$\boldsymbol{y} = [\boldsymbol{j}\ \boldsymbol{X}_A\ \boldsymbol{X}_B\ \boldsymbol{X}_C]\boldsymbol{\theta} + \boldsymbol{\varepsilon}$$

と書いてもよい．$\boldsymbol{X}'\boldsymbol{X}$ は特異であるが，パラメータの和が，それぞれ0とい

う制約をつけて計算すると

$$S_{ABC} = S_A + S_B + S_C + S_R$$

$$[a^2 - 1] = [a-1] + [a-1] + [a-1] + [(a-1)(a-2)]$$

と分解されることがわかる．分散分析の手順としては，因子ごとに水準の和をつくり

$$\begin{aligned}
\text{CF} &= \frac{T_G^2}{a^2} \\
S_{ABC} &= \sum y_{ijk}^2 - \text{CF} \\
S_A &= \frac{1}{a}\sum T_{Ai}^2 - \text{CF} \\
S_B &= \frac{1}{a}\sum T_{Bj}^2 - \text{CF} \\
S_C &= \frac{1}{a}\sum T_{Ck}^2 - \text{CF} \\
S_R &= S_{ABC} - (S_A + S_B + S_C)
\end{aligned} \tag{5.34}$$

とする．残差分散は $V_R = S_R/[(a-1)(a-2)]$ で，たとえば A の効果は，$V_A = S_A/(a-1)$ が $V_C \simeq V_R$ のときには

$$V_{RC} = \frac{S_R + S_C}{[(a-1)(a-2)] + (a-1)}$$

とする．

[**例 5.8**] カンフル (camphor) 誘導体 C と S を，いずれも C 相当の mg として表現し，4 匹のイヌに 4 日間連続して，毎日，強直性痙攣の閾用量 mg/kg をしらべた．ただし静脈内投与とし，低速 L 100 mg/min，高速 H 200 mg/min の 2 段階の速度を用いた．体重はいずれも 10 kg 前後で，4 日間に 1 kg 以内の体重変化であった．A_1, A_2, A_3, A_4 として CL，CH，SL，SH をあて，B_i は実験日，C_k は ①，$\cdots$，④のイヌを示す．

A	CL	CH	SL	SH	和		和
B1	① 12	② 11	③ 26	④ 11	60	①	55
2	④ 35	③ 14	② 22	① 15	86	②	66
3	③ 30	① 7	④ 16	② 14	67	③	84
4	② 19	④ 9	① 21	③ 14	63	④	71
和	96	41	85	54	276		276

$$\text{CF} = \frac{276^2}{16} = 4761$$

$$S_{ABC} = 12^2 + \cdots + 14^2 - \text{CF} = 911$$

$$S_A = \frac{1}{4}\left(96^2 + \cdots + 54^2\right) - \text{CF} = 498.5$$

$$S_B = \frac{1}{4}\left(60^2 + \cdots + 63^2\right) - \text{CF} = 102.5$$

$$S_C = \frac{1}{4}\left(55^2 + \cdots + 71^2\right) - \text{CF} = 108.5$$

$$S_R = 911 - (498.5 + 102.5 + 108.5) = 201.5$$

これを分散分析表にまとめ

要因	SS	Df	Ms
A：薬剤・速度	498.5	3	166.2*
B：日	102.5	3	34.2
C：イヌ	108.5	3	36.2
R：残差	201.5	6	33.6
ABC: 全体	911.0	15	—

∗：$p < 0.05$

A のみが有意で，B と C は残差程度とみられる．そこで

$$V_{RBC} = \frac{102.5 + 108.5 + 201.5}{12} = 34.38$$

として，結果的には一元配置と同じ形式にして扱うことにする．

ここで，A について，その内容に立入って検討するため，例 5.3 で扱ったものと同じような直交係数表をつくり，C vs S, L vs H, 交互作用 X の，それぞれ自由度 1 の成分に分割してみる．C, S と L, H の二元配置とみてよい．

$k=4$	CL	CH	SL	SH	Div	Sp	Sp^2/Div
$C-S$	$+1$	$+1$	-1	-1	4×4	-2	0.25
$L-H$	-1	$+1$	-1	$+1$	4×4	-86	462.25
X	-1	$+1$	$+1$	-1	4×4	-24	36.00
T_{Ai}	96	41	85	54	-	-	$498.5 = S_A$

新しい残差分散 $V_{RBC} = 34.38$, 自由度 [12] と各項を比べると, L – H の速度の比較についてのみ問題となり

$$F_0 = \frac{462.25}{34.38} = 13.45 > F_{0.05}[1,12] = 4.75$$

と有意になり, C も S も, 非活性化の速度がかなり速いように思われる. この S_p は -86 で, 8 実験単位の和で比べたものであるから $-86/8 = -10.75$, つまり, 低速の方が 10.75 mg/kg だけ閾用量が大きい. $t_{0.05}[12] = 2.18$ から差の信頼限界は

$$\delta_L = \frac{86}{8} - 2.18\sqrt{\frac{1}{4}\{1^2+1^2+(-1)^2+(-1)^2\}\times 34.38 \times \left(\frac{1}{2}\right)^2} = 4.37$$

$$\delta_U = 17.13$$

この式の $1/4\{1^2+\cdots+(-1)^2\}$ は対比の係数 $\sum c_i^2/r$ である.

低速での平均値は $(96+85)/8 = 22.62$, 高速での平均値は $(41+54)/8 = 11.87$ である. 比は $R = 22.62/11.87 = 1.91$ と, 約 2 倍になっている. 比の信頼限界は, 式 (2.51) あるいは式 (4.30) から

$$\zeta_L = \frac{1}{1-0.145}\left\{1.91 - \frac{2.18}{11.87}\sqrt{\left(\frac{(1-0.145)}{8} + \frac{1}{8}\times 1.905^2\right)\times 34.37}\right\}$$

$$= 1.29$$

$$\zeta_U = 3.17$$

ただし

$$g = \left(\frac{2.18}{11.88}\right)^2 \times \frac{1}{8} \times 34.38 = 0.145$$

である．つまり，95%信頼限界は1.29，3.17倍である．以上の計算は閾用量mg/kgを用いているが，閾用量の分布から考えると，対数値を用いて考えた方がよいかもしれない．

ラテン方格に第4の因子を重ねたいとき，特殊な方格を必要とする．たとえば，簡単な(3×3)について

$$① \begin{bmatrix} A & B & C \\ B & C & A \\ C & A & B \end{bmatrix} + ② \begin{bmatrix} \alpha & \beta & \gamma \\ \gamma & \alpha & \beta \\ \beta & \gamma & \alpha \end{bmatrix} \rightarrow ③ \begin{bmatrix} A\alpha & B\beta & C\gamma \\ B\gamma & C\alpha & A\beta \\ C\beta & A\gamma & B\alpha \end{bmatrix}$$

最後の表③では，(i) A, B, Cおよびα, β, γについてみると①, ②のようにラテン方格の性質があり，(ii) ラテン文字とギリシア文字の組合わせについても重複がない．これも直交方格の1つで**グレコ・ラテン方格** (Graeco-Latin square) という．$(a \times a)$では，残差自由度が$(a-1)(a-3)$となるので，実験計画に利用するには，相応の工夫が必要になろう．たとえば$a = 6$ではグレコ・ラテン方格は存在しない．

5.8 ブロック計画

乱塊法ではA, Bでの水準が$ab = n$個の格子点をつくり，ここには1個ずつのデータが押さえられている．データがあれば1，なければ0と書くとき，乱塊法では，$(a \times b)$の行列で示すと，べたに1が並ぶが，欠測があれば不完備型で

$$\boldsymbol{N}_{(a \times b)} = \begin{bmatrix} 1 & 1 & 0 & \cdots & 1 \\ 1 & 0 & 1 & \cdots & 1 \\ \cdots & \cdots & \cdots & \cdots & \cdots \\ 0 & 1 & 1 & \cdots & 0 \end{bmatrix}$$

のようになる．これをデータ生起行列という．生起行列の行および列を何回か交換するうちに，まったくデータがない部分$\boldsymbol{0}$を分離したとき

$$N = \begin{bmatrix} N_1 & 0 \\ 0 & N_2 \end{bmatrix}$$

の形式になれば，連結のないデザインと呼ばれ，N_1 と N_2 の部分に分割して扱うことになる．

　連結のあるデザインを考えることにして，不完備な計画でのデータを A_1B_1, $A_1B_2, \cdots, A_aB_b$ と並べ，欠けているものを省いたうえ $y_1, y_2, \cdots, y_m, \cdots, y_n$ と呼べば，$n < ab$ である．あるいは，各ブロックでのデータ数，つまりブロックの大きさを k_j とすれば，$j = 1, \cdots, b$ のブロックのうち，少なくとも1つでは $k_j < a$ となる．こうしたデザインを**不完備（型）ブロック計画** (incomplete block design) という．積極的に不完備型を採用するならば，効率や計算の面からはバランスがとれたものが好ましい．

[例 5.9]　A が a 水準，各ブロックに k 個の実験単位がとれるとき，不完備な配置では $a > k$ であるが，いろいろな配置が考えられる．(i) A_i のいずれもが，r 回のくり返しをもち，全体で $n = bk = ar$ の観測値がある．(ii) 2つの処理水準の対，たとえば A_1 と A_2 を考えるとき，いずれの対も λ 回ずつ同じブロックに現われるなら，**BIB 計画**，釣合型不完備ブロック法 (balanced incomplete block design) である．たとえば A_1 が r 個のブロックに割りつけられているが，そこには他の水準 $A_2, \cdots, A_a$ のうち $(a-1)$ 個が割りつけてある．A_1 と A_2, A_1 と $A_3, \cdots$, と $(a-1)$ 対があり，いずれも等しく λ の会合数をもつから

$$\lambda = \frac{r(k-1)}{a-1} = \frac{n(k-1)}{a(a-1)} \tag{5.35}$$

の制約式が成立する．たとえば

$$N = \begin{bmatrix} 1 & 1 & 1 & 0 \\ 1 & 1 & 0 & 1 \\ 1 & 0 & 1 & 1 \\ 0 & 1 & 1 & 1 \end{bmatrix}$$

の BIB 配置では $\lambda = 3(3-1)/(4-1) = 2$ の会合数になる．(iii) その他．部分的 (partial) に釣合う PBIB 計画，(iv) まったくバランスのない，一般的なブロック計画もある．

データを $y_1, \cdots, y_m, \cdots, y_n$ と並べたとき，$A_i B_j$ で y_m を得たならば

$$y_m = \eta + \alpha_i + \beta_j + \varepsilon_{ij} \text{ ないし} \tag{5.36}$$
$$y_m = \alpha_i + \beta_j + \varepsilon_{ij}$$

のモデルを考える．本質的には乱塊法と同じであるが，$A_i B_j$ のセルにくり返しがあったり，不完備の配置の場合を含め，**ブロック計画** (block design) として扱える．

モデルを

$$\boldsymbol{y} = \boldsymbol{X\theta} + \boldsymbol{\varepsilon} = \begin{bmatrix} \boldsymbol{j} \boldsymbol{A} \boldsymbol{B} \end{bmatrix} \begin{bmatrix} \eta \\ \boldsymbol{\alpha} \\ \boldsymbol{\beta} \end{bmatrix} + \boldsymbol{\varepsilon} \tag{5.37}$$

と書きなおすと，$\boldsymbol{A}$ は $(n \times a)$，$\boldsymbol{B}$ は $(n \times b)$ のデザイン行列の成分であり，y_m のデータが $A_i B_j$ で生じたため，$\boldsymbol{A}$ の第 m 行は第 i 列の要素が 1 で，他は 0 になるし，$\boldsymbol{B}$ でも第 m 行は第 j 列が 1 で，他は 0 になる．$\boldsymbol{A}$ の要素の列和は第 i 列で r_i となり，A_i のデータ数を示し，$\boldsymbol{B}$ についても第 j 列は k_j になり，B_j のデータ数を示す．つまり $\sum r_i = \sum k_j = n$ となるはずである．

$$\boldsymbol{X'X} = \begin{bmatrix} \boldsymbol{j'j} & \boldsymbol{j'A} & \boldsymbol{j'B} \\ \boldsymbol{A'j} & \boldsymbol{A'A} & \boldsymbol{A'B} \\ \boldsymbol{B'j} & \boldsymbol{B'A} & \boldsymbol{B'B} \end{bmatrix} = \begin{bmatrix} n & \boldsymbol{r'} & \boldsymbol{k'} \\ \boldsymbol{r} & \boldsymbol{D_r} & \boldsymbol{N} \\ \boldsymbol{k} & \boldsymbol{N'} & \boldsymbol{D_k} \end{bmatrix} \tag{5.38}$$

は，例数，データ数に関係したもので，$\boldsymbol{r'} = [r_1 \cdots r_a]$，$\boldsymbol{k'} = [k_1 \cdots k_b]$ で，$\boldsymbol{D_r}$ と $\boldsymbol{D_k}$ は，$\boldsymbol{r}, \boldsymbol{k}$ の要素をもった対角行列である．$\boldsymbol{N}$ は $(a \times b)$ の生起行列であり，$A_i B_j$ にくり返しがあれば $n_{ij} = 2, 3, \cdots$ と拡張して考えよう．欠測のとき $n_{ij} = 0$ である．一方

$$X'y = \begin{bmatrix} j' \\ A' \\ B' \end{bmatrix} y = \begin{bmatrix} T_G \\ t_A \\ t_B \end{bmatrix} \tag{5.39}$$

は，観測値の総和ないし合計に関係し，たとえば $t_A = [T_{A1} \cdots T_{Aa}]'$ である．

正規方程式 $X'X\theta = X'y$ を解くにあたり，両辺に

$$\begin{bmatrix} 1 & 0' & 0' \\ 0' & I_a & -ND_k^{-1} \\ 0' & O & D_k^{-1} \end{bmatrix}$$

を前掛けすると，式 (5.38) の $X'X$ は

$$\begin{bmatrix} n & r' & k' \\ 0' & D_r - ND_k^{-1}N' & O \\ j & D_k^{-1}N' & I_b \end{bmatrix}$$

になり，式 (5.39) の $X'y$ は

$$\begin{bmatrix} T_G \\ t_A - ND_k^{-1}t_B \\ D_k^{-1}t_B \end{bmatrix}$$

になる．$ND_k^{-1}N'$, $D_k^{-1}N'$ などの要素に注意して

$$\begin{aligned} n\hat{\eta} + \sum_i r_i \hat{\alpha}_i + \sum_j k_j \hat{\beta}_j &= T_G \\ r_i \hat{\alpha}_i - \sum_j \frac{n_{ij}^2}{k_j} \hat{\alpha}_i - \sum_{i \neq i'} \sum_j \frac{n_{ij} n_{i'j}}{k_j} \hat{\alpha}_i &= T_{Ai} - \sum_j \frac{n_{ij}}{k_j} T_{Bj} \\ \hat{\eta} + \sum_i \frac{n_{ij}}{k_j} \hat{\alpha}_i + \hat{\beta}_j &= \frac{T_{Bj}}{k_j} \end{aligned} \tag{5.40}$$

の正規方程式に到達する．

式 (5.40) の第 2 式は

$$\left(r_i - \sum_j \frac{n_{ij}^2}{k_j}\right)\hat{\alpha}_i - \sum_{i\neq i'}\left\{\sum_j \frac{n_{ij}n_{i'j}}{k_j}\right\}\hat{\alpha}_i = T_{Ai} - \sum_j \frac{n_{ij}}{k_j}T_{Bj} = q_i \quad (5.41)$$

と書けば，右辺の q_i は，A_i での和を，A_i を含むブロックの平均値で修正したものになる．$\sum \hat{\alpha}_i = 0$ の制約を加えるため，$j, j', 0$ を添え

$$\boldsymbol{C} = \begin{bmatrix} r_1 - \sum_j \frac{n_{1j}^2}{k_j} & -\sum_j \frac{n_{1j}n_{2j}}{k_j} & \cdots & -\sum_j \frac{n_{1j}n_{aj}}{k_j} & 1 \\ \vdots & \vdots & \cdots & \vdots & \vdots \\ -\sum_j \frac{n_{aj}n_{1j}}{k_j} & -\sum_j \frac{n_{aj}n_{2j}}{k_j} & \cdots & r_a - \sum_j \frac{n_{aj}^2}{k_j} & 1 \\ 1 & \cdots & \cdots & 1 & 0 \end{bmatrix} \quad (5.42)$$

としたうえ，ダミー z を添えて式 (5.41) を書きなおすと

$$\boldsymbol{C}\begin{bmatrix}\hat{\boldsymbol{\alpha}} \\ z\end{bmatrix} = \begin{bmatrix}\boldsymbol{q} \\ 0\end{bmatrix} \quad (5.43)$$

となり，$\hat{\boldsymbol{\alpha}}$ が解ける．$V\{\hat{\boldsymbol{\alpha}}\} = \sigma^2 \boldsymbol{C}^{-1}$ の要素を $c_{ii'}$ で示せば，$V\{\hat{\alpha}_i\} = \sigma^2 c_{ii}$，$V\{\hat{\alpha}_i \pm \hat{\alpha}_{i'}\} = \sigma^2\{c_{ii} + c_{i'i'} \pm 2c_{ii'}\}$ などとなる．

一方，$\hat{\beta}$ に関しては，式 (5.40) の第 3 式から，式 (5.43) で解いた $\hat{\alpha}_i$ を用い

$$\hat{\beta}_{j*} = \hat{\eta} + \hat{\beta}_j = \frac{T_{Bj}}{k_j} - \sum_j \frac{n_{ij}}{k_j}\hat{\alpha}_i \quad (5.44)$$

となるが，$\hat{\beta}_{j*}$ は，全平均値をしわよせしたものにあたる．$\sum \hat{\beta}_j = 0$ の制約をつければ，$\sum \hat{\beta}_{j*} = b\hat{\eta}$ で，$\hat{\eta} = \sum \hat{\beta}_{j*}/b$ と定めたうえ，$\hat{\beta}_j = \hat{\beta}_{j*} - \hat{\eta}$ となる．

残差平方和は

$$S_R = \boldsymbol{y}'\boldsymbol{y} - \hat{\boldsymbol{\theta}}'\boldsymbol{X}'\boldsymbol{y}$$

であるが，

$$\boldsymbol{\hat{\theta}}'\boldsymbol{X}'\boldsymbol{y} = \begin{bmatrix} \eta\,\boldsymbol{\hat{\alpha}}'\,\boldsymbol{\hat{\beta}}' \end{bmatrix} \begin{bmatrix} T_G \\ \boldsymbol{t}_A \\ \boldsymbol{t}_B \end{bmatrix} = \hat{\eta} T_G + \boldsymbol{t}'_A \boldsymbol{\hat{\alpha}} + \boldsymbol{t}'_B \boldsymbol{\hat{\beta}}$$

$$= \hat{\eta} T_G + \sum_i T_{Ai}\hat{\alpha}_i + \sum_j \frac{T_{Bj}^2}{k_j} - \sum_j T_{Bj} \sum_i \frac{n_{ij}}{k_j}\hat{\alpha}_i - \hat{\eta} T_G$$

$$= \sum_j \frac{T_{Bj}^2}{k_j} + \sum_i q_i \hat{\alpha}_i$$

となり

$$S_R = \sum_m y_m^2 - \mathrm{CF} - \left\{ \sum_j \frac{T_{Bj}^2}{k_j} - \mathrm{CF} + \sum_i q_i \hat{\alpha}_i \right\}$$

$$= S_T - S_B - \sum q_i \hat{\alpha}_i$$

つまり，全平方和は

$$S_T = \sum_i q_i \hat{\alpha}_i + S_B + S_R \tag{5.45}$$

と分割される．右辺第 1 項は，ブロック調整ずみ (adjusted for block) の A の平方和で，式 (5.41) から

$$S_{A_{adj}} = \sum_i q_i \hat{\alpha}_i = \sum_{i=1}^a \left\{ T_{Ai} - \sum_j \frac{n_{ij}}{k_j} T_{Bj} \right\} \hat{\alpha}_i \tag{5.46}$$

となるが，$\sum n_{ij} T_{Bj}/k_j$ は，A_i を含むブロックに関しての和をとる．

場合によっては，くり返しがあるので，つぎのように計算をすることになる．

$$\mathrm{CF} = \frac{T_G^2}{n}$$

ついで，$\mathrm{A}_i \mathrm{B}_j$ でのセルの和を Y_{ij} とし，データのないセルの数を v として

$$S_T = S_{ABR} = \sum_m y_m^2 - \text{CF} \qquad [n-1]$$

$$S_{AB} = \sum_{i,j} \frac{Y_{ij}^2}{n_{ij}} - \text{CF} \qquad [ab-v-1]$$

$$S_{A_{adj}} = \sum_i q_i \hat{\alpha}_i \qquad [a-1] \qquad (5.47)$$

$$S_B = \sum_j \frac{T_{Bj}^2}{k_j} - \text{CF} \qquad [b-1]$$

$$S_{A \times B} = S_{AB} - S_{A_{adj}} - S_B \qquad [(a-1)(b-1)-v]$$

$$S_{R(AB)} = S_T - S_{AB} \qquad [n-ab+v]$$

BIB 計画でセルのくり返し数が 1 回の場合,式 (5.43) の C の最終行と最終列とを削った行列(制約なし)

$$\boldsymbol{C}^* = \begin{bmatrix} r & & 0 \\ & \ddots & \\ 0 & & r \end{bmatrix} - \begin{bmatrix} \frac{r}{k} & & \frac{\lambda}{k} \\ & \ddots & \\ \frac{\lambda}{k} & & \frac{r}{k} \end{bmatrix} = \frac{1}{k} \begin{bmatrix} r(k-1) & & -\lambda \\ & \ddots & \\ -\lambda & & r(k-1) \end{bmatrix}$$

$$= \frac{\lambda}{k} \begin{bmatrix} a-1 & & -1 \\ & \ddots & \\ -1 & & a-1 \end{bmatrix} \qquad (5.48)$$

となるが,式 (5.35) の $\lambda = r(k-1)/(a-1)$ の関係を利用している.また

$$q_i = T_{Ai} - \frac{1}{k} \sum_{(i)} T_{Bj} \qquad (5.49)$$

となり,$\sum$ の (i) は,A_i を含むブロックのみを拾う.ここに $\sum \hat{\alpha}_i = 0$ の条件で

$$\frac{\lambda}{k} \begin{bmatrix} a\hat{\alpha}_1 - \hat{\alpha}_1 - \hat{\alpha}_2 - \cdots - \hat{\alpha}_a \\ \vdots \\ -\hat{\alpha}_1 - \hat{\alpha}_2 - \cdots + a\hat{\alpha}_a - \hat{\alpha}_a \end{bmatrix} = \begin{bmatrix} q_1 \\ \vdots \\ q_a \end{bmatrix}$$

を解けば

$$\hat{\alpha}_i = \frac{k}{a\lambda} q_i \tag{5.50}$$

となる.

BIB 計画の解析 の手順としては

$$
\begin{aligned}
\mathrm{CF} &= \frac{T_G^2}{n} \\
S_{AB} &= \sum_m y_m^2 - \mathrm{CF} && [n-1] \\
q_i &= T_{Ai} - \frac{1}{k}\sum_j T_{Bj} \\
\hat{\alpha}_i &= \frac{k}{a\lambda} q_i \\
S_{A_{adj}} &= \frac{k}{a\lambda}\sum_i q_i^2 && [a-1] \\
S_B &= \frac{1}{k}\sum_j T_{Bj} - \mathrm{CF} && [b-1] \\
S_{A\times B} &= S_{AB} - S_{A_{adj}} - S_B && [n-a-b+1]
\end{aligned}
\tag{5.51}
$$

を求める. 各種の分散は

$$
\begin{aligned}
V\{\hat{\alpha}_i\} &= \frac{k}{a\lambda}\sigma^2 \\
V\{q_i\} &= \frac{a\lambda}{k}\sigma^2 \\
V\{\hat{\alpha}_i - \hat{\alpha}_i'\} &= \frac{2k}{a\lambda}\sigma^2
\end{aligned}
\tag{5.52}
$$

である. この方法はブロック内解析とよばれる.

[**例 5.10**] 3種の亜硝酸剤 A_1, A_2, A_3 の運動負荷後の狭心発作予防時間をしらべた. BIB 計画により, $a=3, k=2, b=9, n=18, \lambda=3$ である.

たとえば A_1 について, A_i を含むブロックを選んだうえ, 式 (5.51) から

$$q_1 = 19.7 - \frac{1}{2}\{7.8 + 7.0 + \cdots + 11.1 + 9.5\} = -7.25$$
$$\hat{\alpha}_1 = \frac{2}{9}(-7.25) = -1.61$$

修正をした値は，全平均値

$$\bar{y}_G = \frac{86.1}{18} = 4.78$$

を加え

$$\hat{\alpha}_1^* = -1.61 + 4.78 = 3.17$$

となる．

		A_1	A_2	A_3	
B	1	2.8	5.0	-	7.8
	2	2.5	-	4.5	7.0
	3	-	4.8	3.6	8.4
	4	3.7	5.8	-	9.5
	5	2.3	-	6.7	9.0
	6	-	6.8	7.4	14.2
	7	4.8	6.3	-	11.1
	8	3.6	-	5.9	9.5
	9	-	4.2	5.4	9.6
	T_A	19.7	32.9	33.5	$86.1 = T_G$
	q	-7.25	2.60	4.65	0
	$\hat{\alpha}$	-1.61	0.58	1.03	0
	$\hat{\alpha}^*$	3.17	5.36	5.81	-

$$\mathrm{CF} = \frac{86.1^2}{18} = 411.8$$
$$S_{AB} = 2.8^2 + 5.0^2 + \cdots + 4.2^2 + 5.4^2 - \mathrm{CF} = 39.3$$
$$S_{A_{adj}} = \frac{2}{9}\left\{(-7.25)^2 + 2.6^2 + 4.65^2\right\} = 17.9$$
$$S_B = \frac{1}{2}(7.8^2 + 7^2 + \cdots + 9.5^2 + 9.6^2) - \mathrm{CF} = 17.6$$
$$S_{A \times B} = 39.3 - 17.9 - 17.6 = 3.70$$

分散分析表は

要因	SS	Df	Ms	$E\{V\}$
A_{adj}：調整済薬剤	17.9	2	8.99^*	$(\lambda b/r)\sigma_A^2 + \sigma^2$
B：未調整ブロック	17.6	8	–	–
$A \times B$：残差	3.7	7	0.52	σ^2
AB：全体	39.3	17	–	–

$*：p < 0.05$

調整済の要因 A_{adj} について

$$F_0 = \frac{8.99}{0.52} = 16.98 > F_{0.05}[2,7] = 4.73$$

で有意である．ブロックは未調整であるので検定しない．

A_1 を対照とみたとき，$d_{0.05}[3-1,7] = 2.75$ を用いて

$$\hat{\alpha}_1 \pm 2.75\sqrt{\frac{2k}{a\lambda}V_{A \times B}} = -1.61 \pm 1.33 = [-2.94, -0.28]$$

これから，$[-2.94, -0.28]$ について，$\hat{\alpha}_2 = 0.58, \hat{\alpha}_3 = 1.03$ はともに区間外であり，対照よりも予防時間が長い．

第6章　2特性データ

　用量反応曲線ないし用量反応直線は生物検定法において中心的な役割をもっている．一般に用量 x と反応 y のように，2つの特性の間に一定の関係があるときには，まず直線関係を想定してみることが定石であるが，$\{x,y\}$ をプロットした散布図をつくれば，適切な解析の方針が与えられることが多い．

　2特性間の関係を $y = \alpha + \beta x + \varepsilon$ として，式に示す方法を回帰分析 (regression analysis) といい，相互関連性を相関係数 r あるいは寄与率 R^2 をもとに洗っていく手法を相関分析 (correlation analysis) というが，両者には密接なかかわりがある．こうした2特性間の関係の吟味は，多特性についての重回帰分析の手法の出発点になるであろう．また，ここで扱う相関係数は単相関係数であるが，やはり多特性については偏相関係数，重相関係数というものを考えるようになる．

　基準の用量反応直線を利用して，相対効力，効力比を求める方法を記し，7，8章でのよりフォーマルな生物検定法の基礎になる考え方を示し，準備をしておく．多くの場合に比に関係した推定が含まれ，Fieller の式が重要な役割をもつ．最後に，直接法による相対効力の求め方を述べる．

6.1　回帰と相関

　第1の変数 x と第2の変数 y との間に，少なくとも近似的に直線的な関係が認められる現象は非常に多い．用量 D の変換値 $x = \log D$ も単に用量と呼ぶことにして，反応 y との関係をしらべると，ある範囲で用量反応直線が成立つとみてよいことが多い．対になったデータ $O_n\{x_i, y_i\}$ について

$$y_i = \alpha + \beta x_i + \varepsilon \tag{6.1}$$

$$\boldsymbol{y} = \boldsymbol{X}\boldsymbol{\theta} + \boldsymbol{\varepsilon}, \qquad \boldsymbol{X} = [\boldsymbol{j}\ \boldsymbol{x}], \qquad \boldsymbol{\theta} = [\alpha\ \beta]'$$

の線形モデルを考えてみる．つまり直線関係を想定する．あらかじめ原点を通過する直線が原理的に正しいならば，$y_i = \beta x_i + \varepsilon$ とおける．

$$\boldsymbol{X}'\boldsymbol{X} = \begin{bmatrix} \boldsymbol{j}' \\ \boldsymbol{x}' \end{bmatrix} \begin{bmatrix} \boldsymbol{j}\ \boldsymbol{x} \end{bmatrix} = \begin{bmatrix} \boldsymbol{j}'\boldsymbol{j} & \boldsymbol{j}'\boldsymbol{x} \\ \boldsymbol{x}'\boldsymbol{j} & \boldsymbol{x}'\boldsymbol{x} \end{bmatrix} = \begin{bmatrix} n & \sum x_i \\ \sum x_i & \sum x_i^2 \end{bmatrix}$$

の逆行列は

$$[\boldsymbol{X}'\boldsymbol{X}]^{-1} = \begin{bmatrix} \frac{1}{n} + \frac{\bar{x}^2}{S_{xx}} & -\frac{\bar{x}}{S_{xx}} \\ -\frac{\bar{x}}{S_{xx}} & \frac{1}{S_{xx}} \end{bmatrix} \tag{6.2}$$

となる．また

$$\boldsymbol{X}'\boldsymbol{y} = \begin{bmatrix} \boldsymbol{j}'\boldsymbol{y} \\ \boldsymbol{x}'\boldsymbol{y} \end{bmatrix} = \begin{bmatrix} \sum y_i \\ \sum x_i y_i \end{bmatrix} = \begin{bmatrix} n\bar{y} \\ \sum x_i y_i \end{bmatrix}$$

であるから，正規方程式 $\boldsymbol{X}'\boldsymbol{X}\boldsymbol{\theta} = \boldsymbol{X}'\boldsymbol{y}$ から

$$\hat{\boldsymbol{\theta}} = [\boldsymbol{X}'\boldsymbol{X}]^{-1}\boldsymbol{X}'\boldsymbol{y} = \begin{bmatrix} \bar{y} + \frac{\bar{x}}{S_{xx}}(n\bar{x}\bar{y} - \sum x_i y_i) \\ \frac{1}{S_{xx}}(-n\bar{x}\bar{y} + \sum x_i y_i) \end{bmatrix} = \begin{bmatrix} \bar{y} - \bar{x}\frac{S_{xy}}{S_{xx}} \\ \frac{S_{xy}}{S_{xx}} \end{bmatrix} = \begin{bmatrix} \hat{\alpha} \\ \hat{\beta} \end{bmatrix} \tag{6.3}$$

となる．つまり，勾配 $\hat{\beta} = S_{xy}/S_{xx}$，切片 $\hat{\alpha} = \bar{y} - \bar{x}\hat{\beta}$ で，x を与えたときの $\hat{y}$ は

$$\hat{y} = \hat{\alpha} + \hat{\beta}x = \left(\bar{y} - \frac{S_{xy}}{S_{xx}}\bar{x}\right) + \frac{S_{xy}}{S_{xx}}x \tag{6.4}$$

で示され，$\hat{y}$ は予測と呼ばれる．$\hat{\boldsymbol{\theta}} = [\hat{\alpha}\ \hat{\beta}]'$ につき

$$V[\hat{\boldsymbol{\theta}}] = \sigma^2[\boldsymbol{X}'\boldsymbol{X}]^{-1} \tag{6.5}$$

である．直線をあてはめたときの残差平方和は

$$S_R = \boldsymbol{y}'\boldsymbol{y} - \hat{\boldsymbol{\theta}}'\boldsymbol{X}'\boldsymbol{y} = \sum y_i^2 - \left\{ n\bar{y}^2 - n\bar{x}\bar{y}\frac{S_{xy}}{S_{xx}} \right\} - \frac{S_{xy}}{S_{xx}}\sum x_i y_i$$

$$= S_{yy} - \frac{S_{xy}^2}{S_{xx}} \qquad [n-2] \tag{6.6}$$

である．$\beta = 0$ のモデル $\boldsymbol{y} = \alpha \boldsymbol{j} + \boldsymbol{\varepsilon}$ についての残差平方和は

$$S_{0R} = S_{yy} \qquad [1] \tag{6.7}$$

となる．よって，直線性についての平方和，ないし**直線回帰** (regression) の平方和は

$$S_\beta = S_{0R} - S_R = \frac{S_{xy}^2}{S_{xx}} \qquad [1] \tag{6.8}$$

となり，以上の結果を分散分析表にまとめると

要因	SS	Df	Ms
β：回帰	$S_\beta = S_{xy}^2/S_{xx}$	1	$V_\beta = S_\beta$
R：残差	$S_R = S_{yy} - S_\beta$	$n-2$	$V_R = S_R/(n-2)$
Y：全体	S_{yy}	$n-1$	-

式 (6.4) を y の x に対する**回帰式** (regression equation of y on x) といい，$\beta, \hat{\beta}$ を 1 次の**回帰係数** (regression coefficient) という．F. Galton が親子の身長の関連性を研究し，身長はある原型に "regress back" するといったときの言葉が，当時の内容を失ったまま，この種の解析にうけつがれている．

$H_0 : \beta = 0$, x と y に直線関係なし，という帰無仮説は $E\{V_\beta\} = \beta^2 S_{xx} + \sigma^2, E\{V_R\} = \sigma^2$ の関係があるので，正規性のもとに F 検定で吟味され

$$F_0 = \frac{V_\beta}{V_R} \geq F_\alpha[1, n-2] = t_\alpha^2[n-2] \tag{6.9}$$

のとき棄却される．正しいモデルが $y_i = \alpha + \beta x_i + \gamma x_i^2 + \delta x_i^3 + \varepsilon_i$ などであるなら，上述の直線性の検定は注意を要する．すなわち，高次項は残差に丸めこまれている．

ある x^* を指定したときのいわば条件つきの $\hat{y}^*$ につき，式 (6.2)，式 (6.5) から

$$V\{\hat{y}^*|x^*\} = V\{\hat{\alpha} + \hat{\beta}x^*\} = V\{\hat{\alpha}\} + x^{*2}V\{\hat{\beta}\} + 2x^* Cov\{\hat{\alpha}, \hat{\beta}\}$$
$$= \sigma^2 \left\{ \frac{1}{n} + \frac{\bar{x}^2}{S_{xx}} + x^{*2}\frac{1}{S_{xx}} - 2\frac{\bar{x}x^*}{S_{xx}} \right\}$$
$$= \sigma^2 \left\{ \frac{1}{n} + \frac{(\bar{x} - x^*)^2}{S_{xx}} \right\}$$

となるが，V_R を用い，簡単に

$$\hat{\sigma}_{\hat{y}^*}^2 = V_R \left\{ \frac{1}{n} + \frac{(\bar{x} - x^*)^2}{S_{xx}} \right\} \tag{6.10}$$

と書く．平均的な $\hat{y}^*$ ではなくて，x^* での個々の観測 y^* を考えると

$$\hat{\sigma}_{y^*}^2 = V_R \left\{ 1 + \frac{1}{n} + \frac{(\bar{x} - x^*)^2}{S_{xx}} \right\} \tag{6.11}$$

となる．これから "x^* を指定したとき" の $100(1-\alpha)\%$ の予測の限界値は

$$\begin{cases} 平均値：\bar{y} + (x^* - \bar{x})\frac{S_{xy}}{S_{xx}} \pm t_\alpha[n-2]\sqrt{V_R\left\{\frac{1}{n} + \frac{(x^* - \bar{x})^2}{S_{xx}}\right\}} \\ 個体：\bar{y} + (x^* - \bar{x})\frac{S_{xy}}{S_{xx}} \pm t_\alpha[n-2]\sqrt{V_R\left\{1 + \frac{1}{n} + \frac{(x^* - \bar{x})^2}{S_{xx}}\right\}} \end{cases} \tag{6.12}$$

で与えられ，いずれも $x^* \simeq \bar{x}$ のときに区間幅が狭くなる．これで与えられる信頼域は x の全域について，同時的に $100(1-\alpha)\%$ が保証されるのではなく，x^* の断面に限られる．同時的には $\sqrt{2F_\alpha[2, n-2]}$ を用いる．

ところで，式 (6.8) の S_β が全平方和 S_{yy} に占める割合

$$R^2 = \frac{S_{xy}^2}{S_{xx}} \cdot \frac{1}{S_{yy}} \tag{6.13}$$

を**決定係数** (coefficient of determination), **寄与率**と呼ぶ．y の変動は (i) x が動くにつれて直線的に動くという，いわば因果的な，x で定められる部分 S_β と，(ii) それ以外の，さしあたり説明できない部分 S_R とから成立っているが，(i) の割合が R^2 であり，$R^2 \leq 1$ である．

式 (6.13) は x と y について対称的で，少なくとも形式的には x の y への回帰式

$$\hat{x} = \hat{\alpha}' + \hat{\beta}'y$$

が考えられ，$\hat{\alpha}' = \bar{x} - \hat{\beta}'\bar{y}$, $\hat{\beta}' = S_{xy}/S_{yy}$ であるから，R^2 は $S_{\beta'}$ が S_{xx} に占める割合と考えてもよく

$$R^2 = \hat{\beta}\hat{\beta}' \tag{6.14}$$

と書ける．かりに $y = x$ が正しくても，一般に $\hat{\beta}\hat{\beta}' < 1$ となる．

本来，x と y がともに変数で，これらの間に"直線的な"相互関連性があるとき，その目安として**相関係数** (correlation coefficient) が用いられる．必要ならば，これを単相関係数 (simple correlation coefficient) というが

$$\rho = \frac{Cov\{x,y\}}{\sqrt{V\{x\}V\{y\}}} \tag{6.15}$$

と定義され，標本値からは，S_{xy} の正負を残したうえの寄与率の平方根

$$r = \frac{S_{xy}}{\sqrt{S_{xx}S_{yy}}} \tag{6.16}$$

を ρ の推定値とするのが普通である．回帰の扱いではモデル式 (6.1) から明らかなように，たとえば y を目的変数とし，x を説明変数としているが，回帰と相関の問題は密接にからんでいるので，この辺の手法の区別は一般にあいまいに扱われている．

形式的には，回帰の検定の F_0 の式 (6.9) は，x と y を交換し $H_0 : \beta' = 0$ の検定としても同じ値になる．さらに $SE\{\hat{\beta}\} = V_R/S_{xx}, SE\{\hat{\beta}'\} = V_{R'}/S_{yy}$ を用いて

$$t_0 = \frac{\hat{\beta} - 0}{\sqrt{\frac{V_R}{S_{xx}}}} \geq t_\alpha[n-2] \text{ ないし } t_0 = \frac{\hat{\beta}' - 0}{\sqrt{\frac{V_{R'}}{S_{yy}}}} \geq t_\alpha[n-2] \tag{6.17}$$

をみても，また $\hat{\beta}$ と $\hat{\beta}'$ の信頼限界

$$\hat{\beta} \pm t_\alpha[n-2]\sqrt{\frac{V_R}{S_{xx}}} \text{ ないし } \hat{\beta}' \pm t_\alpha[n-2]\sqrt{\frac{V_{R'}}{S_{yy}}} \tag{6.18}$$

の区間が 0 を含まないことをみても，すべて"直線性"の検定と等価であり，正確に $F_0 = t_0^2$ となる．

さらに，$H_0 : \rho = 0$ の検定として

$$t_0 = |r|\sqrt{\frac{n-2}{1-r^2}} \geq t_\alpha[n-2] \tag{6.19}$$

のとき有意として $H_1 : \rho \neq 0$ を採用することも，また

$$r^2 \geq \frac{F_\alpha[1, n-2]}{n-2+F_\alpha[1, n-2]} \tag{6.20}$$

をみることも，すべて "直線性"の検定と同義である．いずれにしても，**無相関の検定** $H_0 : \rho = 0$ では，x か y の一方が正規性をみたしていればよい．

以上のように，形式上はさまざまな扱いが，まったく同じ結果を導くが，x, y の性質，実質的な意味あい，目的とする情報から，どのように扱うのが適切かを考える必要がある．r は水準 α で有意で，直線性も有意であるといった表現は馬から落ちて落馬したといっていることに近い．

[例 6.1] 生後 100 日のラットを無作為に 20 匹選んで，体長 x と尾長 y を測定した．$x =$ (実測値) $- 230$，$y =$ (実測値) $- 180$ を mm で示す．計算練習のつもりでいろいろな扱いをしてみる．

x	4	5	7	7	8	8	9	9	10	10	11	11	11	12	13	13	15	15	16	17
y	2	4	3	5	4	7	6	9	4	8	6	9	11	7	9	11	11	13	10	12

$\bar{x} = \dfrac{211}{20} = 10.55,$ $\qquad$ $\bar{y} = \dfrac{151}{20} = 7.55$

$\mathrm{CF}_x = \dfrac{211^2}{20} = 226.05,$ $\qquad$ $\mathrm{CF}_y = \dfrac{151^2}{20} = 1140.05$

$S_{xx} = 2469 - \mathrm{CF}_x = 242.95,$ $\qquad$ $S_{yy} = 1339 - \mathrm{CF}_x = 198.95$

$\mathrm{CF}_{xy} = \dfrac{211 \times 151}{20} = 1593.05,$ $\qquad$ $S_{xy} = 187.95$

$\hat{\beta} = \dfrac{187.95}{242.95} = 0.7736,$ $\qquad$ $\hat{\beta}' = \dfrac{187.95}{198.95} = 0.9447$

$\hat{\alpha} = 7.55 - 0.7736 \times 10.55 = -0.6115,$ $\qquad$ $\hat{\alpha}' = 10.55 - 0.9447 \times 7.55 = 3.418$

$\hat{y} = -0.61 + 0.774x,$ $\qquad$ $\hat{x} = 3.42 + 0.945y$

体長，尾長のいずれを形式的な説明変数とするかで回帰式は異なり，"重ならない"．

$$S_\beta = \frac{187.95^2}{242.95} = 145.40$$

要因	SS	Df	Ms
β：回帰	145.40	1	145.40
R：残差	53.55	18	2.98
Y：全体	198.95	19	-

$$F_0 = \frac{145.40}{2.97} = 48.87 > F_{0.05}[1,18] = 4.41$$

回帰は有意である．体長を x^* に指定したときの尾長の予測を考え，95%信頼域をつくると図 6.1 のようになる．この信頼域は，x の全域に同時的に正しいわけではない．

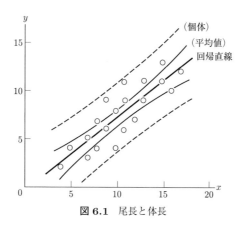

図 6.1 尾長と体長

回帰係数 $\hat{\beta}$ について $t_{0.05}[18] = 2.101$ を用いて

$$t_0^2 = F_0 = \frac{0.773^2}{\frac{2.975}{242.95}} = 48.87 \geq 2.101^2$$

となる．信頼限界は

$$0.773 \pm 2.101 \sqrt{\frac{2.975}{242.95}} = [0.541, 1.006]$$

である．相関係数は $S_{xy} > 0$ で $\hat{\beta}, \hat{\beta}'$ から

$$r = \sqrt{0.773 \times 0.944} = 0.855, \qquad R^2 = 0.731$$

となり，尾長のばらつき S_{yy} の 73.1% は体長の大小で説明される．飼育条件と生日を揃えないと，r は 0.7-0.8 程度になるだろう．無相関の検定は式 (6.19) で

$$t_0^2 = F_0 = 0.731 \frac{(20-2)}{1-0.731} = 48.87 > 2.101^2 = 4.414$$

で有意となる．

6.2 相関係数

式 (6.16) で標本での相関係数 r を定めたが，本来は 2 変量間の直線的な関連性を示す尺度が r である．相関係数 r の性質として，(i) $-1 \leq r \leq 1$ であり，(ii) $\boldsymbol{x}$ と $\boldsymbol{y}$ が同一線上で方向が同じなら $r = 1$，逆なら $r = -1$，(iii) $\boldsymbol{x}$ と $\boldsymbol{y}$ が $\boldsymbol{x} \perp \boldsymbol{y}$ ならば $r = 0$ と無相関になることがわかる．

無相関の仮説 $H_0 : \rho = 0$ が棄却され，$H_1 : \rho \neq 0$ が採用されたことは，あくまで $\rho \neq 0$ の証拠が強いという定性的な結論で，たとえば 5%，1% 水準で r が有意になる限界値は図 6.2 のようになるから，$n = 200$ で $r = 0.2$ となれ

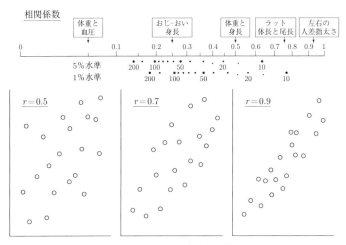

図 **6.2** $|r|$ の有意限界値

ば，1%水準で有意となる．しかし $\rho \neq 0$ とはいっても，$R^2 = 0.04$，寄与率は4%であり，これだけで現実的な意味が大きいとはいいにくい．おそらく R^2 の方が r よりも現実的に理解しやすいだろう．

大まかにいえば，他に重要な根拠がないとき，$r = 0.7$，$R^2 \simeq 0.5$ のあたりから，何かあるぞと考えて，かかわりをもつぐらいにしておいた方がよい．もちろん x と y に相関なしとなっても，$\{x_i, y_i\}$ のプロットが非直線的な明白な関連を示すこともありうる．さらに相関係数は現象論的な関連性を示すもので，実質科学的な因果の証明には直接には関係しないと考えておく方が無難である．がん患者の年間死亡数と，看護師の年間採用数との間にはかなり大きな相関係数が認められる．しかし，がんの死亡数を減らすために，看護師の採用をひかえるという迷案は考えないであろう．一方，砂糖の消費量と血管障害の数といったことになると食指を動かしたいが，こうしたことを相関係数だけから追求することは失敗のもとである．

相関係数について **z 変換** というものが知られるが

$$z = \tanh^{-1} r = \frac{1}{2} \ln \frac{1+r}{1-r} = r + \frac{1}{3} r^3 + \frac{1}{5} r^5 + \cdots \quad (6.21)$$

$$r = \frac{e^{2z} - 1}{e^{2z} + 1}$$

と示される．$\zeta = \tanh^{-1} \rho$ とすれば，z は近似的に

$$z \in N\left\{\zeta, \frac{1}{n-3}\right\}$$

の分布にしたがう変数の実現値とみなせる．このことから $H_0 : \rho = \rho_0$ は

$$t_0 = |z - \tanh^{-1} \rho_0| \sqrt{n-3} \geq t_\alpha[\infty] \quad (6.22)$$

のとき棄却され，$H_1 : \rho \neq \rho_0$ が採用される．z をもとに ρ を推定するには信頼限界の下限，上限

$$\zeta_L = z - t_\alpha[\infty] \frac{1}{\sqrt{n-3}}, \quad \zeta_U = z + t_\alpha[\infty] \frac{1}{\sqrt{n-3}} \quad (6.23)$$

を求め，逆変換で ρ_L，ρ_U に戻して，$100(1-\alpha)\%$ の信頼限界とする．なお，ζ は不偏推定量ではない．

6.2 相関係数

独立な 2 群のデータ $O_m\{x_i\}, O_n\{y_i\}$ があるとき，ダミー変数 0，1 などを考え，$(m+n)$ 個の全データを

$$\{0, x_1\}, \cdots, \{0, x_m\}, \{1, y_1\}, \cdots, \{1, y_n\}$$

と書きなおし，横軸に 0，1 をとり，0 に $\{x_i\}$，1 に $\{y_i\}$ をプロットする．こうした $(m+n)$ 個の全データについて，あらためて $O_{m+n}\{x_i, y_i\}$ と書けば，x_i はダミーの 0，1，y_i はもとの x_i と y_i である．形式的にこの O_{m+n} について回帰分析を行ない，直線回帰の検定，あるいは相関係数を求めて無相関の検定を実施すれば，2 標本の平均値の差の t 検定の結果とまったく一致する．

以上に扱った相関係数 r は，Pearson の積率相関係数とも呼ばれる．$O_n\{x_i, y_i\}$ のデータで x_i と y_i に別個に順位をつけて，この順位について r を計算したものは Spearman の順位相関係数と呼ばれる．$\{x_i\}, \{y_i\}$ それぞれに順位づけをしたうえ，同位のグループには平均順位をつける．そのうえ，$\{x_i, y_i\}$ のペアについて，$(x_i$ の順位$) - (y_i$ の順位$) = d_i$ を求め，$\sum d_i = 0$ をたしかめる．同位のグループが t 個の値から成るとき $(t^3 - t)$ として，それぞれの同位のグループについて計算し，$\{x_i\}$ と $\{y_i\}$ に関して別々に

$$\tau = \sum (t^3 - t) = \sum (t-1)t(t+1)$$

を求める．この $\sum$ は，同位のグループに関しての和を意味する．

$$D = 6 \sum d_i^2$$
$$A = n^3 - n = (n-1)n(n+1)$$

を用いて，Spearman の順位相関係数を

$$r_s = \frac{A - \frac{1}{2}(\tau_x + \tau_y) - D}{\sqrt{(A - \tau_x)(A - \tau_y)}} \tag{6.24}$$

とする．同位がないときは

$$r_s = 1 - \frac{D}{A} \tag{6.25}$$

と簡単になる．これらは正規 2 変量については r よりも少し小さな値になる．

なお，順位に関係したものに Kendall の τ という相関係数もあるが，一般に r_s よりさらに小さい値になる（10.10 節参照）．

無相関の検定は，式 (6.19) の r の代りに r_s を用いて行なう．データが順序分類によって $(r \times c)$ の表にまとめてあるときにも，同位の多いデータとみて，式 (6.24) から r_s が求められる．

[**例 6.2**] 例 6.1 のラットのデータについて，体長，尾長を順位に書きなおし $\sum d_i = 0$, $\sum d_i^2 = 192$, x に 2 の同位が 6 組，3 の同位が 1 組あり，y には 2 の同位が 2 組，3 の同位が 3 組あるから，$\tau_x = 6 \times 6 + 1 \times 24 = 60$, $\tau_y = 2 \times 6 + 3 \times 24 = 84$ となる．$D = 6 \times 192 = 1152$, $A = 19 \times 20 \times 21 = 7980$ で，式 (6.24) から

x	1	2	3.5	3.5	5.5	5.5	7.5	7.5	9.5	9.5	12	12	12	14	15.5	15.5	17.5	17.5	19	20
y	1	4	2	6	4	9.5	7.5	13	4	11	7.5	13	17	9.5	13	17	10	20	15	19
d	0	-2	1.5	-2.5	1.5	-4	0	-5.5	5.5	-1.5	4.5	-1	-5	4.5	2.5	-1.5	0.5	-2.5	4	1

$$r_s = \frac{7980 - \frac{(60+84)}{2} - 1152}{\sqrt{(7980 - 60)(7980 - 84)}} = \frac{6756}{7908} = 0.854$$

この例では $r = 0.855$ ときわめて近い．

2×2 分割表に並べた断面データについて，x と y の 2 つの分類カテゴリーを 0, 1 としたとき，r は

$$\begin{array}{c|cc|c} & \multicolumn{2}{c}{x} & \\ & 0 & 1 & \\ \hline 0 & a & c & m \\ 1 & b & d & n \\ \hline & s & f & g \end{array} \qquad r = \frac{d - \frac{fn}{g}}{\sqrt{\left(f - \frac{f^2}{g}\right)\left(n - \frac{n^2}{g}\right)}} = \frac{(dg - fn)\frac{1}{g}}{\frac{1}{g}\sqrt{(fg - f^2)(ng - n^2)}}$$

となる．これを r と書かずに ϕ と書く習慣があり，心理学の領域では ϕ 計数というが，一種の積率相関係数であり

$$\phi = \frac{ad - bc}{\sqrt{sfmn}} \tag{6.26}$$

と書ける．2×2 分割表の関連性の統計量 χ_0^2 で，連続修正を用いない値は

$$\chi_u^2 = \frac{g\{|ad-bc|\}^2}{sfmn}$$

であるから，ϕ と比べたとき

$$\phi^2 = \frac{1}{g}\chi_u^2$$

となることがわかる．この ϕ^2 は寄与率の意味をもっている．

6.3 用量反応直線

一元配置の形式で，n 個の対数用量 $x_1, \cdots, x_i, \cdots, x_n$ について，それぞれ r 回の反応を観測したデータがある．これまでと表記法を変えて，第 i 水準での第 j データを y_{ij} とし，その水準での和を Y_i，総和を Y_G，必要ならば用量に関しても $X_i = rx_i, X_G$ などを用いることにする．

このデータに，用量反応直線 $\hat{y} = \hat{\alpha} + \hat{\beta}x$ をあてはめることを考えるが，分散分析の一般的な手法をとり，モデル $\Omega(\boldsymbol{\theta}_1, \boldsymbol{\theta}_2)$ をつくり

$$S_\theta = \boldsymbol{\theta}'\boldsymbol{X}'\boldsymbol{y} \qquad [\nu] = (\boldsymbol{\theta}_1 \text{ と } \boldsymbol{\theta}_2 \text{ のパラメータ数})$$

$$S_R = \boldsymbol{y}'\boldsymbol{y} - S_\theta \qquad [n-\nu]$$

を求め，パラメータ $\boldsymbol{\theta}_1$ をおとしたモデル $\Omega^*(\boldsymbol{\theta}_2)$ をつくり

$$S_\theta^* = \hat{\boldsymbol{\theta}}_2'\boldsymbol{X}'\boldsymbol{y} \qquad [\nu^*] = (\boldsymbol{\theta}_2 \text{ のパラメータ数})$$

$$S_R^* = \boldsymbol{y}'\boldsymbol{y} - S_\theta^* \qquad [n-\nu^*]$$

を求め，おとしたパラメータ $\boldsymbol{\theta}_1$ に関して，その持ち分の平方和は

$$S_{\theta_1} = S_R^* - S_R \qquad [(n-\nu^*)-(n-\nu)] = [\nu - \nu^*]$$

となる．

まず，通常の一元配置の復習として用量間変動 S_D を求めるため

第6章 2特性データ

$$\Omega_0 : y_{ij} = \delta_i + \varepsilon_{ij}$$

$$\hat{\delta}_i = \frac{Y_i}{r} = \bar{y}_i$$

$$S_{0\theta} = \sum \bar{y}_i Y_i = \frac{1}{r} \sum Y_i^2 \qquad [n]$$

$$S_{0R} = \sum y_{ij}^2 - S_{0\theta} = \sum y_{ij}^2 - \frac{1}{r} \sum Y_i^2 \qquad [nr - n] = [n(r-1)]$$

ついで用量間変動のパラメータ δ_i を省き，意味の変わった ε_{ij} を用い

$$\Omega_1 : y_{ij} = \eta + \varepsilon_{ij}$$

$$\hat{\eta} = \frac{Y_G}{nr} = \bar{y}$$

$$S_{1\theta} = \bar{y} Y_G = \frac{1}{nr} Y_G^2 = \text{CF} \qquad [1]$$

$$S_{1R} = \sum y_{ij}^2 - \text{CF} = S_{yy} \qquad [nr - 1]$$

したがって用量間変動，つまり δ_i のかかわりは

$$S_D = S_{1R} - S_{0R} = \frac{1}{r} \sum Y_i^2 - \text{CF} \qquad [nr - 1 - nr + n] = [n - 1]$$

となる．Ω_0 での S_{0R} は用量内変動で，残差変動 S_R にほかならない．
　直線性を加味して

$$\Omega_2 : y_{ij} = \alpha + \beta x_i + \varepsilon_{ij},$$

$$\boldsymbol{X}'\boldsymbol{X} = \begin{bmatrix} nr & r\sum x_i \\ r\sum x_i & r\sum x_i^2 \end{bmatrix}, \qquad \boldsymbol{X}'\boldsymbol{y} = \begin{bmatrix} Y_G \\ \sum x_i Y_i \end{bmatrix}$$

正規方程式 $\boldsymbol{X}'\boldsymbol{X}\hat{\boldsymbol{\theta}} = \boldsymbol{X}'\boldsymbol{y}, \hat{\boldsymbol{\theta}} = [\hat{\alpha}\ \hat{\beta}]'$ の第1行について

$$nr\hat{\alpha} + r\sum x_i \hat{\beta} = Y_G, \qquad \hat{\alpha} = \frac{1}{nr}\left\{Y_G - r\sum x_i \hat{\beta}\right\}$$

第2行について $\hat{\alpha}$ を代入したとき

$$\sum x_i Y_i = r\sum x_i \hat{\alpha} + r\sum x_i^2 \hat{\beta}$$

$$\hat{\beta} r\left\{\sum x_i^2 - \frac{(\sum x_i)^2}{n}\right\} = \sum x_i Y_i - \frac{(\sum x_i) Y_G}{n}$$

6.3 用量反応直線

各水準ともくり返しが $r=1$ ならば，式 (6.3) で求めたように $\hat{\beta}=S_{xy}/S_{xx}$ となる．そこで，平方和，積和を $r>1$ の場合

$$S_{xx} = r\left\{\sum x_i^2 - \frac{(\sum x_i)^2}{n}\right\} = \frac{1}{r}\sum X_i^2 - \frac{X_G^2}{nr}$$
$$S_{xy} = \sum x_i Y_i - \frac{(\sum x_i)Y_G}{n} = \frac{1}{r}\sum X_i Y_i - \frac{X_G Y_G}{nr} \quad (6.27)$$

と定義しておけば，やはり

$$\hat{\beta} = \frac{S_{xy}}{S_{xx}}$$

となる．これから Ω_2 での $\hat{\boldsymbol{\theta}}'\boldsymbol{X}'\boldsymbol{y}$ を計算し

$$S_{2\theta} = \frac{1}{nr}\left\{Y_G^2 - r\sum x_i\hat{\beta}Y_G\right\} + \hat{\beta}\sum x_i Y_i$$
$$= \hat{\beta}S_{xy} + \mathrm{CF} = \frac{S_{xy}^2}{S_{xx}} + \mathrm{CF} \qquad [2]$$
$$S_{2R} = \sum y_{ij}^2 - \mathrm{CF} - \frac{S_{xy}^2}{S_{xx}} = S_{yy} - \frac{S_{xy}^2}{S_{xx}} \qquad [nr-2]$$

Ω_1 と Ω_2 の差は β にかかわるものであり

$$S_\beta = S_{1R} - S_{2R} = \frac{S_{xy}^2}{S_{xx}} \qquad [nr-1-nr+2] = [1]$$

が直線性を担う変動になる．これは式 (6.8) の値に対応している．

つぎに Ω_0 は $y_{ij} = \eta + \delta_i + \varepsilon_{ij}$ と書いても本質的には同じであるが，$\delta_1,\cdots,\delta_n$ を集約したものがモデル Ω_2 の β と考えられる．Ω_0 から Ω_2 へ，パラメータの数を減らしているから，Ω_2 での残差 S_{2R} は，Ω_0 での残差 S_{0R} に比べて多少とも増加しており，すくなくとも非減少である．この差をみれば

$$S_{LOF} = S_{2R} - S_{0R} = S_{yy} - S_\beta - (S_{yy} - S_D)$$
$$= S_D - S_\beta \qquad [nr-2-nr+n] = [n-2]$$

となり，S_{LOF} は用量間の反応の変動のうち，直線性に集約しきれなかった直線のあてはめのずれ (lack of fit) を担っている．

以上を整理すると，一元配置に準じたデータについて，**用量反応直線のあてはめを吟味する手順は以下のようになる**．用量水準が n，くり返しが r で

$$\mathrm{CF} = \frac{(\sum y_{ij})^2}{nr} = \frac{Y_G^2}{nr}$$

$$S_T = S_{yy} = \sum y_{ij}^2 - \mathrm{CF} \qquad [nr-1]$$

$$S_D = \frac{1}{r}\sum Y_i^2 - \mathrm{CF} \qquad [n-1]$$

$$S_R = S_T - S_D \qquad [n(r-1)]$$

$$S_{xx} = r\left\{\sum x_i^2 - \frac{(\sum x_i)^2}{n}\right\} \qquad (6.28)$$

$$S_{xy} = \sum x_i Y_i - \frac{(\sum x_i)Y_G}{n}$$

$$S_\beta = \frac{S_{xy}^2}{S_{xx}} \qquad [1]$$

$$S_{LOF} = S_D - S_\beta \qquad [n-2]$$

を計算して,分散分析表をつくる.用量反応"直線"を認めるためには少なくとも (i) $V_\beta/V_R \geq F_\alpha[1, n(r-1)]$ であり,(ii) $V_{LOF}/V_R < F_\alpha[n-2, n(r-1)]$ であることを確かめなければならない.V_{LOF} が大きいときには,用量反応関係が直線性を欠いているか,あるいは直線性のみでは表現できないことを示している.分散分析表の Ms 欄は SS/Df として求める.

要因	SS	Df	Ms
β:直線性	S_β	1	V_β
LOF:ずれ	S_{LOF}	$n-2$	V_{LOF}
D:用量	S_D	$n-1$	V_D
R:残差	S_R	$n(r-1)$	V_R
T:全体	S_T	$nr-1$	-

直線で表現できるなら,$\bar{y} = Y_G/nr, \bar{x} = \sum x_i/n = X_G/nr$ を用いて,用量反応直線を

$$\hat{y} = \bar{y} + \hat{\beta}(x - \bar{x}), \quad \hat{\beta} = \frac{S_{xy}}{S_{xx}} \qquad (6.29)$$

とする.x の本質は変量ではなく,一般に $\hat{x} = \hat{\alpha}' + \hat{\beta}'y$ は意味をなさない.

[**例 6.3**] 脊髄ラットに 1, 2, 4, 8 μg/kg のエピネフリン (epinephrine) を乱塊法にしたがって各用量とも 4 回ずつ注射して昇圧の大きさの半分 mmHg を読みとった．脊椎動物であるから基線はほぼ一定であり，昇圧の大きさを反応として扱えるものと考えた．また，経時的な 4 回のくり返しの各回ごとの値はほとんど同じであるから，一元配置として扱う．用量は変換値として 1, 2, 3, 4 と書く．$D = 2^{(x-1)}$ である．

D/M	1	2	3	4	
	39	48	59	66	
	38	46	61	68	$\bar{x} = 2.5$
	34	50	57	71	$\bar{y} = 53.125$
	37	47	59	70	
	148	191	236	275	850

式 (6.28) にしたがって

$$\mathrm{CF} = 45156$$

$$S_T = 39^2 + \cdots + 70^2 - \mathrm{CF} = 2316$$

$$S_D = \frac{1}{4}(148^2 + \cdots + 275^2) = 2270$$

$$S_R = 45.5$$

$$S_{xx} = 4\left(1^2 + \cdots + 4^2 - \frac{10^2}{4}\right) = 20$$

$$S_{xy} = (1 \times 148 + \cdots + 4 \times 275) - \frac{10 \times 850}{4} = 213$$

$$S_\beta = \frac{213^2}{20} = 2268$$

$$S_{LOF} = 1.80$$

要因	SS	Df	Ms
β：直線性	2268	1	2268
LOF：ずれ	1.80	2	0.90
D：用量	2270	3	757
R：残差	45.5	12	3.79
T：全体	2316	15	

$F_0 = \frac{2268}{3.79} \gg F_{0.05}[1,12] = 4.75$

$F_0 = \frac{0.90}{3.79} \ll F_{0.05}[2,12] = 3.89$

明らかに直線と認められ，$\hat{\beta} = 213/20 = 10.7$ であるから式 (6.29) で

$$\hat{y} = 53.1 + 10.7(x - 2.5)$$
$$= 26.5 + 10.7x$$

変換値をもどすには $x = \log D/\log 2 + 1$ の関係を用いて

$$\hat{y} = 37.2 + 35.3 \log D$$

これによると，観測値の平均値 37.0，47.75，59.0，68.75 に対して，予測値は 37.15，47.77，58.39，69.01 となる．

乱塊法にしたがうなら，ブロック間の S_B を求め，残差として $S_{D \times B}$ を用いるといった若干の変更によって，同様の解析が行なえる．最初に，用量と個々の反応とをプロットしてみれば，直線のあてはめが無理かどうかが見当づけられ，ときには，両端の用量を1つ，あるいは2つ除外して直線として扱う．

6.4 直交多項係数

直線のあてはめにおいて，説明変数 x が等間隔であるなら，すなわち用量反応直線については用量を等比数列としておくなら，**直交多項係数** (orthogonal polynomial coefficients) を利用して，直交成分に分解し，手計算によっても容易に機械的に計算ができる．さらに高次項の吟味も行なえる．表 6.1 には係数表のいくつかを示す．k は各 x_i での等しい観測数ないしくり返し数である．

6.4 直交多項係数

表 6.1 直交多項係数

	1	2	3	Div	w
1	−1	0	+1	2k	1
2	+1	−2	+1	6k	3

	1	2	3	4	Div	w
1	−3	−1	+1	+3	20k	2
2	+1	−1	−1	+1	4k	1
3	−1	+3	−3	+1	20k	10/3

	1	2	3	4	5	Div	w
1	−2	−1	0	+1	+2	10k	1
2	+2	−1	−2	−1	+2	14k	1
3	−1	+2	0	−2	+1	10k	5/6
4	+1	−4	+6	−4	+1	70k	35/12

	1	2	3	4	5	6	Div	w
1	−5	−3	−1	+1	+3	+5	70k	2
2	+5	−1	−4	−4	−1	+5	84k	3/2
3	−5	+7	+4	−4	−7	+5	180k	5/3
4	+1	−3	+2	+2	−3	+1	28k	7/12
5	−1	+5	−10	+10	−5	+1	252k	21/10

$j = [1, \cdots, 1]'$, $c_1^* = [1, 2, 3, \cdots]'$, $c_2^* = [1, 4, 9, \cdots]'$, $c_3^* = [1, 8, 27, \cdots]'$, $\cdots$ など，$0, 1, 2, 3, \cdots$ 次に対応した係数のベクトルをつくる．第 u 次の第 i 番の要素を i^u としたものである．原理的にはこうしたベクトルについて，Gram-Schmidt の直交化によって，係数表が求められる．係数表の左側に次数が示してあるが，横軸に水準名 $1, 2, 3, \cdots$ をとり，次数ごとにプロットすると，1次，2次，3次，$\cdots$ の性質があることがわかるであろう．任意の次数で c_u, c_v をとるとき $c_u \perp c_v$ かつ $c_u \perp j$ である．

水準数が n で，各水準での和 Y_i がいずれも $k = r$ の単位数であるとき $u = 1, \cdots, n-1$ の成分

$$S_u = \frac{Sp_u^2}{Div_u} \tag{6.30}$$

を求めたうえ，これらの和をとれば $\sum S_u = S_D$ となる．j を含み c_u を規準化したとき，直交正規のデザイン行列が考えられるので，直交変換の性質がみられることに注意する．前節の式 (6.28) の S_{LOF} は，S_1 つまり直線性の S_β

を S_D から引いたもので，$S_{LOF} = S_2 + \cdots + S_{n-1}$ に相当している．

いま 1 次の $\boldsymbol{c}_1$ の要素を $x_1, \cdots, x_n$ とおいてみれば

$$Sp_1 = \boldsymbol{c}_1' \boldsymbol{y} = \sum x_i Y_i = S_{xy}$$
$$Div_1 = r \cdot \boldsymbol{c}_1' \boldsymbol{c} = r \sum x_i^2 = S_{xx} \tag{6.31}$$

となる．というのは，$\boldsymbol{c}_1' \boldsymbol{j} = 0, \sum x_i = 0$ であるから，修正項に相当するものが 0 になっている．このことから $S_\beta = Sp_1^2 / Div_1$，また $\hat\beta = Sp_1 / Div_1$ が成り立つ．

回帰式のあてはめに用いられる普通の手としては，(i) $S_{LOF(1)} = S_D - S_1, [n-2], V_{LOF(1)} = S_{LOF(1)}/(n-2)$ として $V_{LOF(1)}$ が V_R に対して有意でなければ 1 次項のみを採用する，(ii) $V_{LOF(1)}$ が有意であれば，$S_{LOF(2)} = S_D - S_1 - S_2, [n-3], V_{LOF(2)} = S_{LOF(2)}/(n-3)$ として，$V_{LOF(2)}$ の有意性をしらべる．これが有意でなければ，1 次項，2 次項を採用する．有意であれば，同じように次数を増していく．この際 $S_1 = V_1, S_2 = V_2, \cdots$ のうち十分に大きなものを見当づけておく．

採用すべき次数 u についての和を $\sum^*$ で示すとき，残差自由度を $[\nu_R]$ とおいて，第 i 水準での予想平均値の $100(1-\alpha)$% 信頼限界の下限と上限は

$$\hat\eta_{iL} = \left\{ \bar{y} + \sum{}^* \frac{Sp_u}{Div_u} c_{ui} \right\} - t_\alpha[\nu_R] \sqrt{V_R \left\{ \frac{1}{nr} + \sum{}^* \frac{c_{ui}^2}{Div_u} \right\}}$$
$$\hat\eta_{iU} = \left\{ \bar{y} + \sum{}^* \frac{Sp_u}{Div_u} c_{ui} \right\} + t_\alpha[\nu_R] \sqrt{V_R \left\{ \frac{1}{nr} + \sum{}^* \frac{c_{ui}^2}{Div_u} \right\}} \tag{6.32}$$

として与えられる．直交係数のため共分散相当のものは 0 となる．

水準 i における x の具体的な値，たとえば用量反応曲線では $x_i = \log D_i$ について平均値 $\bar{x}$ を求め，センタリングして $X = x - \bar{x}$ とおいたとき，表 6.1 の w の値から

$$W_1 = w_1 X$$
$$W_2 = w_2 \left\{ X^2 - \frac{n^2 - 1}{12} \right\}$$
$$W_3 = w_3 \left\{ X^3 - \frac{3n^2 - 7}{20} X \right\} \quad (6.33)$$
$$W_4 = w_4 \left\{ X^4 - \frac{3n^2 - 13}{14} X^2 + \frac{3(n^2-1)(n^2-9)}{560} \right\}$$
$$W_{u+1} = w_{u+1} \left\{ \frac{W_u}{w_u} X - \frac{u^2(n^2 - u^2)}{16u^2 - 4} \frac{W_{u-1}}{w_{u-1}} \right\}$$

を計算して

$$\hat{y} = \bar{y} + \sum {}^* \frac{Sp_u}{Div_u} W_u \quad (6.34)$$

とおけば，水準 i にとらわれず，任意の x での予測値が与えられる．

[例 6.4] 前出例 6.3 のラットの血圧反応では，用量が等比的で $k = r = 4, n = 4$ であるから表 6.1 から係数表を選んで，Y_i を書き込んだうえ

D/M	1	2	3	4	Div	w	Sp	Sp^2/Div	Sp/Div
1	-3	-1	$+1$	$+3$	80	2	426	2268.0	5.32
2	$+1$	-1	-1	$+1$	16	1	-4	1.0	-
3	-1	$+3$	-3	$+1$	80	10/3	-8	0.8	-
Y	148	191	236	275	-	-		2270=S_D	

明らかに 1 次項のみでよいから，$\bar{x} = 2.5$ として x をセンタリングして

$$W_1 = 2(x - 2.5) = 2x - 5$$
$$\hat{y} = 53.1 + 5.3(2x - 5)$$
$$= 26.5 + 10.7x$$

となり，すでに求めた結果と等しくなる．Sp^2/Div の欄で，$1.0 + 0.8 = 1.8$ は $S_{LOF}, [2]$ になる．Sp/Div の勾配は，x を $\{-3, -1, +1, +3\}$ と 2 きざみで目盛ったときの値になっている．

6.5 標準直線の利用と効力比

すでに m 回の観測,たとえば n 水準,r 回の $m = nr$ 回の観測によって

$$\hat{y} = \bar{y} + \hat{\beta}(x - \bar{x})$$

の,いわば標準直線が求められているとしよう.この際の残差分散 $V_R, [\nu_R]$ も求められている.

やや問題もあろうが,標準直線を求めたときと同じ条件とみなせる状態において,未知の x_0 を用いて m_0 回の観測を行なって,平均値 $\bar{y}_0$ を得たならば,**標準直線**を利用して x_0 の点推定は

$$\hat{x}_0 = \frac{\bar{y}_0 - \bar{y}}{\hat{\beta}} + \bar{x} \tag{6.35}$$

で与えられる.x が変量的な性質であるならば,$\hat{x} = \hat{\alpha}' + \hat{\beta}' y$ の形式にして,$\bar{y}_0$ を代入して $\hat{x}_0$ とするが,用量反応直線,比色定量などでは x は母数型で,指定しうる変数であるから,式 (6.35) のように**逆推定**を行なう.つまり,$V\{x_0\} \simeq 0$,ないし $V\{x_0\} \ll V\{y_0\}$ として扱うことになる.

$$V\{\hat{x}_0\} = V\left\{\frac{\bar{y}_0 - \bar{y}}{\hat{\beta}}\right\} + V\{\bar{x}\} + Cov\left\{\frac{\bar{y}_0 - \bar{y}}{\hat{\beta}}, \bar{x}\right\}$$

$$\simeq \frac{\sigma^2}{\hat{\beta}^2}\left\{\frac{1}{m_0} + \frac{1}{m}\right\} + \frac{1}{\hat{\beta}^4}\frac{\sigma^2}{S_{xx}}(\bar{y}_0 - \bar{y})^2$$

となるから,未知の x_0 の信頼限界の下限と上限は近似的に

$$\xi_{0L} = \hat{x}_0 - t_\alpha[\nu_R]\frac{1}{\hat{\beta}}\sqrt{V_R\left[\left\{\frac{1}{m_0} + \frac{1}{m}\right\} + \frac{(\hat{y}_0 - \hat{y})^2}{\hat{\beta}^2 S_{xx}}\right]}$$

$$\xi_{0U} = \hat{x}_0 + t_\alpha[\nu_R]\frac{1}{\hat{\beta}}\sqrt{V_R\left[\left\{\frac{1}{m_0} + \frac{1}{m}\right\} + \frac{(\hat{y}_0 - \hat{y})^2}{\hat{\beta}^2 S_{xx}}\right]} \tag{6.36}$$

と与えられる.この $V_R, [\nu_R], S_{xx}$ は標準直線での値である.式 (6.36) をみて,(i) x_0 による反応 $\bar{y}_0$ が $\bar{y}$ に近いほど切れ味のよい結果になるから,x_0 をそのまま用いずに,$\bar{y}$ に近い反応 $\bar{y}_0^*$ になるように加減した x_0^* を用いた方がよい,(ii) β が大きく,S_{xx} が大きいこと,(iii) m_0, m が大きいことも好ましいこと

であるが，いくつかの条件は人為的に定めることができるため，推論の精度は
ある程度まで制御できる．

第 2 章で説明した Fieller の式を利用するには，まず $\hat{x}_0 - \hat{x} = x, \hat{y}_0 - \hat{y} = y$
とおきなおしたうえ，$x = y/\hat{\beta}$ の比を考え，式 (2.50) を用いて

$$g = \frac{t_\alpha^2[\nu_R]V_R}{\hat{\beta}^2 S_{xx}}$$

$$\xi_{0L} = \frac{1}{1-g}\left[\hat{x}_0 - g\bar{x} - \frac{t_\alpha[\nu_R]}{\hat{\beta}}\sqrt{V_R\left\{(1-g)\frac{m_0+m}{m_0 m} + \frac{(\bar{y}_0 - \bar{y})^2}{\hat{\beta}^2 S_{xx}}\right\}}\right]$$

$$\xi_{0U} = \frac{1}{1-g}\left[\hat{x}_0 - g\bar{x} + \frac{t_\alpha[\nu_R]}{\hat{\beta}}\sqrt{V_R\left\{(1-g)\frac{m_0+m}{m_0 m} + \frac{(\bar{y}_0 - \bar{y})^2}{\hat{\beta}^2 S_{xx}}\right\}}\right]$$
(6.37)

を得る．$V\{(\hat{y}_0 - \hat{y})\} = \sigma^2(1/m_0 + 1/m), V\{\hat{\beta}\} = \sigma^2/S_{xx}$ から，式 (2.48) で
の係数を $c_{yy} = (1/m_0 + 1/m), c_{\beta\beta} = 1/S_{xx}, c_{y\beta} = 0$ とおいている．式 (6.37)
で $g < 0.1$ のときには $g = 0$ と省略してもよいとされているが，$g = 0$ のとき
式 (6.36) ができる．

[**例 6.5**] 未知用量のエピネフリン (epinephrine) を 4 回投与して $\hat{y}_0 = 63$ を
得た．例 6.3 の用量反応直線が利用できる条件では $\bar{y} = 53.1, \bar{x} = 2.5, \hat{\beta} = 10.7$ であるから

$$\hat{x}_0 = \frac{63 - 53.1}{10.7} + 2.5 = 3.43$$

$$\log D_0 = (\hat{x}_0 - 1)\log 2 = 0.73, \qquad D_0 = 5.38\,\mu\text{g/kg}$$

つぎに $t_{0.05}[12] = 2.18, V_R = 3.79, S_{xx} = 20$ などから

$$g = \frac{2.17^2 \times 3.79}{10.6^2 \times 20} = 0.0079, \qquad 1 - g = 0.992$$

$$\xi_{0L} = \frac{1}{0.992}\left[3.43 - 0.0079 \times 2.5\right.$$

$$\left. - \frac{2.18}{10.7}\sqrt{3.79\left\{0.992 \times \frac{20}{4 \times 16} + \frac{(63 - 53.1)^2}{10.7^2 \times 20}\right\}}\right]$$

$$= \frac{1}{0.992}\{3.40 - 0.24\} = 3.196$$

$$\xi_{0U} = 3.673$$

これらの変換値から $D_{0L} = 4.582$, $D_{0U} = 6.378\ \mu\mathrm{g/kg}$ が未知用量の95%信頼限界になる. $g = 0$ としても $D_{0L} = 4.560$, $D_{0U} = 6.342$ とほとんど同じ結果になる.

　標準直線を利用して逆推定を行なうには，この直線および残差分散の安定性に見通しがついていなければならない．切片パラメータ $\hat{\alpha}$ は不安定で，感受性のレベルは変わるが，用量変化についての反応様式は安定で，$\hat{\beta}$ は信じてもよいということもあろう．この**勾配の利用**について，生物検定法の観点から考えてみよう．

　基準の用量反応直線を求めるときの標準検体 S の具体的な用量は mL/kg といった単位であっても，活性物質について mg/kg といった表現もとれる．これらの用量 D_S は公比 I の等比数列として，各用量とも同数の観測を行なうことが好ましく，$x_S = \log D_S$ の変換値では用量間隔は $\log I$ であるようにすれば計算は楽である．S_{xx} が大きくなるように，直線性の成り立つ限り，最低，最高の用量幅を広くとり，直線性に自信があれば，むしろこの2つだけの用量がよい．

　一方，未知検体 U については，活性物質の濃度は不明であり，mg/kg といった表現はとれないので，任意の単位で，たとえば D_U mL/kg としておく．希釈法に準じるとき，対数効力比は同一の反応 y_0 を示す用量 D_{S0}, D_{U0} の比の対数で

$$M = \log \frac{D_{S0}}{D_{U0}} = x_{S0} - x_{U0}$$

となるが，S, U での用量反応直線が平行で

$$\begin{cases} S : y_S = \hat{\alpha}_S + \hat{\beta} x_S \\ U : y_U = \hat{\alpha}_U + \hat{\beta} x_U \end{cases} \tag{6.38}$$

と書けるとき，同一の反応を $y_{S0} = y_{U0}$ とおいたうえ

$$M = \frac{\hat{\alpha}_U - \hat{\alpha}_S}{\hat{\beta}} \tag{6.39}$$

として対数効力比が与えられ，これは 2 つの平行な用量反応直線の x 軸方向の間隔になる．

いま，$(n_S + n_U)$ 回の無作為な観測で，S, U とも 1 用量 D_S^* mg/kg, D_U^* mg/kg のくり返しで，平均反応 $\bar{y}_S^*, \bar{y}_U^*$ を得たとする．すでに求めた**標準直線**の $\hat{\beta}$ が利用できるときには，式 (6.38) で $\hat{\alpha} = y - \hat{\beta}x$ となるから，式 (6.39) は今回の値を用いて

$$M = x_S^* - x_U^* - \frac{\bar{y}_S^* - \bar{y}_U^*}{\hat{\beta}} \tag{6.40}$$

で与えられ，$R =$ antilog M として，S の 1 mg は S の R mg に相当するという結論を得る．

すでに求めてある $V_R, [\nu_R], S_{xx}$ などが利用できるものとして，式 (6.37) を求めたときの要領で Fieller の式を計算すると

$$g = \frac{t_\alpha^2[\nu_R]V_R}{\hat{\beta}^2 S_{xx}}$$

$$\mu_L = \frac{1}{1-g}\left\{M - g\log\left(\frac{D_S^*}{D_U^*}\right)\right.$$

$$\left.-\frac{t_\alpha[\nu_R]}{\hat{\beta}}\sqrt{V_R}\sqrt{(1-g)\frac{n_S+n_U}{n_S\,n_U} + \frac{(\bar{y}_S^* - \bar{y}_U^*)^2}{\hat{\beta}^2 S_{xx}}}\right\} \quad (6.41)$$

$$\mu_U = \frac{1}{1-g}\left\{M - g\log\left(\frac{D_S^*}{D_U^*}\right)\right.$$

$$\left.+\frac{t_\alpha[\nu_R]}{\hat{\beta}}\sqrt{V_R}\sqrt{(1-g)\frac{n_S+n_U}{n_S\,n_U} + \frac{(\bar{y}_S^* - \bar{y}_U^*)^2}{\hat{\beta}^2 S_{xx}}}\right\}$$

となるから，効力比の信頼限界の下限と上限はそれぞれ，$\rho_L = \text{antilog}\,\mu_L$, $\rho_U = \text{antilog}\,\mu_U$ で与えられる．

$$\frac{(\bar{y}_S^* - \bar{y}_U^*)^2}{\hat{\beta}^2 S_{xx}} = \frac{(M - x_S^* + x_U^*)^2}{S_{xx}}$$

の関係を用いてもよい．$g < 0.1$ で $g = 0$ と省略すると，簡単になり

$$V\{M\} \simeq \frac{\sigma^2}{\hat{\beta}^2}\left\{\frac{n_S + n_U}{n_S\,n_U} + \frac{(\bar{y}_S^* - \bar{y}_U^*)^2}{\hat{\beta}^2 S_{xx}}\right\} \quad (6.42)$$

である．

[**例 6.6**] あるビタミン様物質の用量を1匹あたり標準品 S の 5 ut（1 g は 92.3 ut），u の粗物質 50 mg として，それぞれ，10 匹ずつのラットで観測し，平均反応 $9.0, 8.4$ を観測した．式 (6.41) から $n_S \simeq n_U, \bar{y}_S^* \simeq \bar{y}_U^*$ が好ましい．

すでに S について，$\hat{y} = 5.89 + 17.1x, S_{xx} = 3.61, V_R = 10.7, \nu_R = 34,$ などが求められている．

$$M = \log\frac{5}{50} - \frac{9.0 - 8.4}{17.1} = -1.04$$

$$R = 0.092(\text{ut/mg})$$

$$g = \frac{2.03^2 \times 10.7}{17.1^2 \times 3.61} = 0.042, \qquad 1 - g = 0.958$$

$$\mu_L = \frac{1}{0.958}\left[-1.035 - 0.042 \times (-1) - \frac{2.032}{17.14}\right.$$
$$\left.\times \sqrt{10.67\left\{0.958 \times \frac{20}{100} + \frac{(9.0-8.4)^2}{17.14^2 \times 10.67}\right\}}\right]$$
$$= \frac{1}{0.958}\{-0.993 - 0.170\} = -1.214$$

$\mu_U = -0.860$

$\rho_L = 0.062$

$\rho_U = 0.138$

これらから，粗物質の 1 mg は，標準品 S の 0.0923 ut に相当し，95% 信頼限界は $[0.061, 0.138]$ ut である．$g = 0$ として計算すると，信頼限界は $[0.062, 0.138]$ となる．

6.6　直接法による効力比

用量反応直線を利用して効力を求めるのは間接法であるが，ある反応の閾用量を直接に観測して，この比から効力比を求める**直接法**もある．この場合もやはり比の推定に帰着する．

標準検体 S について n_S 回，未知検体 U について n_U 回の観測を行なって，それぞれについて閾用量を求めたうえ，平均値を $\bar{D}_S, \bar{D}_U$ とする．効力比の推定値は直ちに

$$R = \frac{\bar{D}_S}{\bar{D}_U} \tag{6.43}$$

として与えられる．

Fieller の式は，適当な残差分散，たとえば，S, U の等分散性のもとに

$$V_R = \frac{\sum(\bar{D}_{Si} - \bar{D}_S)^2 + \sum(\bar{D}_{Uj} - \bar{D}_U)^2}{n_S + n_U - 2} \qquad [\nu_R] = [n_S + n_U - 2]$$

などを用いることにして

$$g = \frac{t_\alpha^2[\nu_R]V_R}{\bar{D}_U^2 \, n_U}$$

$$\rho_L = \frac{1}{1-g}\left\{R - \frac{t_\alpha[\nu_R]}{\bar{D}_U}\sqrt{V_R}\sqrt{\frac{(1-g)}{n_S} + \frac{R^2}{n_U}}\right.$$

$$\rho_U = \frac{1}{1-g}\left\{R + \frac{t_\alpha[\nu_R]}{\bar{D}_U}\sqrt{V_R}\sqrt{\frac{(1-g)}{n_S} + \frac{R^2}{n_U}}\right. \quad (6.44)$$

$$V\{R\} = \frac{\sigma^2}{\bar{D}_U^2}\left\{\frac{1}{n_S} + \frac{R^2}{n_U}\right\}, \qquad g = 0$$

となる.

[**例 6.7**] マウスを1匹ずつ2Lのガラス容器，グロッケ（実験器具の一種．底なしの吸引ビンで，すり合わせガラス板と組み合わせて使用する）に入れ，2分ごとにエーテルを $0.07, 0.03, 0.04, \cdots$ mL と追加して，追加のたびに総量が $0.07, 0.10, 0.14, 0.20, 0.28, \cdots$ mL になるようにする．これによって総量が等比数列になる．カメラの絞りを考えよ．正向反射の消失を終点として，何回の投与が必要であったかを記録する．同様にクロロホルムについても観測する．実際は，エーテルで5回目の総量 0.28 mL を初用量とし，クロロホルムでは 0.07 mL を初用量として，実際の追加回数を同じく3，4回の見当にしておくとばらつきは少なくなるだろう．

エーテル S　$n_S = 5$	8	9	8	7	6		(回)
クロロホルム U　$n_U = 6$	3	3	5	4	5	6	(回)

独立な2群比較，あるいは2水準の一元配置データで，等分散性があるとみて

$$S_{AR} = 414 - \frac{(38+26)^2}{11} = 41.6$$

$$S_A = \frac{38^2}{5} + \frac{26^2}{6} - \frac{(38+26)^2}{11} = 29.1$$

$$S_{R(A)} = S_R = 41.6 - 29.1 = 12.5$$

$$V_R = \frac{S_R}{4+5} = 1.39 \qquad [\nu_R] = [9]$$

なお，S_R を直接に求めるなら

$$S_R = \sum D_S^2 + \sum D_U^2 - \frac{(\sum D_S)^2}{n_S} - \frac{(\sum D_U)^2}{n_U} = 414 - \frac{38^2}{5} - \frac{26^2}{6} = 12.5$$

とした方がよい．平均値 $\bar{D}_S = 38/5 = 7.6, \bar{D}_U = 26/6 = 4.33$ である．

　正向反射消失の投与回数の比によって，効力比が与えられると考えられるなら，$t_{0.05}[9] = 2.26$ から

$$R = \frac{7.60}{4.33} = 1.75$$

$$g = \frac{2.26^2}{4.33^2}\frac{1.39}{6} = 0.063, \qquad 1 - g = 0.94$$

$$\rho_L = \frac{1}{0.94}\left\{1.75 - \frac{2.26}{4.33}\sqrt{1.39\left(\frac{0.94}{5} + \frac{1.75^2}{6}\right)}\right\}$$

$$= \frac{1}{0.94}\{1.75 - 0.51\} = 1.32$$

$$\rho_U = 2.42$$

これらから，クロロホルム 1 mL は，エーテルの 1.75 mL に相当し，95% 信頼限界は $[1.32, 2.42]$ mL となる．$g = 0$ としたときは $[1.23, 2.27]$ となる．

　しかし，投与回数の比をとることの妥当性はこの実験からは与えられない．扱いを変えて，額面の最終用量 mL が，$C = 0.07 \times \sqrt{2}^{(D-1)}$, $D = 1, 2, \cdots$ であるから，$\log C = \log 0.07 + (D-1)\log\sqrt{2}$ とする．ここで，C についての比を考えれば，$\log R = \log C_S - \log C_U = (\bar{D}_S - \bar{D}_U)\log\sqrt{2}$ となるから

$$R = \text{antilog}\{(7.60 - 4.33)\log\sqrt{2}\} = 3.10$$

$(\bar{D}_S - \bar{D}_U)$ の母数の信頼限界は

$$\delta_L = (7.60 - 4.33) - 2.26\sqrt{1.39}\sqrt{\frac{1}{5} + \frac{1}{6}} = 1.65$$

$$\delta_U = (7.60 - 4.33) + 2.26\sqrt{1.39}\sqrt{\frac{1}{5} + \frac{1}{6}} = 4.88$$

$$R_L = 1.77$$

$$R_U = 5.43$$

したがって，額面上の最終用量を基準にして考えると，効力比は 3.10 [1.77,

5.43] になる．モデルのとり方で結果は変わってくる．現実にどのようなモデルをとったらよいかの吟味が必要となる．

いま閾用量を D_S, D_U mL とし，S では π_S ut/mL, U では π_U g/mL の溶液とするとき ut と g の関係を式 (6.43) にもちこむと

$$R = \frac{\bar{D}_S\,\pi_S}{\bar{D}_U\,\pi_U} = \frac{r\,\bar{D}_S}{\bar{D}_U}, \quad r = \frac{\pi_S}{\pi_U}\,\text{ut/g} \tag{6.45}$$

となり，$V\{r\bar{D}_S\} = (r^2/n_S)\sigma^2$ となる．そこで Fieller の式 (6.44) は

$$\begin{aligned}
g &= \frac{V_R\,t_\alpha^2[\nu_R]}{\bar{D}_U^2\,n_U} \\
\rho_L &= \frac{1}{1-g}\left\{R - \frac{t_\alpha[\nu_R]}{\bar{D}_U}\sqrt{V_R}\sqrt{\frac{(1-g)r^2}{n_S} + \frac{R^2}{n_U}}\right\} \\
\rho_U &= \frac{1}{1-g}\left\{R + \frac{t_\alpha[\nu_R]}{\bar{D}_U}\sqrt{V_R}\sqrt{\frac{(1-g)r^2}{n_S} + \frac{R^2}{n_U}}\right\} \\
V\{R\} &= \frac{\sigma^2}{\bar{D}_U^2}\left\{\frac{r^2}{n_S} + \frac{R^2}{n_U}\right\}, \qquad g = 0
\end{aligned} \tag{6.46}$$

と r^2 を含む．$\bar{D}_S/\bar{D}_U$ について式 (6.44) で計算し，r を乗じても同じことである．

[例 6.8] ジギタリスの標準チンキ 1 ut/15 mL を S とし，U を 0.11 g/15 mL のチンキとする．いずれも 5 分間隔で 1 mL/kg あたり，ハトに静注して，致死に必要な注射回数，mL 数をしらべた．式 (6.45)，式 (6.46) で計算してみると

$S : n_S = 6$	14	16	15	18	13	15	$\bar{D}_S = 91/6 = 15.2$
$U : n_U = 7$	15	16	13	14	12	15	13	$\bar{D}_U = 98/7 = 14$

$$S_{R(A)} = 2779 - \frac{91^2}{6} - \frac{98^2}{7} = 26.8$$

$$V_R = \frac{26.8}{6+7-2} = 2.44, \qquad [\nu_R] = 11$$

$$r = \frac{1}{0.11} = 9.09$$

$$t_{0.05}[11] = 2.20$$

$$R = \frac{15.2}{14} \times 9.09 = 9.84$$

$$g = \frac{2.43 \times 2.20^2}{14^2 \times 7} = 0.0086, \qquad 1 - g = 0.99$$

$$\rho_L = \frac{1}{0.99} \left\{ 9.85 - \frac{2.20}{14} \sqrt{\left(\frac{0.99 \times 9.09^2}{6} + \frac{9.85^2}{7} \right) \times 2.44} \right\} = 8.63$$

$$\rho_U = 11.23$$

以上から，U の 1 g は S の 9.85 [8.64, 11.23] ut に相当する．

　こうした検定においては厳密な希釈法は別として，速成耐性 (tachyphylaxis)，代謝速度，排泄速度などの吟味を忘れてはならない．

第7章　計量的反応

　生物検定法における相対効力，効力比の推定にあたり，定型的な方法として，平行線検定法と勾配比検定法が用いられる．

　ここでは反応が計量的データの場合についての平行線検定法を扱うが，線形モデルを中心に原理的な問題を考えたうえ，対称的なデザインを用いた場合の 2×2 点法，2×3 点法などを直交係数表を利用して定式化してみる．ときには，変則的なデザインについての解析も必要になるが，そのいくつかの例について記す．

　平行線検定法では対数用量を用いた用量反応直線を利用することが多いが，用量そのものを用いたときに直線性が認められる場合がある．この際には，勾配比検定法となるが，やはり分散分析の手法によって各種の変動を分割したうえで効力比を推定する．勾配比検定法についても，対称的なデザインでは定式化することができ，これによって解析の手間はかなりはぶけるが，部分的に直交した係数表を利用するため，平行線検定法の場合と少し扱いが異なる．

7.1　平行線検定法の原理

　標準検体 S を希釈ないし濃縮したものが未知検体 U であるとき，U の S に対する相対効力を知るというのが本来の生物検定法であるが，この希釈法に限らず，S の活性体と類似の別の活性体を含む U や拮抗の影響を扱うことも多い．反応 y，用量 $x = \log D$ の間に直線関係が認められるならば，相対効力 ρ の対数値 $\mu = \log \rho$ は，2本の用量反応直線の横軸 x 方向の距離に関係するから，2本の直線が非平行であれば，広い用量範囲で効力比 ρ を一義的に規定できない．そこで効力比の吟味に平行性の前提をおくことが要求され，この扱い

7.1 平行線検定法の原理

を**平行線検定法** (parallel line assay) という.さしあたり,反応 y を計量値とするが,計数値を加工したものにも同じ原理が通用する.

S, U に n_S, n_U 個の用量を選び,各用量で 1 回ないし不揃いの回数の観測を行なってもよいが,効率の点から各用量に r 回ずつの観測を行なうことにする.つまり,水準数 $n = n_S + n_U$,くり返し数 r の完全無作為化法の一元配置のデータとして考える.より効率的には,若干の前提を満足するものとして,2×2 点法などの対称計画を利用する.

まず,通常の一元配置として,用量間変動を考え,6.3 節に準じて

$$S_T = S_{DR} = \sum y_{ij}^2 - \mathrm{CF} \qquad [nr-1]$$
$$S_D = \frac{1}{r} \sum Y_i^2 - \mathrm{CF} \qquad [n-1]$$
$$S_R = S_T - S_D \qquad [n(r-1)]$$

ここで,第 i 水準,$i = 1, \cdots, n_S, n_S + 1, \cdots, n = n_S + n_U$ の第 j 番目の値を y_{ij},第 i 水準の反応の和を Y_i とし,$\mathrm{CF} = Y_G^2/(nr)$ としておく.Y_G の y_{ij} の総和である.

つぎの問題は,用量間変動 S_D をいくつかの立場から眺めてみることである.S_R は $y_{ij} = \delta_i + \varepsilon_{ij}$ の残差で,$S_R = \sum y_{ij}^2 - (1/r) \sum Y_i^2$ とも書ける各水準内のばらつきである.2 本の直線を考えると

$$\Omega_0 : y_{ij} = \alpha_S + \alpha_U + \beta_S x_S + \beta_U x_U + \varepsilon_{ij}$$

となるが,S については α_U, β_U を無視し,U については α_S, β_S を無視するとき,観測値とデザイン行列は

$$y = \begin{bmatrix} y_1 \\ \vdots \\ y_{nS} \\ \text{-----} \\ y_{nS+1} \\ \vdots \\ y_n \end{bmatrix} \begin{matrix} \\ S \\ \\ , \\ \\ U \\ \\ \end{matrix} \qquad X = \begin{matrix} \alpha_S & \alpha_U & \beta_S & \beta_U \\ \end{matrix}$$

$$X = \begin{bmatrix} j & 0 & x_1 & 0 \\ \vdots & \vdots & \vdots & \vdots \\ j & 0 & x_{nS} & 0 \\ \text{------} & & & \\ 0 & j & 0 & x_{nS+1} \\ \vdots & \vdots & \vdots & \vdots \\ 0 & j & 0 & x_n \end{bmatrix} \begin{matrix} \\ S \\ \\ \\ U \\ \\ \end{matrix}$$

$(nr \times 1)$, $(nr \times 4)$

となるが,$y_i, j, 0, x_i$ はいずれも $(r \times 1)$ の寸法をもっている.たとえば,$x_1 = [x_1 \cdots x_1]'$ である.乱塊法などを考える場合も本質的には,以下の方針にしたがう.

$$X'X = \begin{bmatrix} n_S r & 0 & r\sum x_S & 0 \\ 0 & n_U r & 0 & r\sum x_U \\ r\sum x_S & 0 & r\sum x_S^2 & 0 \\ 0 & r\sum x_U & 0 & r\sum x_U^2 \end{bmatrix},$$

$$X'y = \begin{bmatrix} \sum Y_S \\ \sum Y_U \\ \sum x_S Y_S \\ \sum x_U Y_U \end{bmatrix}, \qquad \theta = \begin{bmatrix} \alpha_S \\ \alpha_U \\ \beta_S \\ \beta_U \end{bmatrix}$$

となるが,$r\sum x_S$ は $r\sum x_{Si}, i = 1, \cdots, n_S$,$r\sum x_U$ は $r\sum x_{Ui}, i = n_S + 1, \cdots, n = n_S + n_U$ などを意味している.

正規方程式は $X'X\hat{\theta} = X'y$ で4行の式からなるが,S について

(1行目)　　$\hat{\alpha}_S n_S r + \hat{\beta}_S r \sum x_S = \sum Y_S$ より,$\hat{\alpha}_S = \dfrac{\sum Y}{n_S r} - \beta_S r \dfrac{\sum x_S}{n_S r}$

(3行目)　　$\hat{\alpha}_S r \sum x_S + \hat{\beta}_S r \sum x_S^2 = \sum x_S Y_S$.これに $\hat{\alpha}_S$ を代入し整理すると

$$\hat{\beta}_S \left\{ r \sum x_S^2 - \frac{r^2(\sum x_S)^2}{n_S\, r} \right\} = \sum x_S\, Y_S - \frac{r \sum x_S\, Y_S}{n_S\, r}$$

ここに，平方和，積和を S に関する水準のみについて和をとることにして

$$S_{xSxS} = r \left\{ \sum x_S^2 - \frac{(\sum x_S)^2}{n_S} \right\}$$
$$S_{xSyS} = \sum x_S\, Y_S - \frac{(\sum x_S)(\sum Y_S)}{n_S} \tag{7.1}$$

と定義すれば

$$\hat{\beta}_S = \frac{S_{xSyS}}{S_{xSxS}}$$

となる．同様に U について

$$(2\,\text{行目}) \quad \hat{\alpha}_U = \frac{\sum Y_U}{n_U\, r} - \hat{\beta}_U\, r \frac{\sum x_U}{n_U\, r}$$

$$(4\,\text{行目}) \quad \hat{\beta}_U = \frac{S_{xUyU}}{S_{xUxU}}$$

これから $S_\theta = \hat{\boldsymbol{\theta}}' \boldsymbol{X}' \boldsymbol{y}$ の形式で，Ω_0 については

$$S_{0\theta} = \frac{(\sum Y_S)^2}{n_S\, r} + \frac{(\sum Y_U)^2}{n_U\, r} - \hat{\beta}_S \frac{(\sum Y_S)(r \sum x_S)}{n_S\, r} - \hat{\beta}_U \frac{(\sum Y_U)(r \sum x_U)}{n_U\, r}$$
$$+ \hat{\beta}_S \sum x_S\, Y_S + \hat{\beta}_U \sum x_U\, Y_U$$
$$= \text{CF}_S + \text{CF}_U + S_{\beta S} + S_{\beta U} \qquad [4]$$
$$S_{0R} = \sum y_{ij}^2 - (\text{CF}_S + \text{CF}_U + S_{\beta S} + S_{\beta U}) \quad [nr - 4]$$

が与えられる．普通の一元配置では $y_{ij} = \delta_i + \varepsilon_{ij}$ として，$i = 1, \cdots, n$ までのパラメータを用いたが，Ω_0 では S と U にそれぞれ直線をあてはめ，4 個のパラメータを用い，$(n-4)$ 個をおとしたことになるから，この分は 2 本の直線のあてはめのずれ (lack of fit) にあたり

$$S_{LOF} = S_{0R} - S_R = \sum y_{ij}^2 - (\mathrm{CF}_S + \mathrm{CF}_U + S_{\beta S} + S_{\beta U})$$
$$- \left(\sum y_{ij}^2 - \frac{1}{r} \sum Y_i^2 \right)$$
$$= \frac{1}{r} \sum Y_i^2 - (\mathrm{CF}_S + \mathrm{CF}_U + S_{\beta S} + S_{\beta U})$$
$$= S_D - (S_{\beta S} + S_{\beta U}) - (\mathrm{CF}_S + \mathrm{CF}_U - \mathrm{CF})$$
$$[nr - 4 - (nr - n)] = [n - 4]$$

S_D は用量間変動を表す平方和である．つぎに Ω_0 から β_S を省いて

$$\Omega_1 : y_{ij} = \alpha_S + \alpha_U + \beta_U\, x_U + \varepsilon_{ij}$$

とおけば

$$\boldsymbol{X}'\boldsymbol{X} = \begin{bmatrix} n_S\, r & 0 & 0 \\ 0 & n_U\, r & r\sum x_U \\ 0 & r\sum x_U & r\sum x_U{}^2 \end{bmatrix}, \quad \boldsymbol{X}'\boldsymbol{y} = \begin{bmatrix} \sum Y_S \\ \sum Y_U \\ \sum X_U\, Y_U \end{bmatrix}$$

正規方程式は Ω_0 と似ており

$$\begin{cases} \hat{\alpha}_S\, n_S\, r = \sum Y_S, & \hat{\alpha}_S = \frac{\sum Y_S}{n_S\, r} \\ \hat{\alpha}_U\, n_U r + \hat{\beta}_U\, r \sum x_U = \sum Y_U, & \hat{\alpha}_U = \frac{1}{n_U\, r}\left\{ \sum Y_U - \hat{\beta}_U\, r \sum x_U \right\} \\ \hat{\alpha}_U\, r \sum x_U + \hat{\beta}_U\, r \sum x_U^2 = \sum x_U\, Y_U, & \hat{\beta}_U = \frac{S_{xUyU}}{S_{xUxU}} \end{cases}$$

$$S_{1\theta} = \mathrm{CF}_S + \mathrm{CF}_U + S_{\beta U} \qquad [3]$$
$$S_{1R} = \sum y_{ij}^2 - (\mathrm{CF}_S + \mathrm{CF}_U + S_{\beta U}) \quad [nr - 3]$$
$$S_{\beta S} = S_{1R} - S_{0R} \qquad [nr - 3 - nr + 4] = [1]$$

となり，Ω_1 で Ω_0 の β_S をおとしたが，このパラメータが担っていたのは

$$S_{\beta S} = \frac{S_{xSyS}^2}{S_{xSxS}}$$

の S についての直線性にほかならない．

同じ考えで，Ω_0 から β_U をおとしてみれば

7.1 平行線検定法の原理

$$\Omega_2 : y_{ij} = \alpha_S + \beta_S\, x_S + \alpha_U + \varepsilon_{ij}$$

$$\hat{\alpha}_S = \frac{1}{n_S\, r} \left\{ \sum Y_S - \hat{\beta}_S\, r \sum x_S \right\}$$

$$\hat{\beta}_S = \frac{S_{xSyS}}{S_{xSxS}}$$

$$\hat{\alpha}_U = \frac{1}{n_U\, r} \sum Y_U$$

であり，β_U の持ち分，つまり U での直線性は

$$S_{\beta U} = \frac{S_{xUyU}^2}{S_{xUxU}} \qquad [1]$$

である．

2つの勾配が等しいとおけば

$$\Omega_3 : y_{ij} = \alpha_S + \alpha_U + \beta\, x_S + \beta\, x_U + \varepsilon_{ij}, \quad \beta = \beta_S = \beta_U$$

$$\boldsymbol{X}'\boldsymbol{X} = \begin{bmatrix} n_S\, r & 0 & r\sum x_S \\ 0 & n_U\, r & r\sum x_U \\ r\sum x_S & r\sum x_U & r\sum x_i^2 \end{bmatrix}, \quad \boldsymbol{X}'\boldsymbol{y} = \begin{bmatrix} \sum Y_S \\ \sum Y_U \\ \sum x_i Y_i \end{bmatrix}$$

ここに $\sum x_i^2, \sum x_i Y_i$ などは S と U についての和を示す．

$$\begin{cases} \hat{\alpha}_S = \frac{1}{n_S\, r} \left\{ \sum Y_S - \hat{\beta} r \sum x_S \right\} \\ \hat{\alpha}_U = \frac{1}{n_U\, r} \left\{ \sum Y_U - \hat{\beta} r \sum x_U \right\} \end{cases}$$

$$\hat{\beta} = \hat{\beta}_C = \frac{S_{xSyS} + S_{xUyU}}{S_{xSxS} + S_{xUxU}} = \frac{S_{xy}^*}{S_{xx}^*}$$

つまり，共通の勾配は S, U での積和，平方和をプールしたもので与えられる．

$$S_{3\theta} = \mathrm{CF}_S + \mathrm{CF}_U - \frac{(r\sum x_S)(\sum Y_S)}{n_S\, r} \hat{\beta}_C$$

$$- \frac{(r\sum x_U)(\sum Y_U)}{n_U\, r} \hat{\beta}_C + \hat{\beta}_C \sum x_i Y_i$$

$$= \mathrm{CF}_S + \mathrm{CF}_U + \hat{\beta}_C \{ S_{xSyS} + S_{xUyU} \} = \mathrm{CF}_S + \mathrm{CF}_U + S_{\beta C}$$

$$S_{3R} = \sum y_{ij}^2 - (\mathrm{CF}_S + \mathrm{CF}_U + S_{\beta C}) \qquad [nr-3]$$

Ω_0 と Ω_3 の差は，$\{\beta_S, \beta_U\}$ の2つのパラメータを共通の β_C としたことで，

残差平方和の差は非平行性に相当するから

$$\begin{aligned} S_{DISP} &= S_{3R} - S_{0R} \\ &= \sum y_{ij}^2 - (\mathrm{CF}_S + \mathrm{CF}_U + S_{\beta C}) \\ &\quad - \left\{ \sum y_{ij}^2 - (\mathrm{CF}_S + \mathrm{CF}_U + S_{\beta S} + S_{\beta U}) \right\} \\ &= S_{\beta S} + S_{\beta U} - S_{\beta C} \qquad [nr - 3 - (nr - 4)] = [1] \end{aligned}$$

さらに 2 つの切片も等しいとおいて

$$\Omega_4 : y_{ij} = \alpha + \beta x_S + \beta x_U + \varepsilon_{ij}, \qquad \alpha = \alpha_S = \alpha_U$$

$$\boldsymbol{X}'\boldsymbol{X} = \begin{bmatrix} nr & r\sum x_i \\ r\sum x_i & r\sum x_i^2 \end{bmatrix}, \qquad \boldsymbol{X}'\boldsymbol{y} = \begin{bmatrix} Y_G \\ \sum x_i Y_i \end{bmatrix}$$

$$\hat{\alpha} = \frac{Y_G}{nr} - \hat{\beta}r\frac{\sum x_i}{nr}, \quad \hat{\beta} = \hat{\beta}_0 = \frac{S_{xy}}{S_{xx}}$$

ここに $\hat{\beta}_0$ は S, U をこみにした全体 (overall) の勾配で，S_{xy}, S_{xx} などは全体について求めた値である．

$$S_{4\theta} = \mathrm{CF} + \hat{\beta}_0 S_{xy} = \mathrm{CF} + S_{\beta 0} \qquad [2]$$

$$S_{4R} = \sum y_{ij}^2 - (\mathrm{CF} + S_{\beta 0}) = S_{yy} - S_{\beta 0} \qquad [nr - 2]$$

Ω_3 と Ω_4 を比べると，$\{\alpha_S, \alpha_U\}$ が α となり，切片の差は

$$\begin{aligned} S_{IDIF} &= S_{4R} - S_{3R} = \sum y_{ij}^2 - (\mathrm{CF} + S_{\beta 0}) \\ &\quad - \left\{ \sum y_{ij}^2 - (\mathrm{CF}_S + \mathrm{CF}_U + S_{\beta C}) \right\} \\ &= \mathrm{CF}_S + \mathrm{CF}_U - \mathrm{CF} + S_{\beta C} - S_{\beta 0} \qquad [nr - 2 - (nr - 3)] = [1] \end{aligned}$$

となる．

7.2 平行線検定法の計算

前節の各種の平方和をふりかえり，計算の手順を整理すると以下のようになる．

7.2 平行線検定法の計算

$$\mathrm{CF} = \frac{Y_G^2}{nr}$$

$$\mathrm{CF}_S = \frac{(\sum Y_S)^2}{n_S\, r}, \qquad \mathrm{CF}_U = \frac{(\sum Y_U)^2}{n_U\, r}$$

$$S_T = \sum y_{ij}^2 - \mathrm{CF} \qquad [nr-1]$$

$$S_D = \frac{1}{r}\sum Y_i^2 - \mathrm{CF} \qquad [n-1]$$

$$S_R = S_T - S_D \qquad [n(r-1)]$$

$$S_{xSxS} = r\left\{\sum x_S^2 - \frac{(\sum x_S)^2}{n_S}\right\}, \qquad S_{xUxU} = r\left\{\sum x_U^2 - \frac{(\sum x_U)^2}{n_U}\right\}$$

$$S_{xSyS} = \sum x_S\, Y_S - \frac{(\sum x_S)(\sum Y_S)}{n_S}, \qquad S_{xUyU} = \sum x_U\, Y_U - \frac{(\sum x_U)(\sum Y_U)}{n_U}$$

$$S_{\beta S} = \frac{S_{xSyS}^2}{S_{xSxS}} \quad [1], \qquad S_{\beta U} = \frac{S_{xUyU}^2}{S_{xUxU}} \quad [1]$$

$$S_{\beta C} = \frac{(S_{xSyS} + S_{xUyU})^2}{(S_{xSxS} + S_{xUxU})} = \frac{S_{xy}^*}{S_{xx}^*} \quad [1] \tag{7.2}$$

$$S_{xx} = r\left\{\sum x_i^2 - \frac{(\sum x_i)^2}{n}\right\}$$

$$S_{xy} = \sum x_i Y_i - \frac{(\sum x_i) Y_G}{n}$$

$$S_{\beta 0} = \frac{S_{xy}^2}{S_{xx}} \quad [1]$$

$$S_{IDIF} = \mathrm{CF}_S + \mathrm{CF}_U - \mathrm{CF} + S_{\beta C} - S_{\beta 0} \qquad [1]$$

$$S_{DISP} = S_{\beta S} + S_{\beta U} - S_{\beta C} \qquad [1]$$

$$S_{LOF} = S_D - (\mathrm{CF}_S + \mathrm{CF}_U - \mathrm{CF} + S_{\beta S} + S_{\beta U})$$

$$\phantom{S_{LOF}} = S_D - (S_{\beta 0} + S_{IDIF} + S_{DISP}) \qquad [n-4]$$

これらの相互関係の見通しをつけてみると図 7.1 のようになるが，S, U のそれぞれについて

$$S_{DS} = \frac{1}{r}\sum Y_S^2 - \mathrm{CF}_S \quad [n_S - 1], \qquad S_{DU} = \frac{1}{r}\sum Y_U^2 - \mathrm{CF}_U \quad [n_U - 1]$$

を求めてみると

$$S_{DS} + S_{DU} = S_D + \mathrm{CF} - (\mathrm{CF}_S + \mathrm{CF}_U)$$
$$= S_D - S_{PREP}$$
$$S_{PREP} = (\mathrm{CF}_S + \mathrm{CF}_U - \mathrm{CF})$$

は S, U での反応の平均値の差に関与するものになる.

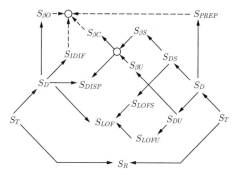

図 **7.1** 平行線検定法での平方和

S, U それぞれでの直線のあてはめのずれ $S_{LOFS} = S_{DS} - S_{\beta S}, S_{LOFU} = S_{DU} - S_{\beta U}$ を求め,別途の分解を示すと図 7.1 の右側のようになる.

S, U ともに,それぞれが直線的な用量反応関係を示し,これらが平行とみてよければ,共通の勾配

$$\hat{\beta}_C = \frac{(S_{xSyS} + S_{xUyU})}{(S_{xSxS} + S_{xUxU})} = \frac{S_{xy}^*}{S_{xx}^*} \tag{7.3}$$

を用いたうえ,式 (6.40) 以下に準じて,対数効力比 M を求め,その $100(1-\alpha)\%$ の信頼限界を Fieller の式で求める.ただし $[\nu_R] = [n(r-1)]$ である.

$$M = (\bar{x}_S - \bar{x}_U) - \frac{(\bar{y}_S - \bar{y}_U)}{\hat{\beta}_C}$$

$$g = \frac{t_\alpha^2[\nu_R]V_R}{\hat{\beta}_C^2(S_{xSxS} + S_{xUxU})} = \frac{t_\alpha^2[\nu_R]V_R}{\hat{\beta}_C^2 S_{xx}^*} \tag{7.4}$$

$$\mu_L = \frac{1}{1-g}\left\{M - g(\bar{x}_S - \bar{x}_U)\right.$$

$$\left. -\frac{t_\alpha[\nu_R]}{\hat{\beta}_C}\sqrt{V_R}\sqrt{(1-g)\frac{n}{r\,n_S\,n_U} + \frac{(\bar{y}_S - \bar{y}_U)^2}{\hat{\beta}_C^2\,S_{xx}^*}}\right\}$$

$$\mu_U = \frac{1}{1-g}\left\{M - g(\bar{x}_S - \bar{x}_U)\right.$$

$$\left. +\frac{t_\alpha[\nu_R]}{\hat{\beta}_C}\sqrt{V_R}\sqrt{(1-g)\frac{n}{r\,n_S\,n_U} + \frac{(\bar{y}_S - \bar{y}_U)^2}{\hat{\beta}_C^2\,S_{xx}^*}}\right\}$$

$$V\{M\} = \frac{\sigma^2}{\hat{\beta}_C^2}\left\{\frac{n}{r\,n_S\,n_U} + \frac{(\bar{y}_S - \bar{y}_U)^2}{\hat{\beta}_C^2\,S_{xx}^*}\right\}, \qquad g = 0$$

これから逆変換によって $R = \text{antilog}\,M, \rho_L = \text{antilog}\,\mu_L, \rho_U = \text{antilog}\,\mu_U$ とし，$g = 0$ とみなせるなら，$V\{M\}$ の推定値を用いて計算は少し簡単になる．

[例 7.1] 灌流 (superfusion) 法で，S をヒスタミン (histamine) の $1, \sqrt{2}, 2\,\mu\text{g/L}$，$U$ をヒスタミン様物質の $2\sqrt{2}, 4, 4\sqrt{2}\,\mu\text{g/L}$ として，乱塊法の割りつけにしたがい，モルモット回腸についての収縮を観測した．いずれも抗ヒスタミン剤のメピラミン (mepyramine) で拮抗される．実際の解析は，一元配置法にしたがった．D/M は用量の変換値で log 濃度である．

D/M	0	0.1505	0.3010	0.4515	0.6021	0.7526
	SL	SM	SH	UL	UM	UH
	42	51	67	37	49	63
	40	53	68	38	50	61
	39	50	66	35	49	64
	40	54	64	34	53	63
	161	208	265	144	201	251
		634			596	

$$\bar{x}_S = 0.1505, \qquad \bar{x}_U = 0.6021$$

$$\bar{y}_S = \frac{634}{12} = 52.83, \qquad \bar{y}_U = \frac{596}{12} = 49.67$$

$$\mathrm{CF} = \frac{(634 + 596)^2}{24} = 63037.5$$

$$\mathrm{CF}_S = \frac{634^2}{12} = 33496.33, \qquad \mathrm{CF}_U = \frac{596^2}{12} = 29601.33$$

$$S_T = (42^2 + \cdots + 64^2) + (37^2 + \cdots + 63^2) - \mathrm{CF}$$

$$= 34876 + 31060 - \mathrm{CF} = 2898.5$$

$$S_D = \frac{1}{4}(161^2 + \cdots) + \frac{1}{4}(144^2 + \cdots) - \mathrm{CF}$$

$$= 34852.5 + 31034.5 - \mathrm{CF} = 2849.5$$

ここで,検体ごとに

$$S_{DS} = 34852.5 - \mathrm{CF}_S = 1356.17$$

$$S_{DU} = 31034.5 - \mathrm{CF}_U = 1433.17$$

$$S_{PREP} = S_D - (S_{DS} + S_{DU}) = (\mathrm{CF}_S + \mathrm{CF}_U - \mathrm{CF}) = 60.17$$

$$S_R = S_T - S_D = 49$$

S, U ごとの各種の平方和,積和は

$$S_{xSxS} = 4\left\{0^2 + 0.1505^2 + 0.3010^2 - \frac{0.4515^2}{3}\right\} = 0.181$$

$$S_{xSyS} = 0 \times 161 + 0.1505 \times 208 + 0.3010 \times 265 - \frac{0.4515 \times 634}{3}$$

$$= 15.652$$

$$S_{xUxU} = 4(1.1328 - 1.0875) = 0.181 = S_{xSxS}$$

$$S_{xUyU} = 374.941 - 358.832 = 16.109$$

これから

7.2 平行線検定法の計算   243

$$\hat{\beta}_S = \frac{15.652}{0.181} = 86.38, \qquad \hat{\beta}_U = \frac{16.1090}{0.1812} = 88.90$$

$$S_{\beta S} = \hat{\beta}_S \times 15.652 = 1352.02, \qquad S_{\beta U} = \hat{\beta}_U \times 16.1090 = 1432.12$$

$$\hat{\beta}_C = \frac{15.652 + 16.109}{0.1812 + 0.1812} = 87.64$$

$$S_{\beta C} = \hat{\beta}_C \times (15.652 + 16.109) = 2783.56$$

これらから

$$S_{IDIF} = \mathrm{CF}_S + \mathrm{CF}_U - \mathrm{CF} + S_{\beta C} - S_{\beta 0} = 2504.97$$

$$S_{DISP} = S_{\beta S} + S_{\beta U} - S_{\beta C} = 0.576$$

$$S_{LOF} = S_D - (S_{\beta 0} + S_{IDIF} + S_{DISP}) = S_{LOFS} + S_{LOFU} = 5.20$$

分散分析表にまとめると

要因		SS	Df	Ms
$PREP$：	検体差	60.16	1	
β_S：	回帰	1352.02	(1)	1352.02
β_U：		1432.12	(1)	1432.12
β_C：	共通回帰	2783.56	1	2783.56
$DISP$：	非平行性	0.576	1	0.576
$LOFS$：	あてはめのずれ	4.152	1	4.152
$LOFU$：		1.048	1	1.048
D:	用量	2849.5	5	
R:	残差	49.0	18	2.722
T:	全体	2898.5	23	

残差分散 $V_R = 2.722$ に比べて，$V_{\beta C}$ ないし $V_{\beta S}, V_{\beta U}$ が大きく，V_{DISP}，V_{LOFS}, V_{LOFU} が小さいことは，平行線検定法の基本的な正当性，つまり，S と U について平行な用量反応直線をあてはめてよいことを支持する．$F_{0.05}[1, 18] = t_{0.05}^2[18] = 2.101^2$ を用いて，式 (7.4) から

$$M = 0.1505 - 0.6021 - \frac{52.83 - 49.67}{87.64} = -0.4877$$

$$g = \frac{2.101^2 \times 2.722}{87.64^2(0.181 + 0.181)} = 0.0043, \qquad 1 - g = 0.9957$$

$$S_{xx}^* = 0.181 + 0.181 = 0.362$$

$$\mu_L = \frac{1}{0.9957}\left[-0.4877 - 0.0043(0.1505 - 0.6021)\right.$$

$$\left. - \frac{2.101}{87.64}\sqrt{2.72\left\{0.9957\left(\frac{6}{4 \times 3 \times 3}\right) + \frac{(52.83 - 49.67)^2}{87.64^2 \times 0.362}\right\}}\right]$$

$$= \frac{1}{0.9957}\{-0.4858 - 0.0163\} = -0.5043$$

$$\mu_U = -0.4715$$

これらから $R = \text{antilog}\, M = 0.3253$, $\rho_L = \text{antilog}\,\mu_L = 0.3131$, $\rho_U = \text{antilog}\,\mu_U = 0.3377$ となり,粗物質 U の 1 μg は,ヒスタミン S の 0.325 [0.313, 0.338] μg に相当する.$g = 0$ としたとき $V\{M\} \simeq 0.0000006$ で,$\mu_L = -0.5040$, $\mu_U = -0.4714$ となり,$\rho_L = 0.3133$, $\rho_U = 0.3378$ と,Fieller の式での結果とほとんど等しい.

7.3 対称計画

標準検体 S と未知検体 U の用量数を等しく,また用量の公比を等しく I にとり,各用量でのくり返し数が等しいとき,**対称計画** (symmetric design) という.実験は S, U の用量についての 1 因子完全無作為化法に準じ,いわゆる一元配置法として扱うが,時間経過をブロック因子とするなど,2 因子の乱塊法にしたがい,必要とあれば本来の乱塊法として解析し,ブロック間に大きな差がなければ,用量だけに着目して扱う.

用量が 2 水準ならば 2×2 点法,3 水準ならば 2×3 点法,一般には k 水準で **$2 \times k$ 点法**と呼ばれることが多い.(i) 直線性の許す範囲で用量間隔を広くとり,(ii) S と U の平均反応がほぼ等しくなるように設計しておけば推定の精度はよく,(iii) 直線性の前提が満足されるなら,2×2 点法がよい.

求めたデータは例 7.1 のように整理をしたうえ,一元配置に準じるとき,

$S_T, S_D, S_R = S_T - S_D$ を求め，$V_R, [\nu_R]$ を計算する．もちろん若干の変更で，二元配置の手法もとれる．ついで，用量水準での和 Y_i をもとに，表 7.1 の直交係数表を利用して計算すると簡単で精度も高い．

表 **7.1** 直交係数表

2×2 点法

	SL	SH	UL	UH	Div
A	+1	+1	−1	−1	$4r$
B	−1	+1	−1	+1	$4r$
B'	−1	+1	+1	−1	$4r$

2×3 点法

	SL	SM	SH	UL	UM	UH	Div
A	+1	+1	+1	−1	−1	−1	$6r$
B	−1	0	+1	−1	0	+1	$4r$
C	+1	−2	+1	+1	−2	+1	$12r$
B'	−1	0	+1	+1	0	−1	$4r$
C'	+1	−2	+1	−1	+2	−1	$12r$

これらの直交係数表はいずれも A は検体の比較であり，B, C はそれぞれ S と U をこみにしての，共通の直線性，曲線性ないし1次性，2次性に関係し，B', C' は，形式上は係数に関しては，$A \times B, A \times C$ を示し，1次，2次での非平行性に関係することは，直交多項係数の性質からすぐに考えつく．用量水準をさらに増しても，扱い方は本質においては同じである．

2 × 2 点法では

$$\bar{y}_S - \bar{y}_U = \frac{Sp_A}{2r}$$
$$\hat{\beta}_C = \frac{Sp_B}{4r} \frac{2}{\log I} \qquad (7.5)$$
$$S^*_{xx} = \left(\frac{\log I}{2}\right)^2 4r$$

ただし，S^*_{xx} は $\hat{\beta}_C$ を求めるときの分母で，前節にしたがえば $S_{xSxS} + S_{xUxU}$ と書くべきものである．I は隣りあう用量比，$D_{\mathrm{SH}}/D_{\mathrm{SL}} = D_{\mathrm{UH}}/D_{\mathrm{UL}}$ である．

式 (7.5) から組立てると

$$M = \log \frac{D_{\text{SL}}}{D_{\text{UL}}} - \log I \frac{Sp_A}{Sp_B}, \qquad \frac{D_{\text{SL}}}{D_{\text{UL}}} = \frac{D_{\text{SH}}}{D_{\text{UH}}}$$

$$R = \frac{D_{\text{SL}}}{D_{\text{UL}}} \text{antilog}\left(-\log I \frac{Sp_A}{Sp_B}\right) \tag{7.6}$$

$$g = \frac{4rt_\alpha^2[4(r-1)]V_R}{Sp_B^2}$$

$$\mu_L = \frac{1}{1-g}\left[M - g\log\left(\frac{D_{\text{SL}}}{D_{\text{HL}}}\right) - \frac{2(\log I)t_\alpha[4(r-1)]}{Sp_B}\sqrt{V_R}\right.$$

$$\left.\times\sqrt{r\left\{(1-g) + \left(\frac{Sp_A}{Sp_B}\right)^2\right\}}\,\right]$$

$$\mu_U = \frac{1}{1-g}\left[M - g\log\left(\frac{D_{\text{SL}}}{D_{\text{HL}}}\right) + \frac{2(\log I)t_\alpha[4(r-1)]}{Sp_B}\sqrt{V_R}\right.$$

$$\left.\times\sqrt{r\left\{(1-g) + \left(\frac{Sp_A}{Sp_B}\right)^2\right\}}\,\right]$$

となる．この式は Finney の式と呼ばれる．

2 × 3 点法では

$$\bar{y}_S - \bar{y}_U = \frac{Sp_A}{3r} \tag{7.7}$$

$$\hat{\beta}_C = \frac{Sp_B}{4r}\frac{1}{\log I}$$

$$S_{xx}^* = (\log I)^2\, 4r$$

となるから

$$M = \log \frac{D_{\text{SL}}}{D_{\text{UL}}} - \frac{4}{3}(\log I)\frac{Sp_A}{Sp_B}$$

$$R = \frac{D_{\text{SL}}}{D_{\text{UL}}} \text{antilog}\left(-\frac{4}{3}(\log I)\frac{Sp_A}{Sp_B}\right) \tag{7.8}$$

$$g = \frac{4rt_\alpha^2[6(r-1)]V_R}{Sp_B^2}$$

$$\mu_L = \frac{1}{1-g}\left[M - g\log\left(\frac{D_{\text{SL}}}{D_{\text{UL}}}\right) - \frac{4(\log I)t_\alpha[6(r-1)]}{Sp_B}\sqrt{V_R}\right.$$

$$\left. \times \sqrt{\frac{2}{3}r\left\{(1-g) + \frac{2}{3}\left(\frac{Sp_A}{Sp_B}\right)^2\right\}}\,\right]$$

$$\mu_U = \frac{1}{1-g}\left[M - g\log\left(\frac{D_{\text{SL}}}{D_{\text{UL}}}\right) + \frac{4(\log I)t_\alpha[6(r-1)]}{Sp_B}\sqrt{V_R}\right.$$

$$\left. \times \sqrt{\frac{2}{3}r\left\{(1-g) + \frac{2}{3}\left(\frac{Sp_A}{Sp_B}\right)^2\right\}}\,\right]$$

となる.

[**例 7.2**] 前出例 7.1 のヒスタミンの検定は対称的な 2×2 点法になっているから, S_T, S_D, S_R, V_R を計算すると以下のようになる.

$$S_T = 2898.5$$

$$S_D = 2849.5$$

$$S_R = 49 \qquad [6(4-1)] = [18]$$

$$V_R = \frac{49}{18} = 2.722$$

248　第7章　計量的反応

$r=4$	SL	SM	SH	UL	UM	UH	Div	Sp	Sp^2/Div	*
A	+1	+1	+1	−1	−1	−1	24	38	60.16	$PREP$
B	−1	0	+1	−1	0	+1	16	211	2782.5	β_C
C	+1	−2	+1	+1	−2	+1	48	3	0.187	
B'	−1	0	+1	+1	0	−1	16	−3	0.562	$DISP$
C'	+1	−2	+1	−1	+2	−1	48	17	6.020	LOF
Y	161	208	265	144	201	251	-	-	2849.5	D

C と C' の Sp^2/Div は，和が 6.208 となり，例 7.1 での $S_{LOF} = S_{LOFS} + S_{LOFU} = 5.20$ と一致すべきものであるが，丸めの誤差があり，少しちがう．

$F_{0.05}[1, 18] = t^2_{0.05}[18] = 2.101^2$ を用い，$2.101^2 \times V_R = 12.016$ を求める．これと，S_D を分解した自由度 [1] の 5 個の成分と比べると，$S_{PREP}, S_{\beta C}$ が大きく，S_{DISP}, C, C' の 3 つの成分が小さい．S_{PREP} は小さい方が好ましいが，平行性検定法の正当性をくつがえしはしない．もっとも理想的な検定では $S_D \simeq S_{\beta C}$ となることで，S_{PREP} が大きいと，推定の精度がおち，その他の成分が大きいと平行 2 直線の想定が困難になる．式 (7.8) によって

$$M = \log \frac{\sqrt{2}}{4} - \frac{4}{3}(\log \sqrt{2})\frac{38}{211} = -0.4876$$

$$g = \frac{4 \times 4 \times 2.101^2 \times 2.722}{211^2} = 0.0043, \qquad 1 - g = 0.9957$$

$$\mu_L = \frac{1}{0.9957}\left[-0.4876 - 0.0043 \log \frac{\sqrt{2}}{4} \right.$$

$$\left. -\frac{4(\log \sqrt{2})2.101}{211}\sqrt{2.722 \times \frac{8}{3}\left\{0.9957 + \frac{2}{3}\left(\frac{38}{211}\right)^2\right\}} \right]$$

$$= \frac{1}{0.9957}[-0.4857 - 0.0163] = -0.5042$$

$$\mu_U = -0.4714$$

これから $R = 0.3254, \rho_L = 0.3132, \rho_U = 0.3378$ で例 7.1 とほぼ同じ結果になる．

7.4 精度係数と観測例数

平行線検定法で，$g = 0$ とみなせるときの対数効力比の信頼限界は，S, U での観測数を n_S, n_U とし，共通の勾配 β_C を求めるときの用量平方和を S_{xx}^* としたとき

$$\mu_L = M - t_\alpha[\nu_R]\frac{\sqrt{V_R}}{\hat{\beta}_C}\sqrt{\frac{1}{n_S} + \frac{1}{n_U} + \frac{(\bar{y}_S - \bar{y}_U)^2}{\hat{\beta}_C^2 S_{xx}^*}}$$

$$\mu_U = M + t_\alpha[\nu_R]\frac{\sqrt{V_R}}{\hat{\beta}_C}\sqrt{\frac{1}{n_S} + \frac{1}{n_U} + \frac{(\bar{y}_S - \bar{y}_U)^2}{\hat{\beta}_C^2 S_{xx}^*}} \qquad (7.9)$$

と書ける．これは式 (7.4) の $V\{M\}$ を利用していることと同じであるが，式 (7.9) の n_S, n_U は用量の水準数ではなくて"観測値の数"を示している．$\lambda = \sqrt{V_R}/\hat{\beta}_C$ とおき，これを**精度係数** (index of precision) と呼ぶ．ときには逆数 $L = 1/\lambda$ の方が分布を考えやすいということで，L を用いることもある．生体標本を定め，検定方式を同じくしておけば，λ は割合に安定するといわれ，たとえば，表 7.2 のような値が報告されている．

表 7.2 精度係数

検定	λ
アセチルコリン（カエル腹直筋）	0.02-0.03
ヒスタミン（モルモット腸管）	0.03-0.04
エピネフリン（イヌ血圧）	0.03-0.04
アンジオテンシン (angiotensin)（モルモット腸管）	0.03-0.04
下垂体後葉ホルモン（ラット子宮）	0.05-0.06
アンジオテンシン（ラット血圧）	0.05-0.08
インスリン (insulin)（ウサギ血糖値）	0.1-0.2
利尿剤（ヒト利尿）	0.3-0.4
ビタミン A（ラット体重）	0.3-0.5

式 (7.9) で，各検体の観測数 n_S と n_U を大，平均反応の差 $|\bar{y}_S - \bar{y}_U|$ を小，用量間隔，つまり S_{xx} を大にすれば，$\mu = \log\rho$ の信頼区間の幅は狭くなる．理想的に，$\bar{y}_S = \bar{y}_U$ となるように用量が調整できたとき

$$\rho_L = R \div \text{antilog} \left\{ t_\alpha[\nu_R]\lambda\sqrt{\frac{1}{n_S} + \frac{1}{n_U}} \right\}$$

$$\rho_U = R \times \text{antilog} \left\{ t_\alpha[\nu_R]\lambda\sqrt{\frac{1}{n_S} + \frac{1}{n_U}} \right\} \tag{7.10}$$

となる. $t_\alpha[\nu_R]$ を t と省略し, S, U でそれぞれ n 回の観測を行なうとすれば, 信頼区間の幅に関係する部分は $\text{antilog}(t\lambda\sqrt{2/n}) = w$ となる.

$$\frac{Rw - R}{R} = w - 1 = e$$

は R から上限までの幅を R に対する割合で示した値になる. 式 (7.10) は

$$\rho_L = R/(1+e) = R/w, \quad \rho_U = R(1+e) = Rw \tag{7.11}$$

と示せる. あらかじめ, e の値を e^* と指定したとき

$$w^* = 1 + e^* = \text{antilog}\left(t\lambda\sqrt{\frac{2}{n}}\right)$$

$$\log(1 + e^*) = t\lambda\sqrt{\frac{2}{n}}$$

$$n = \frac{2t^2\lambda^2}{\{\log(1+e^*)\}^2}$$

となるが, 検定の計画で t つまり $t_\alpha[\nu_R]$ の自由度は変わるが, 95% 信頼限界を求めるときには $2t^2 = 8\text{-}10$ であろう. 各検体とも n 回の観測を行なうとして, 近似的には

$$n \simeq \left\{\frac{3\lambda}{\log(1+e^*)}\right\}^2 \tag{7.12}$$

と考えておけばよいだろう.

[**例 7.3**] $\lambda = 0.04$ の検定法で, $e^* = 0.1$, つまり, R の 10% ぐらいの幅を考えると

$$n = \left\{\frac{3 \times 0.04}{\log(1.1)}\right\}^2 = 8.4$$

各検体とも9回の観測を行なえばよかろう．たとえば，2×3点法では $\nu = 6 \times (3-1) = 12$, $t_{0.05}[12] = 2.179$ である．これから $\bar{y}_S \simeq \bar{y}_U$ の観測値を得たなら，$w = \text{antilog}(2.179 \times 0.04 \times \sqrt{2/9}) = 1.099$, $e = w - 1 = 0.099 \simeq e^* = 0.1$ である．

7.5 変則的な平行線検定法

一方の検体の量が少ないとか，実験上の誤り，あるいは直線性のくずれといったことから，$2 \times k$ 点法をそのまま利用できないことがある．たとえば，2×2 点法において，標準検体 S については問題はないが，未知検体 U について，2用量が不可能で1用量となったときには **2-1 点法**になる．いずれの用量水準でもくり返しの観測が r のとき，S_T, S_D, S_R, V_R などは普通の分散分析で計算できるが，直交係数表を

	SL	SH	U	Div
A	+1	+1	−2	$6r$
B	−1	+1	0	$2r$

とする．厳密に平行線検定法の正当性は吟味できないが

$$M = \bar{x}_S - x_U - \frac{1}{2}(\log I)\frac{Sp_A}{Sp_B}$$

$$C = \frac{Sp_B^2}{Sp_B^2 - 2rt_\alpha^2[\nu_R]V_R} \tag{7.13}$$

$$\mu_L = (C-1)(x_U - \bar{x}_S) + CM$$
$$\quad - \sqrt{(C-1)\left\{\frac{3}{4}(\log I)^2 + C(M - \bar{x}_S + x_U)^2\right\}}$$

$$\mu_U = (C-1)(x_U - \bar{x}_S) + CM$$
$$\quad + \sqrt{(C-1)\left\{\frac{3}{4}(\log I)^2 + C(M - \bar{x}_S + x_U)^2\right\}}$$

一元配置にしたがえば，$[\nu_R] = [3(r-1)]$ である．

2×3 点法で，未知検体 U の"低用量または高用量を欠いた" **3-2 点法**では

	SL	SM	SH	UL	UH	Div
A	+2	+2	+2	−3	−3	$30r$
B	−2	0	+2	−1	+1	$10r$
C	+1	−2	+1	0	0	$6r$
B'	−1	0	+1	+2	−2	$10r$

この B' の係数は単純に $A \times B$ の形式になっていないが，1次の非平行性を示す．

$$M = \bar{x}_S - \bar{x}_U - \frac{5}{6}(\log I)\frac{Sp_A}{Sp_B}$$

$$C = \frac{Sp_B^2}{Sp_B^2 - 10rt_\alpha^2[\nu_R]V_R} \tag{7.14}$$

$$\mu_L = (C-1)(\bar{x}_U - \bar{x}_S) + CM$$
$$- \sqrt{(C-1)\left\{\frac{25}{12}(\log I)^2 + C(M - \bar{x}_S + \bar{x}_U)^2\right\}}$$

$$\mu_U = (C-1)(\bar{x}_U - \bar{x}_S) + CM$$
$$+ \sqrt{(C-1)\left\{\frac{25}{12}(\log I)^2 + C(M - \bar{x}_S + \bar{x}_U)^2\right\}}$$

一元配置にしたがえば，$[\nu_R] = [5(r-1)]$ であり，1次の平行性の吟味はできる．同じく 2×3 点法で，未知検体 U の"中用量を欠いた" 3-2 点法では

	SL	SM	SH	UL	UH	Div
A	+2	+2	+2	−3	−3	$30r$
B	−1	0	+1	−1	+1	$4r$
C	+1	−2	+1	0	0	$6r$
B'	−1	0	+1	+1	−1	$4r$

$$M = \bar{x}_S - \bar{x}_U - \frac{2}{3}(\log I)\frac{Sp_A}{Sp_B}$$

$$C = \frac{Sp_B^2}{Sp_B^2 - 4rt_\alpha^2[\nu_R]V_R} \tag{7.15}$$

$$\mu_L = (C-1)(\bar{x}_U - \bar{x}_S) + CM$$
$$- \sqrt{(C-1)\left\{\frac{10}{3}(\log I)^2 + C(M - \bar{x}_S + \bar{x}_U)^2\right\}}$$

$$\mu_U = (C-1)(\bar{x}_U - \bar{x}_S) + CM$$
$$+ \sqrt{(C-1)\left\{\frac{10}{3}(\log I)^2 + C(M - \bar{x}_S + \bar{x}_U)^2\right\}}$$

であり，係数表の意味は高または低用量を欠いた場合と同じであるが，値は異なる．S について用量を欠いた場合も同様に扱える．

[例 7.4] ヒスタミンの検定．例 7.1 ないし例 7.2 で，未知検体 U の高用量を欠いたときを考えると

$$\mathrm{CF} = \frac{979^2}{20} = 47922.05$$

$$S_T = (42^2 + \cdots + 64^2 + 37^2 + \cdots + 53^2) - \mathrm{CF} = 2258.95$$

$$S_D = \frac{1}{4}(161^2 + \cdots + 201^2) - \mathrm{CF} = 2214.7$$

$$S_R = S_T - S_D = 44.25 \qquad [5(4-1)] = [15]$$

$$V_R = 2.95$$

$$\bar{x}_S = \frac{1}{3}(0 + 0.1505 + 0.3010) = 0.1505$$

$$\bar{x}_U = \frac{1}{2}(0.4515 + 0.6021) = 0.5268$$

$$\log I = \log \sqrt{2} = 0.1505$$

各用量水準での和 Y_i は 4 単位から成り

$r=4$	SL	SM	SH	UL	UH	Div	Sp	Sp^2/Div	
A	+2	+2	+2	−3	−3	120	233	452.4	$PREP$
B	−2	0	+2	−1	+1	40	265	1755.6	β_C
C	+1	−2	+1	0	0	24	10	4.16	β_{QS}
B'	−1	0	+1	+2	−2	40	−10	2.50	$DISP$
Y	161	208	265	144	201	−	−	2214.7	S_D

$F_{0.05}[1,15] = 2.131^2$ を用い，$2.131^2 V_R = 6.2865$ と比べて，直線性 β_C は大きく，S の2次性 β_{QS}，1次での非平行性 $DISP$ は小さいため，平行な2直線として扱える．式 (7.14) から

$$M = 0.1505 - 0.5268 - \frac{5}{6} \times 0.1505 \times \frac{233}{265} = -0.3763 - 0.1103 = -0.4866$$

$$C = \frac{265^2}{265^2 - 10 \times 4 \times 2.131^2 \times 2.95} = 1.008$$

$\mu_L = (0.008)(0.3763) + 1.0077(-0.4866)$

$$- \sqrt{0.008 \left\{ \frac{25}{12} 0.1505^2 + 1.008(-0.4866 + 0.3763)^2 \right\}}$$

$= -0.4874 - 0.0214 = -0.5088$

$\mu_U = -0.4660$

これらから $R = 0.3261, \rho_L = 0.3099, \rho_U = 0.3420$ となり，ヒスタミン様物質 U の 1 μg は，ヒスタミン S の 0.326 [0.310,0.342] μg に相当する．

隣りあう用量比 I，つまり用量の公比 I を標準検体 S，未知検体 U のいずれでも等しく，各用量水準でのくり返し観測数を等しくしておき，$2 \times k$ の対称型のデザインにすることが扱いやすいし手計算もしやすい．一部で**変則的な用量**を採用した場合，若干の補正を行なう必要がある．

3種類の検体 S, U, W があり，それぞれ2用量，公比 I を一定として同時的に検定する**多重検定** (multiple assay) の場合，部分的に直交する係数表を利用することができる．

	SL	SH	UL	UH	WL	WH	Div	Df
A_1	+1	+1	−1	−1	0	0		
A_2	0	0	+1	+1	−1	−1	$12r$	2
A_3	−1	−1	0	0	+1	+1		
B	−1	+1	−1	+1	−1	+1	$6r$	1
B_1'	−1	+1	+1	−1	0	0		
B_2'	0	0	−1	+1	+1	−1	$12r$	2
B_3'	+1	−1	0	0	−1	+1		

A の $Div = 12r$ は，A_1, A_2, A_3 についての Sp^2 をプールしたものを $12r$ で割ると，自由度 $[2]$ の V_{PREP}，つまり 3 検体間の比較を総合した分散になることを示している．B' は非平行性に関するもので，やはりプールして自由度 $[2]$ の V_{DISP} が与えられる．多重比較の問題がからんでくるが，平行線検定法の正当性の吟味にあたっては，V_R で V_{DISP} をチェックするほか，たとえば個々の B_i' について

$$V_{DISP\,i} = \frac{Sp_{B_i'}^2}{4r} < V_R \times F_\alpha[1, \nu_R]$$

をみておいた方がよいだろう．相互の相対効力を求めるにあたって式 (7.6) に準じるが，目的に応じて $t_\alpha[\nu_R]$ の代わりに $d_a[3-1, \nu_R]$ ないしは $q_a[3, \nu_R]/\sqrt{2}$ を用いた方がよいだろう．

7.6 勾配比検定法の原理

前節までの平行線検定法では $x = \log D$ と対数用量を用いたときに，ある範囲内で用量反応直線が成り立つことを利用している．微生物の増殖に及ぼす栄養源の影響などでは，$x = D$ と用量そのものを用いたときに用量反応直線をみることが多いとされている．標準検体 S，未知検体 U の用量そのもの，あるいはその定数倍の変換を x としたとき

$$\begin{cases} S : y_S = \hat{\alpha} + \hat{\beta}_S\, x_S \\ U : y_U = \hat{\alpha} + \hat{\beta}_U\, x_U \end{cases}$$

の関係が認められ，$\hat{\alpha}$ は $x_S = x_U = 0$ のブランク B の反応に相当している．

同一反応を生じるに必要な用量の比 R を考えると

$$\hat{\alpha} + \hat{\beta}_S\, x_{S0} = \hat{\alpha} + \hat{\beta}_U\, x_U$$

$$R = \frac{x_{S0}}{x_{U0}} = \frac{\hat{\beta}_U}{\hat{\beta}_S} \tag{7.16}$$

となるから，相対効力は勾配比になる．この形式の検定を**勾配比検定法** (slope ratio assay) と呼ぶ．

勾配比検定法にもいくつかの計画があるが，用量水準としてブランク B に 1, S に n_S, U に n_U, 合計 $n = n_S + n_U + 1$ をとり，各水準とも r 回のくり返し観測を行なう場合を考え，一元配置に準じて解析してみる．さしあたり 7.1 節と同じ方針で

$$S_T = S_{yy} = \sum y_{ij}^2 - \frac{Y_G^2}{nr} \qquad [nr-1]$$

$$S_D = \frac{1}{r}\left\{Y_B^2 + \sum Y_S^2 + \sum Y_U^2\right\} - \frac{Y_G^2}{nr} \qquad [n-1]$$

$$S_R = S_T - S_D \qquad [n(r-1)]$$

ここに $\sum y_{ij}^2$ は全データ，また，たとえば，$\sum Y_S^2$ は S のデータについての水準和の平方の和を意味する．S_D の分解はいくつも考えられるが，まず

$$w_0 : y_{ij} = \alpha_B + \alpha_S + \alpha_U + \varepsilon_{ij}$$

$$\boldsymbol{X'X} = \begin{bmatrix} r & 0 & 0 \\ 0 & n_S r & 0 \\ 0 & 0 & n_U r \end{bmatrix}, \quad \boldsymbol{X'y} = \begin{bmatrix} Y_B \\ \sum Y_S \\ \sum Y_U \end{bmatrix}$$

$$\begin{cases} \hat{\alpha}_B r = Y_B, & \hat{\alpha}_B = \dfrac{Y_B}{r}, & \mathrm{CF}_B = \dfrac{Y_B^2}{r} \\[2mm] \hat{\alpha}_S n_S r = \sum Y_S, & \hat{\alpha}_S = \dfrac{\sum Y_S}{n_S r}, & \mathrm{CF}_S = \dfrac{(\sum Y_S)^2}{n_S r} \\[2mm] \hat{\alpha}_U n_U r = \sum Y_U, & \hat{\alpha}_U = \dfrac{\sum Y_U}{n_U r}, & \mathrm{CF}_U = \dfrac{(\sum Y_U)^2}{n_U r} \end{cases}$$

$$S_{w0\theta} = \mathrm{CF}_B + \mathrm{CF}_S + \mathrm{CF}_U$$
$$S_{w0R} = \sum y_{ij}^2 - (\mathrm{CF}_B + \mathrm{CF}_S + \mathrm{CF}_U)$$

つぎに，$\alpha_B = \alpha_S = \alpha_U = \alpha$ とおけば

$$w_{0'} : y_{ij} = \alpha + \varepsilon_{ij}$$
$$S_{w0'\theta} = \mathrm{CF} = \frac{Y_G^2}{nr}$$
$$S_{w0'R} = \sum y_{ij}^2 - (\mathrm{CF} + \mathrm{CF}_U)$$

となるから，B, S, U の平均値の差を反映する平方和は

$$S_{PREP} = S_{w0'R} - S_{w0R} = \mathrm{CF}_B + \mathrm{CF}_S + \mathrm{CF}_U - \mathrm{CF} \quad [2]$$

となる．

考えを変えて，S, U についての用量反応直線を与えると

$$\Omega_0 : y_{ij} = \alpha_B + \alpha_S + \beta_S x_S + \alpha_U + \beta_U x_U + \varepsilon_{ij}$$

$$\boldsymbol{X}'\boldsymbol{X} = \begin{bmatrix} r & 0 & 0 & 0 & 0 \\ 0 & n_S r & r\sum x_S & 0 & 0 \\ 0 & r\sum x_S & r\sum x_S^2 & 0 & 0 \\ 0 & 0 & 0 & n_U r & r\sum x_U \\ 0 & 0 & 0 & r\sum x_U & r\sum x_U^2 \end{bmatrix}$$

$$\boldsymbol{X}'\boldsymbol{y} = \begin{bmatrix} Y_B \\ \sum Y_S \\ \sum x_S Y_S \\ \sum Y_U \\ \sum x_U Y_U \end{bmatrix}, \quad \boldsymbol{\theta} = \begin{bmatrix} \alpha_B \\ \alpha_S \\ \beta_S \\ \alpha_U \\ \beta_U \end{bmatrix}$$

正規方程式 $[\boldsymbol{X}'\boldsymbol{X}]\hat{\boldsymbol{\theta}} = \boldsymbol{X}'\boldsymbol{y}$ の第 1 行の式は $\hat{\alpha}_B r = Y_B$ で $\hat{\alpha} = Y_B/r$ となる．第 2，第 3 行と第 4，第 5 行はそれぞれ S, U に関係し対称的である．まず S に関係する第 2，第 3 行について

第 7 章 計量的反応

$$\begin{cases} \hat{\alpha}_S\, n_S\, r + \hat{\beta}_S\, r \sum x_S = \sum Y_S, \\ \hat{\alpha}_S\, r \sum x_S + \hat{\beta}_S\, r \sum x_S^2 = \sum x_S Y_S \end{cases} \quad \hat{\alpha}_S = \frac{\sum Y_S}{n_S\, r} - \frac{r \sum x_S}{n_S\, r} \hat{\beta}_S$$

これらから

$$\hat{\beta}_S \left\{ r \sum x_S^2 - \frac{(r \sum x_S)^2}{n_S\, r} \right\} = \sum x_S Y_S - \frac{\sum x_S \sum Y_S}{n_S}$$

となるが，S, U に関して

$$S_{xSxS} = r \left\{ \sum x_S^2 - \frac{(\sum x_S)^2}{n_S} \right\}, \quad S_{xSyS} = \sum x_S Y_S - \frac{(\sum x_S)(\sum Y_S)}{n_S}$$

$$S_{xUxU} = r \left\{ \sum x_U^2 - \frac{(\sum x_U)^2}{n_U} \right\}, \quad S_{xUyU} = \sum x_U Y_U - \frac{(\sum x_U)(\sum Y_U)}{n_U}$$
(7.17)

と約束すれば

$$\hat{\beta}_S = \frac{S_{xSyS}}{S_{xSxS}}$$
$$\hat{\beta}_U = \frac{S_{xUyU}}{S_{xUxU}}$$

となるから，Ω_0 について

$$S_{0\theta} = \mathrm{CF}_B + \mathrm{CF}_S + \mathrm{CF}_U + \hat{\beta}_S \left\{ \sum x_S Y_S - \frac{(\sum x_S)(\sum Y_S)}{n_S} \right\}$$
$$+ \hat{\beta}_U \left\{ \sum x_U Y_U - \frac{(\sum x_U)(\sum Y_U)}{n_U} \right\}$$
$$= \mathrm{CF}_B + \mathrm{CF}_S + \mathrm{CF}_U + \hat{\beta}_S\, S_{xSyS} + \hat{\beta}_U\, S_{xUyU}$$
$$= \mathrm{CF}_B + \mathrm{CF}_S + \mathrm{CF}_U + S_{\beta S} + S_{\beta U}$$
$$S_{0R} = \sum y_{ij}^2 - (\mathrm{CF}_B + \mathrm{CF}_S + \mathrm{CF}_U + S_{\beta S} + S_{\beta U}) \quad [nr - 5]$$
$$= S_T - (S_{PREP} + S_{\beta S} + S_{\beta U})$$

Ω_0 と ω_0 とを比べると，その差は S, U の回帰を含むかどうかであり

7.6 勾配比検定法の原理

$$S_{\beta(SU)} = S_{\omega 0R} - S_{0R} = S_{\beta S} + S_{\beta U} \qquad [2]$$

となる．また，普通の一元配置のモデルと Ω_0 の差は回帰のあてはめのずれであるから

$$S_{LOF} = S_{0R} - S_R = \sum y_{ij}^2 - (\mathrm{CF}_B + \mathrm{CF}_S + \mathrm{CF}_U + S_{\beta S} + S_{\beta U})$$

$$- \left\{ \sum y_{ij}^2 - \frac{1}{r} \left(Y_B^2 + \sum Y_S^2 + \sum Y_U^2 \right) \right\}$$

$$= S_T - (S_{PREP} + S_{\beta S} + S_{\beta U}) - (S_T - S_D)$$

$$= S_D - S_{PREP} - S_{\beta S} - S_{\beta U}$$

$$= (S_{DS} - S_{\beta S}) + (S_{DU} - S_{\beta U})$$

$$= S_{LOFS} + S_{LOFU} \qquad [n-5]$$

この自由度 $[n-5]$ は $[n_S + n_U + 1 - 2 - 2 - 1] = [n_S - 2 + n_U - 2]$ である．
S, U の用量反応直線の切片を等しいとすれば

$$\Omega_1 : y_{ij} = \alpha_B + \alpha + \beta_S x_S + \beta_U x_U + \varepsilon_{ij}, \qquad \alpha = \alpha_S = \alpha_U$$

$$\boldsymbol{X}'\boldsymbol{X} = \begin{bmatrix} r & 0 & 0 & 0 \\ 0 & (n-1)r & r\sum x_S & r\sum x_U \\ 0 & r\sum x_S & r\sum x_S^2 & 0 \\ 0 & r\sum x_U & 0 & r\sum x_U^2 \end{bmatrix}, \qquad \boldsymbol{X}'\boldsymbol{y} = \begin{bmatrix} Y_B \\ \sum Y_S + \sum Y_U \\ \sum x_S Y_S \\ \sum x_U Y_U \end{bmatrix}$$

$$\begin{cases} \hat{\alpha}_B = \frac{Y_B}{r} \\ \hat{\alpha} = \frac{1}{(n-1)r} \left\{ \sum Y_S + \sum Y_U - \hat{\beta}_S r \sum x_S - \hat{\beta}_U r \sum x_U \right\} \\ \hat{\alpha} r \sum x_S + \hat{\beta}_S r \sum x_S^2 = \sum x_S Y_S \\ \hat{\alpha} r \sum x_U + \hat{\beta}_U r \sum x_U^2 = \sum x_U Y_U \end{cases}$$

この第 3 行の式について $\hat{\alpha}$ を代入し

260　第7章　計量的反応

$$\frac{1}{(n-1)r}\left\{\left(r\sum x_S\right)\sum Y_S + \left(r\sum x_S\right)\sum Y_U - \hat{\beta}_S\left(r\sum x_S\right)^2\right.$$
$$\left.-\hat{\beta}_U\left(r\sum x_S\right)\left(r\sum x_U\right)\right\} + \hat{\beta}_S r\sum x_S^2 = \sum x_S Y_S$$

$$\hat{\beta}_S\left\{r\sum x_S^2 - \frac{(r\sum x_S)^2}{(n-1)r}\right\} + \hat{\beta}_U\left\{0 - \frac{(r\sum x_S)(r\sum x_U)}{(n-1)r}\right\}$$
$$= \left\{\sum x_S Y_S - \frac{(r\sum x_S)(\sum Y_S)}{(n-1)r}\right\} + \left\{0 - \frac{(r\sum x_S)(\sum Y_U)}{(n-1)r}\right\}$$

と書いてみるとき，S と U を分割しないままでの平方和，積和が現われ，これらを省略して

$$S_{SS} = r\left\{\sum x_S^2 - \frac{(\sum x_S)^2}{n-1}\right\}, \qquad S_{UU} = r\left\{\sum x_U^2 - \frac{(\sum x_U)^2}{n-1}\right\}$$
$$S_{SU} = r\left\{0 - \frac{(\sum x_S)(\sum x_U)}{n-1}\right\} = S_{US} \tag{7.18}$$
$$S_{SyS} = \sum x_S Y_S - \frac{(\sum x_S)(\sum Y_S)}{n-1}, \qquad S_{UyU} = \sum x_U Y_U - \frac{(\sum x_U)(\sum Y_U)}{n-1}$$
$$S_{SyU} = 0 - \frac{(\sum x_S)(\sum Y_U)}{n-1}, \qquad S_{UyS} = 0 - \frac{(\sum x_U)(\sum Y_S)}{n-1}$$

などと約束すると第3，第4式は

$$\begin{cases} \hat{\beta}_S S_{SS} + \hat{\beta}_U S_{SU} = S_{SyS} + S_{SyU} = S_{Sy} \\ \hat{\beta}_S S_{SU} + \hat{\beta}_U S_{UU} = S_{UyU} + S_{UyS} = S_{Uy} \end{cases}, \quad S_{\hat{\beta}} = s$$

となる．ただし，S_{Sy} は S_{SyS} と S_{SyU} をプールしたもので

$$S_{Sy} = \sum x_S Y_S - \frac{(\sum x_S)}{n-1}\left(\sum Y_S + \sum Y_U\right)$$
$$= \sum x_S Y_S - \frac{(\sum x_S)}{n-1}(Y_G - Y_B) \tag{7.19}$$

同様に

$$S_{Uy} = \sum x_U Y_U - \frac{(\sum x_U)}{n-1}\left(\sum Y_S + \sum Y_U\right)$$
$$= \sum x_U Y_U - \frac{(\sum x_U)}{n-1}(Y_G - Y_B)$$

である.

Ω_1 での $\hat{\beta}_S, \hat{\beta}_U$ は,Ω_0 での $\hat{\beta}_S, \hat{\beta}_U$ とは異なるから,これらを $\hat{\beta}_{1S}, \hat{\beta}_{1U}$ と区別しておけば,$\hat{\boldsymbol{\beta}}_1 = (\hat{\boldsymbol{\beta}}_{1S}\ \hat{\boldsymbol{\beta}}_{1U})' = \boldsymbol{S}^{-1}\boldsymbol{s}$ によって求められる.

$$S_{1\theta} = \mathrm{CF}_B + \frac{(Y_G - Y_B)^2}{(n-1)r} + \hat{\beta}_{1S}\, S_{Sy} + \hat{\beta}_{1U}\, S_{Uy}$$

$$= \mathrm{CF}_B + \mathrm{CF}_{SU} + S_{\beta 1S} + S_{\beta 1U}$$

$$S_{1R} = \sum y_{ij}^2 - (\mathrm{CF}_B + \mathrm{CF}_{SU} + S_{\beta 1S} + S_{\beta 1U}) \qquad [nr-4]$$

S と U の切片の差は Ω_0 と Ω_1 を比べて

$$S_{IDIF} = S_{1R} - S_{0R} = \sum y_{ij}^2 - (\mathrm{CF}_B + \mathrm{CF}_{SU} + S_{\beta 1S} + S_{\beta 1U})$$

$$- \left[\sum y_{ij}^2 - (\mathrm{CF}_B + \mathrm{CF}_S + \mathrm{CF}_U + S_{\beta S} + S_{\beta U})\right]$$

$$= (\mathrm{CF}_S + \mathrm{CF}_U - \mathrm{CF}_{SU}) + (S_{\beta S} + S_{\beta U}) - (S_{\beta 1S} + S_{\beta 1U}) \qquad [1]$$

つぎにブランク反応と共通切片の差をみるため

$$\Omega_2 : y_{ij} = \alpha + \beta_S\, x_S + \beta_U\, x_U + \varepsilon_{ij}, \qquad \alpha = \alpha_\beta = \alpha_S = \alpha_U$$

とおけば

$$\boldsymbol{X}'\boldsymbol{X} = \begin{bmatrix} nr & r\sum x_S & r\sum x_U \\ r\sum x_S & r\sum x_S^2 & 0 \\ r\sum x_U & 0 & r\sum x_U^2 \end{bmatrix}, \qquad \boldsymbol{X}'\boldsymbol{y} = \begin{bmatrix} Y_G \\ \sum x_S\, Y_S \\ \sum x_U\, Y_U \end{bmatrix}$$

$$\begin{cases} \hat{\alpha} = \frac{1}{nr}\left\{Y_G - \hat{\beta}_S\, r\sum x_S - \hat{\beta}_U\, r\sum x_U\right\} \\ \hat{\alpha} r\sum x_S + \hat{\beta}_S\, r\sum x_S^2 = \sum x_S\, Y_S \\ \hat{\alpha} r\sum x_U + \hat{\beta}_U\, r\sum x_U^2 = \sum x_U\, Y_U \end{cases}$$

第 2 式について

$$\frac{(r\sum x_S)Y_G}{nr} - \frac{(r\sum x_S)^2}{nr}\hat{\beta}_S - \frac{(r\sum x_S)(r\sum x_U)}{nr}\hat{\beta}_U + \hat{\beta}_S\, r\sum x_S^2$$

$$= \sum x_S\, Y_S$$

ここでも式 (7.18) と類似の形式によって，たとえば

$$S_{SS}^* = r\left\{\sum x_S^2 - \frac{(\sum x_S)^2}{n}\right\}, \quad S_{UU}^* = r\left\{\sum x_U^2 - \frac{(\sum x_U)^2}{n}\right\} \quad (7.20)$$

など，修正項に相当する部分の分母を $(n-1)$ から n に変えたものを定義し，式 (7.18) の $\sum Y_S + \sum Y_U$ を Y_G に変更して，これらを S^* で示すことに約束し，さらに，新しい勾配を $\hat{\beta}_{2S}, \hat{\beta}_{2U}$ などと書くならば，$\hat{\beta}_2$ については

$$\begin{cases} \hat{\beta}_{2S} S_{SS}^* + \hat{\beta}_{2U} S_{SU}^* = S_{Sy}^* \\ \hat{\beta}_{2S} S_{SU}^* + \hat{\beta}_{2U} S_{UU}^* = S_{Uy}^* \end{cases}, \quad S_{\hat{\beta}_2}^* = s^*$$

となり，$\hat{\boldsymbol{\beta}} = [\hat{\beta}_{2S}, \hat{\beta}_{2U}]' = \boldsymbol{S}^{*-1}\boldsymbol{s}^*$ が求められる．

$$S_{2\theta} = \mathrm{CF} + S_{\beta 2S} + S_{\beta 2U}$$
$$S_{2R} = \sum y_{ij}^2 - (\mathrm{CF} + S_{\beta 2S} + S_{\beta 2U}) \quad [nr-3]$$

であるから，ブランク反応と共通切片の差は Ω_1 と Ω_2 を比べて

$$S_{BI} = S_{2R} - S_{1R} = \sum y_{ij}^2 - (\mathrm{CF} + S_{\beta 2S} + S_{\beta 2U})$$
$$- \left\{\sum y_{ij}^2 - (\mathrm{CF}_B + \mathrm{CF}_{SU} + S_{\beta 1S} + S_{\beta 2S})\right\}$$
$$= (\mathrm{CF}_B + \mathrm{CF}_{SU} - \mathrm{CF}) + (S_{\beta 1S} + S_{\beta 1U}) - (S_{\beta 2S} + S_{\beta 2U}) \quad [1]$$

として与えられる．

ここで，S_{IDIF} と S_{BI} をプールしてみると

$$S_{IDIF} + S_{BI} = (\mathrm{CF}_B + \mathrm{CF}_S + \mathrm{CF}_U - \mathrm{CF})$$
$$+ (S_{\beta S} + S_{\beta U}) - (S_{\beta 2S} + S_{\beta 2U})$$
$$= S_{PREP} + S_{\beta(SU)} - S_{\beta 2(SU)} \quad [2]$$

となり，$S_{\beta(SU)}$ は Ω_0 での自由度 [2] の直線性，$S_{\beta 2(SU)}$ は Ω_2 での自由度 [2] の直線性である．これに S_{LOF} を加えると

$$S_{IDIF} + S_{BI} + S_{LOF} = S_{PREP} + S_{\beta(SU)} - S_{\beta 2(SU)}$$
$$+ S_D - S_{PREP} - S_{\beta(SU)}$$
$$S_{IDIF} + S_{BI} + S_{\beta 2(SU)} + S_{LOF} = S_D$$

となる．

7.7　勾配比検定法の計算

前節で求めた各種の平方和は互いに関連して複雑であるが，一元配置の形式の勾配比検定法の計算の手順はおよそ以下のようになる．

$$\text{CF} = \frac{Y_G^2}{nr}, \qquad n = 1 + n_S + n_U$$
$$\text{CF}_B = \frac{Y_B^2}{r}, \qquad \text{CF}_S = \frac{\sum Y_S^2}{n_S r}, \qquad \text{CF}_U = \frac{\sum Y_U^2}{n_U r}$$
$$\text{CF}_{SU} = \frac{(\sum Y_S + \sum Y_U)^2}{(n_S + n_U)r} = \frac{(Y_G - Y_B)^2}{(n-1)r}$$
$$S_{PREP} = \text{CF}_B + \text{CF}_S + \text{CF}_U - \text{CF} \qquad [2]$$
$$S_T = \sum y_{ij}^2 - \text{CF}$$
$$S_D = \frac{1}{r}\{Y_B^2 + \sum Y_S^2 + \sum Y_U^2\} - \text{CF} \tag{7.21}$$
$$S_R = S_T - S_D$$
$$S_{xSxS} = r\left\{\sum x_S^2 - \frac{(\sum x_S)^2}{n_S}\right\}, \qquad S_{xUxU} = r\left\{\sum x_U^2 - \frac{(\sum x_U)^2}{n_U}\right\}$$
$$S_{xSyS} = \sum x_S Y_S - \frac{(\sum x_S)(\sum Y_S)}{n_S}, \quad S_{xUyU} = \sum x_U Y_U - \frac{(\sum x_U)(\sum Y_U)}{n_U}$$
$$S_{\beta S} = \frac{S_{xSyS}^2}{S_{xSxS}}, \qquad S_{\beta U} = \frac{S_{xUyU}^2}{S_{xUxU}}$$
$$S_{\beta(SU)} = S_{\beta S} + S_{\beta U}$$

つぎに修正項に相当する部分の分子，分母に注意し

$$S_{SS} = r\left\{\sum x_S^2 - \frac{(\sum x_S)^2}{n-1}\right\}, \qquad S_{UU} = r\left\{\sum x_U^2 - \frac{(\sum x_U)^2}{n-1}\right\}$$

$$S_{Sy} = \sum x_S Y_S - \frac{(\sum x_S)(\sum Y_S + \sum Y_U)}{n-1}$$

$$S_{Uy} = \sum x_U Y_U - \frac{(\sum x_U)(\sum Y_S + \sum Y_U)}{n-1} \qquad (7.22)$$

$$S_{SU} = r\left\{0 - \frac{(\sum x_S)(\sum x_U)}{n-1}\right\}$$

$$\begin{bmatrix}\hat{\beta}_{1S} \\ \hat{\beta}_{1U}\end{bmatrix} = \frac{1}{S_{SS}S_{UU} - S_{SU}^2}\begin{bmatrix}S_{UU} & -S_{SU} \\ -S_{SU} & S_{SS}\end{bmatrix}\begin{bmatrix}S_{Sy} \\ -S_{Uy}\end{bmatrix}$$

$$S_{\beta1(SU)} = \hat{\beta}_{1S}S_{Sy} + \hat{\beta}_{1U}S_{Uy} \qquad [2]$$

$$S_{IDIF} = \mathrm{CF}_S + \mathrm{CF}_U - \mathrm{CF}_{SU} + S_{\beta(SU)} - S_{\beta1(SU)} \qquad [1]$$

と計算したうえ，式 (7.21) での平方和，積和の修正項にあたる部分の分母を n におきかえ，また Y_i の和を変えて，式 (7.22) と類似の形式で

$$S_{SS}^* = r\left\{\sum x_S^2 - \frac{(\sum x_S)^2}{n}\right\}, \qquad S_{UU}^* = r\left\{\sum x_U^2 - \frac{(\sum x_U)^2}{n}\right\}$$

$$S_{Sy}^* = \sum x_S Y_S - \frac{(\sum x_S)Y_G}{n}, \qquad S_{Uy}^* = \sum x_U Y_U - \frac{(\sum x_U)Y_G}{n}$$

$$S_{SU}^* = r\left\{0 - \frac{(\sum x_S)(\sum x_U)}{n}\right\} \qquad (7.23)$$

$$\begin{bmatrix}\hat{\beta}_{2S} \\ \hat{\beta}_{2U}\end{bmatrix} = \frac{1}{S_{SS}^*S_{UU}^* - S_{SU}^{*2}}\begin{bmatrix}S_{UU}^* & -S_{SU}^* \\ -S_{SU}^* & S_{SS}^*\end{bmatrix}\begin{bmatrix}S_{Sy}^* \\ S_{Uy}^*\end{bmatrix}$$

$$S_{\beta2(SU)} = \hat{\beta}_{2S}S_{Sy}^* + \hat{\beta}_{2U}S_{Uy}^* \qquad [2]$$

$$S_{BI} = \mathrm{CF}_B + \mathrm{CF}_{SU} - \mathrm{CF} + S_{\beta1(SU)} - S_{\beta2(SU)} \qquad [1]$$

$$S_{LOF} = S_D - S_{PREP} - S_{\beta(SU)} \qquad [n-5]$$

を計算する．

これらの平方和の関係は図 7.2 のようになる．
ここに

7.7 勾配比検定法の計算

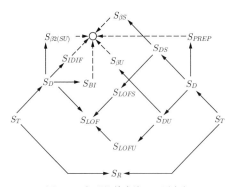

図 7.2 勾配比検定法での平方和

$$S_{DS} = \frac{1}{r} \sum Y_S^2 - \mathrm{CF}_S, \qquad S_{LOFS} = S_{DS} - S_{\beta S}$$
$$S_{DU} = \frac{1}{r} \sum Y_U^2 - \mathrm{CF}_U, \qquad S_{LOFU} = S_{DU} - S_{\beta U} \qquad (7.24)$$

である.

勾配比検定法では, S, U につき 2 本の用量反応直線が認められ, これらが共通の切片をもち, しかも共通切片がブランク反応と等しいことを認めたときに検定の正当性があると考える. ブランク反応と共通切片が異なると予想されるときには, あらかじめ少量の S を, B, S, U にそれぞれ加えておくことで解決したり, あるいはブランクを除いて, S, U のみを用い, 切片の共通性を吟味するにとどめるということも考える.

図 7.2 を参照しながら, 分散分析表の 1 つの形成をまとめると V_R に比べて V_β が大きく, V_{LOF} が小さければ一応の直線性を認める. 心配ならば, S_{LOFS}, S_{LOFU} をチェックする. さらに V_{IDIP} が小さいこと, V_{BI} が小さいことを確かめておく.

相対効力は式 (7.16) にしたがって

$$R = \frac{\hat{\beta}_{2U}}{\hat{\beta}_{2S}} \qquad (7.25)$$

とし, 信頼限界を求めるには, 2.12 節で説明した Fieller の式によるが, この

際に $\hat{\beta}_2$ を求める方程式 (7.23) において逆行列の部分 S^{*-1} を

$$C = \begin{bmatrix} C_{SS} & C_{SU} \\ C_{SU} & C_{UU} \end{bmatrix} = \frac{1}{S_{SS}^* S_{UU}^* - S_{SU}^{*2}} \begin{bmatrix} S_{UU}^* & -S_{SU}^* \\ -S_{SU}^* & S_{SS}^* \end{bmatrix} \quad (7.26)$$

とおけば，C の要素が式 (2.49)，(2.50) などの係数になるから

$$\begin{aligned} g &= \frac{t_\alpha^2 [\nu_R] V_R C_{SS}}{\hat{\beta}_{2S}^2} \\ \rho_L &= \frac{1}{1-g} \left[R - g \frac{C_{SU}}{C_{SS}} - \frac{t_\alpha [\nu_R]}{\hat{\beta}_{2S}} \right. \\ &\quad \left. \times \sqrt{V_R \left\{ C_{UU} - 2R C_{SU} + R^2 C_{SS} - g \left(C_{UU} - \frac{C_{SU}^2}{C_{SS}} \right) \right\}} \right] \\ \rho_U &= \frac{1}{1-g} \left[R - g \frac{C_{SU}}{C_{SS}} + \frac{t_\alpha [\nu_R]}{\hat{\beta}_{2S}} \right. \\ &\quad \left. \times \sqrt{V_R \left\{ C_{UU} - 2R C_{SU} + R^2 C_{SS} - g \left(C_{UU} - \frac{C_{SU}^2}{C_{SS}} \right) \right\}} \right] \end{aligned} \quad (7.27)$$

を計算する．一元配置のデータとしては $[\nu_R] = [n(r-1)]$ である．なお $g < 0.1$ のときには $g = 0$ と考えてよい．

7.8 直交係数表の利用

平行線検定法の場合に対称的なデザインでは直交係数表を利用して手計算が簡単になった．勾配比検定法でも同様の工夫がなされている．用量反応直線の

要因	SS	Df	Ms
β：回帰	$S_{\beta 2(SU)}$	2	$V_\beta = S_{\beta 2(SU)}/2$
$IDIF$：切片	S_{IDIF}	1	$V_{IDIF} = S_{IDIF}$
BI：ブランク	S_{BI}	1	$V_{BI} = S_{BI}$
LOF：あてはめのずれ	S_{LOF}	$n-5$	$V_{LOF} = S_{LOF}/(n-5)$
D：用量	S_D	$n-1$	V_D
R：残差	S_R	$n(r-1)$	$V_R = S_R/(nr-n)$
Y：全体	S_T	$nr-1$	-

保証があるならば，ブランク B，標準検体 S，未知検体 U とも 1 点ずつを選び，r 回ずつの観測を行なう **3 点法** (3-point (common zero) assay) として知られるものがもっとも効率がよい．S, U の用量は直線性の成り立つ範囲でできるだけ大きくした方がよい．一元配置として扱うが，乱塊法としても，若干の修正で同じように解析できる．

S_T, S_D, S_R を求め，$[\nu_R] = [3(r-1)]$ として $V_R = S_R/\nu_R$ を計算する．この節では，表記を簡単にするため，前節の $S_{\beta 2}$ を単に S_β, S^* などを単に S と書くことにする．用量 $x_S = D_S, x_U = D_U$ とおけば，平面上では B は $(0,0)$，S は $(1,0)$，U は $(0,1)$ と表現できる．用量反応関係を 3 次元的に示すと図 7.3 のようになる．

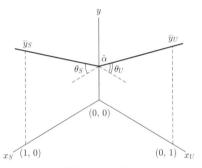

図 **7.3** 3 点法

$$S_{SS} = S_{UU} = r\left\{1^2 - \frac{1^2}{3}\right\} = \frac{2}{3}r$$

$$S_{SU} = r\left\{0 - \frac{1\times 1}{3}\right\} = -\frac{1}{3}r$$

$$\boldsymbol{S} = \frac{r}{3}\begin{bmatrix} 2 & -1 \\ -1 & 2 \end{bmatrix}$$

$$\boldsymbol{C} = \boldsymbol{S}^{-1} = \frac{1}{r}\begin{bmatrix} 2 & 1 \\ 1 & 2 \end{bmatrix}$$

$$S_{Sy} = 1\times Y_S - \frac{1\times Y_G}{3} = \frac{1}{3}\{2Y_S - Y_B - Y_U\} \tag{7.28}$$

$$S_{Uy} = \frac{1}{3}\{2Y_U - Y_B - Y_S\}$$

これから

$$\hat{\boldsymbol{\beta}} = \boldsymbol{C}\begin{bmatrix} S_{Sy} \\ S_{Uy} \end{bmatrix} = \frac{1}{r}\begin{bmatrix} Y_S - Y_U \\ Y_U - Y_B \end{bmatrix} = \begin{bmatrix} \hat{\beta}_S \\ \hat{\beta}_U \end{bmatrix}$$

となり，直観的にも理解できる姿になる．変換値のままで

$$R_0 = \frac{Y_U - Y_B}{Y_S - Y_B}$$

$$g = \frac{2t_\alpha^2[\nu_R]V_R}{\hat{\beta}_S^2 r}$$

$$\rho_{0L} = \frac{1}{1-g}\left[R_0 - \frac{g}{2} - \frac{t_\alpha[\nu_R]}{\hat{\beta}_S}\sqrt{\frac{2V_R}{r}\left(1 - R_0 + R_0^2 - \frac{3}{4}g\right)}\right]$$

$$\rho_{0U} = \frac{1}{1-g}\left[R_0 - \frac{g}{2} + \frac{t_\alpha[\nu_R]}{\hat{\beta}_S}\sqrt{\frac{2V_R}{r}\left(1 - R_0 + R_0^2 - \frac{3}{4}g\right)}\right] \tag{7.29}$$

式 (7.29) から，もとの用量に戻して相対効力を求めると

7.8 直交係数表の利用

$$R = R_0 \frac{D_S}{D_U}$$

$$\rho_L = \rho_{0L} \frac{D_S}{D_U}$$

$$\rho_U = \rho_{0U} \frac{D_S}{D_U}$$

となる．

3点法の S, U に1用量を加えた**5点法** (5-point (common zero) assay) では，S_D を分解して直線性，共通切片，切片とブランク反応などに関しての正当性の吟味ができる．したがって，十分な情報をもっていないときには5点法が好ましい．用量も直線性のくずれない範囲で広くとっておくが，S では $D_S, 2D_S, U$ では $D_U, 2D_U$ と選ぶ．図7.3 の形式で平面上の変換値で示すとき，B は $(0,0)$，S は $(1/2, 0)$ と $(1, 0)$，U は $(0, 1/2)$ と $(0, 1)$ と書ける．

$$S_{SS} = S_{UU} = r\left\{\frac{1}{4} + 1 - \frac{1}{5}\left(\frac{3}{2}\right)^2\right\} = \frac{16}{20}r$$

$$S_{SU} = r\left\{0 - \frac{1}{5}\left(\frac{3}{2}\right)^2\right\} = -\frac{9}{20}r$$

$$\boldsymbol{S} = \frac{r}{20}\begin{bmatrix} 16 & -9 \\ -9 & 16 \end{bmatrix}$$

$$\boldsymbol{C} = \boldsymbol{S}^{-1} = \frac{4}{35r}\begin{bmatrix} 16 & 9 \\ 9 & 16 \end{bmatrix}$$

$$S_{Sy} = \frac{1}{2}Y_{SL} + 1 \times Y_{SH} - \frac{1}{5}\frac{3}{2}Y_G$$

$$= \frac{1}{10}(5Y_{SL} + 10Y_{SH} - 3Y_{SL} - 3Y_{SH} - 3Y_{UL} - 3Y_{UH} - 3Y_B)$$

$$= \frac{1}{10}(2Y_{SL} + 7Y_{SH} - 3Y_{UL} - 3Y_{UH} - 3Y_B) \tag{7.30}$$

$$S_{Uy} = \frac{1}{10}(2Y_{UL} + 7Y_{UH} - 3Y_{SL} - 3Y_{SH} - 3Y_B)$$

ここでも，前節の $S_{\beta 2}$ を S_β，S^* を S としていることに注意して

第7章 計量的反応

$$\hat{\boldsymbol{\beta}} = \boldsymbol{C}\begin{bmatrix} S_{Sy} \\ S_{Uy} \end{bmatrix} = \begin{bmatrix} \frac{2}{35r}(-15Y_B + Y_{SL} + 17Y_{SH} - 6Y_{UL} + 3Y_{UH}) \\ \frac{2}{35r}(-15Y_B + Y_{UL} + 17Y_{UH} - 6Y_{SL} + 3Y_{SH}) \end{bmatrix} = \begin{bmatrix} \hat{\beta}_S \\ \hat{\beta}_U \end{bmatrix}$$

ついで，S_{IDIF}, S_{BI} を求めるが，S および U での変換値 0 の反応の予想は

$$\hat{y}_{S0} = \frac{1}{r}\{Y_{SL} - (Y_{SH} - Y_{SL})\} = \frac{1}{r}(2Y_{SL} - Y_{SH})$$

$$\hat{y}_{U0} = \frac{1}{r}(2Y_{UL} - Y_{UH})$$

であるから，その差は

$$\hat{y}_{S0} - \hat{y}_{U0} = \frac{1}{r}(2Y_{SL} - Y_{SH} - 2Y_{UL} + Y_{UH}) \tag{7.31}$$

一方，$\hat{y}_{S0}$ と $\hat{y}_{U0}$ の平均値を，B での反応の平均値から引いてみれば

$$\bar{y}_B - \frac{1}{2}(\hat{y}_{S0} + \hat{y}_{U0}) = \frac{1}{2r}(2Y_B - 2Y_{SL} + Y_{SH} - 2Y_{UL} + Y_{UH}) \tag{7.32}$$

となる．

ここで，$\hat{\boldsymbol{\beta}}$ の式の直線性ないし回帰を β_S, β_U とし，式 (7.31) の共通切片の吟味を $IDIF$，式 (7.32) の共通切片とブランク反応の比較を BI とおき，それぞれの式での Y_i つまり $Y_B, Y_{SL}, \cdots, Y_{UH}$ の係数をひろって表にすると

	B	SL	SH	UL	UH	Div
β_S	-15	$+1$	$+17$	-6	$+3$	$\frac{35}{2}r$
β_U	-15	-6	$+3$	$+1$	$+17$	$\frac{35}{2}r$
$IDIF$	0	$+2$	-1	-2	$+1$	$10r$
BI	$+2$	-2	$+1$	-2	$+1$	$14r$
Y	Y_B	Y_{SL}	Y_{SH}	Y_{UL}	Y_{UH}	$-$

となるが，β_S, β_U の Div は $\hat{\boldsymbol{\beta}}$ の式の $2/(35r)$ の逆数であり，$IDIF, BI$ の Div は通常の直交係数表と同じく，係数の 2 乗和にくり返し数 r を乗じたものである．いずれの係数も横に加えると 0 で，$\boldsymbol{j} = [1\ 1\ 1\ 1\ 1]'$ と直交である．β_S と β_U は直交しないが，これらと $IDIF, BI$ ならびに $IDIF$ と BI とは直交するという性質をもった"部分的に"直交した係数表になっている．

7.8 直交係数表の利用

これを利用するとき $\hat{\beta}_S, \hat{\beta}_U$ は Sp/Div で与えられるが，Sp^2/Div は相互に独立ではないから，直線性の平方和は $S = \hat{\theta} S_{xy}$ の形式によって

$$S_\beta = \hat{\beta}_S S_{Sy} + \hat{\beta} S_{Uy} \qquad [2] \qquad (7.33)$$

とする．$S_{IDIF}, [1]$ と $S_{BI}, [1]$ とは，Sp^2/Div の形式で求める．5 点法の場合，V_R に比べて $V_\beta = S_\beta/2$ が大で，$V_{BI} = S_{BI}$ が小さいときに正当な検定となる．変換値のままで

$$R_0 = \frac{\hat{\beta}_U}{\hat{\beta}_S}$$

$$g = \frac{t_\alpha^2 [5(r-1)] V_R \times 64}{\hat{\beta}_S^2 \times 35r}$$

$$\rho_{0L} = \frac{1}{1-g} \left[R_0 - \frac{9}{16}g - \frac{t_\alpha [5(r-1)]}{\hat{\beta}_S} \sqrt{\frac{8V_R}{35r} \left(8 - 9R_0 + 8R_0^2 - \frac{175}{32}g \right)} \right]$$

$$(7.34)$$

$$\rho_{0U} = \frac{1}{1-g} \left[R_0 - \frac{9}{16}g + \frac{t_\alpha [5(r-1)]}{\hat{\beta}_S} \sqrt{\frac{8V_R}{35r} \left(8 - 9R_0 + 8R_0^2 - \frac{175}{32}g \right)} \right]$$

となるが，C の要素を用いて，Fieller の式から導いたものである．もとの用量にもどすときには $R = R_0 (D_{SL}/D_{UL}), \rho_L = \rho_{0L}(D_{SL}/D_{UL}), \rho_U = \rho_{0U}(D_{SL}/D_{UL})$ とする．

[例 7.5] 5 点法に準じて B，ニコチン酸 (nicotinic acid) S の $5, 10\,\mu\text{g/mL}$，粗物質 U の $1, 2\,\text{mg/mL}$ について菌の増殖を濁度で観測した．いずれも 4 回のくり返し観測を行ない，一元配置のデータとして解析する．まず常法によって

$$\mathrm{CF} = \frac{200^2}{20} = 2000$$
$$S_T = 3^2 + \cdots + 13^2 - \mathrm{CF} = 322$$
$$S_D = \frac{1}{4}(16^2 + \cdots + 50^2) - \mathrm{CF} = 314.5$$
$$S_R = S_T - S_D = 7.5$$

B	SL	SH	UL	UH	
3	10	17	8	12	
4	9	16	8	13	
4	9	15	9	12	
5	10	15	8	13	
16	38	63	33	50	200

部分的な直交係数表を利用して

$r=4$	B	SL	SH	UL	UH	Div	Sp	Sp^2/Div	Sp/Div
β_S	-15	1	17	-6	3	70	821	-	$11.7 = \hat{\beta}_S$
β_U	-15	-6	3	1	17	70	604	-	$8.62 = \hat{\beta}_U$
$IDIF$	0	2	-1	-2	1	40	-3	0.225	-
BI	2	-2	1	-2	1	56	3	0.160	-
Y	16	38	63	33	50	-	-	-	-

つぎに式 (7.30) から

$$S_{Sy} = \frac{1}{10}\{2 \times 38 + 7 \times 63 - 3(16 + 33 + 50)\} = 22$$
$$S_{Uy} = \frac{1}{10}\{2 \times 33 + 7 \times 50 - 3(16 + 38 + 63)\} = 6.5$$

式 (7.33) から

$$S_\beta = 11.72 \times 22 + 8.62 \times 6.5 = 314.1$$

これと $S_{IDIF} = 0.225, S_{BI} = 0.160$ を加えると 314.5 となるが，本来は S_D = 314.5 と一致するはずである．分散分析表にまとめると

7.8 直交係数表の利用　273

要因	SS	Df	Ms
β：回帰	314.1	2	157.0
$IDIF$：切片	0.225	1	0.22
BI：ブランク	0.160	1	0.16
D：用量	314.5	4	78.6
R：残差	7.5	15	0.5
Y：全体	322	19	—

となる．あてはめのずれ (LOF) の自由度が $[n-5]=[5-5]=[0]$ で，本格的な直線性の吟味はできないが，V_β が大きく，V_{IDIF}, V_{BI} が小さく，明らかに検定の正当性を認めてよい．

式 (7.34) によって，$t_{0.05}[15] = 2.131$ を用い

$$R_0 = \frac{8.629}{11.729} = 0.735, \qquad R = 0.736 \times \frac{5}{1} = 3.678$$

$$g = \frac{2.131^2 \times 0.5 \times 64}{11.729^2 \times 35 \times 4} = 0.0075, \qquad 1 - g = 0.992$$

$$\rho_{0L} = \frac{1}{0.992}\left[0.735 - 0.0075\frac{9}{16} - \frac{2.131}{11.729} \right.$$

$$\left. \times \sqrt{\frac{0.5 \times 4}{35 \times 4}\left(8 - 9 \times 0.735 + 8 \times 0.735^2 - \frac{175}{32} \times 0.0075\right)} \right]$$

$$= 0.6634$$

$$\rho_{0U} = 0.8107$$

$$\rho_L = \rho_{0L} \times \frac{5}{1} = 3.32$$

$$\rho_U = \rho_{0U} \times \frac{5}{1} = 4.05$$

以上から，粗物質 U の 1 mg はニコチン酸 S の 3.68 $[3.32, 4.05]$ μg に相当する．

5 点法では，S, U ごとの直線性の吟味は，$LOPS, LOFU$ の項がないため

に不可能である．この問題についても疑問があるなら，7点法に拡張しなければならない．こうした検定の正当性についての強い保証があるならば，3点法がもっとも好ましい．

7.9 変則的な勾配比検定法

5点法において，切片の差に関する V_{IDIF} は十分に小さいが，ブランク反応と共通切片に差が大きく，V_{BI} が誤差程度と考えにくいとき，つまり S, U の用量反応直線上から B がはずれるときには，B のデータを除外して，4点法として解析しなおすことが考えられる．この場合，用量水準の変換値を S で $(1/2, 0)$ と $(1, 0)$，U で $(0, 1/2)$ と $(0, 1)$ として考えると，一元配置に準じて $S_T, S_D, S_R, V_R = S_R/(4r-4)$ を求めたうえ

$$S_{SS} = S_{UU} = r\left\{\left(\frac{1}{2}\right)^2 + 1^2 - \frac{1}{4}\left(\frac{3}{2}\right)^2\right\} = \frac{11}{16}r$$

$$S_{SU} = r\left\{0 - \frac{1}{4}\left(\frac{3}{2}\right)^2\right\} = -\frac{9}{16}r$$

$$S_{Sy} = \frac{1}{8}(Y_{SL} + 5Y_{SH} - 3Y_{UL} - 3Y_{UH})$$

$$S_{Uy} = \frac{1}{8}(Y_{UL} + 5Y_{UH} - 3Y_{SL} - 3Y_{SH}) \tag{7.35}$$

$$\boldsymbol{S} = \frac{r}{16}\begin{bmatrix} 11 & -9 \\ -9 & 11 \end{bmatrix}$$

$$\boldsymbol{C} = \boldsymbol{S}^{-1} = \frac{2}{5r}\begin{bmatrix} 11 & 9 \\ 9 & 11 \end{bmatrix}$$

$$\hat{\boldsymbol{\beta}} = \boldsymbol{C}\begin{bmatrix} S_{Sy} \\ S_{Uy} \end{bmatrix} = \begin{bmatrix} \frac{1}{5r}(-4Y_{SL} + 7Y_{SH} - 6Y_{UL} + 3Y_{UH}) \\ \frac{1}{5r}(-4Y_{UL} + 7Y_{UH} - 6Y_{SL} + 3Y_{SH}) \end{bmatrix} = \begin{bmatrix} \hat{\beta}_S \\ \hat{\beta}_U \end{bmatrix}$$

となる．

部分的に直交する係数表は

	SL	SH	UL	UH	Div
β_S	-4	$+7$	-6	$+3$	$5r$
β_U	-6	$+3$	-4	$+7$	$5r$
$IDIF$	$+2$	-1	-2	$+1$	$10r$

相対効力は変換値のままで

$$R_0 = \frac{\hat{\beta}_U}{\hat{\beta}_S}$$

$$g = \frac{22 t_\alpha^2 [4(r-1)] V_R}{\hat{\beta}_S^2 \times 5r} \tag{7.36}$$

$$\rho_{0L} = \frac{1}{1-g}\left[R_0 - \frac{9}{11}g - \frac{t_\alpha[4(r-1)]}{\hat{\beta}_S}\sqrt{\frac{2V_R}{5r}\left(11 - 18R_0 + 11R_0^2 - \frac{40}{11}g\right)}\right]$$

$$\rho_{0U} = \frac{1}{1-g}\left[R_0 - \frac{9}{11}g + \frac{t_\alpha[4(r-1)]}{\hat{\beta}_S}\sqrt{\frac{2V_R}{5r}\left(11 - 18R_0 + 11R_0^2 - \frac{40}{11}g\right)}\right]$$

となり，$R_0, \rho_{0L}, \rho_{0U}$ に D_{SL}/D_{UL} を乗じて，もとの用量単位の値を得る．

[**例 7.6**] 例 7.5 は，B を含めたままでも問題はなかったが，これを除いて 4 点法としたときを考えてみる．

$$\text{CF} = \frac{184^2}{16} = 2116$$

$$S_T = 10^2 + \cdots + 13^2 - \text{CF} = 140$$

$$S_D = \frac{1}{4}(38^2 + \cdots + 50^2) - \text{CF} = 134.5$$

$$S_R = S_T - S_D = 5.5$$

$$V_R = \frac{5.5}{4 \times 3} = 0.458$$

$r=4$	SL	SH	UL	UH	Div	Sp	Sp^2/Div	Sp/Div
β_S	-4	$+7$	-6	$+3$	20	241	-	12.05
β_U	-6	$+3$	-4	$+7$	20	179	-	8.95
$IDIF$	$+2$	-1	-2	$+1$	40	-3	0.225	-
Y	38	63	33	50	-	-	-	-

$$S_{Sy} = \frac{104}{8} = 13$$
$$S_{Uy} = -\frac{20}{8} = -2.5$$
$$S_\beta = 12.05 \times 13 - 8.95 \times 2.5 = 134.275$$

これと S_{IDIF} を加えると 134.275+0.225=134.5 で S_D に等しい．$F_{0.05}[12] = t^2_{0.05}[12] = 2.179^2$ を用いて，$2.179^2 V_R$ と比べて $V_\beta = 134.275/2$ は明らかに大きく，$V_{IDIF} = 0.225$ は明らかに小さい．

$$R_0 = \frac{8.95}{12.05} = 0.743, \qquad R = 0.743 \times \frac{5}{1} = 3.71$$
$$g = \frac{22 \times 2.179^2 \times 0.458}{12.05^2 \times 5 \times 4} = 0.0165, \quad 1-g = 0.9835$$
$$\rho_{0_L} = \frac{1}{0.9835}\left[0.743 - \frac{9}{11} \times 0.0165 - \frac{2.179}{12.05} \right.$$
$$\left. \times \sqrt{\frac{2 \times 0.458}{5 \times 4}\left(11 - 18 \times 0.743 + 11 \times 0.743^2 - \frac{40}{11} \times 0.0165\right)} \right]$$
$$= 0.6664$$
$$\rho_{0_U} = 0.8165$$
$$\rho_L = \rho_{0_L} \times \frac{5}{1} = 3.33$$
$$\rho_U = \rho_{0_U} \times \frac{5}{1} = 4.08$$

以上から，粗物質 U の 1 mg はニコチン酸 S の 3.71 [3.33, 4.08] μg に相当する．

7.10 効力比の合併

効力比をいくつかの実験で求めたとき，これらを総合して 1 つの値にしたいことがある．直接法や勾配比検定法で R を得たときには R について，平行線検定法で R を得たときには $M = \log R$ についての重みづけ平均値を求めることが考えられている．

検定法が異なったとしても，m 回の値 $\{R_1, \cdots, R_i, \cdots, R_m\}$ が互いに似ていれば，プールしてもよいが，普通は同じ検定法で得た値をプールすることが安全と言えるだろう．この際に精度のよい R_i を重視するが，その目安になるものが $V\{R_i\}$ である．$V\{R_i\}$ は残差分散ないし誤差分散 σ_i^2 の関数で，特殊な場合を除いては σ_i^2 の推定値を用いる．$V\{R_i\}$ の推定値を V_i と示すとき，$V\{R_i\}$ の信頼限界は，$R_i \pm t_\alpha[\nu_{R_i}]\sqrt{V_i}$ となるが，このためには Fieller の式における g_i が十分に小さく，たとえば，$g_i < 0.1$ といった条件が必要になろう．したがって，g_i が大きいときには m セットのデータをプールして，全体的に計算しなおすとか，別途の工夫が必要になる．ときには合併できないこともある．

まず，σ_i^2 が既知で $V\{R_i\}$ が利用できるとき，重みとして

$$w_i = \frac{1}{V\{R_i\}} \tag{7.37}$$

を用いて，m 個の値の平均値とその分散を

$$\bar{R} = \frac{\sum w_i R_i}{\sum w_i}$$

$$V\{\bar{R}\} = \frac{1}{\sum w_i} \tag{7.38}$$

とする．この平均値 $\bar{R}$ が妥当であるためには，R_i の均一性が必要で

$$\chi_0^2 = \sum w_i R_i^2 - \frac{(\sum w_i R_i)^2}{\sum w_i} < \chi_\alpha^2[m-1] \tag{7.39}$$

の条件を満足しなければならない．このときの合併した効力比の信頼限界は

$$\rho_L = \bar{R} - t_\alpha[\infty]\sqrt{V\{\bar{R}\}}$$
$$\rho_U = \bar{R} + t_\alpha[\infty]\sqrt{V\{\bar{R}\}} \tag{7.40}$$

で与えられる.

m 個の実験で σ_i^2 が未知のとき，残差分散 V_{Ri} を用いるが，V_{Ri} が一様であるかどうかをみておく．分散の一様性の検定としては，**Bartlett の方法**が知られているが，V_{Ri} が $[\nu_{Ri}]$ の自由度をもつとき

$$\begin{aligned}
\nu &= \sum \nu_{Ri} \\
C &= 1 + \frac{1}{3(m-1)}\left(\sum \frac{1}{\nu_{Ri}} - \frac{1}{\nu}\right) \\
\chi_0^2 &= \frac{1}{C} \times 2.3026 \left\{\nu \log\left(\frac{\sum \nu_{Ri} V_{Ri}}{\nu}\right) - \sum \nu_{Ri} \log V_{Ri}\right\}
\end{aligned} \tag{7.41}$$

を計算し，$\chi_0^2 < \chi_\alpha^2[m-1]$ であれば，V_{Ri} の一様性を消極的に支持する．一様性を認めるならば，プールした分散は

$$\bar{V}_R = \frac{\sum \nu_{Ri} V_{Ri}}{\nu} \qquad [\nu] = \left[\sum \nu_{Ri}\right] \tag{7.42}$$

で与えられる.

$V\{R_i\}$ の推定値は V_{Ri} を用いて V_i としたものであるが，それぞれの V_{Ri} の代りに $\bar{V}_R$ を用い，あらためて V_i^* を計算したうえ，式 (7.37) 以下の $V\{R_i\}$ に V_i^* を用いて，$\bar{R}, \bar{\rho}_L, \bar{\rho}_U$ を求める．つまり

$$\begin{aligned}
w_i &= \frac{1}{V_i^*} \\
\bar{R} &= \frac{\sum w_i R_i}{\sum w_i} \\
\hat{V}\{\bar{R}\} &= \frac{1}{\sum w_i}
\end{aligned} \tag{7.43}$$

としたうえ，R_i の均一性をみるには，式 (7.39) と類似の F_0 を求め

$$F_0 = \frac{1}{m-1}\left\{\sum w_i R_i^2 - \frac{(\sum w_i R_i)^2}{\sum w_i}\right\} < F_\alpha[m-1, \nu] \tag{7.44}$$

のときには

$$\bar{\rho}_L = \bar{R} - t_\alpha[\nu]\sqrt{\hat{V}\{\bar{R}\}}$$
$$\bar{\rho}_U = \bar{R} + t_\alpha[\nu]\sqrt{\hat{V}\{\bar{R}\}} \tag{7.45}$$

によって効力比の信頼限界とする.

分散の均一性が怪しいときには,式 (7.42) 以下によって計算することも怪しくなるが,ν_{Ri} がいずれも 20 をこえるようならば,一応の結果が与えられるものとされている.

[例 7.7] アンジオテンシン (angiotensin) の 2×2 平行線検定法を 3 回行なった.ラットの血圧上昇を目標に,S, U の 2 用量とも 4 回の観測を行なっているので,$\nu_{Ri} = 4 \times (4-1) = 12$ である.

	1	2	3
V_{Ri}	8.725	5.954	6.767
g_i	0.012	0.004	0.008
V_i	0.003	0.001	0.002
M_i	-0.051	-0.041	-0.024
λ_i	0.099	0.057	0.080

若干の参考になる値もあげてあるが,$g_i < 0.1$ である.まず,式 (7.41) で,
$$\nu = 36$$
$$C = 1 + \frac{1}{3 \times 2}\left(\frac{3}{12} - \frac{1}{36}\right) = 1.037$$
$$\chi_0^2 = \frac{2.3026}{1.037}\left\{36\log\frac{12 \times 21.44}{46} - 12 \times 2.546\right\} = 0.445 \ll \chi_{0.05}[2]$$
$$= 5.991$$

で等分散性を認めたうえ,プールした分散を
$$\bar{V}_R = \frac{12 \times 21.44}{36} = 7.149$$

とする.$V_i^* = (V_i/V_{Ri})\bar{V}_R$ であるから,式 (7.43) を書き直し,またここでは R_i ではなくて $M_i = \log R_i$ を扱っていることに注意して

$$w_i = \frac{1}{V_i^*} = \frac{V_{Ri}}{V_i}\frac{1}{\overline{V_R}}$$

$$\bar{M} = \frac{\sum \frac{V_{Ri}}{V_i} M_i}{\sum \frac{V_{Ri}}{V_i}} = \frac{-558.6}{15161} = -0.0388$$

$$\hat{V}\{\bar{M}\} = \frac{7.149}{15161} = 0.000472, \qquad \sqrt{\hat{V}\{\bar{M}\}} = 0.0217$$

$t_{0.05}[36] = 2.028$ を用いて

$$\bar{\mu}_L = -0.0388 - 2.028 \times 0.0217 = -0.0828$$
$$\bar{\mu}_U = -0.0388 + 2.028 \times 0.0217 = 0.0052$$

これから $\bar{R} = 0.915, \bar{\rho}_L = 0.825, \bar{\rho}_U = 1.012$ となる.

第8章　計数的反応

1群の個体の半数に特定の反応，たとえば死亡を生じる用量はLD50として知られ，薬物の特性を示す1つの代表値である．間接的な推定の場合は，計数的な数えるデータを利用するため，ある意味で効率が悪い．ここでは上げ下げ法という逐次的な手法を用いた推定法と，用量を固定したうえ用量反応直線を利用して推定する方法を述べる．

用量反応直線を利用する場合，反応変換値としてプロビットを用いる方法がよく知られているが，他の変換法の場合や近似法についても考える．計量的反応の場合と同様に平行線検定法を組立てて，効力比の推定を行なってみる．

50% 有効量と50% 致死量の比較から，安全性についての考察が行なえるが，安全性については立場によって，さまざまな考え方がでてくる．

最後に，ロジット変換と線形モデルを結びつけたうえ，計数的反応をより多彩に扱うことができることを記す．

8.1　プロビット変換

用量変換値 $x_i = \log D_i, i = 1, \cdots, k$ について，それぞれに無作為に n_i 個体を割りつけ，いずれの個体も独立に反応して，1, 0の結果を示し，反応ありが r_i のとき，表現を単純にするため，添え字を省略して書けば

$$P\{r|n,\pi\} = {}_nC_r \, \pi^r (1-\pi)^{n-r}$$
$$\pi = F(x) = \int_{-\infty}^{x} f(X)dX$$

で，反応率 π の実現値が $p = r/n$ である．

いま分布 $f(X)$ が2つの母数 θ, ϕ をもつとき，尤度とその対数値は

$$L(r_1, \cdots, r_k | \theta, \phi) = \Pi\,_n C_r\, \pi^r (1-\pi)^{n-r}$$
$$L = \ln L = \sum [\ln\,_n C_r + r \ln \pi + (n-r) \ln(1-\pi)]$$

となり，母数の最尤解は

$$\begin{cases} \dfrac{\partial L}{\partial \theta} = \sum \left[\dfrac{r}{\pi} \dfrac{\partial \pi}{\partial \theta} + \dfrac{n-r}{1-\pi} \dfrac{\partial (1-\pi)}{\partial \theta} \right] = 0 \\ \dfrac{\partial L}{\partial \phi} = \sum \left[\dfrac{r}{\pi} \dfrac{\partial \pi}{\partial \phi} + \dfrac{n-r}{1-\pi} \dfrac{\partial (1-\pi)}{\partial \phi} \right] = 0 \end{cases} \quad (8.1)$$

を解いて求められる．たとえば第1式は

$$\frac{\partial L}{\partial \theta} = \sum \left[\frac{1}{\pi(1-\pi)} \{r - n\pi\} \frac{\partial \pi}{\partial \theta} \right] = \sum \frac{1}{\pi(1-\pi)} n(p-\pi) \frac{\partial \pi}{\partial \theta}$$

と変形できるから，式 (8.1) は

$$\begin{cases} \dfrac{\partial L}{\partial \theta} = \sum \dfrac{1}{\pi(1-\pi)} n(p-\pi) \dfrac{\partial \pi}{\partial \theta} = 0 \\ \dfrac{\partial L}{\partial \phi} = \sum \dfrac{1}{\pi(1-\pi)} n(p-\pi) \dfrac{\partial \pi}{\partial \phi} = 0 \end{cases} \quad (8.2)$$

となる．これを直接に解かずに，**反復計算** (iteration) で逐次的に $\hat{\theta}, \hat{\phi}$ に接近するのが普通である．

さしあたりの近似解として θ_1, ϕ_1 を用い，たとえば

$$\frac{\partial L}{\partial \theta_1} = \left[\sum \frac{n(p-\pi)}{\pi(1-\pi)} \frac{\partial \pi}{\partial \theta} \right]_{\theta=\theta_1}$$

のように，微分をした後に $\theta = \theta_1$ とおくことを $\partial L / \partial \theta_1$ と約束したうえ，式 (8.2) を展開して高次項を省略すると

$$\begin{cases} \dfrac{\partial L}{\partial \theta_1} + \delta\theta \dfrac{\partial^2 L}{\partial \theta_1^2} + \delta\phi \dfrac{\partial^2 L}{\partial \theta_1 \partial \phi_1} = 0 \\ \dfrac{\partial L}{\partial \phi_1} + \delta\theta \dfrac{\partial^2 L}{\partial \phi_1 \partial \theta_1} + \delta\phi \dfrac{\partial^2 L}{\partial \phi_1^2} = 0 \end{cases} \quad (8.3)$$

ここで2次微分については，θ_1, ϕ_1 が近似を与えるならば，微分の後に期待値を考えて，p を π に代入してもよいから，たとえば

$$\frac{\partial^2 L}{\partial \theta_1^2} = \left[\sum \frac{-n}{\pi(1-\pi)} \left(\frac{\partial \pi}{\partial \theta}\right)^2\right]_{\theta=\theta_1}$$

$$\frac{\partial^2 L}{\partial \theta_1 \partial \phi_1} = \left[\sum \frac{-n}{\pi(1-\pi)} \frac{\partial \pi}{\partial \theta} \frac{\partial \pi}{\partial \phi}\right]_{\theta=\theta_1,\phi=\phi_1}$$

などを用いることになり

$$\begin{cases} \delta\theta \dfrac{n}{\pi(1-\pi)}\left(\dfrac{\partial \pi}{\partial \theta_1}\right)^2 + \delta\phi \sum \dfrac{n}{\pi(1-\pi)}\left(\dfrac{\partial \pi}{\partial \theta_1}\right)\left(\dfrac{\partial \pi}{\partial \phi_1}\right) \\ \quad = \sum \dfrac{n(p-\pi)}{\pi(1-\pi)} \dfrac{\partial \pi}{\partial \theta_1} \\ \delta\theta \dfrac{n}{\pi(1-\pi)}\left(\dfrac{\partial \pi}{\partial \theta_1}\right)\left(\dfrac{\partial \pi}{\partial \phi_1}\right) + \delta\phi \sum \dfrac{n}{\pi(1-\pi)}\left(\dfrac{\partial \pi}{\partial \phi_1}\right)^2 \\ \quad = \sum \dfrac{n(p-\pi)}{\pi(1-\pi)} \dfrac{\partial \pi}{\partial \phi_1} \end{cases} \quad (8.4)$$

と整理される．$\partial\theta, \partial\phi$ を求めたうえ，改善された値 $\theta_2 = \theta_1 + \delta\theta$，$\phi_2 = \phi_1 + \delta\phi$ を計算する．こうして $|\delta\theta|, |\delta\phi|$ が無視できるまで反復し $\hat{\theta}, \hat{\phi}$ を得る．

反応率が正規分布に基づいていると仮定すれば

$$\pi_i = F(x_i) = \frac{1}{\sqrt{2\pi\sigma^2}} \int_{-\infty}^{x_i} e^{-(x-\mu)^2/2\sigma^2} dx \quad (8.5)$$

となる．標準化で正規（等価）偏位 NED と呼ばれる $z = (x-\mu)/\sigma$ に変えたうえ，これに 5 を加えたもの

$$Y_i = \frac{x_i - \mu}{\sigma} + 5 = z_i + 5 \quad (8.6)$$

を反応率 π_i の**プロビット** (probit, probability unit) と呼ぶ．プロビットは $\pi \simeq 0$ の付近を除けば，正の値になる．この反応変換値 Y と用量変換値 x との間には直線関係

$$Y = \left(5 - \frac{\mu}{\sigma}\right) + \frac{1}{\sigma}x = \alpha + \beta x \quad (8.7)$$

が存在し，$z = Y - 5$ であるから

$$\pi = \frac{1}{\sqrt{2\pi}} \int_{-\infty}^{Y-5} e^{-z^2/2} dz$$

とも書ける．標準正規分布の累積分布関数 $F(z)$ を使うと，$z = F(\pi)^{-1}, F(0) = 0.5$ となる．$F(\ )^{-1}$ は逆関数を表す．

つぎに式 (8.7) の2つのパラメータ α, β を推定する．

$$\frac{\partial \pi}{\partial Y} = \frac{1}{\sqrt{2\pi}} e^{-(Y-5)^2/2} = Z \tag{8.8}$$

とおけば，Z は $z = Y - 5$ における標準化した正規分布の頻度曲線の縦の座標値である．

$$\begin{cases} \dfrac{\delta \pi}{\delta \alpha} = \dfrac{\partial \pi}{\partial Y} \dfrac{\partial Y}{\partial \alpha} = Z \\ \dfrac{\partial \pi}{\partial \beta} = \dfrac{\partial \pi}{\partial Y} \dfrac{\partial Y}{\partial \beta} = Zx \end{cases} \tag{8.9}$$

を式 (8.4) に用い，初期値を α_1, β_1 とおけば

$$\begin{cases} \delta\alpha \sum \dfrac{n}{\pi(1-\pi)} Z^2 + \delta\beta \sum \dfrac{n}{\pi(1-\pi)} Z^2 x = \sum \dfrac{n}{\pi(1-\pi)} \dfrac{Z^2(p-\pi)}{Z} \\ \delta\alpha \sum \dfrac{n}{\pi(1-\pi)} Z^2 x + \delta\beta \sum \dfrac{n}{\pi(1-\pi)} Z^2 x^2 = \sum \dfrac{n}{\pi(1-\pi)} \dfrac{Z^2(p-\pi)}{Z} x \end{cases} \tag{8.10}$$

となるが，右辺には細工がしてある．

ここで，実用プロビット (working probit) と重み係数 (weighting coefficient)

$$\begin{aligned} y &= Y + \left(\frac{p-\pi}{Z}\right) = Y - \frac{\pi}{Z} + \frac{p}{Z} = Y + \frac{1-\pi}{Z} - \frac{(1-p)}{Z} \\ w &= \frac{Z^2}{\pi(1-\pi)} \end{aligned} \tag{8.11}$$

を約束して式 (8.10) に用いると

$$\begin{cases} \delta\alpha \sum nw + \delta\beta \sum nwx = \sum nwy - \sum nwY \\ \delta\alpha \sum nwx + \delta\beta \sum nwx^2 = \sum nwxy - \sum nwxY \end{cases} \tag{8.12}$$

さらに

$$\alpha_2 = \alpha_1 + \delta\alpha, \qquad \beta_2 = \beta_1 + \delta\beta$$

$$Y = \alpha_1 + \beta_1 x$$

の関係を式 (8.12) に用いると見通しがよくなって

$$\begin{cases} \alpha_2 \sum nw + \beta_2 \sum nwx = \sum nwy \\ \alpha_2 \sum nw + \beta_2 \sum nwx^2 = \sum nwxy \end{cases}, \quad \boldsymbol{S\theta}_2 = \boldsymbol{s} \tag{8.13}$$

となり，これを整理すると，正規方程式の姿になり

$$\hat{\boldsymbol{\theta}}_2 = \boldsymbol{S}^{-1}\boldsymbol{s} \tag{8.14}$$

によって $\hat{\boldsymbol{\theta}}_2 = [\hat{\alpha}_2 \ \hat{\beta}_2]'$ が求められる．$\hat{Y}_i = \hat{\alpha}_2 + \hat{\beta}_2 x_i$ を計算し，$|\hat{Y}_i - Y_i|$ が十分に小さければ，$\hat{\boldsymbol{\theta}}_2$ を実用上は十分によい近似と考える．普通は差が 0.1 から 0.2 よりも大きいときには，$\hat{Y}_i$ をあらためて Y_i として反復計算を行なう．

式 (8.14) は重みづけのある要素から成るので，普通の計量値の場合と定義をかえて

$$\begin{aligned} \bar{x} &= \frac{\sum nwx}{\sum nw}, \qquad \bar{y} = \frac{\sum nwy}{\sum nw} \\ S_{xx} &= \sum nwx^2 - \frac{(\sum nwx)^2}{\sum nw}, \quad S_{yy} = \sum nwy^2 - \frac{(\sum nwy)^2}{\sum nw} \\ S_{xy} &= \sum nwxy - \frac{(\sum nwx)(\sum nwy)}{\sum nw} \end{aligned} \tag{8.15}$$

などを計算して，正規方程式をつくりパラメータの推定値を得る．

$$\begin{bmatrix} \hat{\alpha} \\ \hat{\beta} \end{bmatrix} = \begin{bmatrix} \dfrac{1}{\sum nw} + \dfrac{\bar{x}^2}{S_{xx}} & -\dfrac{\bar{x}}{S_{xx}} \\ -\dfrac{\bar{x}}{S_{xx}} & \dfrac{1}{S_{xx}} \end{bmatrix} \begin{bmatrix} \sum nwy \\ \sum nwxy \end{bmatrix} = \begin{bmatrix} \bar{y} - \hat{\beta}\bar{x} \\ \dfrac{S_{xy}}{S_{xx}} \end{bmatrix} \tag{8.16}$$

十分に安定した $\hat{\alpha}, \hat{\beta}$ を得たのち

$$\hat{Y} = \hat{\alpha} + \hat{\beta}x$$

を直線とみてよいかどうかは，閾用量分布の正規性を認めてよいかどうかに関

係してくるが，用量の水準数が k のとき，残差に相当するものを計算し

$$\chi_0^2 = S_{yy} - \frac{S_{xy}^2}{S_{xx}} < \chi_\alpha^2[k-2] \tag{8.17}$$

となれば，消極的ながら直線性ないし正規性を認める．χ_0^2 はあてはめのずれの大きさを示す．パラメータの分散は

$$V\{\hat{\boldsymbol{\theta}}\} = \sigma^2 \boldsymbol{S}^{-1} \tag{8.18}$$

で，正規性のもとに $\sigma^2 = 1^2$ である．

8.2 プロビット法による D50 の推定

プロビット変換を用い最尤法によって用量反応直線

$$\hat{Y} = \hat{\alpha} + \hat{\beta}x \tag{8.19}$$

を求めたが，D50 の用量変換値 μ は，逆推定の手法で

$$\hat{\mu} = \bar{x} + \frac{5 - \bar{y}}{\hat{\beta}} \tag{8.20}$$

と推定される．右辺の第 2 項の 5 は 50% 反応のプロビットである．μ の信頼限界を求めるには，Fieller の式にしたがって

$$g = \frac{t_\alpha^2[\infty]\sigma^2}{\hat{\beta}^2 S_{xx}}$$

$$\mu_L = \frac{1}{1-g}\left[\hat{\mu} - g\bar{x} - \frac{t_\alpha[\infty]\sigma}{\hat{\beta}}\sqrt{\frac{1-g}{\sum nw} + \frac{(\hat{\mu}-\bar{x})^2}{S_{xx}}}\right] \tag{8.21}$$

$$\mu_U = \frac{1}{1-g}\left[\hat{\mu} - g\bar{x} + \frac{t_\alpha[\infty]\sigma}{\hat{\beta}}\sqrt{\frac{1-g}{\sum nw} + \frac{(\hat{\mu}-\bar{x})^2}{S_{xx}}}\right]$$

$g = 0$ とみなせるならば

$$V\{\hat{\mu}\} \simeq \frac{\sigma^2}{\hat{\beta}^2}\left[\frac{1}{\sum nw} + \frac{(\hat{\mu}-\bar{x})^2}{S_{xx}}\right] \tag{8.22}$$

である．これらにおいて，式 (8.17) の直線性の吟味で直線性を支持できるならば $\sigma^2 = 1^2$ である．直線性ないし正規性が怪しいならば，異質性 (heterogeneity) を考慮して $\sigma^2 = \chi_0^2/(k-2)$ とおいたうえ, $t_\alpha[\infty]$ を $t_\alpha[k-2]$ とおいた方がよいとされる. 正規性のもとに, $x = \log D$ での勾配が $\hat{\beta}$ であれば, 個体の閾用量分布における標準偏差は $1/\hat{\beta}$ となる. したがって, antilog$(1/\hat{\beta})$ 倍だけ用量 D を動かすことが 1 標準偏差に相当している.

プロビットと反応率は, 反応率 50%, プロビット 5 を中心に対称的な性質がある. なお, D50 に限らず, 一般に $D(100\pi)$ を推定するには, 正規分布関数の逆関数を用いて, $100\pi\%$ のプロビット $F(\pi)^{-1}+5$ を計算した上, 式 (8.20) の 50% のプロビット 5 におきかえ, $\hat{\mu}$ やその信頼限界を求める. 式 (8.21), 式 (8.22) から, $\hat{\mu} \simeq \bar{x}$ のときには推定の精度がよくなることがわかる.

[例 8.1] 公比を一定にした 5 用量 $D_1, \cdots, D_5$ に動物を無作為に割りつけ, 死亡数を数えた. 用量変換値を $1, \cdots, 5$ で示す. D50 を推定する目的で, 予想される D50 の付近の $x = 3$ に動物数を多くしてある.

$D/M = x$	n	r	p	Y'	Y
1	20	0	0	↓	2.9
2	20	2	0.1	3.718	3.9
3	30	16	0.533	5.083	4.8
4	20	15	0.75	5.674	5.7
5	20	19	0.95	6.645	6.7

(i) 反応率 p からプロビット変換 Y' を求める. すなわち, $Y' = F(\pi)^{-1}+5$. これを経験プロビット, 観測プロビットという. $p = 0.533$ のとき, Y' はおよそ 5.083 となる. $p = 0$ は ↓, $p = 1$ は ↑ で示す.

(ii) x と Y' のプロットをつくり, 直線をあてはめ, 直線上の x についての縦軸の値 Y を求める. これを期待プロビットというが, 普通は小数 1 桁でよかろう. これは, 正規確率紙に p をプロットしたことと等しいから, 一般の正規性の吟味にプロビットを利用してよい.

(iii) 各用量ごとに期待プロビット Y から, 式 (8.8) より Z を求め, さらに, 式 (8.11) を用いて重みを求め, nw を計算する. なお, D50 を推定することが目的なので $\pi = 0.5$ である. 式 (8.11) からわかるように, 重み w はプロビット 5 を中心に対称的である. $n_1 w_1 = 20 \times 0.1103 = 2.206, n_4 w_4 = 20 \times$

0.5315 = 10.632 などとなる.

x	nw	y	nwx	nwy	nwx^2	nwy^2	$nwxy$
1	2.206	2.4938	2.206	5.5013	2.206	13.7192	5.5013
2	8.094	3.7363	16.188	30.2416	32.376	112.9917	60.4832
3	18.822	5.0880	54.466	95.7663	169.398	487.2591	287.2990
4	10.632	5.6743	42.528	60.3292	170.112	342.3257	241.3166
5	4.154	6.6422	20.770	27.5917	103.850	183.2696	137.9585
$\sum$	43.908	-	138.158	219.4301	477.942	1139.5654	732.5587

(iv) 同様に, p を用いて式 (8.11) の実用プロビットを計算する. たとえば

$$y_5 = -3.4589 + 0.95 \times 10.6327 = 6.6422$$

(v) x, nw, y をもとにして, $nwx, nwy, nwx^2, nwy^2, nwxy$ を求め, 和も計算する.

(vi) これらの重みづけをした値から, 式 (8.15) にしたがって

$$\bar{x} = \frac{138.1}{43.9} = 3.146, \qquad \bar{y} = \frac{219.43}{43.90} = 4.997$$

$$S_{xx} = 477.9 - \mathrm{CF}_x = 43.22, \qquad S_{yy} = 1139 - \mathrm{CF}_y = 42.96$$

$$S_{xy} = 732.5 - \frac{138.1 \times 219.4}{43.90} = 42.1$$

(vii) 回帰式は式 (8.16) で

$$\hat{\beta} = \frac{S_{xy}}{S_{xx}} = \frac{42.11}{43.22} = 0.974$$

$$V\{\hat{\beta}\} = \frac{1^2}{S_{xx}} = \frac{1^2}{43.22} = 0.023$$

$$\hat{\alpha} = 4.997 - 0.974 \times 3.146 = 1.931$$

$$\hat{Y} = 1.932 + 0.9743x$$

これに $x = 1, \cdots, 5$ を代入し, $\hat{Y}_1, \cdots, \hat{Y}_5$ は 2.906, 3.881, 4.855, 5.829, 6.804 となり, $Y_1, \cdots, Y_5$ の 2.9, $\cdots$, 6.7 と比べ, いずれも $|\hat{Y} - Y|$ は小さく, これ以上の反復の必要はない. 反復の必要があれば $\hat{Y}$ を Y として手順 (iii) にもどる.

(viii) 式 (8.17) で

$$\chi_0^2 = 42.9641 - \frac{42.11^2}{43.22} = 1.930 < \chi_{0.05}^2[5-2] = 7.815$$

のため直線性を支持し，式 (8.20), (8.21) で $\sigma^2 = 1$ としたうえ，LD50 の変換値 $\hat{\mu}$ に関して

$$\hat{\mu} = \bar{x} + \frac{5 - \bar{y}}{\hat{\beta}} = 3.1465 + \frac{5 - 4.9975}{0.9743} = 3.1491$$

$$g = \frac{1.960^2}{0.9743^2 \times 43.2232} = 0.0936, \qquad 1 - g = 0.9064$$

$$\mu_L = \frac{1}{0.9064}\left[3.1491 - 0.0936 \times 3.1465\right.$$

$$\left. - \frac{1.96}{0.9743}\sqrt{\frac{0.9064}{43.908} + \frac{(3.1491 - 3.1465)^2}{43.2232}}\right] = 2.8305$$

$$\mu_U = 3.4683$$

ここで必要とあれば x から D，つまり $\hat{\mu}$ を LD50 の推定値に，μ_L, μ_U をその信頼限界に逆変換する．

ちなみに，この例では桁数を多くとっているが，たとえば y は小数 2 桁程度でよかろう．

勾配に関して，1σ に相当するプロビットは 1 であるから，式 (8.7) からもわかるように，$x = 1, \cdots, 5$ の変換値についての閾用量分布の標準偏差は

$$\hat{\sigma} = \frac{1}{\hat{\beta}} = \frac{1}{0.9743} = 1.0264$$

と推定される．

用量 $D = 0$，つまり実験群と同条件でプラセボを与えた群において反応を認めることがあり，死亡についていえば自然死を認めることがある．自然死亡率が p_0 と観測されたとき，独立性の条件を加えて，実験群での死亡率を修正する試みがある．薬物によって観測された死亡率が p で，本来の薬物の影響による死亡率が p^* のとき，Abbott の式では

$$p = p_0 + p^*(1-p_0)$$
$$p^* = \frac{p-p_0}{1-p_0} \tag{8.23}$$

とする．重み係数については

$$w^* = \frac{Z^2}{\left(\pi + \frac{p_0}{1-p_0}\right)(1-\pi)} \tag{8.24}$$

と修正したうえ，p^*, w^* を p, w におきなおして計算すれば，自然死の母数 π_0 が $\pi_0 \le 0.2$ の見当では良い値を得ることができるとされる．ときに $p^* < 0$ となるが，このときには $p = 0$ とおきなおす．$\pi_0 > 0.2$ となれば，最尤法にしたがうことがすすめられるが，計算過程に π_0, p_0 を含み，複雑になる．

8.3　近似的な D50 の推定

反応率が正規分布に由来するとき，**プロビット変換**によって

$$p = \frac{1}{\sqrt{2\pi}} \int_{-\infty}^{y-5} e^{-z^2/2} dz$$

で，p のプロビットが y である．

$$dp = \frac{1}{\sqrt{2\pi}} e^{-(y-5)^2/2} dy$$
$$V\{p\} \simeq \left\{\frac{1}{\sqrt{2\pi}} e^{-(y-5)^2/2}\right\}^2 V\{y\}$$

となるから，$V\{p\} \simeq p(1-p)/n$ を用いると

$$V\{y\} \simeq \frac{p(1-p)}{n} \left\{\frac{1}{\sqrt{2\pi}} e^{-(y-5)^2/2}\right\}^{-2}$$

横軸に $x = \log D$，縦軸に反応率 p をプロットすれば，多くの場合にシグモイド曲線になり，個体の反応閾用量の累積分布曲線の実現曲線にあたる．プロビット変換では正規性から出発している．こうしたシグモイド曲線に対しては，若干の生物学的な説明をもとに，あるいは，こうした説明ぬきのままに接近する方法がいくつか考案されている．たとえば D50 を問題にするとき，x と p そのものを計量的に扱い，直接に"直線"をあてはめて議論をしても，p

が 0.5 近辺に集まっているなら，ひどい誤りはないことも経験的に知られている．

たとえば LD50 を問題にするとき，"絶対的な意味"で LD50 だけを知っても，致死効果について，たかだか耳かき一杯か小さじ一杯かの程度の要約的なことがわかるにすぎないという極端に悲観的な意見もある．この程度のことであれば，x と p とをプロットして，目測で直線を当てはめ，$p = 0.5$ にあたる $\bar{x}$ を知り，LD50 の推定値としても十分であるとも言える．ときには集団で観測すると，"群毒性"として知られるように，LD50 が小さくなるなど，観測条件がむしろ重視される．

集団に対する中心位置の 1 つの指標として LD50 を用いるが，2 つの薬物が似た LD50 をもっていることから，2 つの薬物は同程度に"あぶない"とは言えないかもしれない．x と p の用量反応曲線がゆるやかであることは，個体致死量のばらつきが大きいことで，たとえば LD10 から LD90 までの用量のひらきが大きいことになる．こうした議論からは，LD50 だけでは中途半端な情報であるから，せいぜい，目視で見当づけても十分と考える立場もありうる．個体ということを念頭におくなら，LD5 とか LD10, あるいは，分布のひろがりに関係した個体致死量の標準偏差の推定値 $\hat{\sigma}$ と LD50 の変換値 $\hat{\mu}$ とを同時に手にすることで，現実的な情報の量は大きくなる．

シグモイド曲線の扱いの 1 つとして，ロジスティック変換，**ロジット変換**がある．この生物学的，化学的な背景もかなり古くから議論されており，計算上はプロビット変換よりも簡単であり，計数データの扱いにおいてしばしば利用されている．

$$p = \frac{1}{1 + e^{-y}} = \frac{e^y}{1 + e^y}$$
$$y = \ln \frac{p}{1-p}$$

において p のロジット (logit, logistic unit) が y である．

$$dy = \frac{1}{p(1-p)} dp$$

$$V\{y\} \simeq \left\{\frac{1}{p(1-p)}\right\}^2 \frac{p(1-p)}{n} = \frac{1}{np(1-p)}$$

である．

とくに生物学的な意味はないが，**角変換**，逆正弦変換では

$$y = \sin^{-1}\sqrt{p}$$

によって反応率 p は角度ラジアン y に変換できる．

$$\sin^2 y = p$$

$$2\sin y \cos y \, dy = dp$$

$$4\sin^2 y \cos^2 y \, v\{y\} \simeq \frac{p(1-p)}{n} = \frac{1}{n}\sin^2 y(1-\sin^2 y)$$

$$V\{y\} \simeq \frac{1}{4n}$$

角度をラジアンから"度"にかえると

$$V\{y\} \simeq \frac{1}{n} 28.648^2$$

ロジット変換や角変換には，以上を改変した定義もあるが，反応率が $p = 0, 1$ の付近である場合を除き，$p = 0.5$ を中心に議論するならば，上述の定義でも実用上は十分に役立つであろう．面倒な手続きによって，標準偏差の大きさに対応するプロビット，ロジット，角変換での値はそれぞれ，1.00，$\pi/\sqrt{3} = 1.81$，$\{\sqrt{\pi^2 - 8/4}\} \times 180/\pi = 19.58$ に相当する．$p = 0.5$ でのプロビット，ロジット，角変換は 5，0，45 であるが，1σ だけずれた 6.00，1.81，64.58 の値は p ではおよそ 0.84，0.86，0.82 に相当している．したがって，分布の両すその議論はモデルによって変わってくる．

以上の 3 種類の変換を表 8.1 にまとめておく．なお，ロジットは $p = 0.5$ のときに $y = 0$ で，$p < 0.5, p > 0.5$ でそれぞれ負，正となる．

表 8.1 にあげた w は重みに対応するもので，いずれの変換でも

8.3 近似的な D50 の推定

表 8.1 シグモイド曲線の変換

	$p = \tau(y)$	$y = \tau^{-1}(p)$	w	1σ の値 y_σ
プロビット	$p = \dfrac{1}{\sqrt{2\pi}} \times \displaystyle\int_{-\infty}^{y-5} \exp\left(-\dfrac{z^2}{2}\right) dz$	$y = z_P + 5$ (z_p は正規偏移)	$\dfrac{1}{p(1-p)} \times \left\{\dfrac{1}{\sqrt{2\pi}} \exp\left(-\dfrac{(y-5)^2}{2}\right)\right\}^2$	1.00
ロジット	$p = \dfrac{e^y}{1+e^y}$	$y = \ln \dfrac{p}{1-p}$	$p(1-p)$	1.8138
逆正弦 (度)	$p = \sin^2 y$	$y = \sin^{-1} \sqrt{p}$	$\dfrac{1}{28.648^2}$	19.5856

$$V\{y\} \simeq \frac{1}{nw} \tag{8.25}$$

と書ける.本来は,この重みを利用した重みづけ計算で処理すべきであろうが,簡単な近似法として,直交係数を利用した D50 の推定を組立ててみよう.

データは (i) 用量の公比 I を一定として,(ii) D50 の推定を行なう目的で,D50 を中心に,ほぼ対称的にバランスがとれ,(iii) 各用量にほぼ同数の動物を割りつけ,(iv) $p = 0, p = 1$ などの付近の極端な観測値は除外する.用量の水準数 k に制限はないが,$k = 3$ については,つぎのような係数表を利用する.

D/M	1	2	3	Div	Sp	Sp^2/Div
L	-1	0	$+1$	2	$y_3 - y_1$	$\hat{\sigma}_L^2$
Q	$+1$	-2	$+1$	6	$y_1 - 2y_2 + y_3$	$\hat{\sigma}_Q^2$
y	y_1	y_2	y_3	$\to \sum y$		
nw	$n_1 w_1$	$n_2 w_2$	$n_3 w_3$	$\to \sum nw$		

用量水準数 k が奇数ならば $\lambda = 1$,偶数ならば $\lambda = 2$ と約束する.平均的な分散を

$$\bar{\sigma}^2 = \frac{k}{\sum nw} \tag{8.26}$$

として,L, Q の $\hat{\sigma}^2 = Sp^2/Div$ をチェックして $\hat{\sigma}_L^2$ のみが大きいことをみておく.ときに両端の用量を除くなどして再計算を必要とするだろう.

以下,1次項 L の値を用いて,用量変換値を $x = \log D$ としたうえ

$$\hat{\beta} = \frac{Sp}{Div}\left(\frac{\lambda}{\log I}\right)$$

$$\bar{x} = \frac{\sum x}{k}, \qquad \bar{y} = \frac{\sum y}{k}$$

などから D50 にあたる反応変換値 $\hat{y}$，たとえば角変換で 45 を選び

$$\hat{\mu} = \bar{x} + \frac{\hat{y} - \bar{y}}{\hat{\beta}} = \bar{x} + \frac{Div}{Sp}\left(\frac{\log I}{\lambda}\right)(\hat{y} - \bar{y}) \tag{8.27}$$

D50 の推定値を antilog $\hat{\mu}$ とする．D50 以外の推定は少し怪しいが，$\hat{y}$ を選びなおして $\hat{\mu}$ を推定する．

$$S_{xx} = Div\left(\frac{\log I}{\lambda}\right)^2$$

であるから

$$g = \frac{t_\alpha^2[\infty]\bar{\sigma}^2}{Sp^2}Div$$

$$\mu_L = \frac{1}{1-g}\left[\hat{\mu} - g\bar{x} - \frac{t_\alpha[\infty]}{\hat{\beta}}\bar{\sigma}\sqrt{\frac{1-g}{k} + \frac{(\hat{\mu}-\bar{x})^2}{S_{xx}}}\right]$$

$$= \frac{1}{1-g}\left[\hat{\mu} - g\bar{x} - \frac{t_\alpha[\infty]}{\hat{\beta}}\bar{\sigma}\sqrt{\frac{1-g}{k} + \left(\frac{\hat{y}-\bar{y}}{Sp}\right)^2 Div}\right] \tag{8.28}$$

$$\mu_U = \frac{1}{1-g}\left[\hat{\mu} - g\bar{x} + \frac{t_\alpha[\infty]}{\hat{\beta}}\bar{\sigma}\sqrt{\frac{1-g}{k} + \left(\frac{\hat{y}-\bar{y}}{Sp}\right)^2 Div}\right]$$

によって，D50 の $100(1-\alpha)$% の信頼限界は antilog μ_L, antilog μ_U となる．

[例 8.2] 4 用量 50, 65, 85, 110 mg/kg のそれぞれを 20 匹のマウスに腹腔内注射して 6 時間後の死亡数をみたところ，3, 8, 11, 16 であった．5 を加えたロジット変換によって LD50 を推定する．公比は $I = 1.3$ とする．

8.3 近似的な D50 の推定

	1	2	3	4	Div	Sp	Sp^2/Div
L	-3	-1	$+1$	$+3$	20	9.969	4.969
Q	$+1$	-1	-1	$+1$	4	-0.145	0.005
C	-1	$+3$	-3	$+1$	20	1.303	0.085
y	3.265	4.595	5.201	6.386	→19.447	\multicolumn{2}{l}{$y = 5 + \ln \dfrac{p}{1-p}$}
nw	2.550	4.800	4.950	3.200	→15.500	\multicolumn{2}{l}{$w = p(1-p)$}
p	0.15	0.40	0.55	0.80			

ロジット y は計算で求める．$k = 4$ であるから $\lambda = 2$，つまり L の係数が 2 きざみであるから

$$\sigma^2 = \frac{4}{15.5} = 0.2581$$
$$\bar{x} = \frac{1}{4}(\log 50 + \cdots + \log 110) = 1.871, \qquad \bar{y} = \frac{19.447}{4} = 4.862$$
$$\hat{\beta} = \frac{9.969}{20} \times \frac{2}{\log 1.3} = 8.749$$

明らかに直線性のみを考えればよい．個体致死量についての標準偏差は表 8.1 から

$$\hat{\sigma} = \frac{y_\sigma}{\hat{\beta}} = \frac{1.814}{8.749} = 0.207$$

で，これは $\log D$ のスケールでの値である．用量比としては antilog $\hat{\sigma} = 1.61$，つまり，用量が 1.61 倍に変わることで，反応変換値は $1y_\sigma = 1.814$ だけ動く．

式 (8.27)，(8.28) で，$\hat{y}(50\%) = 5$ を用い

$$\hat{\mu} = 1.871 + \frac{5 - 4.862}{8.749} = 1.887$$

LD50 の推定値は antilog $1.887 = 77.0$ となる．

信頼限界は

第 8 章 計数的反応

$$g = \frac{1.96^2 \times 0.258}{9.97^2} \times 20 = 0.199, \qquad 1 - g = 0.801$$

$$\mu_L = \frac{1}{0.801}\Bigg[1.887 - 0.199 \times 1.871$$

$$- \frac{1.96}{8.749}\sqrt{0.258\left\{\frac{0.801}{4} + \left(\frac{5-4.862}{9.969}\right)^2 \times 20\right\}}\,\Bigg]$$

$$= 1.890 - 0.064 = 1.826$$

$$\mu_U = 1.955$$

以上から，LD50 は 77.00 [67.02, 90.07] mg/kg と推定される．なお，最尤法でプロビット変換を用いたとき，76.70 [67.04, 88.98] mg/kg となる．

より本格的に，重みづけによって用量反応直線を計算するときは，直交係数表は利用できない．

8.4 計数反応での効力比

2つの薬物の計数的な反応をもとにして相対効力を吟味するには，前章で説明した計量的な反応で扱った平行線検定法に準じる．プロビット変換で最尤法によって解析するとき，各種の値に重みづけがあることに注意する．たとえば，2×3点法にしたがって，標準検体 S，未知検体 U の3用量ずつを用いるとき，平行線検定法一般に共通の検定の正当性の吟味を行なうことになるが，基本的には，直線性と平行性とが問題になる．

式 (8.15) を参照して，重みづけを用いた平方和，積和を計算する．

$$\begin{aligned}
S_{yy} &= S_{yyS} + S_{yyU} & [2]+[2]=[4] \\
S_{\beta S} + S_{\beta U} &= \frac{(S_{xyS})^2}{S_{xxS}} + \frac{(S_{xyU})^2}{S_{xxU}} & [2] \\
S_{\beta C} &= \frac{(S_{xyS}+S_{xyU})^2}{S_{xxS}+S_{xxU}} = \frac{S_{xy}}{S_{xx}} & [1] \\
S_{DISP} &= S_{\beta S} + S_{\beta U} - S_{\beta C} & [1]
\end{aligned} \qquad (8.29)$$

などを求め，まず慎重に吟味するなら

$$S_{LOF} = S_{LOFS} + S_{LOFU} = (S_{yyS} - S_{\beta S}) + (S_{yyU} - S_{\beta U}) \qquad [2]$$

において,$S_{LOF},[2]$ ないし $S_{LOFS},[1]$ や $S_{LOFU},[1]$ などが十分に小さいことから,直線のあてはめを吟味しておき

$$S_{DISP} < \chi_\alpha^2[1]$$

であるなら,消極的に平行性を支持して先にすすむ.

プールした S_{xy}, S_{xx} から共通の勾配を求めて,重みづけ平均値を用い

$$\hat{\beta} = \hat{\beta}_c = \frac{S_{xy}}{S_{xx}}$$

$$M = \log R = \bar{x}_S - \bar{x}_U - \frac{\bar{y}_S - \bar{y}_U}{\hat{\beta}}$$

$$g = \frac{t_\alpha^2[\infty]}{\hat{\beta}^2 S_{xx}} \tag{8.30}$$

$$\mu_L = \frac{1}{1-g}\left[M - g(\bar{x}_S - \bar{x}_T)\right.$$

$$\left. - \frac{t_\alpha[\infty]}{\hat{\beta}}\sqrt{(1-g)\left(\frac{1}{\sum n_S w} + \frac{1}{\sum n_U w}\right) + \frac{(M - \bar{x}_S + \bar{x}_U)^2}{S_{xx}}}\right]$$

$$\mu_U = \frac{1}{1-g}\left[M - g(\bar{x}_S - \bar{x}_T)\right.$$

$$\left. + \frac{t_\alpha[\infty]}{\hat{\beta}}\sqrt{(1-g)\left(\frac{1}{\sum n_S w} + \frac{1}{\sum n_U w}\right) + \frac{(M - \bar{x}_S + \bar{x}_U)^2}{S_{xx}}}\right]$$

$$V\{M\} \simeq \frac{1}{\hat{\beta}^2}\left[\frac{1}{\sum n_S w} + \frac{1}{\sum n_U w} + \frac{(M - \bar{x}_S + \bar{x}_U)^2}{S_{xx}}\right] = 0$$

となる.なお,$(M - \bar{x}_S + \bar{x}_U)/S_{xx} = (\bar{y}_S - \bar{y}_U)^2/(\hat{\beta}^2 S_{xx})$ である.

[例 8.3] トランス-π-オキソカンフル (trans-π-oxocamphor) S とその水溶性誘導体 U を 15 匹ずつのマウスに腹腔内注射して痙攣死を数えた.用量公比を $I = 1.2$ とし,3 用量を用いた.計算手順は例 8.1 の場合とほぼ同じであ

る.

D mg/kg		x	n	r	p	Y'	Y
	250	1	15	4	0.267	4.378	4.3
S	300	2	15	7	0.467	4.918	4.9
	360	3	15	11	0.733	5.622	5.6
	300	1	15	3	0.200	4.158	4.0
U	360	2	15	5	0.333	4.568	4.6
	440	3	15	9	0.600	5.253	5.3

(i) 死亡率 p から観測プロビット Y' を求める.たとえば,$p = 0.267$ のとき,$Y' = 4.378$ となる.x と Y' のプロットに,2本の平行線を目視で当てはめ,期待プロビット Y を求める.

(ii) 期待プロビット Y から,式 (8.8) より Z を求め,さらに,式 (8.11) を用いて重みを求め,nw を計算する.この y を除いては,S, U での和が必要になる.

(iii) 重みづけを考えて,平均値,平方和,積和を求める.重みづけのないとき $\bar{x}_0 = \sum x/n$ であるが,$\bar{x} = \sum nwx / \sum nw$ とし,また,$S_{xy_0} = \sum xy - (\sum x)(\sum y)/n$ であるが,$S_{xy} = \sum nwxy - (\sum nwx)(\sum nwy)/\sum nw$ などとする.まず,S, U にわけて

$$\bar{x}_S = 2.015, \qquad \bar{x}_U = 2.107$$

$$\bar{y}_S = 4.980, \qquad \bar{y}_U = 4.718$$

$$S_{xxS} = 16.339, \qquad S_{xxU} = 15.535$$

$$S_{yyS} = 6.352, \qquad S_{yyU} = 4.816$$

$$S_{xyS} = 10.153, \qquad S_{xyU} = 8.544$$

x	nw	y	nwx	nwy	nwx^2	nwy^2	$nwxy$
1	7.974	4.380	7.974	34.928	7.974	152.990	34.928
2	9.515	4.917	19.029	46.785	38.058	230.049	93.569
3	8.369	5.622	25.106	47.045	75.317	264.474	141.136
$\sum S$	25.857	-	52.109	128.758	121.349	647.514	269.633
1	6.579	4.171	6.579	27.439	6.579	114.446	27.439
2	9.008	4.569	18.015	41.151	36.030	187.997	82.302
3	9.242	5.253	27.725	48.546	83.174	255.010	145.637
$\sum U$	24.828	-	52.319	117.136	125.783	557.453	255.378

プールした値は

$$S_{xx} = 31.874, \qquad S_{yy} = 11.168, \qquad S_{xy} = 18.697$$

(iv) 以上の値を用いて

$$\hat{\beta}_S = \frac{10.153}{16.339} = 0.621, \qquad \hat{\beta}_U = \frac{8.544}{15.535} = 0.550$$

$$S_{\beta S} = \hat{\beta}_S \times 10.153 = 6.309, \qquad S_{\beta U} = \hat{\beta}_U \times 8.544 = 4.700$$

プールした値から

$$\hat{\beta} = \frac{18.697}{31.874} = 0.587$$

$$S_{\beta C} = \hat{\beta} \times 18.697 = 10.968$$

(v) 検定の正当性をみると

$$S_{LOFS} = 6.352 - 6.309 = 0.043$$

$$S_{LOFU} = 4.816 - 4.700 = 0.116$$

などは $\chi^2_{0.05}[1] = 3.842$ に比べて小さく，あるいはまた

$$S_{LOF} = S_{yy} - (S_{\beta S} + S_{\beta U}) = 0.043 + 0.116 = 0.159$$

は $\chi^2_{0.05}[2] = 5.991$ に比べて小さく，S, U ごとに，あるいは S, U を一括しても "直線" として扱える．

$$S_{DISP} = S_{\beta S} + S_{\beta U} - S_{\beta C} = 0.041 \ll \chi^2_{0.05}[1] = 3.842$$

であるから，S, U の用量反応関係は平行な 2 直線として扱える．平行でないならば，両直線間の距離 $M = \log R$ は一定しないため，一般的な相対効力の概念は成り立たなくなる．

(vi) 変換値 $x = 1, 2, 3$ について，用量反応直線は $Y = \bar{y} - \hat{\beta}\bar{x} + \hat{\beta}x$ の形式をとるから

$$\begin{cases} S : Y_S = 3.797 + 0.587 x_S \\ U : Y_U = 3.482 + 0.587 x_U \end{cases}$$

S, U にそれぞれ $x = 1, 2, 3$ を代入した値 $\hat{Y}$ と出発の Y とをそれぞれ比べてみると，$|\hat{Y} - Y| < 0.1\text{-}0.2$ の基準を十分に満足するから，反復計算の必要はない．反復にあたっては，$\hat{Y}$ をあらためて Y とし，手順 (ii) に戻る．

(vii) 用量比 $I = 1.2$ であったから，$x = \log D$ に書きあらためてみると

$$\bar{x}_S = \log 250 + (2.015 - 1) \times \log 1.2 = 2.4783$$

$$\bar{x}_U = \log 300 + (2.017 - 1) \times \log 1.2 = 2.5648$$

$$\hat{\beta} = 0.587 \times \frac{1}{\log 1.2} = 7.4083$$

$$S_{xx} = 31.874 \times (\log 1.2)^2 = 0.1998$$

式 (8.30) から

$$M = 2.4783 - 2.5648 - \frac{4.9796 - 4.7179}{7.4083} = -0.1218$$

$$g = \frac{1.960^2}{7.4083^2 \times 0.1998} = 0.3503, \qquad 1 - g = 0.6497$$

$$\mu_L = \frac{1}{0.6497} \left[-0.1218 - 0.3503(2.4783 - 2.5648) \right.$$

$$\left. - \frac{1.96}{7.4083} \sqrt{0.6497 \left(\frac{1}{25.857} + \frac{1}{24.828} \right) + \frac{(4.9796 - 4.7179)^2}{7.4083^2 \times 0.1998}} \right]$$

$$= -0.2385$$

$$\mu_U = -0.0432$$

(viii) 以上の値から，$R = \mathrm{antilog}\, M = 0.755$, $\rho_L = \mathrm{antilog}\, \mu_L = 0.577$, $\rho_U = \mathrm{antilog}\, \mu_U = 0.905$ となり，U の 1 mg は致死効果について S の 0.755 [0.577, 0.905] mg に相当する．分子量を考えると，S, U は本質的にはほぼ同じである．なお，$\mathrm{antilog}[y_\sigma/\hat{\beta}] = \mathrm{antilog}\{1/7.4083\} = 1.364$ で，閾用量分布での 1 標準偏差は S, U とも用量比 1.36 に相当する．

8.5 近似的な効力比

近似的な方法で D50 を求めたが，同じように，重みづけを省いた横着な手法では用量の公比を I とし，各検体 S, U ともに k 用量を用いるとき，k が奇数で $\lambda = 1$，偶数で $\lambda = 2$ と約束したうえ，平均的な分散を

$$\bar{\sigma}^2 = \frac{2k}{\sum n_S w + \sum n_U w} \tag{8.31}$$

としたうえ，直交係数表を利用して計算する．非平行性の項が無視できるなど，検定の正当性が認められるならば，対称計画による平行性検定法に準じて

$$M = \log\frac{D_{SL}}{D_{UL}} - \frac{Sp_A}{Sp_B}\left(\frac{\log I}{\lambda}\right)\frac{Div_A}{k}$$

$$g = \frac{t_\alpha^2[\infty]\bar{\sigma}^2 Div_B}{Sp_{B^2}}$$

$$\mu_L = \frac{1}{1-g}\left[M - g\log\frac{D_{SL}}{D_{UL}}\right.$$

$$\left. - \frac{Div_B}{Sp_B}\left(\frac{\log I}{\lambda}\right)t_\alpha[\infty]\bar{\sigma}\sqrt{\frac{2(1-g)}{k} + \frac{Div_B}{k^2}\left(\frac{Sp_A}{Sp_B}\right)^2}\right] \quad (8.32)$$

$$\mu_U = \frac{1}{1-g}\left[M - g\log\frac{D_{SL}}{D_{UL}}\right.$$

$$\left. + \frac{Div_B}{Sp_B}\left(\frac{\log I}{\lambda}\right)t_\alpha[\infty]\bar{\sigma}\sqrt{\frac{2(1-g)}{k} + \frac{Div_B}{k^2}\left(\frac{Sp_A}{Sp_B}\right)^2}\right]$$

となる．各種の重みは表8.1を参照する．

[**例 8.4**] 前出のカンフル誘導体の例8.3では，用量比は$I = 1.2$で2×3点法の直交係数表を利用し，角変換を用いてみる．

	S	250	300	360	U	300	360	430	mg/kg
r/n		4/15	7/15	11/15		3/15	5/15	9/15	
p		0.267	0.467	0.733		0.20	0.333	0.60	

	SL	SM	SH	UL	UM	UH	Div	Sp	Sp^2/Div
A	+1	+1	+1	−1	−1	−1	6	20.075	67.1676
B	−1	0	+1	−1	0	+1	4	52.435	687.3573
C	+1	−2	+1	+1	−2	+1	12	10.175	8.6276
B'	−1	0	+1	+1	0	−1	4	4.027	4.0542
C'	+1	−2	+1	−1	+2	−1	12	−3.517	1.0308
y	30.657	43.108	58.888	26.565	35.244	50.769	−	−	−

変換値yは$y = \sin^{-1}\sqrt{p}$として計算する．各用量群が$n_i = 15$であるから，$\sum nw = \sum n_S w + \sum n_U w = 6\times(15/28.65^2)$となり，式(8.31)で

$$\bar{\sigma}^2 = \frac{2 \times 3}{6 \times 15} \times 28.65^2 = 54.714$$

C, B', C' の Sp^2/Div は $\bar{\sigma}^2$ に比べて無視できるから，平行な 2 直線として扱える．式 (8.32) から，$k=3$ で奇数であるから $\lambda=1$ として

$$M = \log\frac{250}{300} - \frac{20.075}{52.435} \times (\log 1.2) \times \frac{6}{3} = -0.1398$$

$$g = \frac{1.96^2 \times 54.714 \times 4}{52.435^2} = 0.3058, \qquad 1-g = 0.6942$$

$$\mu_L = \frac{1}{0.6942}\left[-0.1398 - 0.3058\log\frac{250}{300} \right.$$

$$\left. -\frac{4}{52.435} \times (\log 1.2) \times 1.96\sqrt{54.714}\sqrt{\frac{2\times 0.6942}{3} + \frac{4}{3^2}\left(\frac{20.075}{52.435}\right)^2} \right]$$

$$= -0.1665 - 0.0916 = -0.2581$$

$\mu_U = -0.0749$

これらから，$R = \mathrm{antilog}(-0.1398) = 0.7248, \rho_L = \mathrm{antilog}\,\mu_L = 0.5520$，$\rho_U = \mathrm{antilog}\,\mu_U = 0.8416$ となるから，U の 1 mg は S の 0.725 [0.552, 0.842] mg に相当する．なお $x = \log D$ では $\hat{\beta} = (52.435/4)(\lambda/\log I) = 165.554$ となるから，表 8.1 から y_σ を読んで，$\mathrm{antilog}(y_\sigma/\hat{\beta}) = 1.313$ となり，S, U とも，閾用量分布で 1 標準偏差は用量を 1.31 倍にした幅になるものと推定される．

8.6 安全域

動物で求めた値を人間に外挿することに関しては大きな問題があるが，これとは別に，中毒量や致死量の 1 つの代表値として TD50（toxic dose 50% kill, 半数致死毒性量）や LD50 を用いることについてはいくつかの注意が必要である．

たとえば LD50 についていえば，これは"集団"の要約値であり，個体致死量の中心位置を示す指標としてはそれなりの意味をもち，類似化合物の致死効果に着目して，相対効力を論じる場合などは便利な指標になる．個体致死量の分布は，$x = \log D$ を用いたとき正規性を仮定して扱える．**対数正規**

性 (log normality) をもつものが多いが，この際にプロビット変換がもっとも好ましいとされ，この変換を利用して LD50 の変換値を $\hat{\mu}$ と推定し，信頼限界を μ_L, μ_U と推定するが，これらは平均値の議論にとどまる．ある1個体に LD50 を与えると，その個体は確率 1/2 で死亡する．感じとしては LD50 で"半殺し"ということはあっても，現実にはその個体の反応は1で死か，0で生のどちらかになる．

安全性の議論について，LD50 の 1/100 なら大丈夫とか，1/10 ではあぶないといった表現もされるが，"個体"について考えるなら LD50 だけでは議論にならない．対数正規性を認めたとして，その個体致死量の分布の標準偏差 σ の大小によって，同じ LD50 でも"あぶなさ"は変わってくる．プロビット変換を利用したとき，$x = \log D$ についての用量致死直線の勾配 $\hat{\beta}$ から標準偏差は

$$\hat{\sigma} = \frac{y_\sigma}{\hat{\beta}} = \frac{1}{\hat{\beta}} \tag{8.33}$$

と推定される．この y_σ は表 8.1 に示した値である．ここで

$$r_\sigma = \text{antilog}\,\hat{\sigma} = \text{antilog}\left(\frac{y_\sigma}{\hat{\beta}}\right) \tag{8.34}$$

を約束すれば，$x = \log D$ のスケールでの $1\hat{\sigma}$ だけ離れた用量 D の比になる．

LD50 の推定値を $\hat{D}_{50}$，変換値を $\hat{\mu}_{50}$ と書いたとき，$\hat{\mu}_{50} \pm t\hat{\sigma}$ の用量は $\hat{D} = \hat{D}_{50} \overset{\times}{\div} \text{antilog}(t\hat{\sigma}) = \hat{D}_{50} \overset{\times}{\div} r_\sigma^t$ となる．分布の両端に対数正規性をあてはめることには問題がないわけではないが，弱体の 1% に着目するとき $t_{2\times 0.01}[\infty] = 2.326$ の値から，$\hat{D}_1 = \hat{D}_{50}/r_\sigma^{2.326}$ が切実な値になる．つまりこうした**弱体について問題になる用量**とその弱体の割合 P の関係は

$$\begin{aligned}\hat{D}_{100P} &= \frac{\hat{D}_{50}}{r_\alpha^{t_{2P}[\infty]}} = \frac{\hat{D}_{50}}{\text{antilog}(\hat{\sigma} t_{2P}[\infty])} \\ t_{2P}[\infty] &= \frac{1}{\hat{\sigma}} \log\left(\frac{\hat{D}_{50}}{\hat{D}_{100P}}\right)\end{aligned} \tag{8.35}$$

と示せる．

[例 8.5] 薬物 A, B はともに $\hat{D}_{50} = 100$ mg/kg であるが，$x = \log D$ のス

ケールで $\sigma_A = 0.1, \sigma_B = 0.5$ である．1% の弱体を考えたとき，D_1 は

$$A\ :\ 100/\operatorname{antilog}(0.1 \times 2.326) = 58.53\ \mathrm{mg/kg}$$
$$B\ :\ 100/\operatorname{antilog}(0.5 \times 2.326) = 6.87\ \mathrm{mg/kg}$$

となるから，A の方が個体を考えたときには安全性が高い．このことは両者の $\hat{D}50$ の 1/10，すなわち 10 mg/kg を用いたときを考えると

$$A : t_{2P}[\infty] = \frac{1}{0.1}\log\left(\frac{100}{10}\right) = 10, \qquad 2P \ll 0.00005$$
$$B : t_{2P}[\infty] = \frac{1}{0.5}\log\left(\frac{100}{10}\right) = 2, \qquad 2P = 0.046, \qquad P \simeq 0.023$$

となり，B では 2.3% の弱体にとっては"あぶない"用量である．2.3% は少ないといっても，1 万人あたりを考えれば 200 人をこえ，これらの人々には"当り"になるのであるから，ばらつきの大小で，LD50 の 1/10 の意味は異なってくる．

　もちろん，こうした"個体"の安全性の問題をもっぱら統計的な観点だけから眺めていたのでは不毛の議論に終わりかねないが，弱体の弱体たるゆえんを生物学，医学の立場，遺伝や環境の要因から追求して安全性を考える際には，分布の性質を十分に理解しておくことが必要であろう．

　LD50 だけでなく，LD5 とか LD10 を推定することも実際面からみて好ましいが，たとえば $\hat{\mu}_{10}, \hat{D}_{10}$ の変換値を考えたとき，反応率 10% のプロビット $\hat{\mu}_{10}$ は 3.718 で，たとえば式 (8.22) から分散は

$$V\{\hat{\mu}_{10}\} = \frac{\sigma^2}{\hat{\beta}^2}\left[\frac{1}{\sum nw} + \frac{(3.718 - \bar{x})^2}{S_{xx}}\right]$$

となり，普通の実験で $V\{\hat{\mu}_{50}\}$ よりも大きくなり，推定の精度は悪くなることを覚悟しなければならない．つまり，個体の安全性という面からは LD5，LD10 などの推定が好ましいが，これらの推定精度は悪くなるという不幸な関係がある．LD0 を知ればもっとも都合がよいが，これを一般に合理的に定めることはできない．

　医薬品に限らず，汚染物質，食品添加物などの安全性の議論では，いわば絶

対的な中毒量や致死量などの検討だけでは解決がつかず，メリットとデメリットないし有効性と安全性，有効性と危険性との兼ねあいからの検討が必要になることが多いが，何に関してのだれに関してのメリットであり，デメリットであるかを明瞭にしないままでは議論は落着しない．トータルな意味での，ときに将来も考えた有用性というものは，きわめて多岐にわたる要因をとりあげて論じられなければならないが，有効性をぬきにした議論は成立しない．

有効性を中心にすえた安全性の目安の1つとして，**安全域** (margin of safety) という値が薬理学では流通しているが

$$S = \frac{\text{LD50}}{\text{ED50}} \tag{8.36}$$

と示される．ここで，ED は有効量 (effective dose) である．もともと Ehrlich の治療指数 (TI, therapeutic index) として LD0/ED100 が知られるが，現実的に TI を定めることができないため，S の値を用いるようになった．$\log S = \log(\text{LD50}) - \log(\text{ED50})$ とすれば，危険性と有効性の"ひらき"という意味がはっきりするであろう．

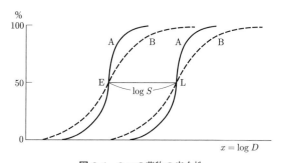

図 **8.1** 2つの薬物の安全性

安全域 S は，推定の精度からは具合のよい値であり，平均的な議論には都合がよい．しかし，図 8.1 にみるように，2つの薬物 A，B が同じ $\log S, S$ の値をもっていたとしても，より現実的な意味での個体に関しての安全性を考えると，必ずしも同程度の安全性を示すものではない．一般に致死ないし中毒の用量反応曲線の方が勾配が大きいとされ，効果についての用量反応曲線とは平行にならないと考えられる．また，低用量で効果を認める個体は，やはり低用

量で死亡するという具合のよい平行関係が認められるという保証もない．大まかに言って，効果に直結した薬理作用がそのまま中毒や致死にも直結しているということは，それほど多くはないだろう．

こうしたことから，安全域 S の代りに，推定の精度をある程度まで犠牲にしたうえ，たとえば

$$T = \frac{\text{LD10}}{\text{ED90}}$$
$$\log T = \log(\text{LD10}) - \log(\text{ED90})$$
(8.37)

といった値を用いた方が現実的な意味が大きい．この場合の分散は

$$V\{\log T\} = V\{\log \hat{D}_{L10}\} + V\{\log \hat{D}_{E90}\}$$
(8.38)

となり，一般に $V\{\log S\}$ よりも大きくなることが予想される．

単独に LD5 ないし LD10 などを考えても，また相対的な T などを考えても，個体閾用量の分布の両すその問題がからんでくる．こうした"両すそ"の問題は，これまで十分に研究されていたわけではなくて，今後の1つの研究課題であろう．たとえ近似的に正規性を認めたとしても，こうした部分についてどこまで適用してもよいか，他の分布を想定したときにどのくらいの差がでてくるかなど（表8.1），さしあたり解決すべき事柄も少なくない．

8.7 ロジスティックモデル

計数的な1，0反応のデータをロジット変換によって扱うことを第3章で述べた．ロジットの扱いには，(i) 重みを考慮しないまま，観測ロジットのみを利用する方法，(ii) 重みを考慮する方法が区別され，理論的には後者の方が好ましい．もちろん最尤法による扱いもあるし，最小 χ^2 法というものもある．あるいは，ロジットや重みの定義を改変した計算もある．ここでは，最小2乗法の扱いに関して都合がよいとされる重みづきの近似法について述べる．計数データを，計量データで盛んに用いられる線形モデルにあてはめることを考える．例数が多いときには，1，0のデータのままで，これを計量値のように扱っても近似的には良い結果が得られるという．

全体で n グループがあり，第 i グループが n_i 個体で，この中 r_i 個体が反応

を示したとき，第 2 グループの反応率 π_i の実現値が $p_i = r_i/n_i$ である．この とき，観測ロジットは $l_i^* = \ln p_i/(1-p_i) = \ln r_i/(n_i - r_i)$ と定義される．こ こで，$r_i = 0, r_i = n_i$ などにも通用するロジットとして式 (3.63) による定義 を採用することにして

$$l_i = \ln \frac{r_i - 0.5}{n_i - r_i - 0.5} \tag{8.39}$$

を用いると

$$V\{l_i\} \simeq \frac{n_i - 1}{r_i(n_i - r_i)} = \frac{1}{w_i} \tag{8.40}$$

となることが知られている．

ロジスティックモデル (logistic model) では

$$\eta_i = \ln \frac{\pi_i}{1 - \pi_i} = \ln \frac{1}{e^{-x_i^{*'}\beta}} = \boldsymbol{x}_i^{*'}\boldsymbol{\beta} \tag{8.41}$$

を考える．つまり

$$\eta_i = \beta_0 + \beta_1 x_{i1}^* + \cdots + \beta_j x_{ij}^* + \cdots + \beta_p x_{ip}^*$$

$$\boldsymbol{\eta} = \boldsymbol{X}^*\boldsymbol{\beta} = \begin{bmatrix} \boldsymbol{x}_1^{*'} \\ \vdots \\ \boldsymbol{x}_n^{*'} \end{bmatrix} \boldsymbol{\beta} \tag{8.42}$$

とする．観測値については

$$l_i = \beta_0 + \beta_1 x_{i1}^* + \cdots + \beta_j x_{ij}^* + \cdots + \beta_p x_{ip}^* + \varepsilon_i^* \tag{8.43}$$

と書けるが，両辺に $\sqrt{w_i}$ を乗じると

$$\sqrt{w_i} l_i = \sqrt{w_i} \{\beta_0 + \beta_1 x_{i1}^* + \cdots + \beta_p x_{ip}^*\} + \sqrt{w_i} \varepsilon_i^* \tag{8.44}$$

となり，式 (8.40) から

$$V\{\sqrt{w_i} l_i\} = w_i V\{l_i\} \simeq 1 \tag{8.45}$$

となるから，式 (8.44) の $\sqrt{w_i} l_i$ を y_i，$\sqrt{w_i}\{1 + x_{i1}^* + \cdots + x_{ip}^*\}$ を $\{x_{i0} + x_{i1} + \cdots + x_{ip}\}$，$\sqrt{w_i}\varepsilon_i^*$ を ε_i と書きなおせば，誤差は近似的に標準化され

$$y = X\beta + \varepsilon, \qquad \varepsilon_i \sim N\{0, 1^2\} \qquad (8.46)$$

と書ける．つまり，修正した $l_i = \ln\{(r_i-0.5)/(n_i-r_i-0.5)\}$ を用い，$\sqrt{w_i} = \sqrt{r_i(n_i-r_i)/(n_i-1)}$ を乗じておけば，一般の線形モデルとしての扱いができるようになる．このことから

$$\hat{\boldsymbol{\beta}} = [\boldsymbol{X}'\boldsymbol{X}]^{-1}\boldsymbol{X}'\boldsymbol{y}$$
$$V\{\hat{\boldsymbol{\beta}}\} = \sigma^2[\boldsymbol{X}'\boldsymbol{X}]^{-1} \qquad (8.47)$$
$$\chi_0^2(\beta_j) = \frac{\hat{\beta}_j^2}{\sigma^2[\boldsymbol{X}'\boldsymbol{X}]^{-1}_{jj}}$$

などとなるが，ここに $\sigma^2 \simeq 1$ であり，$[\boldsymbol{X}'\boldsymbol{X}]^{-1}_{jj}$ は逆行列 $[\boldsymbol{X}'\boldsymbol{X}]^{-1}$ の第 j 番目の対角要素を意味し，$\chi_0^2(\beta_j)$ は $H_0: \beta_j = 0$ のもとに自由度 [1] の χ^2 にしたがうものとして扱える．

[例 8.6] 未熟児の感染予防の目的に抗生物質が役立つかどうかを知るために A_1：特別に何も使用しない，A_2：ペニシリン (penicillin) とストレプトマイシン (streptomycin) を使用，A_3：クロラムフェニコール (chloramphenicol) を使用，A_4：ペニシリン，ストレプトマイシン，クロラムフェニコールの 3 者併用の 4 群について死亡率を観測した．死亡率からみてクロラムフェニコールの影響は明瞭であるが，ロジスティックモデルとして

群	A_1	A_2	A_3	A_4
処置	O	(PS)	C	(PS) C
死亡 r_i	6	6	18	21
生存 $(n_i - r_i)$	26	27	12	10
例数 n_i	32	33	30	31
p_i	0.188	0.182	0.600	0.677
l_i	−1.534	−1.572	0.420	0.769
w_i	5.032	5.063	7.448	7.000

$$\Omega : \eta_i = \beta_0 + \beta_{(PS)}\, x_1^* + \beta_{(C)}\, x_2^* + \beta_{(PS)\times C}\, x_3^*$$

を考え，PS のありなし，C のありなし，PS と C の交互作用をとりあげてみる．x_1^*, x_2^*, x_3^* はさしあたり $-1, +1$ をとるダミー変数ないし指標としておくが，本質的には，たとえば PS のありなしについて，x_1^* を A_1, A_3 で 0，A_2, A_i で 1 とおくことに等しい．式 (8.43) にあたるものは

$$\begin{cases} -1.534 = \hat{\beta}_0 - \hat{\beta}_{(PS)} - \hat{\beta}_C + \hat{\beta}_{(PS)\times C} \\ -1.572 = \hat{\beta}_0 + \hat{\beta}_{(PS)} - \hat{\beta}_C - \hat{\beta}_{(PS)\times C} \\ 0.420 = \hat{\beta}_0 - \hat{\beta}_{(PS)} + \hat{\beta}_C - \hat{\beta}_{(PS)\times C} \\ 0.769 = \hat{\beta}_0 + \hat{\beta}_{(PS)} + \hat{\beta}_C + \hat{\beta}_{(PS)\times C} \end{cases}$$

となる．デザイン行列は

$$\boldsymbol{X}^* = \begin{bmatrix} 1 & -1 & -1 & +1 \\ 1 & +1 & -1 & -1 \\ 1 & -1 & +1 & -1 \\ 1 & +1 & +1 & +1 \end{bmatrix}$$

となり，分散分析表にまとめるとこの例では，$[\boldsymbol{X}'\boldsymbol{X}]_{jj}^{-1}$ はすべて 0.042 であり，$H_0 : \beta_j = 0$ のもとに $\hat{\beta}_j^2 / [\boldsymbol{X}'\boldsymbol{X}]_{jj}^{-1}$ は自由度 [1] の χ^2 分布となる．

要因	$\hat{\beta}$	$\hat{\beta}[\boldsymbol{X}'\boldsymbol{y}]_j$	Df	$\hat{\beta}^2/[\boldsymbol{X}'\boldsymbol{X}]_{jj}^{-1}$
PS	0.078	0.157	1	0.144
C	1.074	25.976	1	27.398
$(PS)\times C$	0.097	0.242	1	0.223
平均	-0.479	3.437	1	5.461
全体	-	29.811	4	-

モデルをかえて，β_{PS} をおとしてみると，$\hat{\beta}_j[\boldsymbol{X}'\boldsymbol{y}]_j$ は 3 個になり，これらの和と $\boldsymbol{y}'\boldsymbol{y}$ の差が残差になるが，これは 0.144 と等しくなる．同じように Ω から β_C をおとしてみると，残差は 27.3 になり，また $\beta_{(PS)\times C}$ をおとしたときには残差は 0.22 となる．つまり，この例では同時的な検定の問題もあるが，$27.3 \gg \chi_{0.05}[1] = 3.842$ であり，クロラムフェニコールの有害な働きは明ら

かである．PS の項も $(PS) \times C$ の項もほとんど問題にならないことは，あらためて特殊な予防的な投薬を必要としないことを示している．このことは原報の死亡数ではなくて副作用の発現数をみるとはっきりしており，A_1 群がもっとも好ましい．このクロラムフェニコールによる死因は，灰色症候群と呼ばれる循環虚脱で，未熟児の排泄機能が不十分であるために生じるものとされている．

第9章　重回帰分析

多特性データに関連して利用される手法のうち，**重回帰分析** (multiple regression analysis) は，もっとも繁用されるものの1つであろう．線形モデル $y_i = \beta_0 + \beta_1 x_{i1} + \cdots + \beta_p x_{ip} + \varepsilon_i$ は，直線モデル $y_i = \beta_0 + \beta_1 x_i$ の拡張になるが，最小2乗法を基盤に，偏回帰係数 $\hat{\beta}_j$ の推定を行ない，$\hat{y}_i$ の予測式が求められる．

多数の $\{\beta_j\}$ から少数のものを選ぶ，変数選択の手法，単相関係数，偏相関係数，重相関係数の意味について述べる．

名義的な分類をダミー変数の利用によって重回帰モデルに取りこむことは，その利用範囲をさらに拡大するであろう．共分散分析もその1つである．これによって，比較試験での公平な感度のよい推論が行なわれ，薬の特徴も示唆されるかもしれない．

9.1　重回帰モデル

線形モデル (linear model) はデータ $O_n \{y_i, x_{ij}\}$ につき

$$y_i = \beta_0 + \beta_1 x_{i1} + \cdots + \beta_p x_{ip} + \varepsilon_i$$

$$\boldsymbol{y} = \beta_0 \boldsymbol{j} + \beta_1 \boldsymbol{x}_1 + \cdots + \beta_j \boldsymbol{x}_j + \cdots + \beta_p \boldsymbol{x}_p + \boldsymbol{\varepsilon} \tag{9.1}$$

$$\boldsymbol{y} = [\boldsymbol{j}\ \boldsymbol{x}_1 \cdots \boldsymbol{x}_j \cdots \boldsymbol{x}_p]\boldsymbol{\beta} + \boldsymbol{\varepsilon} = \boldsymbol{X}\boldsymbol{\beta} + \boldsymbol{\varepsilon}$$

などと書ける．データは一般に $n > p + 1$ とする．ここに，各種のベクトルは

9.1 重回帰モデル

$$\boldsymbol{y} = \begin{bmatrix} y_1 \\ \vdots \\ y_i \\ \vdots \\ y_n \end{bmatrix}, \boldsymbol{j} = \boldsymbol{x}_0 = \begin{bmatrix} 1 \\ \vdots \\ 1 \\ \vdots \\ 1 \end{bmatrix}, \boldsymbol{x}_j = \begin{bmatrix} x_{1j} \\ \vdots \\ x_{ij} \\ \vdots \\ x_{nj} \end{bmatrix}, \boldsymbol{\varepsilon} = \begin{bmatrix} \varepsilon_1 \\ \vdots \\ \varepsilon_i \\ \vdots \\ \varepsilon_n \end{bmatrix}, \boldsymbol{\beta} = \begin{bmatrix} \beta_0 \\ \beta_1 \\ \vdots \\ \beta_j \\ \vdots \\ \beta_p \end{bmatrix}$$

である.第 i 観測のデータ $[1\ x_{i1} \cdots x_{ij} \cdots x_{ip}]$ を $\boldsymbol{x}'_i$ と示したいとき,必要ならば $\boldsymbol{x}_j$ を同じように $\boldsymbol{x}_{.j}$ とする.また定数項の $\boldsymbol{j}$, β_0 を分離して,$\boldsymbol{X}$ を $[\boldsymbol{j}\ \boldsymbol{X}]$,$\boldsymbol{\beta}$ を $[\beta_0\ \boldsymbol{\beta}']'$ とあらためて定義することもあろう.ときに $\boldsymbol{j}$, β_0 を省く.

こうした線形モデルは,本質的には共通の扱いで処理できるが,$\boldsymbol{x}_j$ が 0, 1 の値をとる指標的なものか,メトリックの独立変数的なものかによって,解析手法上は区別していることが多い.すなわち,定型的な場合,(i) **分散分析** (ANOVA) では,$\boldsymbol{x}_j$ が指標的で,$\boldsymbol{X}$ はデザイン行列になり,(ii) **回帰分析** (regression analysis) では $\boldsymbol{x}_j$ が独立変数的で,$\boldsymbol{X}$ はデータ行列になり,(iii) **共分散分析** (ANCOVA) では $\boldsymbol{x}_j$ の性質が混合しているが,主目標は指標的な部分にある.

それぞれの分野で,y_i, x_{ij} の呼び方が異なるが,一般的には y_i が従属変数で,x_{ij} が独立変数である.式 (9.1) の誤差項をみるとわかるように,1 変量多特性のモデルであり,y_i は変量であるが変数と呼ぶことが多い.ときに回帰分析の手法は多変量解析に含めて扱われる.

基本的前提.(i) $E\{\varepsilon_i\} = 0$, $E\{\boldsymbol{\varepsilon}\} = \boldsymbol{0}$ の不偏性,(ii) $V\{\varepsilon_i\} = \sigma^2$ の等分散性,(iii) $\ell\{\varepsilon_i, \varepsilon_{i'}\} = 0$ の無相関性のもとに,最小2乗法によってパラメータを推定し $\hat{\boldsymbol{\beta}}$ とすると,他の方法の推定値よりも分散が大きくならず,$\boldsymbol{y}$ の線形式で与えられ,$E\{\hat{\boldsymbol{\beta}}\} = \boldsymbol{\beta}$ と不偏であり,この性質は **BLUE** (best linear unbiased estimate) といわれる.(iv) 緩い正規性 $\boldsymbol{\varepsilon} \in N\{\boldsymbol{0}, \sigma^2 \boldsymbol{I}\}$ のもとに,$\boldsymbol{\beta}$ の検定や区間推定が行なわれる.正規性のもとに,最小2乗解は最尤解と一致する.(ii) と (iii) をまとめると,$\boldsymbol{\varepsilon} \in \prod\{\boldsymbol{0}, \sigma^2 \boldsymbol{I}\}$ と書ける.

ここでは回帰分析を中心に扱うが,原則的にはメトリックの性質の y_i を目

的変数，応答変数 (response variable) と呼ぶ．x_{ij} を説明変数，回帰変数 (explanatory, predictor, regression variable) という．本来は変量であっても，これを留めて考えているが，$V\{y_i\} \gg V\{x_{ij}\}$ とみていることにもなる．回帰モデルでも，x_{ij} が効果 β_j のなし，ありを示すことがあり，この種のものをダミー変数 (dummy variable) と呼ぶことが多い．

回帰モデルで $p=1$ のとき，$y_i = \beta_0 + \beta_1 x_i + \varepsilon_i$ の直線式になるが，必要なら単回帰モデルと呼ぶ．β_1 を（単）回帰係数という．式 (9.1) で $p>1$ のとき，**重回帰モデル**といい，β_j は偏回帰係数 (partial regressor coefficient) と呼ばれる．ここでは必要に応じて，単と重を添えて用いる．

最小2乗法 (least squares method) の規準は，式 (9.1) の誤差項に着目し

$$Q\{\boldsymbol{\beta}\} = \boldsymbol{\varepsilon}'\boldsymbol{\varepsilon} = [\boldsymbol{y}-\boldsymbol{X}\boldsymbol{\beta}]'[\boldsymbol{y}-\boldsymbol{X}\boldsymbol{\beta}] = \boldsymbol{y}'\boldsymbol{y} - 2\boldsymbol{\beta}'\boldsymbol{X}'\boldsymbol{y} + \boldsymbol{\beta}'\boldsymbol{X}'\boldsymbol{X}\boldsymbol{\beta} \quad (9.2)$$

を最小にする $\boldsymbol{\beta}$ の値 $\hat{\boldsymbol{\beta}}$ を求めることになる．$\partial Q/\partial \boldsymbol{\beta} = -2\boldsymbol{X}'\boldsymbol{y} + 2\boldsymbol{X}'\boldsymbol{X}\boldsymbol{\beta}$ を $\boldsymbol{0}$ とおいて正規方程式 (normal equation) とし，$[\boldsymbol{X}'\boldsymbol{X}]$ が正規，Gram の行列式が $|\boldsymbol{X}'\boldsymbol{X}| \neq 0$ の条件で $\hat{\boldsymbol{\beta}}$ を得る．すなわち

$$\begin{aligned}\boldsymbol{X}'\boldsymbol{X}\hat{\boldsymbol{\beta}} &= \boldsymbol{X}'\boldsymbol{y} \\ \hat{\boldsymbol{\beta}} &= [\boldsymbol{X}'\boldsymbol{X}]^{-1}\boldsymbol{X}'\boldsymbol{y}\end{aligned} \quad (9.3)$$

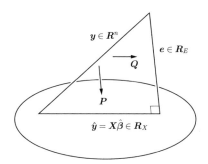

図 9.1 直和分解

一方，図 9.1 のように $\boldsymbol{y} \in \boldsymbol{R}^n$ を射影子 $\boldsymbol{P} = \boldsymbol{X}[\boldsymbol{X}'\boldsymbol{X}]^{-1}\boldsymbol{X}'$ によって $\boldsymbol{P}\boldsymbol{y} = \hat{\boldsymbol{y}} = \boldsymbol{X}\hat{\boldsymbol{\beta}} \in \boldsymbol{R}_X\{\boldsymbol{X}\}$，$\boldsymbol{Q} = [\boldsymbol{I}-\boldsymbol{P}]$ によって $\boldsymbol{Q}\boldsymbol{y} = \hat{\boldsymbol{\varepsilon}} = \boldsymbol{y} - \boldsymbol{X}\hat{\boldsymbol{\beta}} = \boldsymbol{e} \in \boldsymbol{R}_E$ としたとき，$\boldsymbol{X}$ の成分は $\boldsymbol{x}_j \perp \boldsymbol{e}$，$j = 0, 1, \cdots, p$，つまり

$x_j' \left[y - X\hat{\beta} \right] = 0$, $X' \left[y - X\hat{\beta} \right] = 0$ となり,式 (9.3) を得る.この直和分解では $R^n = R_X \oplus R_E$ で,自由度ないし次元は,$[n] = [p+1] + [n-p-1]$ の関係になる.

推定値 $\hat{\beta} = [X'X]^{-1} X'y$ を式 (9.2) に代入し,Q の最小値は

$$\hat{Q} = Q\left\{\hat{\beta}\right\} = y'y - 2\hat{\beta}'X'y + \hat{\beta}'X'X[X'X]^{-1}X'y \qquad (9.4)$$
$$= y'y - \hat{\beta}'X'y = e'e = S_R \qquad [n-p-1]$$

となるが,誤差相当の残差平方和 S_R である.標本空間の y から推定空間への最短距離が e で,これは誤差空間 R_E に属する.$y'y = y'Py + y'Qy$ において,$y'Qy = y'y - y'Py$ としたものが式 (9.4) である.

つぎに $y = X\beta + \varepsilon$ を式 (9.3) に用いて $\hat{\beta} = [X'X]^{-1}X'[X\beta + \varepsilon] = \beta + [X'X]^{-1}X'\varepsilon$ となる.

前提 (i) $E\{\varepsilon\} = 0$ で,$E\{\hat{\beta}\} = \beta$,前提 (ii),(iii) $E\{\varepsilon\varepsilon'\} = \sigma^2 I$ で

$$V\{\hat{\beta}\} = E\left\{ \left[\hat{\beta} - \beta\right] \left[\hat{\beta} - \beta\right]' \right\} = [X'X]^{-1} X' E\{\varepsilon\varepsilon'\} X [X'X]^{-1}$$
$$= [X'X]^{-1} X' \sigma^2 I X [X'X]^{-1} = \sigma^2 [X'X]^{-1} \qquad (9.5)$$

となり,$\hat{\beta}$ の分散は $\sigma^2 [X'X]^{-1}$ となる.

予測値 $\hat{y} = X\hat{\beta}$ について,$E\{\hat{y}\} = X\beta$ であるが,式 (9.5) の経過を利用し

$$V\{\hat{y}\} = E\left\{ X\left[\hat{\beta} - \beta\right] \left[\hat{\beta} - \beta\right]' X' \right\} = P E\{\varepsilon\varepsilon'\} P \qquad (9.6)$$
$$= P\sigma^2 I P = \sigma^2 P = \sigma^2 X [X'X]^{-1} X'$$

となる.$E\{\varepsilon\varepsilon'\} = G \neq \sigma^2 I$ では,式 (9.5),(9.6) は単純な姿にならない.式 (9.5),(9.6) で $V\{\hat{\beta}_j\}$,$V\{\hat{y}_i\}$ は主対角要素となり,たとえば

$$V\{\hat{y}_i\} = \sigma^2 \left\{ X [X'X]^{-1} X' \right\}_{ii} = \sigma^2 x_{i\cdot}' [X'X]^{-1} x_{i\cdot}$$

普通は σ^2 未知で,式 (9.4) の $\hat{Q} = S_R$ から残差分散を $V_R = S_R/(n-p-1)$ として求めたうえ,標準誤差の推定値を

$$SE\left\{\hat{\beta}_j\right\} = \sqrt{V_R\left[\boldsymbol{X'X}\right]_{j+1}^{-1}}, \quad j=0,1,\cdots,p$$
$$SE\left\{\hat{y}_i\right\} = \sqrt{V_R\,\boldsymbol{x}_{i\cdot}'\left[\boldsymbol{X'X}\right]^{-1}x_{i\cdot}}, \quad i=1,\cdots,n$$
(9.7)

とする.ここに $[\boldsymbol{X'X}]_{j+1}^{-1}$ は,$\hat{\beta}_j$ に対応した逆行列の主対角要素を指す.

$E\{\boldsymbol{\varepsilon\varepsilon'}\} = \sigma^2\boldsymbol{I}$,$|\boldsymbol{X'X}| \neq 0$ などが満たされないとき,対応策が考えられている.ここでは,**重みづき最小 2 乗法**によって,独立ではあるが不等分散のデータを扱ってみる.$E\{\boldsymbol{\varepsilon\varepsilon'}\} = \boldsymbol{D}\{\sigma_i^2\}$ と誤差が対角行列になるが,要素が σ_i^2 で一定しないとき,$w_i = 1/\sigma_i^2$ の重みをつくる.$\sigma_i^2 = cy_i$ であれば,$w_i = 1/y_i$ とか,やや手間をかけるなら $1/\hat{y}_i$ なども考えられる.この w_i は,分散の大きな y_i を軽視する.重み行列 $\boldsymbol{W}$ を定め

$$\boldsymbol{W} = \begin{bmatrix} w_1 & & & & \boldsymbol{O} \\ & \ddots & & & \\ & & w_i & & \\ & & & \ddots & \\ \boldsymbol{O} & & & & w_n \end{bmatrix} = \begin{bmatrix} \sqrt{w_1} & & & & \boldsymbol{O} \\ & \ddots & & & \\ & & \sqrt{w_i} & & \\ & & & \ddots & \\ \boldsymbol{O} & & & & \sqrt{w_n} \end{bmatrix}^2 = \boldsymbol{W}^{1/2}\boldsymbol{W}^{1/2}$$
(9.8)

$E\{\boldsymbol{\varepsilon\varepsilon'}\} = \boldsymbol{D}\left(\sigma_i^2\right)$ となるような式 (9.1) のモデルを

$$\sqrt{w_i}y_i = \sqrt{w_i}\left(\beta_0 + \beta_1 x_{i1} + \cdots + \beta_p x_{ip}\right) + \sqrt{w_i}\varepsilon_i$$
$$\boldsymbol{W}^{1/2}\boldsymbol{y} = \left[\boldsymbol{W}^{1/2}\boldsymbol{X}\right]\boldsymbol{\beta} + \boldsymbol{W}^{1/2}\boldsymbol{\varepsilon}$$
(9.9)

と変えれば,$E\left\{\boldsymbol{W}^{1/2}\boldsymbol{\varepsilon\varepsilon'}\boldsymbol{W}^{1/2}\right\} = \sigma^2\boldsymbol{I}$,$\omega_1 = 1/\sigma_i^2$ となる.最小 2 乗法は,$Q\{\boldsymbol{\beta}\} = \boldsymbol{\varepsilon'W\varepsilon} = [\boldsymbol{y} - \boldsymbol{X\beta}]'\boldsymbol{W}[\boldsymbol{y} - \boldsymbol{X\beta}]$ の最小化で,式 (9.3) 以下は

$$\hat{\boldsymbol{\beta}} = \left[\boldsymbol{X'WX}\right]^{-1}\boldsymbol{X'Wy}$$
$$\hat{Q} = S_R = \boldsymbol{y'Wy} - \hat{\boldsymbol{\beta}}'\boldsymbol{X'Wy} \qquad [n-p-1]$$
$$V\left\{\hat{\boldsymbol{\beta}}\right\} = \sigma^2\left[\boldsymbol{X'WX}\right]^{-1}$$
$$SE\left\{\hat{\beta}_j\right\} = \sigma\sqrt{\left[\boldsymbol{X'WX}\right]_{j+1}^{-1}}$$
$$SE\{\hat{y}_j\} = \sigma\sqrt{\boldsymbol{x}_{i\cdot}'\left[\boldsymbol{X'WX}\right]^{-1}\boldsymbol{x}_{i\cdot}}$$
(9.10)

などとなる. $w_i = 1/\sigma_i^2$ であれば, $\sigma^2 = \sigma = 1$ で, $\hat{Q} \in \chi^2[n-p-1]$ である. $E\{\boldsymbol{\varepsilon\varepsilon}'\} = \sigma^2 \boldsymbol{I}$ では, これらの $\boldsymbol{W}$ を $\boldsymbol{I}$ とおきかえることになり, 式 (9.10) の表現は, この意味でより一般的である.

正規方程式 (9.3) $\boldsymbol{X}'\boldsymbol{X}\hat{\boldsymbol{\beta}} = \boldsymbol{X}'\boldsymbol{y}$ に関して

$$\boldsymbol{X}'\boldsymbol{X} = \begin{bmatrix} \boldsymbol{j}'\boldsymbol{j} & \boldsymbol{j}'\boldsymbol{x}_i & \cdots & & \boldsymbol{j}'\boldsymbol{x}_p \\ \boldsymbol{x}_i'\boldsymbol{j} & \boldsymbol{x}_1'\boldsymbol{x}_1 & \cdots & & \boldsymbol{x}_1'\boldsymbol{x}_p \\ \vdots & \vdots & \ddots & & \vdots \\ & & & \boldsymbol{x}_j'\boldsymbol{x}_1 & \\ \vdots & \vdots & & \ddots & \vdots \\ \boldsymbol{x}_p'\boldsymbol{j} & \boldsymbol{x}_p'\boldsymbol{x}_1 & \cdots & & \boldsymbol{x}_p'\boldsymbol{x}_p \end{bmatrix}, \quad \boldsymbol{X}'\boldsymbol{y} = \begin{bmatrix} \boldsymbol{j}'\boldsymbol{y} \\ \boldsymbol{x}_1'\boldsymbol{y} \\ \vdots \\ \boldsymbol{x}_j'\boldsymbol{y} \\ \vdots \\ \boldsymbol{x}_p'\boldsymbol{y} \end{bmatrix} \quad (9.11)$$

であるが, 第 1 行は $\sum$ を i に関する和として, $\sum x_{ij} = n\bar{x}_j$ の要素であるから

$$\boldsymbol{n}\hat{\beta}_0 + \boldsymbol{n}\bar{x}_1\hat{\beta}_1 + \cdots + \boldsymbol{n}\bar{x}_p\hat{\beta}_p = \boldsymbol{n}\bar{y}, \quad \boldsymbol{n}\hat{\beta}_0 = \boldsymbol{n}\bar{y} - \left\{\boldsymbol{n}\bar{x}_1\hat{\beta}_1 + \cdots + \boldsymbol{n}\bar{x}_p\hat{\beta}_p\right\}$$

また $\hat{\beta}_j$ が関係する第 $(j+1)$ 行は

$$\boldsymbol{n}\hat{\beta}_0\bar{x}_j + \hat{\beta}_1 \sum x_{i1}x_{ij} + \cdots + \hat{\beta}_j \sum x_{ij}^2 + \cdots + \hat{\beta}_p \sum x_{ip}x_{ij} = \sum x_{ij}y_i$$

であるが, これに第 1 行を代入し

$$\boldsymbol{n}\bar{x}_j\bar{y} + \hat{\beta}_1 \left\{\sum x_{i1}x_{ij} - n\bar{x}_1\bar{x}_j\right\} + \cdots + \hat{\beta}_p \left\{\sum x_{ip}x_{ij} - n\bar{x}_p\bar{x}_j\right\}$$
$$= \sum x_{ij}y_i \quad (9.12)$$
$$\hat{\beta}_1 S_{1j} + \cdots + \hat{\beta}_j S_{jj} + \cdots + \hat{\beta}_p S_{jp} = S_{jy}$$

と整理されるが, ここに (偏差) 積和, 平方和として

$$S_{kj} = \sum x_{ik}x_{ij} - n\bar{x}_k\bar{x}_j$$
$$S_{jy} = \sum x_{ij}y_i - n\bar{x}_j\bar{y}$$

を用いている.

これまでの $\hat{\boldsymbol{\beta}} = \begin{bmatrix} \hat{\beta}_0 \hat{\beta}_1 \cdots \hat{\beta}_p \end{bmatrix}'$ を $\hat{\beta}_0$ だけ分離して $\hat{\boldsymbol{\beta}} = \begin{bmatrix} \hat{\beta}_1 \cdots \hat{\beta}_p \end{bmatrix}'$ とあらため，和の要素で $\boldsymbol{t}' = [n\bar{x}_1 \cdots n\bar{x}_p]$，$S_{kj}$ で $(p \times p)$ の $\boldsymbol{S}$，S_{jy} で $(p \times 1)$ の $\boldsymbol{s}$ をつくると，正規方程式 (9.3) $\boldsymbol{X}'\boldsymbol{X}\hat{\boldsymbol{\beta}} = \boldsymbol{X}'\boldsymbol{y}$ とその解 $\hat{\boldsymbol{\beta}}$ は

$$\begin{bmatrix} \boldsymbol{n} & \boldsymbol{t}' \\ \boldsymbol{0} & \boldsymbol{S} \end{bmatrix} \begin{bmatrix} \hat{\beta}_0 \\ \hat{\boldsymbol{\beta}} \end{bmatrix} = \begin{bmatrix} n\bar{y} \\ \boldsymbol{s} \end{bmatrix}$$
$$\hat{\boldsymbol{\beta}} = \boldsymbol{S}^{-1}\boldsymbol{s},\ \hat{\boldsymbol{\beta}} = \begin{bmatrix} \hat{\beta}_1 \cdots \hat{\beta}_p \end{bmatrix}' \quad (9.13)$$
$$\hat{\beta}_0 = \bar{y} - \begin{bmatrix} \bar{x}_1\hat{\beta}_1 + \cdots + \bar{x}_j\hat{\beta}_j + \cdots + \bar{x}_p\hat{\beta}_p \end{bmatrix}$$

とも書ける．

モデル式を

$$y_i - \beta_0 = \beta_1 x_{i1} + \cdots + \beta_j x_{ij} + \cdots + \beta_p x_{ip} + \varepsilon_i$$

と書けば，特徴的な部分は $\boldsymbol{\beta} = [\beta_1 \cdots \beta_p]'$ にある．日本アルプスの山並 y を捉えるのに，海抜で考える代りに，三千尺の河童橋（上高地）β_0 を基準に考えてもよいわけで，$\boldsymbol{S}\hat{\boldsymbol{\beta}} = \boldsymbol{s},\ \hat{\boldsymbol{\beta}} = \boldsymbol{S}^{-1}\boldsymbol{s}$ の扱いはこの考えによっている．

[例 9.1] $n = 15$ とし，まず $x_{i1} = \{12, 14, 15, \cdots, 16, 25\}$ を定め，$x_{i2} = \{(x_{i1} - 20)^2\}$ とし，つぎに $e_i \in N\{10, 2^2\}$ の正規乱数をつくった．これらから

$$y_i = 2x_{i1} + x_{i2} + e_i$$

を計算してデータとした．

9.1 重回帰モデル

i	x_1	x_2	y	e	$\hat{y}$	$y - \hat{y}$	$SE\{\hat{y}\}$
1	12	64	99	11	100.810	-1.810	1.562
2	14	36	78	14	75.343	2.657	0.865
3	15	25	66	11	65.764	0.236	0.702
4	15	25	67	12	65.764	1.236	0.702
5	16	16	57	9	58.289	-1.289	0.658
6	17	9	54	11	52.917	1.083	0.680
7	17	9	53	10	52.917	0.083	0.680
8	18	4	47	7	49.648	-2.648	0.712
9	19	1	48	9	48.483	-0.483	0.726
10	20	0	52	12	49.421	2.579	0.716
11	21	1	51	8	52.462	-1.462	0.699
12	21	1	50	7	52.462	-2.462	0.699
13	23	9	68	13	64.855	3.145	0.826
14	24	16	74	10	74.206	-0.206	1.054
15	25	25	85	10	85.660	-0.660	1.401

式 (9.3) 以下，ないしは式 (9.10) で $\bm{W} = \bm{I}$ とおいて計算すると

$$[\bm{X}'\bm{X}]^{-1} = \begin{bmatrix} 15 & 277 & 241 \\ 277 & 5321 & 3933 \\ 241 & 3933 & 8041 \end{bmatrix}^{-1} = \begin{bmatrix} 3.087 & -0.144 & -0.218 \\ -0.144 & 0.007 & 0.0009 \\ -0.022 & 0.0009 & 0.0003 \end{bmatrix}$$

$$[\bm{X}'\bm{y}] = \begin{bmatrix} 949 \\ 17390 \\ 18602 \end{bmatrix}$$

$$\begin{bmatrix} \hat{\beta}_0 \\ \hat{\beta}_1 \\ \hat{\beta}_2 \end{bmatrix} = [\bm{X}'\bm{X}]^{-1} [\bm{X}'\bm{y}] = \begin{bmatrix} 9.628 \\ 1.989 \\ 1.052 \end{bmatrix}$$

$$\hat{Q} = \bm{y}'\bm{y} - \begin{bmatrix} \hat{\beta}_0 & \hat{\beta}_1 & \hat{\beta}_2 \end{bmatrix} \bm{X}'\bm{y} = 63347 - 63299.8 = 47.2$$

$$V_R = \frac{\hat{Q}}{n-3} = \frac{\hat{Q}}{12} = 3.935$$

ついで $V_R [\bm{X}'\bm{X}]^{-1}$ を求め，対角要素の平方根をとり

$$SE\left\{\hat{\beta}_0\right\} = 3.486, \ SE\left\{\hat{\beta}_1\right\} = 0.167, \ SE\left\{\hat{\beta}_2\right\} = 0.037$$

$\hat{y}_i, y_i - \hat{y}_i, SE\{\hat{y}_i\}$ などは表の右側に示すが,これは桁を多く残して計算して丸めたものである.

つぎに式 (9.13) によれば,

$$\begin{bmatrix} \hat{\beta}_1 \\ \hat{\beta}_2 \end{bmatrix} = \begin{bmatrix} 205.73 & -517.47 \\ -517.47 & 4168.93 \end{bmatrix}^{-1} s = \begin{bmatrix} 0.0071 & 0.0009 \\ 0.0009 & 0.0003 \end{bmatrix} \begin{bmatrix} -134.9 \\ 3354.7 \end{bmatrix}$$

$$= \begin{bmatrix} 1.989 \\ 1.052 \end{bmatrix}$$

$\sum y_i = 949, \ \sum x_{i1} = 277, \ \sum x_{i2} = 241$ を用いて

$$\hat{\beta}_0 = \frac{1}{15}\{949 - 277 \times 1.989 - 241 \times 1.052\} = 9.628$$

以上から,出発の式 $\hat{y}_i = 10 + 2x_{i1} + x_{i2} + e'_i, \ e'_i \in N\{0, 2^2\}$ に対応して,x_{i1} と x_{i2} を与えたときの予測値は

$$\hat{y}_i = 9.628 + 1.989x_{i1} + 1.052x_{i2}$$

となる.

9.2 相関係数

式 (9.13) の積和に S_{yy} を添えて,$(p \times p)$ の $\boldsymbol{S}$ を $(p+1) \times (p+1)$ に拡げる.

$$\boldsymbol{S}^* = \begin{bmatrix} S_{yy} & \boldsymbol{s}' \\ \boldsymbol{s} & \boldsymbol{S} \end{bmatrix} \tag{9.14}$$

$\boldsymbol{S}$ は説明変数間での $S_{kj} = \sum x_{ik}x_{ij} - n\bar{x}_k\bar{y}_j$,$\boldsymbol{s}$ は説明変数と目的変数間での $S_{jy} = \sum x_{ij}y_i - n\bar{x}_j\bar{y}$ を要素とする.$\boldsymbol{S}^*$ の対角要素から,対角行列 $\boldsymbol{D}\left(1/\sqrt{S_{jj}}\right)$ をつくり,i には y も含めておくと,$\boldsymbol{DS}^*\boldsymbol{D}$ は,$r_{kj} = S_{kj}/\sqrt{S_{kk}S_{jj}}$ の単相関係数を要素とした相関行列 $\boldsymbol{R}^*$ になるが主対角要素は 1 で

ある.

$$R^* = DS^*D = \begin{bmatrix} 1 & r' \\ r & R \end{bmatrix} \tag{9.15}$$

本来の定義通り，$V^* = S^*/(n-1)$ の（分散）共分散行列を用い，$D\left(1/\sqrt{V_{jj}}\right)$ を用いても同じ結果になる．これら S^*, V^*, R^* はすべて対称行列である．

r は，y_i と x_{ij} だけで計算できる．r_{jy} を要素とし，y と x_j の直線的なかかわりを示す 1 つの指標であり，他の x_k とは無関係である．同様に R の要素も，x_k と x_j の直線的なかかわり r_{kj} を要素とする．いずれも $-1 \le 0 \le 1$ をとる．

2 つのモデルを考え，Ω_1 では β_0, j を分離して扱うが，これらのモデル

$$\begin{aligned} \Omega_0 &: \quad y_i = \eta + \varepsilon_i, \quad \boldsymbol{y} = \eta \boldsymbol{j} + \boldsymbol{\varepsilon}_0 \\ \Omega_1 &: \quad y_i = \beta_0 + [\boldsymbol{x}_1 \cdots \boldsymbol{x}_j \cdots \boldsymbol{x}_p]\boldsymbol{\beta} + \varepsilon_i, \quad \boldsymbol{y} = \beta_0 \boldsymbol{j} + \boldsymbol{X}\boldsymbol{\beta} + \boldsymbol{\varepsilon} \end{aligned} \tag{9.16}$$

を並べてみると，Ω_1 から $\boldsymbol{\beta} = [\beta_1 \cdots \beta_p]'$ を省き，$\boldsymbol{\beta} = \boldsymbol{0}$ としたものが Ω_0 であり，この場合には $\beta_0 = \eta$, $\boldsymbol{\varepsilon} = \boldsymbol{\varepsilon}_0$ となる．

Ω_0 は，すっかり退化した線形モデルであるが，式 (9.10) で $\boldsymbol{W} = \boldsymbol{I}$ とおき

$$\begin{aligned} \hat{\eta} &= \left[\boldsymbol{j}'\boldsymbol{j}\right]^{-1}\boldsymbol{j}'\boldsymbol{y} = n^{-1}\sum y_i = \bar{y} \\ \hat{Q}_0 &= \boldsymbol{y}'\boldsymbol{y} - \hat{\eta}\boldsymbol{j}'\boldsymbol{y} = \sum y_i^2 - \bar{y}\sum y_i = \sum y_i^2 - n\bar{y}^2 = \sum (y_i - \bar{y})^2 \\ &= S_{yy} \quad [n-1] \\ V\{\hat{\eta}\} &= \sigma^2 \left[\boldsymbol{j}'\boldsymbol{j}\right]^{-1} = \sigma^2 n^{-1} = [SE\{\bar{y}\}]^2 \end{aligned}$$

などと，これまでみなれた結果になる．S_{yy} は $\boldsymbol{y}$ の変動で，$\hat{\eta} = \bar{y}$ からの，説明のつかないばらつきと解釈される．形式をそろえて S_{yy} を S_{0R} と書く．

つぎに Ω_1 につき，式 (9.13) の $\hat{\beta}_0$ を用い，残差平方和を求めると $\hat{Q}_1 = S_{1R}$ で

$$S_{1R} = \boldsymbol{y}'\boldsymbol{y} - \hat{\beta}_0 \boldsymbol{j}'\boldsymbol{y} - \hat{\boldsymbol{\beta}}'\boldsymbol{X}'\boldsymbol{y} = \sum_i y_i^2 - n\bar{y}\left(\bar{y} - \sum_j \bar{x}_j \hat{\beta}_j\right) - \sum_j \hat{\beta}_j\, \boldsymbol{x}_j \boldsymbol{y}$$

$$= S_{yy} - \sum_j \left\{\hat{\beta}_j \left(\sum_i x_{ij}y_i - n\bar{x}_j \bar{y}\right)\right\} = S_{yy} - \sum_j \hat{\beta}_j S_{jy} = S_{yy} - \hat{\boldsymbol{\beta}}'\boldsymbol{s}$$

つまり,Ω_0 と Ω_1 のそれぞれで,説明のつかない残差平方和は,S_{0R}, S_{1R} で,その差を S_β と書けば

$$\begin{aligned}
S_{0R} &= S_{yy} & [n-1] & \\
S_{1R} &= S_{yy} - S_\beta & [n-p-1] & \quad (9.17)\\
S_\beta &= \sum_j \hat{\beta}_j S_{ij} = \hat{\boldsymbol{\beta}}'\boldsymbol{s} & [p] &
\end{aligned}$$

であり,分散分析や直線のあてはめの場合と同様に,Ω_0 に p 個のパラメータを加えて Ω_1 とすれば,S_{yy} のうち $S_\beta = \hat{\boldsymbol{\beta}}'\boldsymbol{s}$ だけは"説明がつく"ようになる.これらをまとめてみれば,S_{1R} を単に S_R として

要因	SS	Df	Ms
β:回帰	S_β	p	$V_\beta = S_\beta/p$
R:残差	$S_R = S_{1R}$	$n-p-1$	$V_R = S_R/(n-p-1)$
Y:全体	S_{yy}	$n-1$	-

直線のあてはめ $p=1$ では,$S_\beta = (S_{xy}/S_{xx})\, S_{xy} = S_{xy}^2/S_{xx}$ を直線性と呼んでいるが,$\boldsymbol{y}$ の全変動 S_{yy} のうち,直線性 $S_\beta[1]$ の占める割合,あるいは形式的になるかもしれないが x の全変動 S_{xx} のうち $S_{\beta'}[1]$ の占める割合を

$$r_{xy}^2 = R^2 = \frac{S_\beta}{S_{yy}} = \frac{S_{\beta'}}{S_{xx}} = \frac{S_{xy}^2}{S_{xx}S_{yy}} \quad (9.18)$$

とし,**寄与率**,**決定係数** (coefficient of determination) という.$\boldsymbol{y}$ についていえば,$\boldsymbol{x}$ で決定される部分が S_β であることを意味している.

重回帰モデル $p > 1$ の場合にも,S_{yy} に占める $S_\beta[p]$ の割合を

$$R^2 = \frac{S_\beta}{S_{yy}} = \frac{\hat{\boldsymbol{\beta}}'\boldsymbol{s}}{S_{yy}} \quad (9.19)$$

とし，寄与率，決定係数という．S_β は p 個のパラメータないしパラメータと説明変数が一束に団結して説明をしている平方和の大きさである．正の R をとり，**重相関係数** (multiple correlation coefficient) というが，p 個のパラメータで完全に説明しつくしていれば最大の $R = 1$ になる．また $n = p+1$ の条件に近づくと R は 1 に近づく．$\hat{y}_i = \hat{\beta}_0 + \hat{\beta}_1 x_{i1} + \cdots + \hat{\beta}_p x_{ip}$ と予測値を求め，$\boldsymbol{y}$ と $\hat{\boldsymbol{y}}$ の単相関係数 $r_{y\hat{y}}$ を求めると R に等しい．

いま p 個のパラメータを用いて重回帰分析を行ない，寄与率 $R^2[p]$ を得たうえ，$\boldsymbol{\beta} = [\beta_1 \cdots \beta_p]'$ のうち，$\beta_k = 0$ とし，第 k 説明変数を無視してみると

$$S_\beta[p-1] \leq S_\beta[p], \quad R^2[p-1] \leq R^2[p]$$

となる．第 k 変数がもともと $\boldsymbol{y}$ と直線関係をもたないとき等号となるが，普通は $\boldsymbol{x}_k$ の省略では，$\Delta_k = R^2[p] - R^2[p-1] > 0$ だけ減少し，説明能力はおちる．

$\boldsymbol{x}_k$ が他の $\boldsymbol{x}_j$ と多少とも関係があり，$r_{kj} \neq 0$ の場合には，$S_\beta[p] - S_\beta[p-1] \neq \hat{\beta}_k S_{ky}$ である．すべての $\boldsymbol{x}_j$ を直交的に指定できる場合には，$[\boldsymbol{X}'\boldsymbol{X}]$ ないし $\boldsymbol{S}$ が対角行列となり，$\hat{\beta}_j S_{jk}$ が個別に扱えるようになる．これが直交計画の 1 つの特長になる．

$\boldsymbol{\beta} = [\beta_1 \cdots \beta_p]$ から β_k を省いたとき，Δ_k だけ説明は見劣りするが，Δ_k が非常に大きいなら，p 個の β_j ないし x_j の仲間において $\beta_k, \boldsymbol{x}_k$ は重要な働きをしていたことになる．逆にみれば，$(p-1)$ 個での説明 $R^2[p-1]$ に，β_k, x_k が加わることで，$R^2[p]$ が大きくなれば，Δ_k が大きく $\boldsymbol{x}_k$ は歓迎をうける．

Δ_k が大きいと，p 個のパラメータのうちで，$\left|\hat{\beta}_k\right|$ も大きいように考えられるが，こうしたパラメータ $\left|\hat{\beta}_j\right|$ は $\boldsymbol{x}_j$ の単位のとりかたで，大きくも小さくもなるので，これ自身は偉さの指標として適当ではない．$\pm$ の符号は $\hat{\beta}_k$ の符号をとるものとして，Δ_k を規準化した形式で

$$r_{ky \cdot 1, \cdots, k-1, k+1, \cdots, p} = r_{ky \cdot [p]} = \pm \sqrt{\frac{\Delta_k}{1 - R^2[p-1]}} \quad (9.20)$$

$$\Delta_k = R^2[p] - R^2[p-1]$$

を p 個のパラメータのモデルでの $\boldsymbol{x}_k$ の**偏相関係数** (partial correlation coefficient) という．これも $|r_{ky\cdot[p]}| \leq 1$ で，$\boldsymbol{x}_k$ が他の $(p-1)$ 個の仲間の存在を意識したうえでの $\boldsymbol{y}$ との直線関係を示す1つの尺度である．

この偏相関係数の計算に関連して，いくつかの式を示しておく．式 (9.14)，(9.15) の $\boldsymbol{S}^*$ と $\boldsymbol{R}^*$ の逆行列 $\boldsymbol{S}^{*-1}$ と $\boldsymbol{R}^{*-1}$ を求め，それぞれの要素を肩符で示し，S^{jk}, r^{jk} などとするとき

$$\begin{aligned}
S_R &= S_{yy} - S_\beta = \frac{1}{S^{yy}} = \frac{S_{yy}}{r^{yy}} \\
R^2 &= \frac{S_\beta}{S_{yy}} = 1 - \frac{1}{S_{yy}S^{yy}} = 1 - \frac{1}{r^{yy}} \\
\hat{\beta}_j &= \frac{-S^{jy}}{S^{yy}} = \frac{-r^{jy}}{r^{yy}}\sqrt{\frac{S_{yy}}{S_{jj}}} \\
r_{ky\cdot[p]} &= \frac{-r^{ky}}{\sqrt{r^{yy}r^{kk}}} = \frac{-S^{ky}}{\sqrt{S^{yy}S^{kk}}} \\
S^{jy} &= \frac{r^{jy}}{\sqrt{S_{yy}S_{jj}}}
\end{aligned} \qquad (9.21)$$

偏回帰係数 $\hat{\beta}_j$ は，帽子のサイズと靴のサイズなど単位が異なるものの混合では相互を直接に比較できない．あらかじめ，$x^*_{ij} = (x_{ij} - \bar{x}_j)/\sqrt{V_{jj}}$, $x_{ij}/\sqrt{V_{jj}}$ のように尺度を規準化したデータでは，標準化偏回帰係数 $\hat{\beta}^*_j$ が求められ，相互の大小関係が比較できるようになる．これは x_{ij} のままで $\hat{\beta}_j$ を求めて

$$\hat{\beta}^*_j = \hat{\beta}_j\sqrt{\frac{S_{jj}}{S_{yy}}} \qquad (9.22)$$

と計算してもよい．$\boldsymbol{S}^*$ ではなしに $\boldsymbol{S}$ の逆行列 $\boldsymbol{S}^{-1}$ の対角要素 S_0^{jj} と，残差分散 $V_R = S_R/(n-p-1)$ により t_j を求めると，$r_{jy\cdot[p]}$ にも関連し

$$t_j = \frac{\left|\hat{\beta}_j\right|}{\sqrt{V_R\,S_0^{jj}}} = |r_{jy\cdot[p]}|\sqrt{\frac{n-p-1}{1-r^2_{jy\cdot[p]}}} \qquad (9.23)$$

となる．これは第 j 変数の p 個のパラメータのモデルでの**偏 t 値** (partial t) と呼ばれる．$F_j = t_j^2$ は偏 F 値になるが，変数選択の場合には，逐次 F 値と

呼ばれる．モデルの緩い正規性のもとに，$t_j \geq t_\alpha [n-p-1]$ となれば，H_0：$\rho_{jy\cdot[p]} = 0$ の仮説は棄却される．これは $p = 1$ のとき，相関係数 r につき

$$t_0 = |r|\sqrt{\frac{n-2}{1-r^2}} \geq t_\alpha [n-2]$$
$$r^2 \geq \frac{F_\alpha [1, n-2]}{n-2 + F_\alpha [1, n-2]} \tag{9.24}$$

をみていることに対応する．第 2 式は寄与率である．

[例 9.2] 前出の例 9.1 では $p = 2$，$\hat{\boldsymbol{\beta}} = \boldsymbol{S}^{-1}\boldsymbol{s}$ での計算で桁を十分残したとき

要因	SS	Df	Ms	
β：回帰	3259.7024	2	1629.8512	
R：残差	47.2309	12	3.9359	$F_0 > 400$
Y：全体	3306.9333	14	-	

$$\boldsymbol{S}^* = \begin{bmatrix} 205.7 & -517.4 & -134.8 \\ & 4168.9 & 3354.7 \\ & & 3306.9 \end{bmatrix}$$

$$\boldsymbol{S}^{*-1} = \begin{bmatrix} 0.091 & 0.045 & -0.042 \\ & 0.024 & -0.022 \\ & & 0.0211 \end{bmatrix}$$

$$\boldsymbol{R}^* = \begin{bmatrix} 1 & -0.559 & -0.164 \\ & 1 & 0.904 \\ & & 1 \end{bmatrix}$$

$$\boldsymbol{R}^{*-1} = \begin{bmatrix} 18.697 & 41.841 & -39.746 \\ & 99.076 & -82.675 \\ & & 70.016 \end{bmatrix}$$

で，これらは対称行列であるので，左下を省略してある．式 (9.21) で

$$R^2 = \frac{3259.7}{3306.9} = 1 - \frac{1}{3306.9 \times 0.021} = 1 - \frac{1}{70.01} = 0.986$$

寄与率は 98.6%，不寄与率は 1.4% で，S_{yy} のほとんどは 2 つのパラメータで説明されつくしている．

第 1 変数を除くと R^2 は $R^2[1] = r_{2y}^2 = 0.816$ になり，$\Delta_1 = 0.169$ で

$$r_{1y \cdot [2]} = \sqrt{\frac{0.169}{1 - 0.816}} = \frac{+34.7}{\sqrt{70.0 \times 18.7}} = 0.960$$

となり，式 (9.20) の定義でも式 (9.21) の手順でも等しくなる．同様に

$$r_{2y \cdot [2]} = \frac{+82.67}{\sqrt{70.01 \times 99.07}} = 0.992$$

$S_0^{11} = 0.0070$，$S_0^{22} = 0.0003$ を用いて，$\hat{\beta}_1 = 1.989$，$\hat{\beta}_2 = 1.052$ について偏 t 値を求めても，上述の偏相関係数で求めても，式 (9.23) から $t_1 = 11.93$ および $t_2 = 28.39$ となるはずであるが，桁のとり具合で少しは変わってくる．

これまで，3 種類の**相関係数** (correlation coefficient) が出てきた．
(1) 単相関係数 (simple correlation coefficient) は r_{kj}, r_{jy} などで，目的変数のかかわりでいえば，$\boldsymbol{x}_k$ が他の $(p-1)$ 個の変数仲間の存在を無視しての y との直線関係を示すもので，r_{kj} とは無関係である．定義式 (9.15)．
(2) 偏相関係数 (partial correlation coefficient) は $r_{ky \cdot [p]}$ と示したもので，$\boldsymbol{x}_k$ が他の $(p-1)$ 個の変数仲間の $\boldsymbol{y}$ とのかかわり，ならびに変数仲間とのかかわりを気にしながら，$\boldsymbol{y}$ との直線関係を考えるもので，$\boldsymbol{x}_k$ を含む変数が q 個に減ったならば，$\boldsymbol{x}_k$ の対応は変わって，$r_{ky \cdot [q]}$ は $r_{ky \cdot [p]}$ と異なるであろう．$r_{ky} > 0$ でも，仲間の顔ぶれによっては $r_{ky \cdot [q]}$ や $r_{ky \cdot [p]}$ が負となることもある．定義式 (9.20)，(9.21)．
(3) 重相関係数 (multiple correlation coefficient) は $R_{\cdot}$ で示され，$[\boldsymbol{x}_1 \cdots \boldsymbol{x}_p]$ の p 個が一団となって $\boldsymbol{y}$ との直線関係を示すものである．p が q に減れば，一般に $R[q]$ は $R[p]$ よりも小さい．この際に $\boldsymbol{x}_k$ が残されていれば，r_{ky} は不変である．定義式 (9.19)，(9.21) の平方根正値．

9.3 変数の選択

標的症状 p 個を定め,それらの症状の動きをスコア $\{x_{i1}, \cdots, x_{ij}, \cdots, x_{ip}\}$ として記録し,これらの説明材料をもとに概括的な評価 y_i を求めるとしよう.薬効評価では,患者の背景因子なども考慮することになろう.ここでは,確実な根拠はないが,判定についての1つのモデルとして,スコアの重みづけの和を考えておく.

$$y_i = \beta_0 + \beta_1 x_{i1} + \cdots + \beta_j x_{ij} + \cdots + \beta_p x_{ip} + \varepsilon_i = \beta_0 + \boldsymbol{\beta}' \boldsymbol{x}_{i\cdot} + \varepsilon_i \quad (9.25)$$

概括評価 y_i を求めるのに,$\boldsymbol{x}_{i\cdot}$ のスコアを,とっくりと眺めて直観的に,という手続きをとれば,式 (9.25) のように,誤差項が必要になろう.$n > p + 1$ のデータから,どのような重み $\hat{\beta}_j$ が用いられていたか,平均的にみて,概括にあたって"勘ぴゅーたー"はどのように働いていたかを窺うのに重回帰分析が利用できるであろう.これで定まる $\hat{\boldsymbol{\beta}}$ を評価のポリシーという.

ここで症状 k と j とが,きわめて似た動きをしていると,スコアのベクトル $\boldsymbol{x}_k$, $\boldsymbol{x}_j$ はきわめて似たものになり,共線性の問題が生じる.つまり,正規方程式での $\boldsymbol{N} = [\boldsymbol{jX}]'[\boldsymbol{jX}]$ が,本来 rank $\{\boldsymbol{N}\} = p+1$ であるのに,いわば rank $\{\boldsymbol{N}\} \simeq p$ となり,$|\boldsymbol{N}| \simeq 0$ と特異に近く (ill-conditioned),$\boldsymbol{N}^{-1}$ が精度よく求められない心配が出てくる.一定の約束によって同じ寸法の対角行列 $\boldsymbol{D}$ をつくり,$\boldsymbol{N}$ の代りに $[\boldsymbol{N} + \boldsymbol{D}]$ を用いて $\hat{\boldsymbol{\beta}}_R$ を求めるという手も考えられてはいる.$\hat{\boldsymbol{\beta}}_R$ はリッジ推定値 (ridge estimate) といわれるが,必ずしも特異ではない $\boldsymbol{N}$ についても利用されることがある.

こうした手法上の問題とは別に,2つの症状 k と j がよく似ているなら,一方だけでも事足りるであろう.概括評価を考える場合,概括評価と相関が強く,他とは相関の低い症状スコアを用いるというのが第一段階であるが,概括評価の構造そのものの研究となれば,ここで言及するよりも広く,深く考えなければならないことが多い.

さしあたり,**概括評価**に関連した症状についていえば

(1) 医学的に重要な症状を選ぶ.

(2) 観測にあたり,患者や医師に負担の少ないものを選ぶ.

(3) 観測にあたり，ばらつきの少ない，安定したものを選ぶ．

(4) 割合に他とは独立的に動くと思われるものを選ぶ．

(5) ほとんどの患者に存在し，かつ固定していないものを選ぶ．

などが考えられるが，これらの性質は相互に拮抗的であるかもしれない．医学的にぜひとも必要であるが，その観測には危険を伴うといったこともある．

こうした準備とは別に，すでに p 個の説明変数を含んだデータがあり，概括評価と症状スコアとの結びつきを，p よりも小さな q 個の変数で説明したいときに，**変数選択** (variable selection) が行なわれる．うまくすれば，この結果は将来の類似した概括評価に役立てることができるであろう．ここでは，いわば改善度にあたるものを考えたのであるが，ある時点での標的症状の重さをスコアとすれば，概括的な重症度の評価におきかわる．

[**例 9.3**] ある小学校の理想的な教育目標が S_{yy} である．現在 p 人の先生がいる．1人1教科というわけではなく，第 k，第 j 先生が，ある程度重なった分担をしていれば $r_{kj} > 0$ である．p 人の先生が結束して達成しうる教育内容が $S_\beta[p] \leq S_{yy}$ であり，$R^2[p]$ が1に近いなら理想的である．ここで，1人ずつ交替で休暇をとってもらい，$R^2[p-1]$ を評価する．すべてにつき $\Delta_j = R^2[p] - R^2[p-1]$ をしらべ，これが最小で，しかも $\Delta_k \simeq 0$ の第 k 先生はお払い箱にしても，残りの $(p-1)$ 人で一向に痛痒を感じない．ついで $\Delta_j = R^2[p-1] - R^2[p-2]$ と，残りの $(p-1)$ 人の先生から，さらにもう1人を除いたときの影響をしらべる．この方針で，最小の Δ_j がある程度以上に大きいなら，そこでは首切りをせずに q 人を残す．これが**変数減少法・後退法** (backward selection) である．

一方，p 人の応募があるが，定員1の月給しか支払えないとき，さしあたりは p 人のうち r_{jy}^2 の最大のものを採用する．国語も算数も，……と守備範囲の広い先生を選ぶことになろう．定員2となれば，第1先生との協力において $R^2[2]$ を最大にする．$\Delta_j = R^2[2] - R^2[1] = R^2[2] - r_{1y}^2$ を最大にする先生を採用するがよい．同じ方針で，教育内容の増分が最大となる発生をつぎつぎに採用するが，$\Delta_j = R^2[q+1] - R^2[q]$ が最大であっても $\Delta_j \simeq 0$ なら，q 人で打切る．これが**変数増加法・前進法** (forward selection) である．

9.3 変数の選択

前進的に選択するうち，第1に採用した，口も手も八丁という先生が，後に採用した，1人1人では $r_{1y}^2 > r_{jy}^2$ と見劣りする多数の先生仲間では，それほど重要とは考えられず，この第1先生が休暇をとっても，もはや問題を生じないという場合もあろう．そこで終身雇用としないで，新しく採用するたびにスクラッチして勤務評定をし，重要性の薄れた先生を追い出すという混合的な**増減法** (stepwise forward selection) も考えられる．同様に，敗者復活の再雇用の**減増法** (stepwise backward selection) も考えられる．先生の数が，$1, 2, 3, \cdots, p$ のそれぞれの場合に，あらゆる組合わせをつくり，それぞれでの R^2 なり，特殊な規準なりによって，好ましい q およびその内容を定めることもできるが，この方法は手間がかかるであろう．そのほかにも，特定の先生は必ず採用することに定めるといった**強制法** (obligatory selection) と組合わせたり，予測残差平方和 (PRESS)，赤池の情報量規準 (AIC)，Mallows の C_p 規準といったものを利用する考案がある．

いくつかの選択法で，p から小さな q の変数を選んだとき，およそは似ているが，選ばれた変数の顔ぶれが同じとはかぎらない．こうして変数選択を行なったなら，その実質科学的な意味を洗いなおし，必要なら規準をかえて再検討することがよい．

概括評価に戻り，p 個の症状スコアを q 個に減らせば，説明能力は一般に $R^2[p] > R^2[q]$ とおちるが，この減少分が常識的に無視できる程度であれば少ない説明変数の方が実際面では好ましく，将来の評価では，最初から q 個の標的をとりあげればよい．再現性といった面で心配があるなら，冗長性 (redundancy) をほどほどにして，やや多い目にしておくがよいだろう．多数の標的を選ぶことは，一概に無駄で，無意味とはいえないが，観測項目が多くなれば，患者にも医師にも負担が少なくなることはないし，一般に人間がすることであるから，1つ1つの観測がおろそかになりがちで，誤りの可能性も減ることはなくて増してくるであろう．もっとも，変数選択で残らなかった項目が無意味というわけではなく，内部相関のため除かれたものもある．

正規方程式の $\boldsymbol{N} = [\boldsymbol{jX}]'[\boldsymbol{jX}]$ が直交的で主対角要素のみが大きくなると，つまり，$\boldsymbol{x}_k, \boldsymbol{x}_j$ 相互の関連性が低いと，r_{jy} の正負は，p 個の説明変数を用い

たときの $\hat{\beta}_j$ の正負と一致する．しかし，現実に $r_{jy} > 0$ であるのに $\hat{\beta}_j < 0$ となり，ここだけを局所的にみれば，頭痛が軽減するほど概括評価は悪くなるといった現実との矛盾も生じうる．変数相互の関連が強く，多数の変数を採用すると，こうした抑制変数が出てくるので，予測式の解釈には注意を要する．必要とあれば，$\hat{\beta}_j > 0$ とか，$\sum \hat{\beta}_j = b$ とかの縛りを加えた方法も用いられる．

年齢などを説明変数に用いるとき，年齢 x_{i1} そのものを用いないで，x_{i1} の平方根，対数など，半ば理論的，経験的に**変換**したものをあらためて x_{i1} とする．同じことは目的変数についてもいえる．ある年齢で y_i は頭打ちになるような場合，$x_{i2} = x_{i1}^2$ と新しい変数を加えることがある．通常は問題にならないが，計算の都合からいえば，$x_{i2} = (x_{i1} - \bar{x}_1)^2$ とセンタリングすれば $\boldsymbol{x}_1, \boldsymbol{x}_2$ の相関は薄れる．ただし，$x_{i1}^2 - 2\bar{x}_1 x_{i1} + \bar{x}_1^2$ と 1 次項，定数項に影響が及ぶ．

概括評価などで，頭が痛いのは，$F_0 = V_\beta / V_R$ が十分に大きく，高度で有意になっても R^2 が小さく，目的変数と説明変数のかみ合いがしっくりしないときである．F_0 は R^2 が 0 かどうかの目安で，ほとんどの場合，F_0 そのものは現実的に意味をもたず，たいていの重回帰分析では有意にならない方が珍しい．

どのくらいの R^2 ならば十分かについては，研究対象ごとに異なり，一概に規準を設けることはできない．$R^2 = 0.3$ でも実質的に意味のあることもあろうが，概括評価などでは $R^2 < 0.4$-0.5 と小さいなら，問題ありと考えた方がよい．

たとえば

(1) 線形モデル自身が頓珍漢で，x_{ij} が不安定である．あるいは，y_i や x_{ij} を変換，加工する必要がある．

(2) 大切な症状スコアを x_{ij} に取り込んでいないのに，概括にあたってはその情報が大いに利用されている．

(3) 個々の医師—患者の組合わせで，重視している症状がまちまちで，"勘ぴゅーたー"の特性が異なり，さらに，これが不安定である．

(4) もともと症状がなくて，$0 \to 0$ が不変 0 と記録されている部分が多い．

いずれにしても，$\hat{y}_i = \hat{\beta}_0 + \hat{\beta}_1 x_{i1} + \cdots + \hat{\beta}_p x_{ip}$ と予測値を求め，$P_i\{\hat{y}_i, y_i\}$ ないし $P_i\{\hat{y}_i, e_i = y_i - \hat{y}_i\}$ などのプロットをつくると，全般的に概括評価が

9.3 変数の選択

緩んでいる．y_i の大きさで，くいちがいの大きさが異なり一定の傾向がある，特定の施設なり医師なりによる評価が一定のずれを示す，いくつかの外れ値が存在する等々の手がかりが得られるであろう．二重盲検法などの場合，評価方式は本質的に薬に左右されないものであるから，こうした吟味は，薬剤の割付を明らかにする以前（キーオープン前）に行なえる．

外れ値については，原データにあたり，誤りがないかどうか，特別なコメントがないかどうかをしらべ，修正するものは修正し，あらためて予測式をつくり，逐次的に検討することが手堅いであろう．こうした扱いは，平均的には，まっとうな概括評価が行なわれているという前提に立っている．評価規準そのものの検討となれば，もう少し手の込んだことを必要とするであろう．

症状スコアが，不変，やや改善，改善などの場合，ダミー変数や数量化の利用が正攻法であろうが，やや力ずくで，$x_{ij}=1,2,3$ などとおいても，それほど大きな失敗はないであろう．症状が $0 \to 0$ の場合も，こうしたデータが 10% 程度以下なら，$x_{ij}=0$ としても，概括評価のチェックなどには，一応はさしつかえないであろうが，やはり，ダミー変数や数量化の利用も考えるがよい．

欠測データは，本来は出ないように努力をするのがたてまえであっても，現実には不可避と考えるべきであろう．原則をいえば，x_{ij} が欠けているとき，重回帰分析では，第 i 例を除いて扱うか，第 j 項目を除いて扱うことになる．第 i 例を除いて計算し，$\hat{x}_{ij}$ を予測してうめるとか，積和をつくるときに，この x_{ij} だけを特別扱いするとかの工夫もできるかもしれない．変数選択で p を q におとしたとき，第 j 項目が含まれないという場合もあろう．データ行列 $\boldsymbol{X} = [\boldsymbol{x}_{\cdot 1} \cdots \boldsymbol{x}_{\cdot p}] = [\boldsymbol{x}_{1\cdot} \cdots \boldsymbol{x}_{n\cdot}]'$ を縦にみたとき，横にみたとき，10-20% をこえる欠測値があれば，一般には，その列，行を省いた方が無難かもしれない．

予測値は $\hat{\boldsymbol{y}} = \boldsymbol{X}\hat{\boldsymbol{\beta}}$, $\hat{y}_i = \hat{\beta}_0 + \hat{\beta}_1 x_{i1} + \cdots + \hat{\beta}_p x_{ip}$ であるが，ここでは $\boldsymbol{X}, \hat{\boldsymbol{\beta}}$ に定数項を含めておく．$\boldsymbol{y} \in \boldsymbol{R}^n$ を $\hat{\boldsymbol{y}} \in \boldsymbol{R}_X\{\boldsymbol{X}\}$ に映す射影子は $\boldsymbol{P} = \boldsymbol{X}[\boldsymbol{X}'\boldsymbol{X}]^{-1}\boldsymbol{X}'$ であるが，(i) $\boldsymbol{P}' = \boldsymbol{P}$, (ii) $\boldsymbol{P}^2 = \boldsymbol{P}$, (iii) $\boldsymbol{z} \in \boldsymbol{R}_x$ のとき $\boldsymbol{Pz} = \boldsymbol{z}$ などである．$\hat{\boldsymbol{y}} = \boldsymbol{Py}$, $\hat{\boldsymbol{y}}' = \boldsymbol{y}'\boldsymbol{P}$ で，$\boldsymbol{y}$ と $\hat{\boldsymbol{y}}$ に関する平方和，積和は

$$S_{yy} = \boldsymbol{y}'\boldsymbol{y} - (\boldsymbol{j}'\boldsymbol{y})^2 \boldsymbol{n}^{-1}$$
$$S_{\hat{y}\hat{y}} = \hat{\boldsymbol{y}}'\hat{\boldsymbol{y}} - (\boldsymbol{j}'\boldsymbol{P}\boldsymbol{y})^2 \boldsymbol{n}^{-1} = \boldsymbol{y}'\boldsymbol{P}\boldsymbol{y} - (\boldsymbol{y}'\boldsymbol{P}\boldsymbol{j})^2 \boldsymbol{n}^{-1} \tag{9.26}$$
$$S_{y\hat{y}} = \boldsymbol{y}'\hat{\boldsymbol{y}} - (\boldsymbol{j}'\boldsymbol{y})(\boldsymbol{j}'\boldsymbol{P}\boldsymbol{y})\boldsymbol{n}^{-1} = \boldsymbol{y}'\boldsymbol{P}\boldsymbol{y} - (\boldsymbol{j}'\boldsymbol{y})(\boldsymbol{y}'\boldsymbol{P}\boldsymbol{j})\boldsymbol{n}^{-1}$$

となるが,$\boldsymbol{y}'\boldsymbol{P}\boldsymbol{y} = \boldsymbol{y}'\boldsymbol{j} = \boldsymbol{j}'\boldsymbol{y}$, $\boldsymbol{j} \in \boldsymbol{R}_x$, であり,$S_{\hat{y}\hat{y}} = S_{y\hat{y}}$, および $\sum \hat{y}_i = \sum y_i$ で $\bar{\hat{y}} = \bar{y}$ である.

観測値を縦軸,予測値を横軸にとり,y の $\hat{y}$ に対する回帰直線を求めると,$y = \bar{y} + S_{y\hat{y}}/S_{\hat{y}\hat{y}} (\hat{y} - \bar{\hat{y}}) = \hat{y}$ となり,切片は 0 で,勾配は 1 になる.y と $\hat{y}$ を逆にとると y, $\hat{y}$ の単相関係数は R であり,$R^2 = (S_{y\hat{y}}/S_{\hat{y}\hat{y}}) \times (S_{y\hat{y}}/S_{yy}) = (S_{y\hat{y}}/S_{yy})$ で,回帰直線は $\hat{y} = \bar{\hat{y}} + R^2(y - \bar{y}) = (1 - R^2)\bar{y} + R^2 y$ となる.

すなわち,y と $\hat{y}$ の回帰直線に関して

$$y = \hat{y} \qquad (\hat{y} \text{ の直線上の } y)$$
$$\hat{y} = (1 - R^2)\bar{y} + R^2 y \qquad (y \text{ の直線上の } \hat{y}) \tag{9.27}$$

となる.

9.4 ダミー変数の利用

説明変数が,軽・中・重とか,小・中・大のように順序をもった分類であれば $x_{ij} = 0, 1, 2$ とか $1, 2, 3$ のように機械的に数値を与えて,およそのところは間に合うが,軽と中の間隔を 1 として,中と重の間隔も 1 とするあたりは多少とも気がかりである.そうかといって $x_{ij} = 0, 1, 4$ としても根本的な解決にはならない.ましてや,病型 I, II, III とか,地区 A, B, C のように,順序に並べられない場合は,$x_{ij} = 0, 1, 2$ は意味がない.このようなデータに対して,ダミー変数を利用することがある.目的変数にダミー変数を利用することもある.

説明変数が 2 つのカテゴリーをもった分類値のとき,順序のあり,なしに関係なく,$x_{ij} = 0, 1$; $-1, +1$; $1, 2$ などで示すことができる.男女についていえば,男 (M) で 0,女 (F) で 1 とする.いま第 1 変数が性別で,他はメトリックな変数であるとき,$\hat{y}_i = \hat{\beta}_0 + \hat{\beta}_1 x_{i1} + \left\{\hat{\beta}_2 x_{i2} + \cdots + \hat{\beta}_p x_{ip}\right\}$ において,$a = \{x_{i2}, \cdots, x_{ip}\}$ を固定してみれば

$$\begin{cases} \hat{y}_{\mathrm{M}} = \hat{\beta}_0 + \hat{\beta}_1 \times 0 + a \\ \hat{y}_{\mathrm{F}} = \hat{\beta}_0 + \hat{\beta}_1 \times 1 + a \end{cases}$$

となり，$\hat{y}_{\mathrm{M}} - \hat{y}_{\mathrm{F}} = \hat{\beta}_1$ で，男を基準にした性差が $\hat{\beta}_1$ となる．ここで性差に関心があるなら，共分散分析の扱いになり，$\{x_{i2}, \cdots, x_{ip}\}$ は共変量 (covariate) と呼ばれる．性差 $\hat{\beta}_1$ が意味をもつには，男女に分割したデータで，共変量のパラメータ $\{\hat{\beta}_2, \cdots, \hat{\beta}_p\}$ がほぼ等しくなければならない．たとえば $\hat{y}_i = \hat{\beta}_0 + \hat{\beta}_1 x_{i1} + \hat{\beta}_2 x_{i2}$ で，第 2 変数が年齢ならば，$\boldsymbol{y}$ は $\boldsymbol{x}_2$ と直線関係にあり，男では切片が $\hat{\beta}_0$，女では切片が $(\hat{\beta}_0 + \hat{\beta}_1)$ となり，男女それぞれで $\hat{\beta}_2$ が共通で平行であれば，ここでいう性差 $\hat{\beta}_1$ が明瞭な意味をもつ．ところが，男女で $\hat{\beta}_2$ が異なるなら，$\boldsymbol{y}$ と $\boldsymbol{x}_2$ の関係に，より本質的な性差があり，男女別々の回帰直線は交差して，若年と老年で，性別に関して $\boldsymbol{y}$ が逆転する．

説明変数が，0, 1 の 2 つではなしに，一般に c カテゴリーとなったときは，$(c-1)$ 個のダミー変数を用意する．これらは 0 か 1 の値をとるが，$c = 3, 4$ の場合，次表のように 0, 1 を定める．

	A	B	C
x_{i1}	0	1	0
x_{i2}	0	0	1

	A	B	C	D
x_{i1}	0	1	0	0
x_{i2}	0	0	1	0
x_{i3}	0	0	0	1

一般に $[\boldsymbol{0}\,\boldsymbol{I}]$
$(c-1) \times c$

3 カテゴリーの場合，ダミー変数以外を固定すると

$$\begin{cases} \hat{y}_A = \hat{\beta}_0 + 0 + 0 + a \\ \hat{y}_B = \hat{\beta}_0 + \hat{\beta}_1 + 0 + a \\ \hat{y}_C = \hat{\beta}_0 + 0 + \hat{\beta}_2 + a \end{cases} \qquad (9.28)$$

となり，$\hat{\beta}_1$ は A に対する B，$\hat{\beta}_2$ は A に対する C，$(\hat{\beta}_2 - \hat{\beta}_1)$ は B に対する C の効果を示す．変数選択にあたっては，$\{x_{i1}, x_{i2}\}$ をセットにして扱うと解釈はしやすいであろう．本来，A, B, C に順序があるのに，パラメータからみると逆転していることもある．1 つの手はカテゴリーを合わせて (A, B), C などとして解析しなおすことである．

特殊なダミー変数の利用として，図 9.2 のような折れ線回帰式を考えてみ

る．反応 y は，x_* までの前半の直線と，それに続く後半の直線によって表現されている．x_* が不明確ならば，逐次的に追いつめてみる必要もあろう．もっとも単純には，前半の式と後半の式を別個に求める方法であるが，ここではダミー変数に馴れる目的で一括して扱い，折れ目 x_B の推定をしてみる．

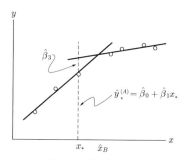

図 9.2 折れ線回帰式

まず前半に，$\hat{y}_i^{(A)} = \hat{\beta}_0 + \hat{\beta}_1 x_i, x_i \leq x_*$ をあてはめる．つぎに後半は，x_i を x_* から測りなおし，切片を $\hat{y}_i^{(A)} + \hat{\beta}_3 = \hat{\beta}_0 + \hat{\beta}_1 x_* + \hat{\beta}_3$ とし，勾配を $\hat{\beta}_2$ とし，$\hat{y}_i^{(B)} = \hat{\beta}_0 + \hat{\beta}_1 x_* + \hat{\beta}_3 + \hat{\beta}_2 (x_i - x_*)$，$x_i > x_*$ とする．

前後半を通じての回帰式を

$$y_i = \beta_0 + \beta_1 x_{i1} + \beta_2 x_{i2} + \beta_3 x_{i3} + \varepsilon_i \tag{9.29}$$

と書くとき，折れ目が x_* をすぎて，つぎの x_{*+1} 以前に生じるならば

(1) β_0 に対応する x_{i0} は式に出ていないが，すべて 1．
(2) x_{i1} は $x_{i1} = x_i, x_i \leq x_*$，後半はすべて $x_{i1} = x_*$．
(3) x_{i2} は前半 $x_i \leq x_*$ はすべて 0，後半は $x_{i2} = x_i - x_*$．
(4) x_{i3} は前半 $x_i \leq x_*$ はすべて 0，後半はすべて 1．

と約束する．

折れ目についての推定値を $\hat{x}_B$ とすれば

$$\hat{\beta}_0 + \hat{\beta}_1 / \hat{x}_B = \hat{\beta}_0 + \hat{\beta}_1 x_* + \hat{\beta}_3 + \hat{\beta}_2 (\hat{x}_B - x_*)$$

が成立するから

$$\hat{x}_B = x_* + \frac{\hat{\beta}_3}{\hat{\beta}_1 - \hat{\beta}_2}, \quad \hat{y}_B = \hat{\beta}_0 + \hat{\beta}_1 \hat{x}_B \tag{9.30}$$

平均値からのゆれを Δ で示し，x_* は定数であるから除き，$d = \left(\hat{\beta}_1 - \hat{\beta}_2\right)$ とおき

$$\Delta_B = \frac{\Delta_3}{d^2} - \frac{\Delta_1 \hat{\beta}_3}{d^2} + \frac{\Delta_2 \hat{\beta}_3}{d^2}$$

$$\Delta_B^2 = \frac{\Delta_3^2}{d^2} - \frac{\hat{\beta}_3^2 \Delta_1^2}{d^4} + \frac{\hat{\beta}_3^2 \Delta_2^2}{d^4} - \frac{2\hat{\beta}_3 \Delta_1 \Delta_3}{d^3} + \frac{2\hat{\beta}_3 \Delta_2 \Delta_3}{d^3} - \frac{2\hat{\beta}_3^2 \Delta_1 \Delta_2}{d^4}$$

とし，期待値をとり，V_j で分散，C_{kj} で共分散を示すと

$$V\{\hat{x}_B\} \simeq \frac{\hat{\beta}_3^2}{\left(\hat{\beta}_1 - \hat{\beta}_2\right)^4} (V_1 + V_2 - 2C_{12}) + \frac{2\hat{\beta}_3}{\left(\hat{\beta}_1 - \hat{\beta}_2\right)^3} (C_{23} - C_{13}) + \frac{V_3}{\left(\hat{\beta}_1 - \hat{\beta}_2\right)^2} \tag{9.31}$$

として，折れ目 $\hat{x}_B$ の分散が与えられる．

[例 9.4] 日中オキシダント量 (ppm) と目の痛みの訴症率 (%) の関係について，ホッケー・スティック回帰モデル（低用量で水平で閾値用量から右上がりの直線になる回帰モデル）とプロビットモデルによって安全な量の議論が行なわれている．

オキシダント量 x_i と訴症率 y_i とは，変換の問題や，ばらつきの問題が絡み，おそらく本来的に曲線関係になるであろうが，折れ線のあてはまりそうな $n = 7$ について式 (9.29) をあてはめてみる．

単純な H モデルでは

$$\begin{bmatrix} y_1 \\ \vdots \\ \\ \vdots \\ \\ y_n \end{bmatrix} = \begin{bmatrix} 1 & 0 & 0 \\ \vdots & \vdots & \vdots \\ 1 & 0 & 0 \\ 0 & 1 & x_{*+1} \\ \vdots & \vdots & \vdots \\ 0 & 1 & x_n \end{bmatrix} \begin{bmatrix} \beta_0 \\ \beta_1 \\ \beta_2 \end{bmatrix} + \boldsymbol{\varepsilon}$$

とし，x_* までは定数的な y_i を考える．式 (9.29) のモデルでは

$x_i{}^*$	x_{i0}	x_{i1}	x_{i2}	x_{i3}	$y_i{}^*$	$\hat{y}_i$	$SE\{\hat{y}_i\}$
40	1	40	0	0	50	50.52	0.736
65	1	65	0	0	54	53.25	0.493
90	1	90	0	0	56	55.98	0.478
120$_*$	1	120	0	0	59	59.25	0.766
170	1	120	50	1	69	69.50	0.816
220	1	120	100	1	92	91.00	0.516
270	1	120	150	1	112	112.50	0.816

* x_i は $1000 \times$ ppm, y_i は $10 \times \%$ として示す．$x_* = 120$ とする．

$S_{yy} = 3221$, $S_\beta = 3219$, $V_R = 0.799$, $[7-4=3]$ などが求められ，パラメータについて

j	0	1	2	3
$\hat{\beta}$	46.162	0.109	0.430	-11.249
$SE\{\hat{\beta}\}$	1.269	0.015	0.013	1.566

$\boldsymbol{X}$ に β_0 の $\boldsymbol{j}$ を含めて，$V\{\boldsymbol{\beta}\}$ は

$$
V_R \left[\boldsymbol{X}' \boldsymbol{X} \right]^{-1} = \begin{array}{c} \\ \end{array} \begin{array}{cccc} \beta_0 & \beta_1 & \beta_2 & \beta_3 \\ \left[\begin{array}{cccc} 1.609 & -0.018 & 0.000 & 0.538 \\ & 0.00023 & 0.000 & -0.0094 \\ & & 0.00016 & -0.016 \\ & & & 2.452 \end{array} \right] & \begin{array}{c} \beta_0 \\ \beta_1 \\ \beta_2 \\ \beta_3 \end{array} \end{array}
$$

折れ目について，$d = \hat{\beta}_1 - \hat{\beta}_2 = -0.321$ を用い

$$
\hat{x}_B = 120 + \frac{\hat{\beta}_3}{d} = 120 + 35.0 = 155, \ 120 < 155 < 170
$$

$$
\hat{y}_B = 46.162 + 0.109 \times \hat{x}_B = 63.07
$$

$$
V\{\hat{x}_B\} \simeq \frac{-11.249^2}{d^4}(0.00023 + 0.00016)
$$

$$
+ \frac{-2 \times 11.249}{d^3}(-0.016 + 0.0094) + \frac{2.452}{d^2} = 23.9
$$

$$
SE\{\hat{x}_B\} \simeq 4.890
$$

となる．$t_{0.05}[3] = 3.182$ を用い，折れ目の 95% 信頼限界は

$$
\mu_{BL} = 155 - 3.182 \times 4.890 = 139.5
$$

$$
\mu_{BU} = 155 + 3.182 \times 4.890 = 170.6
$$

となる．安全側に立てば，オキシダント量が 0.14 ppm あたりから，障害が目立ちはじまると考えられる．

考え方を変えて，前半と後半を

$$
y_i^{(A)} = \beta_0 + \beta_1 x_i + \varepsilon_i
$$

$$
y_i^{(B)} = \beta_2 + \beta_3 x_i + \varepsilon_i
$$

とみた場合，データ行列は簡単になる．すなわち

$$\boldsymbol{X} = \begin{bmatrix} 1 & x_1 & 0 & 0 \\ \vdots & \vdots & \vdots & \vdots \\ 1 & x_* & 0 & 0 \\ 0 & 0 & 1 & x_{*+1} \\ \vdots & \vdots & \vdots & \vdots \\ 0 & 0 & 1 & x_n \end{bmatrix} \tag{9.32}$$

を用い

$$\hat{x}_B = \frac{\hat{\beta}_0 - \hat{\beta}_2}{\hat{\beta}_3 - \hat{\beta}_1} = \frac{46.162 - (-3.600)}{0.430 - 0.109} = 155 \tag{9.33}$$

としても折れ目がつかまり，これでも $SE\{\hat{x}_B\} \cong 4.89$ となる．

9.5 共分散分析モデル

　前節の式 (9.28) の形式で，共変量をならして説明変数での分類カテゴリー間の比較を行なうと共分散分析になる．ここでは，共変量が1種類であり，分類値のカテゴリーが a 個ある場合を考えるが，共変量を考えなければ，a 水準の一元配置にほかならない．反応 y が，初期値 x と直線関係にあるとき，図 9.3 にみるように，本来のばらつきは，各水準での直線のまわりについて考えるべきものになる．いずれにしても，この種のデータのプロットには情報が多い．

　共変量を無視した一元配置ではデータを y 軸上において考えるので，各群内のばらつきは大きくなり，群間の差をみるときのノイズは，共変量との直線関係を考慮したときよりも不当に大きくなり，比較の感度は悪くなる．さらに，共変量の分布が図 9.3 のようにずれていると，一元配置での比較は，明らかに不公平になるであろう．また，各群ごとに y と x との直線関係が非平行的であれば，このこと自体が，群間に差があることを意味する．

　すなわち，このような共変量を利用した**共分散分析** (ANCOVA) では
　(1) y のばらつきのうち，x で説明できる部分を除いて，本来のより小さな

9.5 共分散分析モデル

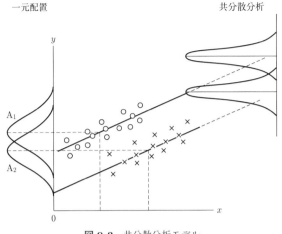

　　　　　　　　一元配置　　　　　　　　　　共分散分析

図 9.3 共分散分析モデル

誤差相当のノイズを用いて処理効果を検討し，推論の感度をあげることができる．

(2) 無作為割りつけの場合には可能性が少ないであろうが，x に関して処理群間に偏りが生じると，y にも偏りが生じる．この場合，たとえば x の全平均値 $\bar{x}$ において処理効果を比較することで，公平性が保証できる．

(3) y と x の関係をしらべ，これが群によって異なるなら，そのこと自身が群間に差があることの情報であり，処理効果について，一歩踏みこんだ検討ができる．

共変数 x を含む一元配置のデータ y について，$A_1, \cdots, A_i, \cdots, A_a$ の水準にそれぞれ r_i のくり返しがあり，$n = \sum_i r_i$ が全観測単位になる．y に関しての水準和 T_i，総和 T_G，x と y の水準での平均値 $\bar{x}_i, \bar{y}_i$，全平均値 $\bar{x}_., \bar{y}_.$ などを約束しておく．これまでの重回帰分析での表記法と少し異なるので注意を要する．分散分析と回帰分析の手法ないし習慣が混合して用いられるが，以下のモデルを用意する．

$$\begin{aligned}
\Omega_1 &: y_{ij} = \eta + \varepsilon_{ij} \\
\Omega_2 &: y_{ij} = \eta + \beta_0 \left(x_{ij} - \bar{x}_{..}\right) + \varepsilon_{ij} \\
\Omega_3 &: y_{ij} = \eta + \alpha_i + \beta \left(x_{ij} - \bar{x}_i\right) + \varepsilon_{ij} \\
\Omega_4 &: y_{ij} = \eta + \alpha_i + \beta_i \left(x_{ij} - \bar{x}_i\right) + \varepsilon_{ij}
\end{aligned} \tag{9.34}$$

ここに,x_{ij}, y_{ij} は第 i 水準の第 j 番目の観測データである.

各モデルについて正規方程式をつくり,パラメータを推定し,残差平方和を求めるが,一般に,$\boldsymbol{y} = \boldsymbol{X\beta} + \boldsymbol{\varepsilon}$ につき,$[\boldsymbol{X'X}]^{-1}\hat{\boldsymbol{\beta}} = \boldsymbol{X'y}$,$S_R = \boldsymbol{y'y} - \hat{\boldsymbol{\beta}}'\boldsymbol{X'y}$ である.$\sum$ は n 個の和であるが,まぎらわしいときには添え字で指定する.

$$\begin{aligned}
\Omega_1 &: n\hat{\eta} = T_G, \quad \hat{\eta} = \bar{y} \\
S_{1R} &= \sum y_{ij}^2 - n\bar{y}_{..}^2 = S_{yy} \; [n-1], \quad n\bar{y}_{..}^2 = \text{CF}
\end{aligned} \tag{9.35}$$

$$\begin{aligned}
\Omega_2 &: n\hat{\eta} = T_G, \quad \hat{\eta} = \bar{y} \\
\hat{\beta}_0 S_{xx} &= S_{xy}, \quad \hat{\beta}_0 = S_{xy}/S_{xx} \\
S_{2R} &= \sum y_{ij}^2 - n\bar{y}_{..}^2 - \hat{\beta}_0 S_{xy} = S_{yy} - S_{xy}^2/S_{xx} \; [n-2]
\end{aligned} \tag{9.36}$$

$$\begin{aligned}
\Omega_3 : &\sum_i r_i \alpha_i = 0 \\
&n\hat{\eta} = T_G, \quad \hat{\eta} = \bar{y}. \\
&r_i\hat{\eta} + r_i\hat{\alpha}_i = T_i = r_i\bar{y}_i, \quad \hat{\alpha}_i = \bar{y}_i - \bar{y}. \\
&\sum_i S_{xx}^{(i)} \hat{\beta} = \sum_i S_{xy}^{(i)}, \quad \hat{\beta} = \sum_i S_{xy}^{(i)} / \sum_i S_{xx}^{(i)} \\
&S_{3R} = \sum y_{ij}^2 - n\bar{y}_{..}^2 - \sum_i \hat{\alpha}_i r_i \bar{y}_i - \hat{\beta}_0 \sum_i S_{xy}^{(i)} \\
&\quad = S_{yy} - \left(\sum_i \frac{T_i^2}{r_i} - \mathrm{CF}\right) - \frac{\left(\sum_i S_{xy}^{(i)}\right)^2}{\sum_i S_{xx}^{(i)}} \\
&\quad = S_{yy} - S_A - \frac{\left(\sum_i S_{xy}^{(i)}\right)^2}{\sum_i S_{xx}^{(i)}} \qquad [n-a-1]
\end{aligned} \tag{9.37}$$

$$\begin{aligned}
\Omega_4 : &\sum_i r_i \alpha_i = 0 \\
&n\hat{\eta} = T_G, \quad \hat{\eta} = \bar{y}. \\
&r_i\hat{\eta} + r_i\hat{\alpha}_i = T_i = r_i\bar{y}_i, \quad \hat{\alpha}_i = \bar{y}_i - \bar{y}. \\
&S_{xx}^{(i)} \hat{\beta}_i = S_{xy}^{(i)}, \quad \hat{\beta}_i = S_{xy}^{(i)} / S_{xx}^{(i)} \\
&S_{4R} = \sum y_{ij}^2 - n\bar{y}_{..}^2 - \sum_i \hat{\alpha}_i r_i \bar{y}_i - \sum_i \hat{\beta}_i S_{xy}^{(i)} \\
&\quad = S_{yy} - S_A - \sum_i \frac{\left(S_{xy}^{(i)}\right)^2}{S_{xx}^{(i)}} = S_R \qquad [n-2a]
\end{aligned} \tag{9.38}$$

ついで，各モデル間のパラメータの差を考えながら，各種の平方和を求める．

Ω_1 に，全体を通じての直線 β_0 を加えると Ω_2 である．式 (9.35), (9.36) の残差平方和とその自由度について

$$S_{\beta_0} = S_{1R} - S_{2R} = \frac{S_{xy}^2}{S_{xx}} \quad [1] \tag{9.39}$$

共通の勾配 β によって修正した処理効果は，式 (9.36), (9.37) から

$$S_{AA} = S_{2R} - S_{3R} = S_A + S_\beta - S_{\beta 0}$$

$$= \left(\sum_i \frac{T_i^2}{r_i} - \mathrm{CF} \right) + \frac{\left(\sum_i S_{xy}^{(i)} \right)^2}{\sum_i S_{xx}^{(i)}} - \frac{S_{xy}^2}{S_{xx}} \quad [a-1] \tag{9.40}$$

非平行性は式 (9.37), (9.38) から

$$S_D = S_{3R} - S_{4R} = S_{\beta i} - S_\beta$$

$$= \sum_i \frac{\left(S_{xy}^{(i)} \right)^2}{S_{xx}^{(i)}} - \frac{\left(\sum_i S_{xy}^{(i)} \right)^2}{\sum_i S_{xx}^{(i)}} \quad [a-1] \tag{9.41}$$

ここに回帰に関する 3 種類の平方和が出てまぎらわしいが, (i) $S_{\beta 0}$ は全体についての積和, 平方和から求めた, 全体を通じての直線性, (ii) S_β は各水準ごとの積和, 平方和を求め, プールしたうえで計算した, 共通勾配の直線性, (iii) $S_{\beta i}$ は, 各水準ごとの直線性を求めたうえ, プールしたものである. 以上を分散分析表にまとめると

要因	SS	Df	Ms
β_0：全体の直線性	S_{xy}^2 / S_{xx}	1	$V_{\beta 0}$
AA：修正処理効果	$S_A + (\sum_i S_{xy}^{(i)})^2 / \sum_i S_{xx}^{(i)} - S_{xy}^2 / S_{xx}$	$a-1$	V_{AA}
β_1：非平行性	$\sum_i \{(S_{xy}^{(i)})^2 / S_{xx}^{(i)}\} - (\sum_i S_{xy}^{(i)})^2 / \sum_i S_{xx}^{(i)}$	$a-1$	V_D
R：残差	$S_{yy} - S_A - \sum_i \{(S_{xy}^{(i)})^2 / S_{xx}^{(i)}\}$	$n - 2a$	V_R
Y：全体	S_{yy}	$n-1$	-

まず y と x との関係が共通の勾配 $\hat{\beta}$ で示せるかどうかをみるため, 非平行性の項を用い, 少なくとも

$$F_0 = \frac{V_D}{V_R} < F_\alpha [a-1, \ n-2a] \tag{9.42}$$

であれば, 消極的に $\hat{\beta}$ を採用する. これが有意になれば, 処理ごとに特有な y と x との関係があるものと考え, その生物学的な意味を吟味することになろ

う.

共通の勾配が利用できるなら，残差分散を

$$V_{R^*} = \frac{S_D + S_R}{n-a-1} = \frac{S_{yy} - S_A - S_\beta}{n-a-1} = \frac{S_{R(A)} - S_\beta}{n-a-1} \tag{9.43}$$

と更新する．この残差分散を用いて

$$F_0 = \frac{V_{AA}}{V_{R^*}} \geq F_\alpha\left[a-1,\ n-a-1\right] \tag{9.44}$$

となれば，共変数による直線関係を修正したうえで，A_i の少なくとも 1 つが他とは異なった効果をもつと考える．ただし

$$F_0 = \frac{S_\beta}{V_{R^*}} < F_\alpha\left[1,\ n-a-1\right] \tag{9.45}$$

の場合には，y と x の直線関係が不明瞭で，修正の意義は薄れる．

いま，A_i について，式 (9.34) の Ω_3 にパラメータの推定値を入れると

$$\hat{y}_{ij} = \bar{y}_i + \hat{\beta}\left(x_{ij} - \bar{x}_i\right)$$

ここで，共変量を全平均値 $\bar{x}.$ に留めて，共通の土俵で A_i での反応をみれば

$$\begin{aligned}\hat{y}_{i\cdot} &= \bar{y}_i + \hat{\beta}\left(\bar{x}. - \bar{x}_i\right)\\ V\{\hat{y}_{i\cdot}\} &= \sigma^2 \left\{\frac{1}{r_i} + \frac{(\bar{x}. - \bar{x}_i)^2}{\sum_i S_{xx}^{(i)}}\right\}\end{aligned} \tag{9.46}$$

また，対比を考えると，$\sum c_i = 0$ として

$$\begin{aligned}\hat{\varphi} &= \sum_i c_i \hat{y}_{i\cdot} = \sum_i c_i \bar{y}_i - \hat{\beta}\sum_i c_i \bar{x}_i\\ V\{\hat{\varphi}\} &= \sigma^2 \left\{\sum_i \frac{c_i^2}{r_i} + \left(\sum_i c_i \bar{x}_i\right)^2 \frac{1}{\sum_i S_{xx}^{(i)}}\right\}\end{aligned} \tag{9.47}$$

となる．$r_i = r$ と同じくり返し数であっても一般に式 (9.46) の $V\{\hat{y}_{i\cdot}\}$ は A_i で異なるので，$H_0: \varphi = 0,\ H_1: \varphi \neq 0$ の検定は Scheffé 型とし

$$F_0 = \frac{\hat{\varphi}^2}{V_{R^*} \left\{ \sum_i \frac{c_i^2}{r_i} + \frac{\left(\sum_i c_i \bar{x}_i\right)^2}{\sum_i S_{xx}^{(i)}} \right\}} \geq (a-1) F_\alpha [a-1,\ n-a-1] \quad (9.48)$$

のときに有意とすることが無難であろう.

[例 9.5] プラセボ A_1, 降圧剤 A_2, A_3 を用い, 平均血圧での降圧高 y mmHg と初期値 -100 を y mmHg で記録した. $r = 5$ である.

A_1	y_{1j}	x_{1j}	A_2	y_{2j}	x_{2j}	A_3	y_{3j}	x_{3j}
	18	35		14	23		38	51
	7	26		19	15		23	31
	4	13		29	36		20	12
	11	19		28	50		26	24
	17	49		11	11		28	43
	57	142		101	135		135	161

前節の分散分析表を目標にして考えるが, まず y_{ij} だけで, x_{ij} を無視した場合に

$$S_{yy} = 1211.7,\ S_A = 611.7\ [2],\ S_{R(A)} = 600\ [12]$$
$$V_A = 305.9,\quad V_{R(A)} = 50.0$$

で, 処理効果の均一性につき $F_0 = V_A/V_{R(A)} = 6.117 < F_{0.01}[2,\ 12] = 6.927$ で, 1% 水準では有意ではないが, $F_0 > F_{0.05}[2,\ 12] = 3.885$ と 5% 水準で有意である. y と x とをプロットすると, 明らかに直線性を認める.

9.5 共分散分析モデル

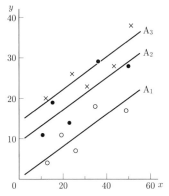

図 9.4 共変量を考えたプロット

$$S_{xx} = 2844,\ S_{xy} = 1241$$

$$S_{xx}^{(1)} = 799,\ S_{xx}^{(2)} = 1026,\ S_{xx}^{(3)} = 947$$

$$S_{xy}^{(1)} = 287,\ S_{xy}^{(2)} = 445,\ S_{xy}^{(3)} = 372$$

$$\sum_i S_{xx}^{(i)} = 2772,\ \sum_i S_{xy}^{(i)} = 1104$$

$$S_{\beta 0} = 542$$

$$S_{AA} = S_A + 440\,(= S_\beta) - S_{\beta 0} = 510$$

$$S_D = 442\,(= S_{\beta i}) - S_\beta = 2.52$$

$$S_R = S_{yy} - S_A - S_{\beta i} = 158$$

以上の結果から

要因	SS	Df	Ms	F
β_0	542	1	542	–
AA	510	2	255	$F_0 = V_{AA}/V_{R^*} = 17.51$
D	2.52	2	1.263	$V_{R^*} = \frac{S_D + S_R}{2+9} = 14.6$
R	158	9	17.51	
Y	1212	14	–	–

非平行性は $V_D < V_R$ で無視できるので，V_{R^*} に更新し，修正ずみの処理効果の均一性につき $F_0 = 17.507 > F_{0.01}[2,\ 11] = 7.206$ となり，処理効果の

比較は x を無視した場合より，ずっと高感度になっている．$S_\beta/V_{R^*} = 25.114$ と，共通勾配の影響は大きい．なお $\hat{\beta} = 1104/2772 = 0.398$ と推定される．

$$\bar{x}_1 = 28.4, \quad \bar{x}_2 = 27.0, \quad \bar{x}_3 = 32.2$$
$$\bar{y}_1 = 11.4, \quad \bar{y}_2 = 20.2, \quad \bar{y}_3 = 27.0$$

を用い，あらゆるペアとして，修正した処理効果を比べるとき，$\{c_1, c_2, c_3\} = \{-1, +1, 0\}$ の形式の対比係数を用いる．$|\hat{\varphi}_{ii'}| = \left|(\bar{y}_i - \bar{y}_{i'}) - \hat{\beta}(\bar{x}_i - \bar{x}_{i'})\right|$ は

$$\hat{\varphi}_{12} = 9.358, \quad \hat{\varphi}_{13} = 14.09, \quad \hat{\varphi}_{23} = 4.73$$
$$F_0 = 15.00, \quad F_0 = 33.64, \quad F_0 = 3.748$$

で，$2 \times F_{0.01}[2, 11] = 2 \times 7.206$ と比べ，A_1 は A_2, A_3 と異なる．

ダミー変数 x_{i1}, x_{i2} を加え，初期値を x_{i3} とあらためて書きなおしてみる．すなわち各 A_i でのデータは

$$\{0, 0, 35, 18\}, \quad \{1, 0, 23, 14\}, \quad \{0, 1, 51, 38\}$$
$$\vdots \qquad \qquad \vdots \qquad \qquad \vdots$$
$$\{0, 0, 49, 17\}, \quad \{1, 0, 11, 11\}, \quad \{0, 1, 43, 28\}$$

となり，ダミー変数の組は A_1 で $\{0, 0\}$，A_2, A_3 で $\{0, 1\}$ をとる．これについて β_1, β_2 を最後に取り込む方式で重回帰分析を行ない，整理すると

要因	SS	Df	Ms	$\hat{\beta}$	偏 t^2
$\beta_1 : A_1 - A_2$	}509.79	1	}254.89	9.358	15.009
$\beta_2 : A_1 - A_3$		1		14.086	33.634
$\beta_3 :$ 回帰	541.79	1	541.79	0.398	-
$R :$ 残差	160.15	11	$14.56 (= V_{R^*})$	-	-
$Y :$ 全体	1211.73	14	-	-	-

まず残差項は，非平行性と本来の残差の和になり，平行性の前提のもとでの V_{R^*} になる．偏 t 値の 2 乗は，$\hat{\varphi}_{12}, \hat{\varphi}_{12}$ の検定に用いた F_0 のそれぞれの値になっているが，$\hat{\beta}_1 = \hat{\varphi}_{12}, \hat{\beta}_2 = \hat{\varphi}_{13}$ である．ここには $\hat{\varphi}_{23}$ はないが，これは，$\hat{\beta}_2 - \hat{\beta}_1 = 4.729$ と求められる．$V_R[\boldsymbol{X'X}]^{-1}$ の要素から

9.5 共分散分析モデル

$$\hat{V}\left\{\hat{\beta}_2 - \hat{\beta}_1\right\} = V_2 + V_1 - 2C_{12} = 5.899 + 5.834 - 2 \times 2.884 = 5.966$$

したがって $\hat{\varphi}_{23}$ についての $F_0 = 4.729^2/5.966 = 3.748$ が求められる．さらに $S_{\beta 1} + S_{\beta 2} = 509.79 = S_{AA}$ である．

$\boldsymbol{y} = \boldsymbol{X\beta} + \boldsymbol{\varepsilon}$ のモデルで，推定値 $\hat{\boldsymbol{\beta}}$ を得るが，その分散，共分散は $V_R\left[\boldsymbol{X}'\boldsymbol{X}\right]^{-1}$ に与えられている．ときには，パラメータの比較，たとえば β_1 と β_2 とを比べたい．すでに例 9.5 でみたように，同一セットのデータについては

$$\hat{V}\left\{\hat{\beta}_1 \pm \hat{\beta}_2\right\} = V\left\{\hat{\beta}_1\right\} + V\left\{\hat{\beta}_2\right\} \pm 2Cov\left\{\hat{\beta}_1, \hat{\beta}_2\right\} \tag{9.49}$$

であるから，$H_0: \beta_1 = \beta_2, H_1: \beta_1 \neq \beta_2$ の検定は $V_R\left[\boldsymbol{X}'\boldsymbol{X}\right]^{-1}$ の要素を用い

$$t_0 = \frac{\left|\hat{\beta}_1 - \hat{\beta}_2\right|}{\sqrt{V_1 + V_2 - 2C_{12}}} \geq t_\alpha\left[n_R\right] \tag{9.50}$$

のとき有意である．ここに $[n_R]$ は V_R の項の自由度である．その区間推定もできるが，こうした推論では，誤差についての正規性を前提としている．

つぎに $\hat{\beta}_1, \hat{\beta}_2$ が別個のデータから求められた場合には，それぞれでの残差自由度を $[n_{1R}] \leq [n_{2R}]$ として，不等分散の扱いとした方が無難であろう．すなわち，それぞれの共分散行列の要素を用い，検定統計量

$$t_0 = \frac{\left|\hat{\beta}_1 - \hat{\beta}_2\right|}{\sqrt{V_1 + V_2}} \tag{9.51}$$

を求めたうえ

(1) $t_0 < t_\alpha\left[n_{1R} + n_{2R}\right]$ では有意ではない．
(2) $t_0 \geq t_\alpha\left[n_{1R}\right]$ では有意である．
(3) 以上で未決定なら，t_0 を

$$t_\alpha^* = \frac{V_1 t_\alpha\left[n_{1R}\right] + V_2 t_\alpha\left[n_{2R}\right]}{\sqrt{V_1 + V_2}} \tag{9.52}$$

と比べて判断する.

第10章 ノンパラメトリック法

　定型的なメトリックなデータは，やや緩い正規性の前提のもとに，t 分布や F 分布を利用して統計処理される．こうしたパラメトリック手法に対して，前提がさらに緩く，頑健な (robust) ノンパラメトリック手法とか分布によらない手法というものがあるが，ここでは"ノンパラ手法"と呼んでおく．本章では，定義について深入りせず，ノンパラ，分布によらないという表現を同義的に考え，検定なり推定なりで，母集団の分布型やそのパラメータをあまり気にしないで利用できる頑健な手法を指すことにする．メトリック，ノンメトリックもここでは緩い使い方をしている．

　メトリックなデータを，分類や順序などのノンメトリックなデータにおとしたうえで，あるいは，もともとがノンメトリックなデータに対して，ノンパラ手法が利用される．本来，正規性のあるデータをノンパラ手法で扱うと，パラメトリック手法に比べて，推論の感度，効率が多少とも悪くなるが，拙速法としての力を発揮することが多く，さらに頑健性が大きいことは，ノンパラ手法を単純な簡便法として片づけられないものにしている．現実のデータが，たかだか順序尺度でしか求められず，計量尺度で求めるには非常に手間がかかるという場面も少なくないので，ノンパラ手法の実用範囲は，かなり広いものになる．

10.1　中央値の評価

　適当な分布にしたがう連続変数 $X \in \prod\{\mu, \sigma^2\}$ の無作為標本 $O_n\{x_1, \cdots, x_i, \cdots, x_n\}$ を大きさの順に並べかえ，$\{x_{(1)} < x_{(2)} < \cdots < x_{(i)} < \cdots < x_{(n)}\}$ としたとき，添え字 (i) を**順位** (rank) という．現実には $x_{(1)} < x_{(2)} = x_{(3)} <$

$x_{(4)}$... の同順位もでてくるだろう.

平均値 μ は分布の中心位置の代表的な指標で, $\bar{x} = \sum x_i/n$ を求めて推定する. しかし非対称の分布では代表性が薄れてくる. 分布の下限を x_L とおいて

$$\int_{x_L}^{\mu'} f(X)dX = 0.5 \tag{10.1}$$

となる μ' を**中央値** (median) というが, これも中心位置を示し, 対称分布では $\mu'=\mu$ となる. 全個体を大きさの順に並べたときの真中の値が中央値である.

周期や心電図の RR 間隔で平均値を求め, 周波数や心拍数で平均値を求めると, 同じ現象をみていても結論はくいちがうが, 中央値で考えると (ほぼ) 同じになる.

生物現象に深い関係をもつ**対数正規分布**にしたがう変数 X を $Y = \ln X = \log_e X$ と変換すると $Y \in N\{\eta, \sigma_y^2\}$ となるが, この場合

$$\eta = \ln \mu', \quad \bar{y} = \ln \hat{\mu}' = \ln\left\{\prod x_i\right\}^{1/n}$$
$$\mu = \exp\left\{\eta + \frac{\sigma_y^2}{2}\right\} = \mu' \exp\left\{\frac{\sigma_y^2}{2}\right\} \tag{10.2}$$

などの関係があり, $\mu/\mu' = \exp\{\sigma_y^2/2\}$ となる. また $\gamma_x = \sigma_x/\mu$ を X での変動係数とすれば, $\gamma_x^2 = \exp\{\sigma_y^2\} - 1$, $\sigma_y^2 = \ln\{\gamma_x^2 + 1\}$ であり, $\gamma_x^2 \ll 1$ のときには対数正規性にとらわれず, $\sigma_y \simeq \gamma_y$ である.

1 標本問題で, $O_n\{x_i\}$ の標本の**中央値**を求めるには

$$r_m = \frac{n+1}{2} \tag{10.3}$$

を計算し, 小さい方から第 r_m 番目の値 $x_{(r_m)}$ を $\bar{x}'$ とし, μ' を推定する. (i) n が奇数なら $\bar{x}' = x_{(r_m)}$ が確定するが, (ii) n が偶数なら第 r_m 番目は存在しないので, 2つの値から, $\bar{x}' = \{x_{(r_m-0.5)} + x_{(r_m+0.5)}\}/2$ と求めることにする.

度数分布形式のデータで, たとえば, ..., 20, 30, 40, ... cm のクラスに, ..., 3, 5, 8, ... の個体が含まれ, 第 r_m 番目が 30 cm のクラスに存在す

れば，$\bar{x}' = 30$ とするのが上述の約束である．一方，この 30 cm のクラスは $c_k = 25$ から $c_{k+1} = 35$ の幅 $w_k = 10$ のクラスであるとみて，30 cm の 1 つ前の 20 cm のクラスまでの度数和を F_{k-1} とし，30 cm の度数を f_k とし

$$\bar{x}' = c_k + \frac{w_k}{f_k}\left(\frac{n}{2} - F_{k-1}\right) \tag{10.4}$$

によって中央値を定義する方法もある．

二項分布を利用して**中央値の信頼限界**を求める方法がある．正規近似を用いるとき，信頼係数 $100(1-\alpha)\%$ では $t_\alpha[\infty]$，95% では $t_{0.05}[\infty] = 1.960 \simeq 2$ とおいて

$$r = \frac{n+1}{2} - \frac{1}{2}t_\alpha[\infty]\sqrt{n}, \quad r = \frac{n+1}{2} - \sqrt{n} \quad (95\%) \tag{10.5}$$

と順位を求め，r の整数部のみを残し，あらためて r とする．95% 信頼限界の場合，経験的には r を整数または整数 +0.5 の半整数に切りすててもよさそうである．これによって，$O_{(i)}\{x_{(i)}\}$ の小から第 r 番目，大から第 r 番目を求めて，$\mu'_L = x_{(r)}, \mu'_U = x_{(n+1-r)}$ を中央値 μ' の信頼限界値とする．

中心位置 μ' ではなしに，$X \in \prod\{\mu, \sigma^2\}$ の"個体数の $100P\%$"を含む**許容限界** (tolerance limits) を求めるにも類似した手法がある．$O_n\{x_{(l)}\}$ の小さい方から第 l 番目，大きい方から第 u 番目の値で許容区間 $[x_{(l)}, x_{(n+1-u)}]$ を定め，ここに母集団の個体の $100P\%$ が含まれるという宣言が，少なくとも $100(1-\alpha)\%$ の信頼係数で保証されるとき

$$n \simeq \frac{1}{4}\left\{\frac{1+P}{1-P}\chi_\alpha^2[2(l+u) + 2(l+u-1)]\right\} \tag{10.6}$$

の関係が成立し，分布にとらわれない．$l = 0$ や $u = 0$ では片側の許容区間となる．

対応のない 2 群の標本 $O_m\{x_i\}, O_n\{y_i\}$ における平均値の差について推論するとき，やや緩い正規性の前提で t 分布を利用するのが普通である．**中央値の差**を推定するには，式 (10.3) から各群の中央値 $\bar{x}', \bar{y}'$ を求め，点推定を $d' = \bar{x}' - \bar{y}'$ とする．区間推定にあたり，$100(1-\alpha)\%$ の信頼係数では $t_\alpha[\infty]$，95% の場合には $t_{0.05}[\infty] = 1.960 \simeq 2$ を用いて w を計算し

$$w = \frac{t_\alpha[\infty]}{2}\sqrt{\frac{mn}{m+n}}, \quad w = \sqrt{\frac{mn}{m+n}} \quad (95\%) \tag{10.7}$$

O_m について $r_1 = (m+1)/2 - w, r_2 = (m+1)/2 + w$ を，O_n について $s_1 = (n+1)/2 + w, s_2 = (n+1)/2 - w$ を求める．これらを整数か整数 $+0.5$ の近い方に丸めたうえ

$$\delta'_L = x_{(r_1)} - y_{(s_1)}, \quad \delta'_U = x_{(r_2)} - y_{(s_2)} \tag{10.8}$$

をもって，中央値の差 δ' の信頼限界とする．

[例 10.1] 2 種類のアミノ酸製剤を使用してからの血中アミノ酸の増加 % のデータを例 4.5 から引用する．$m = 6$, $n = 8$

A	29	36	38	41	46	52			242	$\bar{x} = 40.333$
B	40	44	47	52	57	60	62	65	427	$\bar{y} = 53.375$

$m, n \geq 10$ が好ましいが，$\bar{x}' = x_{(3.5)} = (38+41)/2 = 39.5$, $\bar{y}' = y_{(4.5)} = (52+57)/2 = 54.5$ から，$d' = -15.0$ で，$d = \bar{x} - \bar{y} = -13.042$ である．

つぎに $w = \sqrt{48/14} = 1.85$ と計算し

$$\begin{cases} r_1 = 3.5 - 1.85 = 1.65 \longrightarrow 1.5 \\ r_2 = 3.5 + 1.85 = 5.35 \longrightarrow 5.5 \end{cases} \begin{cases} s_1 = 4.5 + 1.85 = 6.35 \longrightarrow 6.5 \\ s_2 = 4.5 - 1.85 = 2.65 \longrightarrow 2.5 \end{cases}$$

これから，中央値の差の 95% 信頼限界は

$$\begin{cases} \delta'_L = x_{(1.5)} - y_{(6.5)} = 32.5 - 61 = -28.5 \\ \delta'_U = x_{(5.5)} - y_{(2.5)} = 49 - 45.5 = +3.5 \end{cases}$$

B から A を引く形式になおし中央値の差は 15.0，95% 信頼区間は $[-3.5, 28.5]$ となる．パラメトリック手法では，平均値の差は 13.04，95% 信頼区間は $[2.87, 23.22]$ となる．

対応のある 2 群のデータ $O_n\{x_i, y_i\}$ について，$H_0 : P\{x > y\} = P\{x < y\} = 0.5$ は，**中心位置のズレはない**という意味に解釈できる．$P_i\{x_i, y_i\}$ を散布図にプロットし，原点 $O(0,0)$ から 45°の直線 $y = x$ を引き，この線と

重なる $x_i = y_i$ は除いて，直線の上側の $x_i < y_i$ の個数 a と，直線の下側の $x_i > y_i$ の個数 b を数える．符号検定によって

$$t_0 = \frac{|a-b|-1}{\sqrt{a+b}} \geq t_\alpha [\infty] \tag{10.9}$$

となれば，水準 α で有意となり H_0 を棄却して，H_1：中心位置のズレ，を認める．

同じ趣向で，$O_n\{x_i, y_i\}$ の関連性を吟味するには，$\bar{x}', \bar{y}'$ の中央値を用いて散布図を4分割する．ちょうど $\bar{x}', \bar{y}'$ の垂直，水平の分割線と重なった点は，(i) 無視する，(ii) 無作為にふりわける，(iii) 作業仮説に有利，不利にふりわけ，それぞれの結論を検討する，(iv) 詳細な生データで判断する，などによって処理する．第1，3象限の個数の和 a，第2，4象限の個数の和 b を求め，式 (10.9) で有意となれば，x と y に関連性ありとする．

対応のない2群のデータ $O_m\{x_i\}, O_n\{y_i\}$ について，**中心位置のズレ**を検討する方法に，**中央値検定** (median test) があるが，これは中央値を利用する方法であって，中央値の検定ではない．まず2群をこみにして $r_m = (m+n+1)/2$ の順位にあたる，全体での中央値を求め，全データを小と大に分類する．ちょうど中央値と等しいものを適当に処理し，必要ならあらためて m, n を定める．

	小	大	
A	a	c	m
B	b	d	n
	s	f	g

全データをクロス分類し，2×2分割表に整理し，χ^2 検定を行ない

$$\chi_0^2 = \frac{g\{|ad-bc|-0.5g\}^2}{mnsf} \geq \chi_\alpha^2[1] \tag{10.10}$$

となれば，水準 α で有意とし，A，Bの中心位置にズレを認める．独立な多群の比較や，大中小の分類にも拡張できる原理である．

[**例 10.2**] 前出のアミノ酸の例 10.1 につき，$r_m = (6+8+1)/2 = 7.5$ で，中央値は $\{46(A) + 47(B)\}/2 = 46.5$ である．全データを 46.5 を分割線とし，小と大に分類し

```
       小  大
    A │ 5  1 │ 6         T_0 │ 5  1 │     T_1 │ 6  0 │
    B │ 2  6 │ 8             │ 2  6 │         │ 1  7 │
      └──────┘
        7  7   14
```

やや強引に $\chi_0^2 = 2.625(P = 0.1052) < \chi_{0.05}^2[1] = 3.841$ となるが, 5% 水準で有意ではない. $m \simeq n, s \simeq f$ のとき, 常法の Fisher の直接法が利用できるから, $P\{T_0\} = 0.0490, P\{T_1\} = 0.0023$ を求め, 両側で $P = 2 \times (0.0490 + 0.0023) = 0.1026$ とする. いずれにしても, A と B の中心位置のズレを示す証拠は弱い.

10.2 相対効率

前節にあげた手法のいくつかは, ほどほどの例数では簡便であり, パラメトリック手法で要求されるような正規性の前提にとらわれない. しかし, 本来は正規性があり, t 分布が利用できるデータに, このような簡便法を用いると, 区間推定の幅が広くなったり, 検定の検出力が低くなるといった点で, 推論の感度が鈍くなることはまぬがれない. また, 平均値を, 中央値とか中心位置と呼びかえている点も, 本来のパラメトリック手法とは異なる.

こうした手法は, t 分布や F 分布を利用するパラメトリック手法に対応させて, **ノンパラメトリック手法** (nonparametric procedure) あるいは略してノンパラ手法とか, **分布によらない手法** (distribution-free method) と呼んでいるものに含まれるが, "ノンパラ", "分布によらない" という形容には議論が少なくない. パラメトリック, ノンパラメトリックとは統計仮説の記述のみに限るべきである, 分布によらないというのはアメリカ流の便宜的な不完全な用語である, 等等.

前節の符号検定なり二項分布の利用なりでも, パラメータを指定しているが, かりに計量的なメトリックの比例尺度や間隔尺度のデータでも, 順序尺度や順序分類尺度, 名義尺度などのノンメトリックのデータにおとして扱うなら, メトリックな分布でのパラメータは必要ない.

ノンパラ手法は

(1) 多くのものが, 若干の感度の悪さをもつとしても, 迅速に容易に計算で

きるという，**拙速法**，**簡便法** (quick and dirty method) の性質をもち，
(2) 分布の前提について，連続量，準連続量に比べてほぼ対称といった，一般に緩い要求にとどまり，手法の**頑健性**が大きい．

推論の感度，効率という点について，平均値の検定を例に考えてみる．平均値の検定法に2種類以上の方式があり，それらの検出力曲線が図10.1のように示せるものとする．

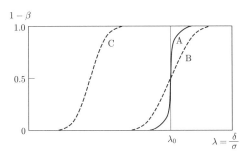

図 10.1 検出力曲線の比較

まず検定方式 A, B につき，λ_0 の検出において，A は B よりも切れ味がよい．理想的には $\lambda > \lambda_0$ では常に有意で $\beta = 0$, $\lambda < \lambda_0$ では常に有意ではなく $\beta = 1$ で，検出力曲線は λ_0 の垂線に重なるものが好ましいが，現実にはこの種のものは求められない．A は B よりも理想的な方式に近い．つぎに，A と C では，小さな差を検出するという意味で C の方が好ましい．このように，検定方式を比べるとき，よさの規準は，いくつか考えられる．

いま α, β, δ, σ を同条件におさえ，検定に必要な標本の大きさ n を考える．2つの方式 A, B につき $n_A < n_B$ となれば，常識的に A の方が好ましい．ここで，方式 A に対する B の効率を**相対効率** (relative power efficiency; RE)

$$RE = \frac{n_A}{n_B} \tag{10.11}$$

で示す．B の効率がよいと $RE > 1$, B の効率が悪いと $RE < 1$ となる．これも検定方式のよさの規準になる．

正規変数での平均値の検定は，いわゆる t 検定が標準的で，これを T とする．前節で用いた符号検定 S を利用しても平均値の検定ができる．つまり，$H_0 : \mu = \mu_0$ とし，μ_0 より大，小の数を利用する．方式 T に対する S の効

表 10.1　符号検定と t 検定　$RE = n_T/n_S$

n_S	両側 α	$\lambda = 0$	0.5	1.0
5	0.0625	0.96	0.96	0.95
10	0.0020	0.94	0.92	0.90
10	0.0215	0.85	0.84	0.82
10	0.1094	0.77	0.76	0.74
20	0.0118	0.76	0.75	0.73
20	0.0414	0.73	0.72	0.70
20	0.1153	0.70	0.69	0.67
∞	α		0.637	

率は一般に $RE = n_T/n_S < 1$ で，S の効率は悪い．表 10.1 にみるように，(i) α が小さい，(ii) n_S が小さい，(iii) 検出すべき大きさ $\lambda = \delta/\sigma$ が小さいと，RE は 1 に近づく．$n_S \to \infty$ とした理論的な相対効率を漸近相対効率 (asymptotic RE; ARE) というが，$ARE = \pi/2 = 0.637$ となる．いくつかの方式を比べるのに，この ARE が用いられることが多い．

表 10.1 で，$n_S = 20, \alpha \simeq 0.05, \lambda = 1.0$ で $RE = 0.7$，つまり，この条件の符号検定では 20 例を要するが，t 検定では $n_T = 20 \times 0.7 = 14$ 例でよい．中央値検定も，2 群の平均値の t 検定に対する ARE が 0.637 である．こうした RE も ARE も母集団の分布型によって左右され，ときには符号検定の方が t 検定よりも効率がよいという場面も出てくるので，ノンパラメトリック手法は単なる簡便法ではなくなる．

10.3　順位データ

10.1 節で述べたように，標本値 $O_n \{x_i\}$ を $\{x_{(1)} < \cdots < x_{(i)} < \cdots < x_{(n)}\}$ と並べかえた添え字 (i) が **順位**，**ランク** である．本来がメトリックではないデータにも順位づけ (ranking) が可能であることが多い．1 から n までの **順位和** (rank sum) は

$$T_{1,n} = T_G = \sum_{i=1}^{n} i = \frac{1}{2}n(n+1) \tag{10.12}$$

となる．$T_{1,n}$ は，1 から n までの和を示すが，T_n で n 個の順位の和を示すことがあるので注意する．米俵を n, $n-1$, $\cdots$, 1 と三角型に積みあげたものを 2 組つくり，$2T_{1,n} = n(n+1)$ としたものである．余談であるが，Gauss は父の跡を継いで煉瓦職人になるはずであった．8 歳のとき，1 から 100 までを加える問題を出され，ただちに答えたという．煉瓦積みからヒントを得たのかどうか．いずれにしても，これがもとで，煉瓦職人ではなく学問の道に進むことになった．

a から n までの順位和は

$$T_{a,n} = T_{1,n} - T_{1,a-1} = \frac{1}{2}(n^2+n) - \frac{1}{2}(a^2-a) = \frac{1}{2}(n+a)(n+1-a) \tag{10.13}$$

である．1^2, 2^2, 3^2, $\cdots$ を，1, $2+2$, $3+3+3$, $\cdots$ とみて下図をつくる．

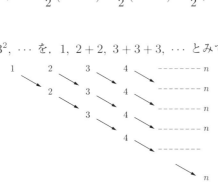

矢に沿って加えると，$T_{a,n}$, $a = 1, 2, 3, \cdots, n$ の n 種類の和ができるが，これらの総和は，順位の 2 乗和 $Q_{1,n} = 1^2 + 2^2 + 3^2 + \cdots + n^2$ にほかならないので

$$Q_{1,n} = \sum_{a=1}^{n} T_{a,n} = \sum_{a=1}^{n} \frac{1}{2}(n^2+n+a-a^2)$$
$$= \frac{n}{4}(2n^2+3n+1) - \frac{1}{2}Q_{1,n}$$
$$Q_{1,n} = \sum_{i=1}^{n} i^2 = \frac{1}{6}n(n+1)(2n+1) \tag{10.14}$$

として，1 から n までの **2 乗の和**が与えられる．

n 個の値 $\{x_1, \cdots, x_i, \cdots, x_n\}$ が独立に等確率で求められるとき，$x_{(i)}$, $x_{(j)}$ などの順位について，$\sum$ は $i = 1$ から n の和をとるものとして

$$E\{i\} = \sum ip\{i\} = \frac{n}{2}(n+1) \times \frac{1}{n} = \frac{1}{2}(n+1)$$

$$E\{i^2\} = \sum i^2 p\{i\} = \frac{n}{6}(n+1)(2n+1) \times \frac{1}{n} = \frac{1}{6}(n+1)(2n+1)$$

$$E\{ij\} = \sum_{i \neq j} ijp\{i,j\} = \frac{1}{12}(n+1)(3n+2) \tag{10.15}$$

などを得る．ただし，第 3 式では

$$\left(\sum i\right)^2 = \frac{1}{4}n^2(n+1)^2 = \sum_{i=j} ij + 2\sum_{i \neq j} ij = Q_{1,n} + 2\sum_{i \neq j} ij$$

$$p\{i,j\} = \frac{2}{n(n-1)}$$

の性質を用いている．式 (10.15) から，ただちに

$$V\{i\} = E\{i^2\} - [E\{i\}]^2 = \frac{1}{6}(n+1)(2n+1) - \frac{1}{4}(n+1)^2$$

$$= \frac{1}{12}(n+1)(n-1)$$

$$\mathrm{Cov}\{i,j\} = E\{ij\} - E\{i\}E\{j\} = \frac{1}{12}(n+1)(3n+2) - \frac{1}{4}(n+1)^2$$

$$= -\frac{1}{12}(n+1)$$

となり，$\{1, 2, \cdots, i, \cdots, n\}$ に関する**期待値**は次式で与えられる．

$$E\{i\} = \frac{1}{2}(n+1)$$

$$V\{i\} = \frac{1}{12}(n+1)(n-1)$$

$$\mathrm{Cov}\{i,j\} = -\frac{1}{12}(n+1) \tag{10.16}$$

n 個の順位 $\{1, \cdots, n\}$ から無作為に 2 個を選ぶとき

$$E\{i \pm j\} = \frac{1}{2}(n+1) \pm \frac{1}{2}(n+1) = \frac{1}{2}\{(n+1) \pm (n+1)\}$$

$$V\{i \pm j\} = 2V\{i\} \pm 2Cov\{i,j\} = \frac{1}{6}(n+1)(n-1) \mp \frac{1}{6}(n+1) \quad (10.17)$$

$$= \frac{1}{6}(n+1)(n-1 \mp 1)$$

となり，順位づけによって共分散が加わってくる．

n 個の一部分の u 個を選んで，それらの順位和 T_u についてみると

$$E\{T_u\} = \frac{u}{2}(n+1)$$

$$E\left\{\frac{T_u}{u}\right\} = \frac{1}{2}(n+1)$$

$$V\{T_u\} = \frac{u}{12}(n+1)(n-u)$$

$$V\left\{\frac{T_u}{u}\right\} = \frac{1}{12u}(n+1)(n-u) = \frac{n(n+1)}{12u} - \frac{n+1}{12} \quad (10.18)$$

となる．$V\{T_u\}$ については

$$V\{T_u\} = uV\{i\} + \frac{u(u-1)}{2} \times 2Cov\{i,j\}$$

$$= \frac{u}{12}\{(n+1)(n-1) - (n+1)(u-1)\}$$

と計算するが，有限修正 $C = (n-u)/(n-1)$ を用い，$nV\{i\}C$ としたものに等しい．

以上の議論では，**同位** (tied value) はないとしているが，現実には同位が現われうる．すでに示したように，(i) これらを無視する，(ii) 無作為に該当する順位を与える，(iii) 作業仮説に有利，不利にふりわけてみる，(iv) 生データに戻ってみる，(v) 直接計算を試みる，(vi) 平均順位を与えるなどの扱いがあるが，ここでは，平均順位の利用を考える．

第 k 番目から始まる t 個の同位には，本来 $\{k, k+1, \cdots, k+t-1\}$ の順位が与えられるはずであったから，この同位部分での平均順位は $T_{k,k+t-1}/t$ で，式 (10.13) から

$$\bar{r}_t = \frac{1}{2t}\left(2kt + t^2 - t\right) = k + \frac{t-1}{2} = (k-1) + \frac{t+1}{2} \tag{10.19}$$

となるから，t 個のすべてに $\bar{r}_t$ の平均順位を与える．たとえば $\{5, 6, 7\}$ となるはずの同位には 6，$\{5, 6, 7, 8\}$ となるはずの同位には 6.5 を与える．平均順位でおきかえても，この部分の順位和は同位なしの場合と等しく，全体の順位和も等しい．

同位の部分につき，本来の順位での 2 乗和を q，平均順位での 2 乗和を q^* とおいてみると

$$q = k^2 + \cdots + (k+t-1)^2$$
$$= k^2 + \sum_{i=1}^{t-1}\left(k^2 + 2ki + i^2\right) = tk^2 + t(t-1)k + \frac{1}{6}t(t-1)(2t-1)$$
$$q^* = t\left(k + \frac{t-1}{2}\right)^2 = tk^2 + t(t-1)k + \frac{1}{4}t(t-1)^2$$
$$q - q^* = \frac{1}{12}t(t-1)\{4t - 2 - (3t-3)\} = \frac{1}{12}(t-1)t(t+1) = \frac{1}{12}\left(t^3 - t\right) \tag{10.20}$$

となり，平均順位をつけると，順位の 2 乗和は本来より小さくなる．

以上から，第 k 番目から始まる t 個の同位に平均順位 $\bar{r}_t = (k-1) + (t+1)/2$ を与えたとき全体で n 個の順位和 T_n は変わらないが，順位の 2 乗和 Q_n は，本来よりも $(t^3 - t)/12$ だけ小さくなる．

同位があちら，こちらに存在するなら，プールして $\sum(t^3 - t)/12$ としたうえ，分散を求めなおしてみると，式 (10.15) から

$$V^*\{i\} = \left\{\frac{n}{6}(n+1)(2n+1) - \frac{\sum(t^3 - t)}{12}\right\}\frac{1}{n} - \frac{1}{4}(n+1)^2$$
$$= \frac{1}{12n}\left\{n(n+1)(4n+2) - n(n+1)(3n+3) - \sum(t^3 - t)\right\}$$
$$= \frac{1}{12n}\left\{n(n+1)(n-1) - \sum(t^3 - t)\right\} \tag{10.21}$$

となる．ここで同位なしの $V\{i\}$ と比べると

$$\kappa = \frac{V^*\{i\}}{V\{i\}} = \frac{1}{12n}\left\{(n^3 - n) - \sum(t^3 - t)\right\}\frac{12n}{(n^3 - n)}$$
$$= 1 - \frac{\sum(t^3 - t)}{n^3 - n} < 1 \tag{10.22}$$

となり，$V^*\{i\} = \kappa V\{i\} < V\{i\}$ と小さい．同じ手続きによって，$V^*\{*\} = \kappa V\{*\}$，$Cov^*\{*\} = \kappa Cov\{*\}$ が一般的に認められる．

10.4 Wilcoxon の 2 標本検定

対応のない 2 群 A_1，A_2 のデータ $O_m\{x_i\}$，$O_n\{y_i\}$ につき，中心位置のズレを検討するのに，順位を利用する．H_0：中心位置のズレはない，という仮説のもとに，$(m+n)$ 個をこみにして順位づけを行ない，A_1 群の順位和 T_m に着目し，式 (10.18) を用いるとき，全データ数 $(m+n)$ からの m を考えるので

$$E\{T_m\} = \frac{m}{2}(m+n+1)$$
$$V\{T_m\} = mV\{i\} + \frac{m(m-1)}{2} \times 2Cov\{i, i'\} = \frac{m}{12}n(m+n+1) \tag{10.23}$$

となる．$m, n \geq 5$ のあたりで，S/N 比を

$$t_0 = \frac{T_m - \frac{m}{2}(m+n+1)}{\sqrt{\frac{m}{12}n(m+n+1)}} \tag{10.24}$$

とし，H_0 のもとに $t \in N\{0, 1^2\}$ の実現値とみなす．これが正規近似による **Wilcoxon の 2 標本検定**，**順位和検定** (rank sum test) の原理である．もともと $m = n$ の場合を Wilcoxon がとりあげ，Mann-Whitney の U 検定として $m \neq n$ の拡張が行なわれたため，この名称も用いられ，その他，いくつかの名称もあるが，ここでは Wilcoxon の 2 標本検定と呼ぶ．

Wilcoxon の 2 標本検定では，A_1 群の m 個のデータのそれぞれにつき，A_2 群の n 個のデータのうち，何個を上回るかをみる．全体として順位が k である A_1 のデータは，両群の $(k-1)$ 個を上回るが，A_1 のすべてについて加えると $\sum_{A_1}(k-1) = T_m - m$ となる．これには，A_1 自身のデータについての

上回り数も含まれているので，A_1 内での第1, 第2, … に大きなデータの A_1 についての上回り数 $(m-1), (m-2), \cdots$ をプールして $(T_m - m)$ から引けば，A_2 に対する上回り数が出る．すなわち

$$\begin{aligned} U_m &= T_m - m - \frac{1}{2}(m-1)m \\ &= T_m - \frac{1}{2}(2m + m^2 - m) = T_m - \frac{1}{2}m(m+1) \\ &= mn + \frac{1}{2}n(n+1) - T_n \end{aligned} \tag{10.25}$$

などと書けるが，H_0：A_1, A_2 の中心位置にズレはない，という仮説のもとに

$$E\{U_m\} = E\{T_m\} - \frac{1}{2}m(m+1) = \frac{1}{2}m(m+n+1) - \frac{1}{2}m(m+1) = \frac{1}{2}mn$$
$$V\{U_m\} = V\{T_m\}$$
$$\begin{aligned} t_0 &= \frac{U_m - \frac{1}{2}mn}{\sqrt{V\{T_m\}}} = \frac{T_m - \frac{1}{2}m(m+1) - \frac{1}{2}mn}{\sqrt{V\{T_m\}}} \\ &= \frac{T_m - \frac{1}{2}m(m+n+1)}{\sqrt{V\{T_m\}}} \end{aligned}$$

となり，この t_0 は式 (10.24) の S/N 比と等しく，U_m, T_m の正規検定は同じである．

Wilcoxon の 2 標本検定の手順は以下のようになる．

(1) A_1, A_2 群のデータ $O_m\{x_i\}$, $O_n\{y_j\}$ をこみにして，1, 2, $\cdots$, $(m+n)$ の順位をつけ，同位には平均順位を与える．これらにつき $(t^3 - t)$ を求める．

(2) 各群ごとの順位和を T_m, T_n とし，$T_G = T_m + T_n = (m+n)(m+n+1)/2$ を確かめる．

(3) ついで

$$E = \frac{1}{2}m(m+n+1) = \frac{m}{m+n}T_G = E\{T_m\}$$
$$D = (m+n)^3 - (m+n) = (m+n-1)(m+n)(m+n+1)$$
$$\kappa = 1 - \frac{\sum(t^3-t)}{D} \tag{10.26}$$

とするが，同位がなければ D は不要で，$\kappa = 1$ とする．$\sum(t^3-t)$ は，いくつかの同位のグループがあれば，(t^3-t) をそれぞれで求めてプールすることを示す．

(4) A_1，A_2 群の母集団から無作為に x，y を選ぶとき，$H_0 : P\{x>y\} = P\{x<y\} = 0.5$ で中心位置は等しい，という帰無仮説をおき

(5) 検定統計量が

$$t_0 = \frac{|T_m - E| - 0.5}{\sqrt{\frac{\kappa}{6}nE}} \geq t_{0.05}[\infty] = 1.960 \tag{10.27}$$

となれば，両側 5% 水準で有意とし，H_0 を棄却して，H_1：中心位置にズレがある，と考える．$T_m > E$ では A_1 群が，$T_m < E$ では A_2 群が大きい方に寄っている．

(6) 実質水準を知るとき，$t_0 \leq 2$ では式 (10.27) のままで，$t_0 > 2$ では式 (10.27) の分子の連続修正 0.5 を省いて計算しなおした t_0^* を用いる方が近似がよい．

以上の手法は，A_1 と A_2 を交換し，したがって T_m，T_n ; m，n を交換しても同じになる．同位が一方に集まっても κ の修正をした方がよい．連続修正 0.5 は，同位がない場合の直接計算の結果からの類推による．この検定は，分布型が等しく，位置母数のズレのみがあるときに感度がよいとされる．

等分散で正規性があれば 2 標本 t 検定が好ましいが，これに対する Wilcoxon の 2 標本検定は $ARE = 3/\pi = 0.955$ と効率はよい．最悪の場合でも $ARE = 0.864$ であり，分布によっては $ARE > 1$ となる．

中心位置の**差の信頼限界**を求めるには，A_1，A_2 群の $(m \times n)$ 通りの，あらゆる組合わせでの差をつくり，これを順位づけする．そのうえで

$$C_\alpha = \frac{1}{2}mn - t_\alpha[\infty]\sqrt{\frac{\kappa}{6}nE} \tag{10.28}$$

を求め，四捨五入によって整数の C_α とし，差の小さい方，大きい方から C_α 番目をもって，$100(1-\alpha)\%$ の $[\delta_L, \delta_U]$ とする．

[**例 10.3**] 前出のアミノ酸の例 10.1 のデータを A_1 (A) と A_2 (B) に順位をつける．A_1, A_2 の 52 は $t=2$ の同位で平均順位は 9.5．他に同位はない．

$$T_m = 27.5, \quad T_n = 77.5, \quad T_G = 105 = \frac{14 \times 15}{2}$$

である．

$$E = \frac{1}{2} \times 6 \times 15 = 45, \quad D = 14^3 - 14 = 2730$$

$$\kappa = 1 - \frac{2^3 - 2}{2730} = 0.998$$

$$t_0 = \frac{|27.5 - 45| - 0.5}{\sqrt{\frac{0.998}{6} \times 8 \times 45}} = \frac{17}{7.737} = 2.197 > t_{0.05}[\infty] = 1.960$$

となり，5% 水準で有意．A_1 の方が中心位置は小さい．$t_0 > 2$ となったので $t_0^* = 17.5/7.737 = 2.262$ と求めなおし，実質水準は $P = 0.024$ となる．t 検定では $t_0[12] = 2.793$, $P = 0.016$ である．なお式 (10.27) から，全変動の約 4 割は製剤の差による．

差の信頼限界を求めるため

$$C_\alpha = \frac{1}{2} \times 6 \times 8 - 1.960\sqrt{\frac{\kappa}{6}nE} = 8.835 \longrightarrow 9$$

を得る．A_1, A_2 のデータのすべて組合わせ 48 通りに対して差を求め，小さい順に並べると，$-12, -8, -6, -5, -2, -1, 0, 1, 2, 3, \cdots, 24, 24, 24, 26, 27, 28, 29, 31, 33, 36$ となり，小さいほうから 9 番目と大きいほうから 9 番目の値を用いて，$\delta_L = 2, \delta_U = 24$ を得る．$(6 \times 8 + 1)/2 = 24.5$ で第 24.5 番目の差から $\hat{\delta} = 13.5$ となる．パラメトリック手法では d は $13.04 [2.87, 23.22]$ となる．

A_1, A_2 群のデータが**層別**され，層間に差が認められるようならば，$1, \cdots, k, \cdots, s$ の各層について，m_k のデータから順位和 T_{mk} を求める．さらに $E\{T_{mk}\}$, $V\{T_{mk}\}$ を求めたうえ，$\sum$ によってプールし

$$t_0 = \frac{\sum T_{mk} - \sum E\{T_{mk}\}}{\sqrt{\sum V\{T_{mk}\}}} \tag{10.29}$$

を検定統計量とする手も考えられる．

Wilcoxon の 2 標本検定を利用して，**等分散の検定**を行なうには，$O_m\{x_i\}$，$O_n\{y_j\}$ の中央値ないし平均値の差 $d = |\bar{x}' - \bar{y}'|$ ないし $|\bar{x} - \bar{y}|$ を計算し，小さい方の群のすべてに d を加えて中心位置を重ねたデータを，あらためて $O_m\{x_i\}, O_n\{y_j\}$ とする．すべてをこみにして小から大に並べたうえ，特殊な順位づけを行なう (Siegel-Tukey 法)．

すなわち (i) 最小を 1，(ii) 最大を 2，(iii) 第 2 番目に大きいものを 3，(iv) 第 2 番目に小さいものを 4，(v) 第 3 番目に小さいものを 5，(vi) 以下同様に，小と大を交替して，2 個ずつ順位をつける．(vii) $(m+n)$ が奇数なら，中央の最後を 0 とする．同位があれば，まず同位なしとして順位をつけ，平均順位につけなおす．各群での順位和を求め，式 (10.26)，(10.27) を用い，有意となれば不等分散と考える．

[**例 10.4**] アミノ酸のデータ例 10.1 では A_1 が小さく，中央値の差 $d = 15$ を A_1 に加える．

順位		4.5	9	13	14		7			2	49.5
A_1		44	51	53	56		61			67	$m=6$
A_2	40	44	47	52		57	60	62	65		$n=6$
順位	1	4.5	8	12		11	10	6	3		55.5

$$t_0 = \frac{|49.5 - 45| - 0.5}{\sqrt{\frac{0.998}{6} \times 8 \times 45}} = \frac{4}{7.737} = 0.517 < 1.960$$

となり，ばらつきが異なるとは考えにくい．

さらに検定方式を一般化したうえ，打切りデータや脱落データを含めて扱う Wilcoxon の 2 標本検定（一般化 Wilcoxon 検定）もある (Hosmer et al., 2014).

10.5 直接計算との比較

A_1, A_2 群が $m = n = 2$ で同位がないとき，H_0：両群の中心位置は等しい，の帰無仮説をもとに，T_m の帰無分布を考えてみる．A_1 の順位が $\{1, 2\}$ では，A_2 は $\{3, 4\}$ となるが，次表のように $_4C_2 = 6$ 通りの組合わせが，等確率で生じうる．

T_m	3	4	5	5	6	7
A_1	1, 2	1, 3	1, 4	2, 3	2, 4	3, 4
A_2	3, 4	2, 4	2, 3	1, 4	1, 3	1, 2

T_m が 5 となることは 2/6，他は 1/6 の確率である．$T_m = 3$ をみて，A_1 の中心位置は小さいと判断すれば H_0 のもとに $1/6 = 0.167$ の確率で $T_m = 3$ が生じうるので，あわて者の言いすぎは 16.7%（片側），A_1 と A_2 の中心位置は異なると判断すれば，言いすぎは $2 \times 16.7\%$ になる（両側）．したがって，5% 水準での検定には，$m = n = 2$ は無意味で，もう少し大きな標本を要する．

T_m の帰無分布の要素は，$_{(m+a)}C_m$ 通りできるので，m, n が大になると評価が大変である．T_m ではなしに，$U_m = T_m - m(m+1)/2$ で考えてもよいが，これには具合のよい漸化式が知られている．すなわち

$$f(m, n, u) = f(m-1, n, u-n) + f(m, n-1, u)$$
$$f(m, n, 0) = f(m, 0, u) = 1$$
$$f(m, n, u < 0) = 0 \qquad (10.30)$$
$$f(m, n, u) = f(n, m, u)$$
$$f(m, n, u = mn) = \frac{(m+n)!}{m!n!} = F_{\max} \quad (m, n \text{ での最大の } U_m)$$

であるが，第 1 式を

$$f(m,n,u)\Big\langle \begin{matrix} f(m-1,n,u-n)\Big\langle \begin{matrix} f(m-2,n,u-2n)\Big\langle \\ f(m-1,n-1,u-n)\Big\langle \end{matrix} \\ f(m,n-1,u)\quad\Big\langle \begin{matrix} f(m-1,n-1,u-n+1)\Big\langle \\ f(m,n-2,u)\Big\langle \end{matrix} \end{matrix}$$

と開いて，0か1につき当たるまで続けるか，すでに求めてある値を利用するかして，$U_m = 0$, $U_m = 1$, $\cdots$, $U_m = u$, $\cdots$ の度数和を知る．これらを $F_{\max}$ で割れば，分布関数が与えられる．

[**例 10.5**] $m = n = 2$ の簡単な場合，U_m は 0 から $m \times n = 4$ までをとり，$U_m = T_m - 3$ の関係にある．$f(2,2,0) = 1$ であるが，その先は

$$f(2,2,1)\Big\langle \begin{matrix} f(1,2,-1) = 0 \\ f(2,1,1)\Big\langle \begin{matrix} f(1,1,0) = 1 \\ f(2,0,1) = 0 \end{matrix} \end{matrix}$$

$$f(2,2,2)\Big\langle \begin{matrix} f(1,2,0) = 1 \\ f(2,1,2)\Big\langle \begin{matrix} f(1,1,1)\Big\langle \begin{matrix} f(0,1,0) = 1 \\ f(1,0,1) = 1 \end{matrix} \\ f(2,0,2) = 1 \end{matrix} \end{matrix}$$

と計算を続け，$U_m = 0, 1, 2, 3, 4$ の度数和として，$F = 1, 2, 4, 5, 6$ を得る．つまり，それぞれの度数は，1, 1, 2, 1, 1 で $F_{\max} = 6$ であり，前出の T_m の表と等しい．

同位が存在しないとき，$m \leq n$ として T_m を求め，これが表 10.2 に示す限界値に比べて $T_m \leq T_l$ または $T_m \geq T_u$ となれば両側 5% 水準で有意となる．同位があるとき，この規準はやや保守的であるが，全データ数の 2 割くらいまでの同位なら，気にしなくてもよいだろう．

[**例 10.6**] 前出の例 10.3 で，$m = 6 < n = 8$, $T_m = 27.5$ であった．$t = 2$ の同位が 1 組あるが表 10.2 の $m = 6$, $n = m + 2$ から限界値は，29 と 61 で，$T_m = 27.5 < T_l = 29$ で 5% 水準で有意となる．

この $m = 6$, $n = 8$ につき，直接計算によって次表を得る．$f(6, 8, 6 \times 8) = 3003 = F_{\max}$. P 値は，いずれも片側値である．t_0 は正規近似の式 (10.27) か

表 10.2 Wilcoxon の 2 標本検定. 両側 5% 水準での T_m の限界値

m	$n=m$	$n=m+1$	$n=m+2$	$n=m+3$	$n=m+4$
3	–	–	6-21	7-23	7-26
4	10-26	11-29	12-32	13-35	14-38
5	17-38	18-42	20-45	21-49	22-53
6	26-52	27-57	29-61	31-65	32-70
7	36-69	38-74	40-79	42-84	44-89
8	49-87	51-93	53-99	55-105	58-110
9	62-109	65-115	68-121	71-127	73-134
10	78-132	81-139	84-146	88-152	91-159
11	96-157	99-165	103-172	106-180	110-187
12	115-185	119-193	123-201	127-209	131-217
13	136-215	141-223	145-232	150-240	154-249
14	160-216	164-256	169-265	174-274	179-283
15	184-281	190-290	195-300	200-310	205-320
16	211-317	217-327	222-338	228-348	234-358
17	240-355	246-366	252-377	258-388	264-399
18	270-396	277-407	283-419	290-430	296-442
19	303-438	309-451	316-463	323-475	330-487
20	337-483	344-496	351-509	359-521	366-534

ら, t_0^* はその分子の 0.5 の補正を省いた式から求めたものである.

たとえば, $T_m = 29$ では, 度数和, 累積度数が $F = 64$, $P = F/F_{\max} = 0.02131$ (両側 0.04262) である. 近似計算で $t_0 = 2.001$, $P = 0.02269$ (両側 0.04538), 0.5 を省略して $t_0^* = 2.066$, $P = 0.01943$ (両側 0.03886) となる. $t_0 \simeq 2$ を境界に, より大きな t_0 ではやや保守的になり, t_0^* の方が直接計算に近く, $t_0 \leq 2$ と小さいところでは t_0^* は言いすぎの傾向となり, むしろ t_0 のままの方がよい. m, n を変えてみても, こうした傾向がみられるので, (i) 式 (10.27) での t_0 が $t_0 > 2$ となれば連続修正 0.5 を省いて t_0^* を求めなおし, (ii) $t_0 \leq 2$ では, そのままの t_0 を用いるという方針がでてくる.

U_m	T_m	F	P	t_0	P	$t_0{}^*$	P
5	26	19	0.00633	2.388	0.00846	2.453	0.00709
6	27	30	0.00999	2.259	0.01193	2.324	0.01007
7	28	44	0.01465	2.130	0.01658	2.195	0.01409
8	29	64	0.02131	2.001	0.02269	2.066	0.01943
9	30	89	0.02964	1.872	0.03061	1.937	0.02640
10	31	122	0.04063	1.743	0.04068	1.807	0.03535
11	32	162	0.05395	1.614	0.05329	1.678	0.04664
12	33	213	0.07093	1.485	0.06882	1.549	0.06067

10.6 Wilcoxonの1標本検定

対応のある2群データ $O_n \{x_i, y_i\}$ で差 $d_i = x_i - y_i$ を考えることが妥当であれば，$O_n \{d_i\}$ と1標本問題になる．$d \in N \{\delta, \sigma^2\}$ のとき，$H_0: \delta = \delta_0$, $H_1: \delta = \delta_1 \neq \delta_0$ の検定は1標本 t 検定になる．2群の平均値に差があるかどうかの場合，$\delta_0 = 0$ となるが，$d_i = d_i - \delta_0$ と改めれば，常に1標本問題でも差を吟味する形式となる．この場合，$d_i = 0$ は除いて，$d_i > 0$, $d_i < 0$ の個数を数えて a, b とし，式 (10.9) で扱うのが符号検定であるが，効率は一般にあまりよくない．ここに，d_i の正負に加えて，$|d_i|$ の大きさを利用するのが，**Wilcoxonの1標本検定，符号つき順位検定** (signed rank test) であり，正規性のあるデータにつき，t 検定に対する ARE は $3/\pi = 0.955$ と，効率はかなりよい．

まず $d_i = 0$ を除いて，あらためて $O_n \{d_i\}$ とし，その正負にとらわれずに $|d_i|$ につき順位をつけ，ついで順位を正負に分けて加え，T_+, T_- とする．$d_i > 0$ の差が正の群の T_+ に着目し，式 (10.14) 以降の手続きによって，$H_0: \delta = \delta_0 = 0$ のもとに

$$E\{i\} = \sum iP\{+\}P\{i\} = \frac{n(n+1)}{2} \times \frac{1}{2} \times \frac{1}{n} = \frac{1}{4}(n+1)$$

$$E\{i^2\} = \sum i^2 P\{+\} P\{i\} = \frac{1}{12}(n+1)(2n+1)$$

$$E\{ij\} = \sum ij P\{+,+\} P\{i,j\} = \frac{1}{48}(n+1)(3n+2) \quad (10.31)$$

$$V\{i\} = \frac{1}{48}(n+1)(5n+1)$$

$$Cov\{i,j\} = -\frac{1}{48}(n+1)$$

と求め,順位和 T_+ につき

$$E\{T_+\} = E\left\{\sum i\right\} = \frac{n}{4}(n+1)$$

$$V\{T_+\} = nV\{i\} + 2\sum_{i \neq j} Cov\{i, j\} = \frac{1}{24}n(n+1)(2n+1) \quad (10.32)$$

これらをもとに,正規近似として $t = [T_+ - E\{T_+\}]/\sqrt{V\{T_+\}} \in N\{0, 1^2\}$ を考える.

Wilcoxon の 1 標本検定の手順は,

(1) $d_i = 0$ を除いて,$O_n\{d_i\}$ とあらため,$|d_i|$ について順位づけを行ない,同位があれば平均順位を与え,それぞれで $(t^3 - t)$ を求める.

(2) d_i の正負に分けて順位和をつくり T_+,T_- とし,$T_G = T_+ + T_- = n(n+1)/2$ を確かめる.

(3) ついで

$$E = \frac{1}{4}n(n+1) = \frac{1}{2}T_G = E\{T_+\}$$

$$D = 2n(n+1)(2n+1) \quad (10.33)$$

$$\kappa = 1 - \frac{\sum(t^3 - t)}{D}$$

とするが,同位がなくても D を求める.$\sum(t^3 - t)$ は,いくつかの同位のグループがあれば,$(t^3 - t)$ をプールすることを示す.

(4) 母集団から無作為に d を選ぶとき,$H_0: P\{d > 0\} = P\{d < 0\} = 0.5$ で,中心位置は 0 である,という帰無仮説をおき

(5) 検定統計量が

$$t_0 = \frac{|T - E| - 0.5}{\sqrt{\frac{\kappa}{48}D}} \geq t_{0.05}[\infty] = 1.960 \quad (T は T_+ または T_-) \quad (10.34)$$

となれば，両側 5% 水準で有意とし，H_0 を棄却して，H_1：中心位置は 0 でない，と考える．

(6) 実質水準を知るとき，$t_0 \leq 2$ では式 (10.34) のまま，$t_0 > 2$ では式 (10.34) の分子の連続修正 0.5 を省いて計算しなおした値 t_0^* を用いる方が近似がよい．

この連続修正 0.5 の扱いは，Wilcoxon の 2 標本検定の場合と同じであり，やはり同位のない場合の直接計算の結果と $P\{t_0\}, P\{t_0^*\}$ を比べたうえでの類推による．

中心位置の**信頼限界**を求めるには，$d_i = 0$ となるものも含めて $n(n+1)/2$ 通りの，すべての 2 つの値の平均値 $(d_i + d_{i'})/2$ を $i = i'$ を含めて計算し，これを順位づけする．$d_i = 0$ を含めた値を用いて

$$C_\alpha = E - t_\alpha[\infty]\sqrt{\frac{\kappa}{48}D} \quad (10.35)$$

を四捨五入した整数値を C_α とし，平均値の小さい方，大きい方から第 C_α 番目をもって，$100(1-\alpha)\%$ の δ_L, δ_U とする．

[**例 10.7**]　左右の腕に注射液 A_1, A_2 を無作為に割りつけ，注射局所の発赤の平均直径を $n = 12$ 例で測定した．散布図からは差で議論できそうである．

A_1	6	7	8	8	9	10	11	12	12	13	14	15
A_2	3	7	9	5	7	8	7	10	12	15	11	10
d	3	0	-1	3	2	2	4	2	0	-2	3	5
順位	7	*	1	7	3.5	3.5	9	3.5	*	3.5	7	10

A_1 から A_2 を同一例内で引き，$d = 0$ が 2 例で，あらためて $n = 10$ とする．$t = 3, t = 4$ の同位が，各 1 組ある．$T_+ = 50.5, T_- = 4.5$ で $T_G = 10 \times 11/2$．

$$E = \frac{55}{2} = 27.5$$

$$D = 2 \times 10 \times 11\,(20+1) = 4620$$

$$\kappa = 1 - \frac{24+60}{D} = 0.982$$

$$t_0 = \frac{|4.5 - 27.5| - 0.5}{\sqrt{\frac{0.982}{48} \times 4620}} = \frac{22.5}{9.721} = 2.315 > 1.960$$

で,両側 5% 水準で有意,d_i の内容から A_1 の発赤が大きい.$t_0 > 2$ であるから $t_0^* = 23/9.721 = 2.366$ と $P = 0.018$ となる.

$|d_i|$ の大きさを無視した符号検定では $a = 8$, $b = 2$ で,$P = 2 \times 0.0547 = 0.1094$,$n = 12$ のままの t 検定では $t_0\,[11] = 2.895$,$P = 0.0146$ である.

式 (10.35) から,$d_i = 0$ を含めた $n = 12$ を用い,$E = 39$,$D = 7800$,$\kappa = 0.9885$ を計算しなおし

$$C_\alpha = 39 - 1.960\sqrt{\frac{0.9885}{48} \times 7800} = 14.15 \to 14$$

を用い,小および大から第 14 番目の平均値を求め,$\delta_L = 0.5$,$\delta_U = 3$ となる.中心位置は 78 個の中央の 39.5 番目をみて $\hat{\delta} = 2.0$ とする.

中央値の推定としては,$\hat{\delta} = 2.0$,$r = (12+1)/2 - \sqrt{12} = 3$ から $\delta_L = 0$,$\delta_U = 3$ となり,t 分布を利用すれば,$d = 1.75\,[0.419, 3.081]$ となる.

Wilcoxon の 1 標本検定の**直接計算**では,つぎの漸化式を利用する.

$$\begin{aligned}
&f(n,\,t) = f(n-1,\,t) + f(n-1,\,t-n) \\
&f(n,\,t < 0) = 0 \\
&f(n,\,0) = 1 \\
&f(m,\,t \geq m\,(m+1)/2) = f(m,\,m\,(m+1)/2) = 2^m
\end{aligned} \quad (10.36)$$

$f(n,\,t)$ は,$t = T$ までの度数和,累積度数であり,T は 0 から $n\,(n+1)/2$ までをとり,$F_{\max} = 2^n$ である.これらは同位なしでの計算で,同位ありに用いると,少々保守的になる.表 10.3 を用い,$T \geq T^*$ のとき,両側 5% 水

準で有意となる.

表 10.3 Wilcoxon の 1 標本検定.両側 5% の T の限界値

n	6	7	8	9	10	11	12	13	14	15	16	17
T^*	0	2	3	5	8	10	13	17	21	25	29	34
n	18	19	20	21	22	23	24	25	26	27	28	29
T^*	40	46	52	58	65	73	81	89	98	107	116	126

[例 10.8] $f(n=10,\ t)$ について計算し,$F_{\max}=2^{10}=1024$ で割ると分布関数(累積頻度関数)になる.式 (10.34) での t_0,0.5 を省いた t_0^* からも片側 P を求めてある.

T	F	P	t_0	P	t_0^*	P
3	5	0.00488	2.446	0.00722	2.497	0.00626
4	7	0.00684	2.344	0.00953	2.395	0.00830
5	10	0.00977	2.242	0.01247	2.293	0.01091
6	14	0.01367	2.141	0.01616	2.192	0.01421
7	19	0.01855	2.039	0.02075	2.090	0.01833
8	25	0.02441	1.937	0.02639	1.988	0.02343
9	33	0.03223	1.835	0.03327	1.886	0.02967
10	43	0.04199	1.733	0.04157	1.784	0.03723

例 10.6 でもみたように,$t_0 \simeq 2$ を境界にして,$t_0 > 2$ では 0.5 を省いた t_0^* の方が近似がよいことがみられる.T が小さいと,t_0^* でも少し保守的である.検定で,5% 前後の水準を用いる理由はいろいろあるが,多くの場合にこの付近での近似検定の頑健性がよい.

10.7 Kruskal-Wallis の検定

完全無作為化法の,いわゆる一元配置のデータがあり,a 水準の処理 $A_1,\cdots,A_i,\cdots,A_a$ のそれぞれに r 回の無作為なくり返しが行なわれ,全体で $n=ar$ 個のデータとなる.n 個全体をこみにして順位づけをし,各処理ごとに順位和 T_i を求めると,$T_G=\sum_i T_i = n(n+1)/2$ となる.

処理効果が一様で,これら対応のない a 群の中心位置が揃っている条件で

は

$$E\{T_G\} = \frac{r}{2}(n+1)$$
$$V\{T_i\} = \frac{r}{12}(n+1)(n-1) + 2\frac{r(r-1)}{2} \times \frac{-1}{12}(n+1) \quad (10.37)$$
$$= \frac{r}{12}(n+1)(n-r)$$

となるが，ここの r はくり返し数を示す．漸近的に

$$t_i^2 = \frac{\left\{T_i - \frac{r(n+1)^2}{2}\right\}}{\frac{r}{12}(n+1)(n-r)} \in \chi^2[1], \quad \sum_i t_i^2 \in \chi^2[a]$$

と考えたいが，順位づけの性質から a 個の T_i のうち 1 個は従属であるから

$$\chi_0^2 = (a-1) \times \frac{1}{a}\sum_{i=1}^{a} t_i^2 \in \chi^2[a-1] \quad (10.38)$$

が，より合理的とみなされる．$n = ar$ を利用し

$$\chi_0^2 = \frac{(a-1)}{a} \cdot \frac{12}{r} \cdot \frac{1}{(n+1)(n-r)} \sum_i \left\{T_i - \frac{r(n+1)}{2}\right\}^2$$
$$= \frac{12}{n(n+1)} \left\{\sum_i \frac{T_i^2}{r} - \frac{(n+1)}{2}T_G\right\}$$

と変形し，さらに $T_G = n(n+1)/2$ を用いると

$$\chi_0^2 = \frac{6}{T_G}\sum_{i=1}^{a}\frac{T_i^2}{r} - \frac{6}{n}T_G \quad (10.39)$$

この検定統計量 χ_0^2 を用いる手法は，Wilcoxon の 2 標本検定の拡張に相当し，2 標本 t 検定を一元配置分散分析の F 検定に拡張する方式のノンパラ版である．この検定は，かなり効率はよく，**Kruskal-Wallis 検定**と呼ばれるものの近似法であるが，$r \geq 4$ あたりから十分使える．式 (10.39) の χ_0^2 は，H, X^2 と書かれることもあり，H 検定とも呼ばれる．

実際は，A_i 水準で r_i 回のくり返しを考え，$n = \sum_i r_i$ と定め，全体の n 個をこみにして順位づけをし，同位には平均順位を与え $(t^3 - t)$ を求める．順位和 T_i を計算し，

$$T_G = \sum_i T_i = \frac{1}{2}n(n+1)$$

$$\kappa = 1 - \frac{\sum(t^3 - t)}{n^3 - n} \tag{10.40}$$

$$\chi_0^2 = \frac{6}{\kappa}\left\{\frac{1}{T_G}\sum_{i=1}^a\left(\frac{T_i^2}{r}\right) - \frac{1}{n}T_G\right\} \geq \chi_0^2[a-1]$$

のとき水準 α で有意となり，H_0：処理効果の一様性，を棄却して，H_1：少なくとも1つは他とは異なる，を採用する．

処理効果が一様でなければ，**多重比較**に関心が向けられる．帰無分布，つまり H_0 のもとに

$$E\left\{\frac{T_i}{r_i} - \frac{T_k}{r_k}\right\} = 0$$

$$V\left\{\frac{T_i}{r_i} - \frac{T_k}{r_k}\right\} = \frac{1}{12r_i}(n+1)(n-r_i) + \frac{1}{12r_k}(n+1)(n-r_k)$$

$$- 2r_i r_k \frac{1}{r_i r_k} \times \frac{-(n+1)}{12}$$

$$= \frac{1}{12}n(n+1)\left\{\frac{1}{r_i} + \frac{1}{r_k}\right\} - \frac{2}{12}(n+1) + \frac{n+1}{6}$$

$$= \frac{T_G}{6}\left\{\frac{1}{r_i} + \frac{1}{r_k}\right\}$$

ここに同位の補正 κ を加え，すべてのくり返し数が r と一定のとき，Dunnett 型，Tukey 型の比較では表 10.4 から m_a を選び，$|T_i - T_k|$ の有意限界を

$$\Delta_a = m_a \sqrt{\frac{\kappa}{3}T_G r} \tag{10.41}$$

とする．r が不揃いなら Scheffé 型とし，$|T_i/r_i - T_k/r_k|$ を

$$\delta_a = \sqrt{\chi_a^2[a-1]}\sqrt{\frac{\kappa}{6}T_G\left(\frac{1}{r_i} + \frac{1}{r_k}\right)} \tag{10.42}$$

表 10.4 多重比較の係数 m_a の値

	a	2	3	4	5	6	7	8	
B	片 {0.05	1.96	2.13	2.24	2.33	2.39	2.45	2.50	$t_{\alpha/a}[\infty]^*$
	{0.01	2.58	2.71	2.81	2.88	2.94	2.98	3.02	
	両 {0.05	2.24	2.39	2.50	2.58	2.64	2.69	2.73	
	{0.01	2.81	2.94	3.02	3.09	3.14	3.19	3.23	
D	片 {0.05	1.64	1.92	2.06	2.16	2.23	2.29	2.34	$d_\alpha[a-1, \infty]$
	{0.01	2.33	2.56	2.68	2.77	2.84	2.89	2.93	
	両 {0.05	1.96	2.21	2.35	2.44	2.51	2.57	2.61	
	{0.01	2.58	2.79	2.92	3.00	3.06	3.11	3.15	
T	両 {0.05	1.96	2.34	2.57	2.73	2.85	2.95	3.03	$\dfrac{q_\alpha[a, \infty]}{\sqrt{2}}$
	{0.01	2.58	2.91	3.11	3.26	3.36	3.45	3.53	
S	片 {0.05	1.64	2.15	2.50	2.79	3.04	3.26	3.47	$\sqrt{\chi_\alpha^2[a-1]}$
	{0.01	2.33	2.80	3.14	3.42	3.66	3.88	4.08	
	両 {0.05	1.96	2.45	2.80	3.08	3.33	3.55	3.75	
	{0.01	2.58	3.03	3.37	3.64	3.88	4.10	4.30	

*Bonferroni の不等式を利用した比較では a は同時的なステートメントの数.Dunnett 型,Tukey 型,Scheffé 型の比較では,a は比較すべき処理の水準数.

と比べる.ときには Bonferroni の不等式を利用した Dunn 型とした方が検出力がよいだろう.

一般対比については,$\sum c_i = 0$ の制約のもとに

$$\chi_0^2 = \frac{\left(\sum_i c_i \frac{T_i}{r_i}\right)^2}{\frac{\kappa}{6} T_G \sum_i \frac{c_i^2}{r_i}} \geq \chi_0^2[a-1] \tag{10.43}$$

のときに,ファミリー水準 α で有意とする.

[例 10.9] Wilcoxon の 2 標本検定の例 10.3 を,ここでの表記法で,$a = 2$,$r_1 = 6$, $r_2 = 8$, $T_i = 27.5$, $T_2 = 77.5$, $T_G = 105$, $n = 6+8 = 14$ などとする.κ は同じで 0.998.式 (10.40) で

$$\chi_0^2 = \frac{6}{0.998}\left\{\frac{1}{105}\left(\frac{27.5^2}{6} + \frac{77.5^2}{8}\right) - \frac{105}{14}\right\} = 5.115 \geq \chi_{0.05}^2[1] = 3.841$$

となり 5% 水準で有意となる．$\sqrt{\chi_0^2} = 2.262$ は式 (10.27) の 0.5 を省いた t_0^* と一致する．

[**例 10.10**]　一元配置の例 4.10 のデータに順位づけをする．同位は $t = 2$ が 2 組，$t = 3$ が 1 組，$t = 4$ が 3 組あり，$T_G = 20 \times 21/2 = 210$ である．

A	1	2	3	4		A	1	2	3	4	
	4	8	5	6			2.5	17	5.5	9.5	
	5	7	4	8	全体こみで		5.5	13.5	2.5	17	
	5	9	5	7	順位づけ		5.5	19.5	5.5	13.5	
	3	6	6	8	$\longrightarrow$		1	9.5	9.5	17	
	6	7	7	9			9.5	13.5	13.5	19.5	
	23	37	27	38	125		24.0	73.0	36.5	76.5	210

$$\kappa = 1 - \frac{1}{20^3 - 20}(2 \times 6 + 1 \times 24 + 3 \times 60) = 0.9729$$

$$\chi_0^2 = \frac{6}{0.9729}\left\{\frac{1}{210} \times \frac{1}{5}(24.0^2 + \cdots + 76.5^2) - \frac{210}{20}\right\}$$

$$= 12.126 \geq \chi_{0.05}^2[4-1] = 7.815$$

で処理効果は一様ではないと考える．χ_0^2 の実質水準は $P = 0.0070$ で，パラメトリック手法では $F_0[3, 16] = 8.449, P = 0.0014$ である．

あらゆる対の比較では $r = 5$ と揃っているので Tukey 型の $m_a = q_a[4, \infty]/\sqrt{2}$ を用いる．例 4.13 と比べる目的で，Dunn 型として，$\alpha_F = 0.05$，ステートメント（比較の数）を 6 とし，$\alpha = 0.05/6 \simeq 0.01$ とし，$t_{0.01}[\infty] = 2.576$ を用いてみる．本来の Dunn 型では表 10.4 から B の $a = 6$（比較の数）をみて $m_{0.05} = 2.64$ とする．なお，Tukey 型では $a = 4$（水準数）から $m_{0.05} = 2.57$ と読む．式 (10.41) で

$$_B\Delta_{0.05} = 2.576\sqrt{\frac{0.9729}{3} \times 210 \times 5} = 47.6$$

順位和の大きさに並べて $|T_i - T_k|$ を計算し，47.6 をこえるものを * で記す．

52.5*	49.0*	12.5	$T_1 = 24.0$
40.0	36.5	$T_3 = 36.5$	
3.5	$T_2 = 73.0$		

$T_4 = 76.5$

パラメトリック手法では，同じ条件の Dunn 型の多重比較では，T_3 と T_4 も 5% 水準で有意となる．

10.8 Friedman の検定

いわゆる二元配置の形式で，反応特性の類似した観測単位 a 個をブロックとし，ブロックごとに処理を無作為化した乱塊法を考える．データは処理 A_1, $\cdots, A_i, \cdots, A_a$ と，ブロック $B_1, \cdots, B_j, \cdots, B_b$ の格子で押さえられている．全データ数は $n = ab$ である．各ブロックごとに $1, \cdots, a$ の順位づけをし，水準ごとに順位和 T_i を求め，これによって処理効果の一様性を吟味するのが **Friedman の検定** である．これは Wilcoxon の 1 標本検定の拡張というよりは，符号検定の拡張に近く，$a = 2$ では連続修正のない符号検定そのものであり，一般に効率はよくない．パラメトリック手法で，A×B の交互作用が無視できる条件で乱塊法の分散分析を行なうが，Friedman の検定でも，交互作用が存在すると検出力はおち，結果の解釈は複雑になる．

処理効果が一様である条件下に，B_j 相互が独立であることから

$$E\{T_i\} = b \times \frac{(a+1)}{2}$$
$$V\{T_i\} = b \times \frac{1}{12}(a+1)(a-1) \tag{10.44}$$

となる．b がある程度大であれば，近似的に

$$t_i^2 = \frac{\left\{T_i - \frac{b(a+1)}{2}\right\}^2}{\frac{b}{12}(a+1)(a-1)} \in \chi^2[1] \tag{10.45}$$

と考えたいが，Kruskal-Wallis の検定統計量 χ_0^2 の式 (10.39) の場合と同様に，a 個の t_i^2 のうち $(a-1)$ 個が独立であるとして，$T_G = ba(a+1)/2$ を用いて

$$\chi_0^2 = \frac{a-1}{a} \cdot \frac{12}{b} \cdot \frac{1}{(a+1)(a-1)} \left\{ \sum_i T_i^2 - \frac{1}{2} ab^2 (a+1)^2 + \frac{ab^2 (a+1)^2}{4} \right\}$$

$$= \frac{12}{ab(a+1)} \sum_{i=1}^{a} T_i^2 - 3b(a+1) \in \chi^2 [a-1] \tag{10.46}$$

を検定統計量とする．全数 $n \geq 10$ あたりから，この近似が使えるだろう．検定統計量を X^2 と書く場合もある．

実際は，ブロックごとに順位づけをし，同位には平均順位を与え $(t^3 - t)$ を求める．処理ごとに順位和 T_i を求め

$$T_G = \sum_i T_i = \frac{1}{2} ab(a+1) = \frac{1}{2} n(a+1)$$

$$\kappa = 1 - \frac{\sum (t^3 - t)}{b(a^3 - a)} \tag{10.47}$$

$$\chi_0^2 = \frac{6}{\kappa} \left\{ \frac{1}{T_G} \sum_{i=1}^{a} T_i^2 - \frac{T_G}{a} \right\} \geq \chi_0^2 [a-1]$$

のとき水準 α で有意として，H_0：処理効果の一様性，を棄却して H_1：少なくとも 1 つは他と異なる，を採用する．あるブロックの a 個のデータが，すべて同位の場合，κ の式の第 2 項の分子 $\sum$ に $(a^3 - a)$ を加算する．しかし，このブロックを完全に省いたうえ，あらためてブロック数を b とおいて扱っても同じ結果になる．

この式 (10.47) の χ_0^2 に関して

$$W = \frac{\chi_0^2}{b(a-1)} \tag{10.48}$$

としたものを Kendall の**一致係数** (coefficient of concordance) というが，b 個のブロックについての順位づけが完全に一致すれば $W = 1$ となり，順位相関と密接に関係する．

多重比較にあたり，帰無分布につき

$$E\{T_i - T_k\} = 0$$
$$V\{T_i - T_k\} = b\left\{\frac{2(a+1)(a-1)}{12} + \frac{2(a+1)}{12}\right\} = \frac{b}{6}a(a+1) = \frac{T_G}{3}$$
(10.49)

となるから，表 10.4 から適当な m_a を選び，$|T_i - T_k|$ の有意限界を

$$\Delta_a = m_a\sqrt{\frac{\kappa}{3}T_G}$$
(10.50)

とする．一般対比については，$\sum_i c_i = 0$ の制約のもとに，$|\sum c_i T_i|$ を

$$\Delta_a = \sqrt{\chi^2[a-1]}\sqrt{\frac{\kappa}{6}T_G \sum_i c_i^2}$$
(10.51)

と比べる．

[**例 10.11**]　中枢興奮剤 A_1, A_2, A_3 の換気効果を 4 シリーズ測定した例 4.12 のデータを，シリーズをブロックと考えて順位づけをした．

A	1	2	3		A	1	2	3	
B1	5	6	4	ブロックごと	B1	2	3	1	
2	7	8	7	の順位づけ	2	1.5	3	1.5	
3	5	7	4	→	3	2	3	1	
4	4	5	3		4	2	3	1	
						7.5	12	4.5	24

$T_G = 3 \times 4 \times 4/2 = 24$, $t = 2$ の同位が 1 組ある．式 (4.61) より

$$\kappa = 1 - \frac{6}{4(3^3 - 3)} = 0.938$$

$$\chi_0^2 = \frac{6}{0.938}\left\{\frac{1}{24} \times 220.5 - \frac{24}{3}\right\} = 7.600 > \chi_{0.05}^2[3-1] = 5.991$$

実質水準は $P = 0.0224$, 3 剤の換気効果は一様ではない．$W = 7.600/8 = 0.950$ で 1 に近い．

3 剤をペアとして比べる Tukey 型の多重比較で，表 10.4 から $m_a = 2.34$ を

選ぶ．これは $q_{0.05}[3,\infty]/\sqrt{2}$ である．式 (10.51) の有意限界は

$$_W\Delta_{0.05} = 2.34\sqrt{\frac{0.9375}{3} \times 24} = 6.408$$

で，$|T_2 - T_3| = 7.5$ のみが有意で，A_2 の効果は A_3 より大きい．

パラメトリック手法では，一様性につき $F_0[2, 6] = 20.994$, $P = 0.0020$, $_W\Delta_{0.05} = 3.827$ となり，A_1 と A_2; A_2 と A_3 に差を認める．

ここで考え方をあらため，各ブロックでの中央値ないし平均値を求め，それぞれのブロックでの値から引けば，いわばブロック効果を除いた，一元配置のデータとみられる．この"ブロック調整後の順位づけ"の扱いは，一般に効率がよいとされる．

各ブロックの中央値を引いたデータを，Kruskal-Wallis 検定手順で扱う．

A	1	2	3
B1	0	1	−1
2	0	1	0
3	0	2	−1
4	0	1	−1

全体こみで順位づけ →

A	1	2	3	
B1	6	10	2	
2	6	10	6	
3	6	12	2	
4	6	10	2	
	24	42	12	78

$T_G = 12 \times 13/2 = 78$, $a = 3$, $r = 4$, $t = 3$ の同位が 2 組，$t = 5$ の同位が 1 組で

$$\kappa = 1 - \frac{1}{12^3 - 12}\left\{2 \times (3^3 - 3) + 1 \times (5^3 - 5)\right\} = 0.902$$

$$\chi_0^2 = \frac{6}{0.902}\left\{\frac{1}{78} \times \frac{2484}{4} - \frac{78}{12}\right\} = 9.721, \quad P = 0.0077$$

$$_W\Delta_{0.05} = 2.34\sqrt{\frac{0.902}{3} \times 4 \times 78} = 22.665$$

A_2 と A_3 に差を認める．位置パラメータで調整するほか，ばらつきの尺度パラメータで調整することも考えられるだろう．

乱塊法のデータから，規則的に間引いたブロック計画が釣合型不完備ブロック計画，**BIB** (balanced incomplete block) **計画**である．ブロックの大きさ，

単位数が $k\,(<a)$ で,各水準のデータ数は $r\,(<b)$ であるが,$\{\mathrm{A}_i,\mathrm{A}_{i'}\}$ の対が,それぞれ,λ 回ずつ同一ブロックに現われる.この会合数 λ については

$$\lambda = \frac{r(k-1)}{a-1} = \frac{n(k-1)}{a(a-1)}, \quad n = ar = bk \tag{10.52}$$

完備の Friedman 検定に準じて,ブロックごとに $1,\cdots,k$ の順位づけを行ない,処理ごとに順位和 T_i を求める.処理効果の一様性の条件下に

$$E\{T_i\} = \frac{bk(k+1)}{2a} = \frac{r(k+1)}{2} = \frac{T_G}{a}$$
$$V\{T_i\} = \frac{r(k+1)(k-1)}{12}$$
$$\chi_0^2 = \frac{12(a-1)}{ar(k+1)(k-1)} \sum_i \left\{T_i - \frac{r(k+1)}{2}\right\}^2$$
$$= \frac{12}{a\lambda(k+1)} \sum_i T_i^2 - \frac{3r^2(k+1)}{\lambda}$$

あるいは,さらに整理して,検定統計量は

$$\chi_0^2 = \frac{6r}{\lambda}\left\{\frac{1}{T_G}\sum_{i=1}^a T_i^2 - \frac{T_G}{a}\right\} \in \chi^2[a-1] \tag{10.53}$$

となる.同位の扱いは複雑で,一般化して扱いにくい.同位の多い場合にこの χ_0^2 を用いると,やや保守的になろう.$\lambda \geq 3$ の見当で利用できると考えられるが,この方法を **Durbin 検定** と呼ぶことがある.

2 処理ごとの比較にあたり,会合している λ 対と,会合していない $(r-\lambda)$ 個とにわけ,λ 対に関しては共分散を考慮し

$$V\{T_i - T_{i'}\} = V\left\{\sum^{\lambda}(u-u') + \sum^{r-\lambda}(v-v')\right\}$$

$$= \lambda\left\{\frac{2}{12}(k+1)(k-1) + \frac{2}{12}(k+1)\right\}$$

$$+ (r-\lambda)\frac{2}{12}(k+1)(k-1)$$

$$= \frac{\lambda}{6}(k+1)k + \frac{r}{6}(k+1)(k-1) - \frac{\lambda}{6}(k+1)(k-1)$$

$$= \frac{1}{6}(k+1)\left\{\lambda + \frac{r(k-1)}{a-1}(a-1)\right\}$$

となるから,さらに

$$V\{T_i - T_{i'}\} = \frac{1}{6}(k+1)\lambda a = \frac{\lambda}{3r}T_G$$

と整理し,$|T_i - T_{i'}|$ の有意限界は

$$\Delta_a = m_a\sqrt{\frac{\lambda T_G}{3r}} \tag{10.54}$$

一般対比については,$\sum_i c_i = 0$ の制約のもとに,$\left|\sum_i c_i T_i\right|$ の有意限界は

$$\Delta_a = \sqrt{\chi_a^2[a-1]}\sqrt{\frac{\lambda T_G}{6r}\sum_i c_i^2} \tag{10.55}$$

となる.

[例 10.12] 3 種類の亜硝酸剤の狭心発作予防時間のデータ,例 5.10 を順位を用いて解析する.順位づけをした場合,符号検定の特殊な姿になっていることが,はっきりするであろう.たまたま $a = 3, k = 2$ では,**一対比較法** (paired comparison) の形式になっている.

	A_1	A_2	A_3
B1	2.8	5.0	-
2	2.5	-	4.5
3	-	4.8	3.6
4	3.7	5.8	-
5	2.3	-	6.7
6	-	6.8	7.4
7	4.8	6.3	-
8	3.6	-	5.9
9	-	4.2	5.4

ブロックごとの順位づけ $\longrightarrow$

	A_1	A_2	A_3	
B1	1	2	-	
2	1	-	2	
3	-	2	1	
4	1	2	-	
5	1	-	2	
6	-	1	2	
7	1	2	-	
8	1	-	2	
9	-	1	2	
	6	10	11	27

$\lambda = 3$ と少し小さいが, $a = 3, r = 6, k = 2$

$$\chi_0^2 = \frac{6 \times 6}{3}\left\{\frac{257}{27} - \frac{27}{3}\right\} = 6.222 > \chi_{0.05}^2[3-1, \infty] = 5.991$$

で, 5% 水準で有意となり, 実質水準は $P = 0.0446$ となる. これは直接計算と比べると, 少し言いすぎになっている.

A_1 を対照として Dunnett 型の比較を行なうと $m_a = d_{0.05}[3-1, \infty] = 2.21$ から

$$_C\Delta_{0.05} = 2.21\sqrt{\frac{3 \times 27}{3 \times 6}} = 4.688$$

$T_1 + 4.688 = 10.7$ となるから, これより大きな $T_3 = 11$ が有意で, 対照 A_1 に比べて A_2 を異なるとする証拠は弱く, A_3 がより効果が大と考える.

パラメトリック手法では, $F_0[2, 7] = 16.982, P = 0.0021$ で, 対照 A_1 は, A_2, A_3 とも異なる.

Friedman の検定で $a = 2$ とすれば, ブロックごとの順位づけは $\{1, 2\}; \{2, 1\}$ となり, 同位のブロックを除くとすれば, McNemar の検定ないし符号検定と同義になる. ただし, 本来の Friedman の検定統計量には, 連続修正は含まれない.

反応をすべて 0, 1 で示し, $a > 2$ を考えると, McNemar の検定の拡張になるが, たとえば, あるブロックでは $\{0, 1, 1, 0, 0\}$ となり, その順位づけは

同位が多く $\{2, 4.5, 4.5, 2, 2\}$ となる．この順位づけで，Friedman 検定が行なえるが，順位づけがややこしい．

そこで，反応を 0, 1 のまま，処理和 T_i, ブロック和 T_j を求めると，Friedman の検定統計量 χ_0^2 は

$$\chi_0^2 = \frac{(a-1)\left\{a\sum_i T_i^2 - T_G^2\right\}}{aT_G - \sum_j T_j^2} \quad (10.56)$$

と書ける．この形式で処理効果の一様性を検討するとき，**Cochran の Q 検定**ともいう（第 4 章も参照）．

10.9 順序分類データ

著効 > 有効 > 無効といった，実質的に順序を考えることができるカテゴリーで分類された度数データが**順序分類データ** (ordered categorical data) である．単純な点づけ，経験的な点づけ，各種の数量化，累積法，ランキット (rankit) 変換，リジット (ridit) 変換の利用など，さらには，分布関数の比較法など，各種各様の解析が考えられている．ここでは，Wilcoxon の 2 標本検定ないし Kruskal-Wallis の検定を利用する，対応のない群データについて扱う．

一般に $a \times c$ 分割表の形式で整理される．カテゴリーの $C_1, \cdots, C_j, \cdots, C_c$ は小から大，弱から強などの序列をもつが，カテゴリー間の距離は必ずしもはっきりしていない．この序列を無視した，$a \times c$ 分割表の関連性の χ^2 検定では，A_i での $\{n_{i1}, \cdots, n_{ij}, \cdots, n_{ic}\}$ の度数の並び方，スペクトルの比較が行なわれ，たとえば，$C_j, C_{j'}$ のデータを交換しても，$\chi_0^2[(a-1)\times(c-1)]$ は変わらない．ここで扱う方法は，A_i の中心位置の比較，いわば良さや強さの比較を目的とし，$C_j, C_{j'}$ の交換などは，もともと成立しない．

	C_1	$\cdots$	C_j	$\cdots$	C_c	
A_1	n_{11}	$\cdots$	n_{1j}	$\cdots$	n_{1c}	n_1
$\vdots$	$\vdots$		$\vdots$		$\vdots$	$\vdots$
A_i	n_{i1}	$\cdots$	n_{ij}	$\cdots$	n_{ic}	n_i
$\vdots$	$\vdots$		$\vdots$		$\vdots$	$\vdots$
A_a	n_{a1}	$\cdots$	n_{aj}	$\cdots$	n_{ac}	n_a
	g_1	$\cdots$	g_j	$\cdots$	g_c	n

これまでの表記法と異なるが，C_1 の合計度数 $g_1 = n_{11} + \cdots + n_{a1}$ は同位で，これらには平均順位 $r_1 = (g_1 + 1)/2$ を与える．形式的に $g_0 = 0$ とおき，C_j の g_j には，すべて平均順位

$$r_j = \sum_{m=0}^{j-1} g_m + \frac{g_j + 1}{2} = \sum_{m=0}^{j-1} g_m + 1 + \frac{g_j - 1}{2} \tag{10.57}$$

を与える．つまり C_j にはその 1 つ前までの度数和に $r_1 = (g_1 + 1)/2$ を加えた平均順位を与える．

Wilcoxon の 2 標本検定では $i = 1, 2$ で，式 (10.26), (10.27) に相当するものは

$$\begin{aligned}
T_G &= \frac{n(n+1)}{2} \\
E &= \frac{1}{2} n_1 (n+1) = \frac{n_1}{n} T_G \\
D &= n^3 - n \\
\kappa &= 1 - \frac{\sum_j (g_j^3 - g_j)}{D} \\
t_0 &= \frac{|T_1 - E| - 0.5}{\sqrt{\frac{\kappa}{6} n_2 E}}
\end{aligned} \tag{10.58}$$

となるが，T_1 は A_1 の順位和で，$\sum_j n_{1j} r_j$ である．$t_0 > 2$ では必要に応じて，t_0 の式の分子の 0.5 を省略して t_0^* を求めなおす．

[**例 10.13**]　アミノ酸の例 10.1 を練習のつもりで，4 カテゴリーにまとめてみ

る.

	-35	-45	-55	-65	
A_1	1	3	2	0	6
A_2	0	2	2	4	8
g	1	5	4	4	14
r	1	4	8.5	12.5	-

$T_1 = 30, T_2 = 75, T_1 + T_2 = 105 = 14 \times 15/2 = T_G, E = 15 \times 6/2 = 45$, $D = 13 \times 14 \times 15 = 2730$ で,$\kappa = 1 - (120 + 2 \times 60)/2730 = 0.912$ となり

$$t_0 = \frac{|30 - 45| - 0.5}{\sqrt{\frac{0.912}{6} \times 8 \times 45}} = \frac{14.5}{7.398} = 1.960$$

実質水準は $P = 0.050$ となる.例 10.3 では,生データから $t_0 = 2.197$, $t_0^* = 2.262$ となる.カテゴリーにまとめて検討する尺度合わせの際には,その方法を実質科学的に,少なくとも群別のデータをみる前に検討しておかないと,かなり任意の結果が導かれる.たとえば,0-39; 40-59; 60- と切ると,$t_0^* = 2.385$ となる.

対応のない多群のデータも,同位の多い **Kruskal-Wallis 検定**として扱えるであろう.式 (10.40) をここの表記法で書くと

$$\begin{aligned}
T_G &= \sum_i T_i = \frac{1}{2} n(n+1) \\
\kappa &= 1 - \frac{\sum_j (g_j^3 - g_j)}{n^3 - n} \\
\chi_0^2 [a-1] &= \frac{6}{\kappa} \left\{ \frac{1}{T_G} \sum_{i=1}^a \left(\frac{T_i^2}{n_i} \right) - \frac{1}{n} T_G \right\}
\end{aligned} \quad (10.59)$$

となる.$\sum_i c_i = 0$ の制約で対比をつくると,$|\sum_i c_i T_i/n_i|$ の有意限界は

$$\delta_a = m_a \sqrt{\frac{\kappa}{6} T_G \sum_{i=1}^{a} \frac{c_i^2}{n_i}} \qquad (10.60)$$

であるが，Dunn 型では $m_a = t_{a/s}[\infty]$，ここに s はステートメントの数とする．n_i が一定ならば，Dunnett 型，Tukey 型の比較が可能で，表 10.4 から m_a を読む．この際には，両辺を n_i 倍して $|T_i - T_{i'}|$ の限界値とした方が楽だろう．n_i が不揃いなら一般対比と同じ扱いになり，Scheffé 型で $m_a = \sqrt{\chi_a^2[a-1]}$ を用いる．これらの係数も表 10.4 から求められる．

10.10　順位相関係数

第 6 章でもとりあげたが，対になったデータ $O_n\{x_i, y_i\}$ の直線的な相互関連性の代表的な指標は相関係数であり，その推定値として

$$r = \frac{S_{xy}}{\sqrt{S_{xx}S_{yy}}} = \frac{\sum (x_i - \bar{x})(y_i - \bar{y})}{\sqrt{\sum (x_i - \bar{x})^2 \sum (y_i - \bar{y})^2}} \qquad (10.61)$$

が用いられる．これは Pearson の積率相関係数とも呼ばれる．$\{x_i\}$，$\{y_i\}$ のそれぞれで順位づけをしたうえ x_i, y_i におきかえて式 (10.61) を計算したものは，**Spearman の順位相関係数** (ρ_S) と呼ばれる順位相関係数の推定値 r_S になる．

順位に書きかえたデータを，あらためて $\{x_i, y_i\}$ として，対ごとの差をとり $d_i = x_i - y_i$ とすれば

$$\sum d_i^2 = \sum x_i^2 + \sum y_i^2 - 2\sum x_i y_i$$

となる．ここで，x_i, y_i は $1, \cdots, n$ をとり，式 (10.14) のように $\sum i^2 = n(n+1) \times (2n+1)/6$ となる．各群での同位を考慮すれば，$\sum (t^3 - t) = \kappa$ と書くとき，式 (10.20) のように $\sum i^2$ は $\kappa_x/12$ ないし $\kappa_y/12$ だけ小さくなる．そこで

$$\sum x_i y_i = \frac{1}{2}\left\{\frac{1}{6}n(n+1)(2n+1)\times 2 - \frac{1}{12}(\kappa_x+\kappa_y) - \sum d_i^2\right\}$$
$$= \frac{1}{12}\left\{2n(n+1)(2n+1) - \frac{1}{2}(\kappa_x+\kappa_y) - 6\sum d_i^2\right\}$$

順位を用いたとき，式 (10.61) の分子は

$$\begin{aligned}S_{xy} &= \sum x_i y_i - \frac{(\sum x_i)(\sum y_i)}{n}\\ &= \sum x_i y_i - \frac{1}{n}\left\{\frac{n}{2}(n+1)\right\}^2\\ &= \frac{1}{12}\left\{(n^3-n) - \frac{1}{2}(\kappa_x+\kappa_y) - 6\sum d_i^2\right\}\end{aligned} \quad (10.62)$$

となり，一方，式 (10.59) の分母は x_i, y_i につき同様の形式であるから，x_i につき

$$\begin{aligned}S_{xx} &= \sum i^2 - \frac{\kappa_x}{12} - \frac{(\sum x_i)^2}{n}\\ &= \frac{1}{6}n(n+1)(2n+1) - \frac{1}{n}\frac{1}{4}n^2(n+1)^2 - \frac{1}{12}\kappa_x\\ &= \frac{1}{12}\{n(n+1)(4n+2-3n-3) - \kappa_x\}\\ &= \frac{1}{12}\{(n^3-n) - \kappa_x\}\end{aligned} \quad (10.63)$$

となる．これは，式 (10.62) で，$y_i = x_i, \kappa_y = \kappa_x$ とおいたものに等しい．

これらから，式 (10.61) を順位で計算すると

$$r_S = \frac{(n^3-n) - \frac{1}{2}(\kappa_x+\kappa_y) - 6\sum_{i=1}^n d_i^2}{\sqrt{(n^3-n-\kappa_x)(n^3-n-\kappa_y)}}, \quad \kappa = \sum(t^3-t)$$

Spearman の r_S の実際の**計算手順**としては

(1) 生の $O_n\{x_i, y_i\}$ を $\{x_i\}, \{y_i\}$ それぞれで順位づけをし，各群内の同位に平均順位を与えて $\kappa_x = \sum_x(t^3-t), \kappa_y = \sum_y(t^3-t)$ を求める．

(2) 各対ごとに $d_i = (x_i\text{の順位}) - (y_i\text{の順位})$ を求め，$\sum_i d_i = 0$ を確かめて $D = 6\sum_i d_i^2$ を計算する．

(3) $A = n^3 - n = (n-1)n(n+1)$ とし

$$r_S = \frac{A - \frac{1}{2}\left(\kappa_x + \kappa_y\right) - D}{\sqrt{(A - \kappa_x)(A - \kappa_y)}}$$
$$r_S = 1 - \frac{D}{A} \quad (\kappa_x = \kappa_y = 0, \ \text{同位なし}) \tag{10.64}$$

同位の補正を無視すると，r_S は正でも負でも $+1$ に近づく．

(4) $H_0: \rho_S = 0, \quad H_1: \rho_S \neq 0$ の無相関の検定は

$$t_0 = |r_S|\sqrt{\frac{n-2}{1-r_S^2}} \geq t_a[n-2] = \sqrt{F_a[1, \ n-2]} = \sqrt{F_a}$$
$$r_S^2 \geq \frac{F_a}{n-2+F_a} \tag{10.65}$$

のとき水準 α で有意となり，$H_1: \rho_S \neq 0$ を採用する．"高度に有意"でも，ρ_S の大小には直接に関係はなく，$\rho_S = 0$ の否定にとどまる．漸近的な近似

$$t_0 = |r_S|\sqrt{n-1} \geq t_a[\infty] \tag{10.66}$$

も用いられる．

独立な2群のメトリックなデータ $O_m\{x_i\}, O_n\{y_i\}$ を一括し，あらためて y で示し，第1群，第2群を x で示してみる．

x	$0\cdots\cdots 0$	$1\ \cdots\cdots 1$
y	$y_1 \cdots\cdots y_m$	$y_{m+1} \cdots\cdots y_{m+n}$
	もとの $O_m\{x_i\}$	もとの $O_n\{y_j\}$

この際，第1群を0，第2群を1としてみれば $O_{m+n}\{(0, y_1), \cdots, (0, y_m), (1, y_{m+1}), \cdots, (1, y_{m+n})\}$ と表現される．この対になったデータでは，新しい x が0か1であるが，同位の多い順位づけをして，形式的に r_S が求められる．ここで無相関の検定を行なうと，もとの独立な2群でのWilcoxonの2標本検定と近い結果を得る．パラメトリックの扱いでは，Pearsonの r の無相関検定になるが，これは2標本 t 検定と正確に一致する．ただし

$$(m+n-1)r_S^2 = t_0^{*2} \tag{10.67}$$

10.10 順位相関係数

として寄与率が式 (10.27) の修正を省いた t_0^* と結びつく.

Friedman の検定で, b ブロックに a 処理が割りつけられ同位がないとき, 第 j, 第 j' のブロックにつき, Spearman の $r_{Sjj'}$ が求められるが, x_{ij} をブロック j での順位とすれば

$$r_{Sjj'} = \frac{\sum_i \left(x_{ij} - \frac{a+1}{2}\right)\left(x_{ij'} - \frac{a+1}{2}\right)}{\frac{1}{12}(a^3 - a)} \tag{10.68}$$

$j, j' = 1, \cdots, b$ につき, jj', $j'j$ の対を含め, $b(b-1)$ 個の $r_{Sjj'}$ が考えられるので, $r_{Sjj'}$ で $j \neq j'$ についての平均値を求めると

$$\bar{r}_S = \frac{12}{(b^2-b)(a^3-a)} \sum_j \sum_{j'} \sum_i \left(x_{ij} - \frac{a+1}{2}\right)\left(x_{ij'} - \frac{a+1}{2}\right) - \frac{b}{(b^2-b)} \tag{10.69}$$

となるが, 最後の b は, $\sum_j \sum_{j'}$ のうち $r_{Sjj} = r_{Sj'j'} = 1$ の値をプールしたものに相当している. 和を j, j' の順にとり

$$\begin{aligned}\bar{r}_S &= \frac{12}{(b^2-b)(a^3-a)} \sum_{i=1}^{a} \left\{T_i - \frac{b(a+1)}{2}\right\}^2 - \frac{1}{b-1} \\ &= \frac{1}{(a-1)(b-1)}\chi_0^2 - \frac{1}{b-1} = \frac{bW-1}{b-1}\end{aligned} \tag{10.70}$$

として, 式 (10.46), (10.48) の Friedman の検定統計量, および Kendall の一致係数が**順位相関係数の平均値** $\bar{r}_S$ と結びつけられる. W は 0-1 をとるが, $\bar{r}_S$ は $-1/(b-1) - 1$ をとり, 本来の相関係数としての完全な逆相関 -1 は $b = 2$ に限られる.

理論的に詳しく研究されている順位相関係数には **Kendall の tau** (τ) がある. $O_n\{x_i, y_i\}$ の $\{x_i\}$, $\{y_i\}$ ごとに順位をつけ, これらをあらためて $\{x_i\}$ と $\{y_i\}$ とする. $\{x_i\}$ を正順にとり, ペアを並べかえる.

x	1	2	$\cdots$	i	$\cdots$	n
y	y_1	y_2	$\cdots$	y_i	$\cdots$	y_n

たとえば y_1 は, 生の x の最小のものとペアになっていた y の y 内での順位で

ある.

まず y_1 につき，その右側の $(n-1)$ 個の順位と比べて，y_1 よりも大きなもの，および小さなものを数えあげて，c_1, d_1 とする．y_i についての数えあげにあたり，x, y に同位があるときには，まず，x_i と同位となる x の相手の y は無視し，y_i と同位のものも無視する．たとえば

i	⋯	5	6	7	8	9	10	11
x	⋯	5	5	7	8	9	10	11
y	⋯	4	⑦	④	2	④	9	8

の y_5 の順位 4 であるが，x_5 と同位の x_6 とペアになった $y_6 = 7$ をとばし，4 と同位の y_7, y_9 もとばし，$c_5 = 2, d_5 = 1$ とする．数えなかったものを $e_5 = 3$ とすれば，$c_5 + d_5 + e_5 = 6$ で，これは $y_5 = 4$ の右側の順位の個数になる．

同位がまったくなしで，完全な正相関であれば，$D = \sum_i (c_i - d_i) = \sum_i (i)$ $= n(n-1)/2$，完全な負相関であれば，$D = -n(n-1)/2$ となるが，ここに，最後の y_n については数えあげをしないので，$\sum_i$ は $i = 1$ から $(n-1)$ の和である．

各群での同位の数につき $\kappa = \sum t(t-1)/2$ を求めるが，これまでにみられた $\sum (t^3 - t)$ と異なるので注意する．

$$A = \frac{n(n-1)}{2}$$
$$D = \sum_{i=1}^{n-1}(c_i - d_i) \tag{10.71}$$
$$\hat{\tau} = \frac{D}{\sqrt{(A-\kappa_x)(A-\kappa_y)}}$$

とするが，$\sum_i (c_i + d_i + e_i) = A, i = 1, \cdots, (n-1)$，を用いて計算のチェック，ないしは簡便化ができる．

やや複雑な計算で

$$V\{D\} = \frac{1}{18}\left\{n(n-1)(2n+5) - \sum_x t(t-1)(2t+5)\right\}$$

$$-\sum_y t(t-1)(2t+5)$$

$$+\frac{1}{9n(n-1)(n-2)}\left\{\sum_x t(t-1)(t-2)\right\}\left\{\sum_y t(t-1)(t-2)\right\}$$

$$+\frac{1}{2n(n-1)}\left\{\sum_x t(t-1)\right\}\left\{\sum_y t(t-1)\right\} \quad (10.72)$$

$$V\{D\} = \frac{A}{9}(2n+5) \quad (x\text{ か }y\text{ に同位なし})$$

となる．$H_0 : \tau = 0$ の無相関の仮説は，連続修正を用いた統計量を利用し

$$\chi_0^2 = \frac{(D-1)^2}{\nu\{D\}} \geq \chi_\alpha^2[1] \quad (10.73)$$

のとき棄却される．

少なくとも一方が正規性をもったデータで，Pearson の r の無相関検定が適切なとき，順位データとして $r_S, \hat{\tau}$ を用いると，いずれも $ARE = (3/\pi)^2 = 0.912$ となるが，r_S と $\hat{\tau}$ は性質が異なり

ρ	0.2	0.4	0.6	0.8
$E\{r_S\}$	0.19	0.38	0.58	0.79
$E\{\hat{\tau}\}$	0.13	0.26	0.41	0.59

の関係がある．

[例 10.14] 注射の発赤，例 10.7 のペアになったデータにつき，$r_S, \hat{\tau}$ を求める．

A_1	6	7	8	8	9	10	11	12	12	13	14	15
A_2	3	7	9	5	7	8	7	10	12	15	11	10

順位づけをして，差をとると

A_1	1	2	3.5	3.5	5	6	7	8.5	8.5	10	11	12
A_2	1	4	7	2	4	6	4	8.5	11	12	10	8.5
d	0	-2	-3.5	1.5	1	0	3	0	-2.5	-2	1	3.5

(i) Spearman の r_S を求める.A_1 で $t=2$ の同位が 2 組,A_2 で $t=2,\ t=3$ が 1 組ずつあり,$\kappa_x = 2\times 6,\ \kappa_y = 6+24,\ \sum d_i = 0,\ \sum d_i^2 = 52$ で $D = 312$,$A = 12^3 - 12 = 1716$ と計算し

$$r_S = \frac{1716 - 0.5 \times (12 + 30) - 312}{\sqrt{(1716-12)(1716-30)}} = 0.816$$

同位を無視すれば $r_S = 0.8182$ となり,1 の方向にずれる.

$$t_0 = 0.816\sqrt{\frac{12-2}{1-0.816^2}} = 4.462 > t_{0.01}[10] = 2.228$$

で,明らかに $\rho_S \neq 0$ と考えられる.Pearson の r は少し小さく 0.7705 となる.

(ii) Kendall の $\hat\tau$ を求めるとき,A_2 の順位 $y_1 = 1$ では $c_1 = 11,\ d_1 = e_1 = 0$,順位 $y_2 = 4$ では,y_5, y_7 をとばして,$c_2 = 7,\ d_2 = 1,\ e_2 = 2$,順位 $y_3 = 7$ では,$x_3 = x_4 = 3.5$ であるから y_4 をとばして,$c_3 = 5,\ d_3 = 3,\ e_3 = 1,\ \cdots$ で,$i = 1, \cdots, 11$ につき $\sum_i c_i + \sum_i d_i + \sum_i e_i = 50 + 10 + 6 = 66 = A = 12 \times 11/6$ となる.$D = 50 - 10 = 40,\ \kappa_x = 2 \times 1 = 2,\ \kappa_y = 1 + 3 = 4$ で

$$\hat\tau = \frac{40}{\sqrt{(66-2)(66-4)}} = 0.635$$

を得る.式 (10.72) の第 1 式の第 2 項は $(t-2)$ があるので 0 となり

$$\nu\{D\} = \frac{1}{18}\{12 \times 11 \times 29 - 2 \times 18 - (18+66)\}$$
$$+ \frac{1}{2 \times 12 \times 11}\{2 \times 2\}\{2+6\}$$
$$= 206 + 0.12 = 206.12$$

$$\chi_0^2 = \frac{(40-1)^2}{206.12} = 7.379 = 2.716^2 > \chi_{0.01}[1] = 6.635$$

となり,$H_0: \tau = 0$ は棄却される.

参考文献

第 1 章　生体データ

1. 増山元三郎：少数例のまとめ方，1，2，河出書房，1953．(http://ebsa.ism.ac.jp/ebooks/ebook/176)
2. Wilder, J.: Law of initial value in neurology and psychiatry, *J. Nerv. Ment. Dis.*, **125**, 73, 1957.
3. Laurence, D. R. ed.: *Quantitative Methods in Human Pharmacology and Therapeutics*, Pergamon, 1959.
4. Hill, A. B., org.: *Controlled Clinical Trials*, Blackwell, 1960.
5. Fisher, R. A.: *Statistical Methods for Research Workers*, 13th ed. Revised, Oliver and Boyd, 1963.
6. Laurence, D. R. and A. L. Bacharach eds.: *Evaluation of Drug Activities, Pharmacometrics*, 1, 2, Academic Press, 1964.
7. Cox, K. R.: *Planning Clinical Experiments*, Charles C. Thomas, 1968.
8. Burdette, W. J. and E. A. Gehan: *Planning and Analysis of Clinical Studies*, Charles C. Thomas, 1970.
9. Tenenbein, A.: A double sampling scheme for estimating from binomial data with misclassifications, *J. Am. Stat. As.*, **65**, 1350, 1970.
10. 吉村　功：統計手法の誤用，科学，**41**, 1, 418; 2, 496; 3, 626, 1971.
11. Colquhoun, D.: *Lectures on Biostatistics: Introduction to Statistics with Applications in Biology and Medicine*, Oxford University Press, 1971.
12. Fisher, R. A.: *The Design of Experiments*, 9th ed., Macmillan Pub Co, 1971.
13. 高橋晄正：現代医学概論　第 2 版，東京大学出版会，1972.
14. 砂原茂一：臨床医学の論理と倫理，東京大学出版会，1974.
15. 増山元三郎：統計面から臨床薬理学に望まれるもの，臨床薬理，**5**, 167, 1974.
16. 佐久間昭，上田敏，間得之，長谷川恒堆，楠正，木船義久：片麻痺機能テストの標準化に関する研究，臨床薬理，**7**, 1, 271; 2, 281; 3, 293, 1976.
17. Hill, A. B.: *Principles of Medical Statistics*, 12th ed., Lubrecht & Cramer Ltd, 1991.

18. 東京大学教養学部統計学教室編,統計学入門（基礎統計学）,東京大学出版会,1991.
19. Snedecor, G. W. and W. G. Cochran: *Statistical Methods*, 8th ed., Wiley-Blackwell, 1991.
20. 東京大学教養学部統計学教室編,自然科学の統計学（基礎統計学）,東京大学出版会, 1992.
21. Altman, D. G., 木船義久, 佐久間昭訳, 医学研究における実用統計学, サイエンティスト社, 1999.
22. Armitage P. and G. Berry, 椿美智子, 椿広計訳：医学研究のための統計的方法, サイエンティスト社, 2001.
23. 佐久間昭編著, 酒井弘憲, 佐藤泰憲執筆協力, 医薬統計 Q&A, 金原出版, 2007.
24. 日本臨床薬理学会編：臨床薬理学 第3版, 医学書院, 2011.
25. Fisher, R.A., 遠藤健児, 鍋谷清治訳, 実験計画法, 森北出版；POD 版, 2013.
26. Armitages, P.: *Statistical Methods in Medical Research*, 4th ed., Wiley-Blackwell, 2013.

第2章 統計的推論

27. Fieller, E. C.: The biological standardization of insulin, *J. Roy. Stat. Soc., Suppl.*, **7**, 1, 1940.
28. 増山元三郎 校訂：推計学への道, 東京大学出版会, 1950. (http://ebsa.ism.ac.jp/ebooks/ebook/305?tid=2)
29. Fisher, R. A. : *Statistical Methods and Scientific Inference*, Oliver and Boyd, 1959.
30. Chernoff, H. and L. E. Moses: *Elementary Decision Theory*, John Wiley, 1959.
31. Kyburg, H. E. Jr. and H. E. Smokler: *Studies in Subjective Probability*, John Wiley, 1964.
32. Lindley, D. V.: *Introduction to Probability and Statistics from a Bayesian Viewpoint*, 1, 2, Cambridge University Press, 1965.
33. 北川敏男：統計学の三十年, 共立出版, 1969. (http://ebsa.ism.ac.jp/ebooks/ebook/33?page=0%2C1&tid=2)
34. Pearson, E. S. and M. G. Kendall eds.: *Studies in the History of Statistics and Probability*, Charles Griffin, 1970.
35. Fleiss, J. L., 佐久間昭訳：係数データの統計学, 東京大学出版会, 1975.

36. 竹村彰道：現代数理統計学，創文社現代経済学選書，1991.
37. 吉村功：医学・薬学・健康の統計学——理論の実用に向けて，サイエンティスト社，2009.
38. 竹内啓：数理統計学の考え方——推測理論の基礎，岩波書店，2016.

第3章 計数データ

39. Cochran, W. G.: Some methods for strengthening the common χ^2 tests, *Biometrics*, **10**, 417, 1954.
40. The Staff of the Computation Lab.: *Tables of the Cumulatative Binomial Probability Distribution*, Harvard University Press, 1955.
41. Cox, D.R.: *Analysis of Binary Data*, Methuen, 1970.
42. Conover, W. J.: *Practical Nonparametric Statistics*, John Wiley, 1971.
43. Maxwell, A. E.: *Analysing Qualitative Data* (Reprint), Chapman and Hall, 1971.
44. Pirie, W. R. and M. A. Hamdan : Some revised continuity corrections for discrete distribution, *Biometrics*, **28**, 693, 1972.
45. Conover, W. J.: Some reasons for not using the Yates continuity correction on 2×2 contingency tables, *J. Am. Stat. As.*, **69**, 374, 1974.
46. Levin, B. M. C. Paik and J. L. Fleiss, Fleiss 愛好会訳：計数データの統計学，アーム，2009.
47. Agresti, A.: *Categorical Data Analysis*,. 3rd ed., Wiley-Interscience, 2012.
48. Fleiss, J. L.: *Statistical Methods for Rates and Proportions*, 3rd ed., Wiley-Interscience, 2013.

第4章 計量データ

49. Harter, H. L. and M. D. Lum: Partially Hierarchal Models in the Analysis of Variance, WADC Tech. Rep., 55-33, U.S. Air Force, 1955.
50. Siegel, S.: *Nonparametric Statistics*, McGraw-Hill-Kogakusha, 1956.
51. Harter, H. L.: Error rates and sample sizes for range tests in multiple comparisons, *Biometrics*, **18**, 511, 1957.
52. Sakuma, A.: Determination of the size of experiment, Japan, *J. Pharmacol.*, **11**, 20, 1961.
53. Mace, A. E.: *Sample-Size Determination*, Reinhold, 1964.
54. Wilcoxon, F. and R. A. Wilcox: *Some Rapid Approximate Statistical Proce-*

dures, Lederle Labs., 1964.
55. Duncan. A. J. : *Quality Control and Industrial Statistics*, 3rd ed., R. O. Irwin, 1965.
56. Miller, R. G., Jr.: *Simultaneous Statistical Inference*, McGraw-Hill, 1966.
57. Bradley, J, V.: *Distribution-Free Statistical Tests*, Prentice-Hall, 1968.
58. Gart, J. J.: An exact test for compairing matched proportions in crossover, designs, *Biometrika*, **56**, 75, 1969.
59. Cohen, J.: *Statistical Power Analysis for the Behavioral Science*, Academic Press, 1969.
60. 田口玄一：統計解析（改訂新版），丸善，1972．(http://ebsa.ism.ac.jp/ebooks/ebook/886?tid=5)
61. 信太隆夫：医学のあゆみ，**81**, 856, 1972（サルブタモール硫酸塩インタビューフォーム）．
62. Joubert, P., Rivera-Calimlim, L. and L. Lasagna: Commentary. The normal volunteer in clinical investigation: how rigid should selection criteria be?, *Clin Pharmacol Ther.*, **17**, 253, 1975.
63. Sunderman, F. W., Jr.: Current concepts of "normal values", "reference values", and "discrimination values" in clinical chemistry, *Clin. Chem.*, **21**, 1873, 1975.
64. 斧田大公望：慢性疾患における2回交差の適用，臨床薬理，**7**, 99, 1976.
65. 増山元三郎：生化学的個体差の準恒常性，労働の科学，**32**, 27, 1977.
66. 永田靖，吉田道弘：統計的多重比較法の基礎，サイエンティスト社，1997.
67. Senn, S. S.: *Cross-over Trials in Clinical Research,*. 2nd ed., Wiley, 2002.
68. 岩崎学：統計的データ解析入門 ノンパラメトリック法，東京図書，2006.
69. Krishnamoorthy, K. and T. Mathew: *Statistical Tolerance Regions: Theory, Applications, and Computation*, Wiley, 2009.
70. Shih, W. J. and J. Aisner: *Statistical Design and Analysis of Clinical Trials: Principles and Methods*, Chapman and Hall/CRC, 2015.

第5章　線形モデルと分散分析

71. Cochran, W. G.: Some consequences when the assumptions for the analysis of variance are not satisfied, *Biometrics*, **3**, 22, 1947.
72. Finney, D. J.: *Introduction to Theory of Experimental Design*, University of Chicago Press, 1960.

73. Dunnett, C. W.: New tables for multiple comparisons with a control, *Biometrices*, **20**, 482, 1964.
74. Dunn, O. J. and V. A. Clark: *Applied Statistics, Analysis of Variance and Regression*, John Wiley, 1974.
75. Cox, D. R.: *Planning of Experiments*, John Wiley & Sons, 1992.
76. 三輪哲久：実験計画法と分散分析，朝倉書店，2015.

第6章 2特性データ

77. Bennett, B. M.: Confidence limits for a ratio using Wilcoxon's signed rank test, *Biometrics*, **21**, 231, 1965.
78. Draper, N. R. and H. Smith: *Applied Regression Analysis*, John Wiley, 1966.
79. 佐和隆光：回帰分析，朝倉書店，1979.
80. Kendall, M. G.: *Multivariate Analysis*, 2nd Revised ed., Hodder Arnold, 1980.
81. Kendall, M. and J. D. Gibbons: *Rank Correlation Methods*, 5 Sub ed., Oxford University Press, 1990.
82. Deming, W. E.: *Statistical Adjustment of Data*, Revised ed., Dover Publications, 2011.
83. Anderberg, M. R.: *Cluster Analysis for Applications: Probability and Mathematical Statistics: A Series of Monographs and Textbooks*, Academic Press, 2014.

第7章 計量的反応

84. Bliss, C. I. and Cattell, M.: Biological assay, *Annu. Rev. Physiol.*, **5**, 479, 1943.
85. Gaddum, J. H.: Bioassays and mathematics, *Pharmacol. Rev.*, **5**, 1953.
86. Cochran, W. G.: The combination of estimates from different experiments, *Biometrics*, **10**, 101, 1954.
87. Ariens, E. J. ed.: *Molecular Pharmacology* 1, Academic Press, 1964.
88. Bennett, B. M.: Rank-order test of linear hypothesis, *J. Roy. Stat. Soc. B*, **30**, 483, 1968.
89. Bennett, B. M.: Use of distribution-free methods in bioassay, *Biomet. Zeitsch.*, **11**, 92, 1969.
90. Cavalli-Sforza, L.: *Biometrie*, VEB Gustav Fisher, 1969.

91. Loraine, J. A. and E. Trevorbell eds.: *Hormone Assays and Their Clinical Application*, 4th ed., Churchill Livingstone, 1976.
92. Finney, D, J.: *Statistical Method in Biological Assay*, 3rd ed., Hodder Arnold, 1978.
93. Bliss, C. I.: *The Statistics of Bioassay: With Special Reference to the Vitamins*, Academic Press, 2014.

第8章 計数的反応

94. Trevan, J. W.: The error of determination of toxicity, *Proc. Roy. Soc.*, B **101**, 483, 1927.
95. Dixon, W. J. and A. M. Mood: A method for obtaining and analysing sensitivity data, *J. Am. Stat. As.*, **43**, 109, 1948.
96. Brownlee, K. A., J. L. Hodges, Jr. and M. Rosenblatt: The up-and-down method with small samples, *J. Am. Stat. As.*, **48**, 262, 1953.
97. Brock, N. und B. Schneider: Pharmakologische Charakterisierung von Arzneimittelnmit Hilfe des Therapeutischen Index, *Arzneimittel-Forsch*, **11**, 1, 1961.
98. Dixon, W. J.: The up-and-down method for small samples, *J. Am. Stat. As.*, **60**, 967, 1965.
99. Ashton, W. D.: *The Logit Transformation*, Lubrecht & Cramer Ltd, 1972.
100. Dixon, W. J. and F. J. Massey, Jr.: Introduction to Statistical Analysis, International 2 Revised ed., McGraw-Hill Inc, 1984.
101. Finney, D. J.: Probit Analysis, Reissue ed., Cambridge University Press, 2009.

第9章 重回帰分析

102. Purcell, G. E., G. E. Baso and J. M. Clayton: *Strategy of Drug Design: A Guide to Biological Activity*, John Wiley & Sons Inc, 1973.
103. James, K. C.: Linear free energy relationships and biological action, in Ellis, G. P. and G. B. West eds.: *Progress in Med. Chem*, 10, 205, North-Holland, 1974.
104. Daniel, C. and F. S. Wood: *Fitting Equations to Data: Computer Analysis of Multifactor Data*, John Wiley & Sons, 1999.
105. Martin, Y. C.: *Quantitative Drug Design: A Critical Introduction*, 2nd ed.,

CRC Press, 2010.

106. Chatterjee, S. and A. S. Hadi: *Regression Analysis by Example*, 5th ed., Wiley, 2012.

第 10 章　ノンパラメトリック法

107. Page, E. B.: Ordered hypotheses for multiple treatments: A significance test for linear ranks, *J. Am. Statist. As.*, **58**, 216, 1963.
108. Wilcoxon, F. and R. A. Wilcox: *Some Rapid Approximate Statistical Procedures*, Revised, Lederle Labs., 1964.
109. Miller, R, G.: The jackknife——a review, *Biometrika*, **61**, 1, 1974.
110. 竹内啓，広津千尋：計数データに関する累積カイ 2 乗法，応用統計，**8**, 39, 1979.
111. Dixon, W. J.: Efficient analysis of experimental observations, *Ann. Rev. Pharmacol. Toxicol.*, **20**, 441, 1980.
112. Barnett, V. and T. Lewis: *Outliers in Statistical Data*, 3rd ed., 1994.
113. Dueker, M. and G. E. Noether: *Introduction to Statistics: The Nonparametric Way*, Springer, 1990.
114. Kendall, M. and J. D. Gibbons: *Rank Correlation Methods* 4th ed., Oxford University Press; 5 Sub 版，1990.
115. Puri, M. L.: *Nonparametric Methods in Multivariate Analysis*, Reprint ed., Krieger Pub. Co., 1991.
116. Lehmann, E. L.: *Nonparametrics: Statistical Methods Based on Ranks*, Revised ed., Springer, 2006.
117. Gibbons, J. D.: *Nonparametric Statistical Inference*, 5th ed., CRC Press, 2011.
118. Hollander, M., D. A. Wolfe and E. Chicken: *Nonparametric Statistical Methods*, Wiley, 2013.
119. デビット・ホスマーほか，五所正彦監訳：生存時間解析入門［原書第 2 版］，東京大学出版会，2014.

索　引

ア　行

赤池の情報量規準　329
安全域　306
閾用量　5
異質性　286
一元配置のモデル　134
一元配置法　131
一部実施要因計画法　166
位置母数　15
一致係数　111
一対比較法　383
一般化 Wlicoxon 検定　365
後向き研究　94
売手の危険　88
横断研究　94
オッズ比　104
重みづき最小 2 乗法　316

カ　行

カイ 2 乗 (χ^2) 分布　85, 97
概括評価　327
回帰式　204
　　——のあてはめ　220
回帰の検定　206
回帰分析　163, 202, 313
買手の危険　88
角変換　292
確率　41
　　——変数　40
　　——(密度) 関数　43
　　——モデル　3
片側検定　60

偏り　15
括弧法　7
頑健性　62, 120, 121, 355
患者対照　94
間接法　7
完全無作為化法　131, 165
感度　15, 59
完備型計画　165
簡便法　355
ガンマ関数　98
関連性　112
幾何平均値　16
危険域　53
危険率　52
希釈検定法　6
既存対照　23
期待値　44, 358
帰無仮説　52
逆推定　222
強制法　329
共分散　45
共分散分析　32, 164, 313, 338
共変動　116
共変量　30, 333
局所管理　27, 166
許容限界　148, 351
寄与率　205, 322
区間推定　18, 63
グレコ・ラテン方格　192
クロスオーバー　156
計数データ　34
計量尺度　35
計量データ　34
欠測データ　331
決定係数　205, 322

索引

決定的モデル　3
決定理論　68
限界域　53
検出力　53
減増法　329
検定　18, 69
　——統計量　51
合格水準　87
交互作用　140, 165
後退法　328
勾配比検定法　9, 256, 265
交絡　158
効力比　6
コホート　94

サ　行

最小2乗法　166, 314
最頻値　16
最尤推定量　66
最良線形不偏推定量　168
作業仮説　51
残差　134, 169
　——平方和　171
実験計画法　164
尺度　33
　——母数　16
重回帰分析　312
重回帰モデル　314
修正項　116
重相関係数　323, 326
自由度　51, 97, 116
主効果　165
出現率の1標本検定　79
出現率の差　92
出現率の推定　79
順位　146, 349, 356
　——相関係数　111
　——相関係数の平均値　391
　——和　356
　——和検定　361
順序尺度　34
順序分類尺度　34

順序分類データ　154, 385
準母集団　41
初期値の法則　12
診断テスト　59
信頼区間　63
信頼係数　63
信頼限界　18, 63, 371
水準　131
推測区間　65
推定値　117
推定量　116
ずれ　14
正確度　15
正規近似　76, 77
正規性　47
正規分布　17, 46
正規偏位　97
正規方程式　173
精度　15
　——係数　249
生物検定法　1, 9
拙速法　355
絶対法　5
漸近相対効率　356
線形モデル　163, 203
前進法　328
相加性　133
相関　37
　——係数　45, 202, 206, 209, 326
　——分析　202
増減法　329
相対効率　355
相対力　6, 265
相対法　5
相対力価　6
相対リスク　104
層別　26

タ　行

第1種の誤り　53
第2種の誤り　53
対応のある2群　352

索 引

対応のない2群　351, 353
　　──比較　37
対称計画　244
対数オッズ比　105
対数効力比　8
対数正規性　303
対数正規分布　350
対比　145, 178
対立仮説　52
多項分布　92, 99
多重比較　145, 183, 185, 254, 375
ダミー変数　32
(単)回帰係数　314
単回帰モデル　314
単純仮説　55
単相関係数　202, 206, 326
断面研究　94
中央値　16, 146, 350
　　──検定　353
　　──の差　351
　　──の信頼限界　351
超幾何分布　95
直接法　6, 227
直線回帰　204
直交多項係数　218
直交方格法　165
釣合型不完備ブロック計画　381
釣合型不完備ブロック法　193
デザイン行列　163
点推定　18, 63
同位　359
　　──の値　146
統計的仮説検定　18, 53
統計的推論　13, 21, 41
同時推定　145, 185
同時対照　23
等分散の検定　123, 365
特異度　59

ナ 行

二元配置　139, 176
二項検定　74, 79

二項分布　42, 74
二重盲検法　27
二値データ　107
抜取検査　87
ノンパラメトリック　121
　　──手法　148, 349, 354

ハ 行

比較試験　27, 94
比較法　5
比の信頼限界　71
標準化　47
標準型　186
標準検体　5
標準誤差　17
標準直線を利用　222
標準偏差　16
標本　17, 40
　　──平均　41
頻度論者　42
不完備型計画　166
不完備(型)ブロック計画　193
不完備ブロック法　166
複合仮説　55
複合計画　166
符号検定　74, 77
符号つき順位検定　369
不偏推定量　116
不偏性　115
不偏分散(推定量)　19, 67, 116, 123
プラセボ　23
ブロック　139
　　──計画　194
プロビット　283
　　──変換　286, 290
分割法　166
分散　16, 116
　　──分析　131, 163, 170, 313
　　──分析表　134, 171
平均値　15, 350
　　──の検定　57
平均平方　134

平行線検定法　8, 233
平方和　116
偏 t 値　324
偏回帰係数　314
変換値　33
偏差積和　116
偏差平方和　116
変数減少法　328
変数選択　328
変数増加法　328
偏相関係数　202, 324, 326
変則的な用量　254
変動　116
　　──係数　35
変量モデル　137
母集団　17, 40
母数モデル　137

マ 行

前向き研究　94
マッチング　94
未知検体　4
無作為化　27, 166
無作為抽出　28, 40
無作為標本　40
無作為割りつけ　25
無相関　207
　　──の仮説　209
　　──の検定　209
名義尺度　34
模擬実験　76
モンテ・カルロ法　76

ヤ 行

薬効評価　4, 9, 10
有意　20, 21, 52
　　──水準　52
　　──性検定　52
尤度　64, 66
　　──関数　66
ゆらぎ　14

要因効果　165
用量反応直線　213, 224
　　──のあてはめ　215
予測残差平方和　329

ラ 行

ラテン方格　165, 186, 188
乱塊法　140, 165, 175
ランク　356
離散的　43
両側検定　60
累積分布関数　43
連続修正　77, 85, 101
連続的　44
ロジスティックモデル　107, 113, 307, 308
ロジット　107, 291
ロット不良率　87

数字・欧文

1 標本問題　37, 68
2-1 点法　251
2 因子完全無作為化法　140
2×2 点法　245
2×2 分割表　93
$2 \times k$ 点法　244
2 標本問題　37, 68
3-2 点法　251
3 点法　267
50% 致死量 → LD50
5 点法　269
Abbott の式　289
Aspin-Welch の方法　126
Bartlett の方法　278
Bayes 流　67
Behrens-Fisher の方法　126
Bernoulli 試行　42, 73
BIB 計画　193, 198, 381
　　──の解析　199
BLUE　313
Bonferroni の不等式　143, 184, 376

索引   407

Cochran の Q 検定   111, 152, 385
Dunnett 型   375
Dunnett の手法   183
Dunn 型   376
Dunn の方法   143, 184
Durbin 検定   382
Ehrlich の治療指数   306
Fieller の式   72, 79, 223, 225
Fisher の 3 原則   27
Fisher の最小有意差限界法   183
Fisher の推測区間   65
Fisher の直接計算法   94
Fisher 流の扱い   52
Friedman (の) 検定   111, 151, 378, 382
F 検定   138
Gauss-Markov の定理   168
Gram-Schmidt の直交化   219
Kendall の r 212
Kendall の tau   391
Kendall の一致係数   379
Kruskal-Wallis (の) 検定   154, 373, 374, 387
k 統計量   111

LD50   7, 291, 303, 304
Mallows の C_p 規準   329
Mann-Whitney の U 検定   150
McNemar の検定   89, 90, 109
Neyman-Pearson 流   67
　　——の扱い   52
　　——の信頼区間   65
Pearson の積率相関係数   211, 388
Poisson 分布   82, 83, 86
Scheffé 型   375
Scheffé の S 法   184
Scheffé の手法   145
S/N 比   18
Spearman の順位相関係数   211, 388
Stuart-Maxwell の統計量   109
Student の t 分布   48
Tukey 型   375
Tukey の限界値   184
Wilcoxon の 1 標本検定   149, 369, 370, 372
Wilcoxon の 2 標本検定   150, 361, 362, 365, 386
Yates の修正   77
z 変換   210

著者紹介

佐久間昭（さくま・あきら）
1930 年，埼玉県に生まれる．1953 年，東京大学医学部薬学科卒業．1958 年，東京大学化学系大学院修了（薬学博士）．ミシガン大学医学部薬理学教室留学．1959 年，東京大学医学部薬理学教室助手．1963 年，東京医科歯科大学心臓血管病研究施設薬理学助教授．1969 年，スイス国バーゼル大学・ガイギー計算センター客員研究員．1974 年，東京医科歯科大学難治疾患研究所臨床薬理学教授．1995 年，東京医科歯科大学難治疾患研究所所長．1996 年，東京医科歯科大学名誉教授．1997 年，医薬品副作用被害救済・研究振興調査機構（現 PMDA）顧問．2010 年，瑞宝中綬章叙勲．2016 年，逝去．

編者紹介

五所正彦（ごしょ・まさひこ）
筑波大学医学医療系准教授，博士（工学）

酒井弘憲（さかい・ひろのり）
エーザイ株式会社メディカル戦略企画部，博士（保健学）

佐藤泰憲（さとう・やすのり）
千葉大学大学院医学研究院グローバル臨床試験学准教授，博士（工学）

竹内久朗（たけうち・ひさお）
大日本住友製薬株式会社開発本部データサイエンス部，博士（工学）

新版　薬効評価

2017 年 2 月 21 日　初　版

［検印廃止］

著　者　佐久間昭

編　者　五所正彦・酒井弘憲
　　　　佐藤泰憲・竹内久朗

発行所　一般財団法人　東京大学出版会

代表者　吉見俊哉

153-0041　東京都目黒区駒場 4-5-29
電話 03-6407-1069　Fax 03-6407-1991
振替 00160-6-59964
URL http://www.utp.or.jp/

印刷所　大日本法令印刷株式会社
製本所　誠製本株式会社

ⓒ2017 Akira Sakuma, *et al.*
ISBN 978-4-13-062416-9　Printed in Japan

JCOPY〈(社)出版者著作権管理機構　委託出版物〉
本書の無断複写は著作権法上での例外を除き禁じられています．複写される場合は，そのつど事前に，(社)出版者著作権管理機構（電話 03-3513-6969，FAX 03-3513-6979, e-mail: info@jcopy.or.jp）の許諾を得てください．

生存時間解析入門［原書第2版］	ホスマー他，五所監訳	A5/5000円
生存時間解析 SASによる生物統計	大橋・浜田	A5/3600円
生存時間解析［応用編］ SASによる生物統計	大橋・浜田・魚住	A5/4800円
SASによるデータ解析入門［第3版］ SASで学ぶ統計的データ解析1	竹内監修／市川・大橋他	B5/3400円
統計学入門 基礎統計学I	東京大学教養学部 統計学教室編	A5/2800円
人文・社会科学の統計学 基礎統計学II	東京大学教養学部 統計学教室編	A5/2900円
自然科学の統計学 基礎統計学III	東京大学教養学部 統計学教室編	A5/2900円
統計学	久保川・国友	A5/2800円

ここに表示された価格は本体価格です．御購入の際には消費税が加算されますので御了承下さい．